健康饮食养生宝典

食疗药膳养生宝典

杨晓华 / 主编

江西科学技术出版社

图书在版编目（CIP）数据

健康饮食养生宝典 . 1，食疗药膳养生宝典 / 杨晓华
主编 . — 南昌：江西科学技术出版社，2020.12
　　ISBN 978-7-5390-7518-1

　Ⅰ . ①健… Ⅱ . ①杨… Ⅲ . ①食物养生 Ⅳ .
① R247.1

中国版本图书馆 CIP 数据核字（2020）第 175786 号

国际互联网（Internet）地址：http://www.jxkjcbs.com
选题序号：ZK2020275
图书代码：B20291-101

责任编辑　宋　涛
责任印制　夏至裹
封面设计　书心瞬意

健康饮食养生宝典 . 1，食疗药膳养生宝典　　　　　　杨晓华　主编

JIANKANG YINSHI YANGSHENG BAODIAN.1, SHILIAO YAOSHAN YANGSHENG BAODIAN

出版发行	江西科学技术出版社
社址	江西省南昌市蓼洲街 2 号附 1 号
	邮编：330009　电话：（0791）86623491　86639342（传真）
印刷	北京一鑫印务有限责任公司
经销	全国各地新华书店
开本	880mm×1230mm　　1/32
字数	96 千字
印张	5
版次	2020 年 12 月第 1 版　2020 年 12 月第 1 次印刷
书号	ISBN 978-7-5390-7518-1
定价	168.00 元（全 5 册）

赣版权登字 -03-2020-311

前/言

　　自古医食同源，食药同用。懂得养生保健的老祖宗在没有药片、针剂，衣食不保的年代里活到了天年人瑞，靠什么？靠的就是"药食同源"，用食物疗养身体，用药物佐膳驱疾。中医学历来强调"药补不如食补，食补不如汤补"，这其中就阐明了中医食疗药膳在祛病强身中的作用。

　　"药食同源"即是以天然的动、植物及矿物质为基础达到养生保健、防治疾病的目的的。历代医家的实践证明，中医食疗药膳具有防病祛病、延年益寿、养生保健、营养滋补等功效，深受人民的喜爱。近年，中医食疗药膳又广泛地传到世界许多国家，受到各地人民的欢迎。

　　中医食疗药膳是我国传统医学宝库中颇具特色的重要组成部分，具有十分卓著的疗效和极为丰富的内容。我国历代流传下来的食物疗法专著就有300多部。然而，这些书由于年代久远，一些方子中的材料已经消失难觅，已不具备可操作性。本着继承传统中医食疗药膳治病健身的精髓，发扬发展中医食疗药膳的新方剂、新功效的日的，笔者结合多年的行医经验，联合中医界知名同仁，精心编写了本书，希望能给广大读者的疗疾保健带来帮助。

　　由于编者水平有限，医海高深，书中难免有不尽或不当之处，希望广大读者和医界同仁不吝赐教，批评指正，使之更好地服务于人民。

目 / 录

药膳的制配方法

一、药膳的选材

二、药膳的加工

中药食疗药膳

一、养生保健篇

二、防病治病篇

食疗药膳的治病机理

何谓"食疗"？顾名思义，食疗就是通过饮食治疗疾病，而"药膳"即是在普通食物中加入药物，来达到食疗目的的食品或菜肴。提起"食疗"和"药膳"，人们总喜欢把它们联系在一起。但严格地说，食疗与药膳之间也有着细微的区别。食疗主要研究食物的治疗作用，以食为主，也就是说，具有治疗作用的是食物；药膳则是研究药物与食物的配合应用，选择针对性的药物，与常规食物一同烹制，既可作为常规食物食用，又可作为辅助食品服食或佐餐，其中的治疗作用由药膳方中的药物完成。不过，药物与食物之间，并没有明显的界限，我国素来有"药食同源"之说，因为很多食物具有治疗作用，且许多药物的药性相当平缓，对身体没有任何不良反应，可以像食物一样长期服食，也正因于此，药膳才更加显示出其独特的优势。

中医认为，食疗是针对"虚证"而言的。关于"虚证"及其相应补法的论述，我国中医典籍早有记载，其年代久远，历史悠久，《黄帝内经》就曾指出"精气夺则虚"。此处所谓"精"，并非仅指男性的肾精，而是泛指人体的阴液；所谓"气"，指的是阳气。意指阴液和阳气受损将导致虚证。"虚者补之""损者益之"是指书中提出的治疗方法，也即利用食物或药物补充精气，可视为古之"食疗药膳"。扁鹊所著《难经》，又在《黄帝内经》的基础上，进一步根据五脏虚证的不同特点，提出了"损其肺者益其气，损其心者调其营卫，损其脾者调其饮食适其寒温，损其肝者缓其中，损其肾者益其精"等观点，也就是针对五脏不同的虚证，使用与之相应的药物进补，并注意饮食与冷暖的调理，这与现今的食疗药膳治病的原理是相同的。正是在归纳总结历代医学家运用补益法治疗虚证的经验分析的基础上，再根据现代饮食理论，而衍生出如今的食疗药膳治病之法。

食疗药膳的作用

一、食疗的作用

补充营养

俗话说"民以食为天"。在人类生活中，首先需要食物营养的供给，才能维持生命，帮助身体生长发育，从事劳动生产和繁衍后代等活动。由此可见，营养对人类的生存和种族的优化有着极其重要的作用。如何来获得最佳营养呢？实践证明，正确地运用食物疗法可达到调整脾胃功能、补充营养的作用。因为食疗可供给人体所需的各种营养素和热能，能提高人体的抗病能力。例如丝瓜不仅具有清热化痰、祛风通络的作用，而且经现代医学研究证明，丝瓜中含有生物碱、氨基酸、糖类、皂甙、脂肪、蛋白质、B族维生素和维生素C等营养素。它既是夏令佳蔬，又是治疗痰热咳嗽、大便秘结、经络阻滞、关节不利的良药。

食疗者不仅要注重疗病的作用，对于食疗中食物的营养及其搭配也要十分重视。因此食疗除含有充足的营养外，还建立了十分科学合理的膳食结构。

充足的营养

人类为了保持正常的生命活动，就必须不断地通过进食食物获得各种营养物质，这种由饮食进入人体后，经过消化、吸收，而转变为人体必需的有效成分，就叫作营养素。一般地说，人类所需要的营养素有七大类，即蛋白质、脂肪、碳水化合物、维生素、无机盐、水和纤维素。这些营养素在人体所起的作用有三：一是作为能源物质，供给机体活动所需的热量；二是作为建筑材料，供给身体生长发育和组织修补所需的材料；三是作为调节物质，用以维持人体的各种生化活动。为维持人体正常的生长、发育、延寿及未成年人的成长，人们对各种营养素不仅有数量、质量和种类的要求，而且还要求各种营养素的比例合理。

合理的膳食结构

一是酸碱平衡：即含酸与含碱的食品搭配食用，使人的血液pH值（酸碱度）保持在7.35~7.45，呈略偏碱性的范围内，在生理上能达到酸碱平衡的要求，以维持人体的健康长寿。酸性食物是指含磷、硫、氯等成分较多的食物。这些食物多属高热量、高脂类、高蛋白食物，如米、面、肉类、鱼虾类、蛋类、贝类、花生、白糖等。碱性食物是指含有大量钾、钠、钙、镁，以及含有较多维生素和植物纤维素类食物，如新鲜蔬菜、水果、豆类、奶类、食用菌类、海藻类等。一位病理学家经过长期研究后指出："万病之源起于体液中的酸中毒，只有使体液呈弱碱性，才能保持人体健康。"因此，应在均衡营养的前提下，适当地多吃些碱性食物，更有益于健康长寿。

二是元素平衡：人体中几十种元素的平衡是人体健康长寿的关键因素。谁能够维持这种平衡，谁就能健康长寿。人体内元素平衡有两层意思：一层是某种元素在人体内的生理需求量，既不宜过多，也不宜太少，要正好适合人体生理平衡需要；另一层是人体内的各种元素之间要有个合适的比例。

三是寒热温凉平衡：即根据自己体质特点，结合食物四性有针对性地选用食物。如寒性体质宜选用温热性食物，热性体质宜选用寒凉性食物等。也可根据不同季节的气候特点，选用适当的食物。如夏季宜选用寒凉性食物，冬季宜选用温热性食物等。寒凉性食物，如粳米、小米、绿豆、赤小豆、豆腐、豆浆、西瓜、梨、柑、柿、甘蔗、鸭肉、兔肉、猪肉、牡蛎、蟹、鳗鱼、甲鱼、田鸡、蜂蜜、竹笋、苦瓜、黄瓜、白菜、蕹菜、萝卜、番茄、菠菜、荸荠、西洋菜、紫菜、赤菜等。温热性食物，如面粉、糕饼、糯米、豆油、酒醋、大枣、荔枝、红糖、羊肉、牛肉、狗肉、雀肉、虾、鸡、鲫鱼、鲢鱼、葱、姜、韭菜、大蒜、辣椒、胡椒等。此外还有中性食物，一般人都可食用。如黄豆、黑豆、番薯、马铃薯、莲子、葡萄、苹果、菠萝、椰子、香菇、白糖、鸡蛋、鲤鱼、墨鱼、山药、南瓜等。

平衡阴阳

阴阳是人生之根本。阴阳平衡则健康长寿，阴阳失调，易引起疾病而加速衰老。如《黄帝内经》说："年四十而阴气自半也，起居衰矣。"《千金要方》说："人年五十以上，阳气日衰，损与日增，心力渐退，忘前失后，兴居怠惰。"人到中年，往往阴常不足，阳亦衰减，所以，调补阴阳是抗衰延年的重要措施。

肾藏真阴真阳。《医学正传》指出："肾元盛则寿延，肾元衰则寿夭。"肾为先天之本，主藏精、生髓、生殖、主骨，内寄元阴元阳，为人身生长发育、健康长寿的主要器官。肾阴（精）亏虚，往往无力，潮热盗汗遗精，小便短赤，舌红少苔，脉象细弱或细数等症。补肾阴的食物和药物，如枸杞子、桑葚子、女贞子、海参、龟肉、鳖肉、猪脊髓、牛脊髓等。肾阳虚衰可出现形寒肢冷、腰膝酸冷、阳痿早泄、耳聋耳鸣、小便清长、舌淡质润、脉象沉迟等症。补肾阳的食物和药物，如鹿肉、鹿血、鹿鞭、鹿茸、韭菜、虾仁、牛肉、狗肉、羊肉、补骨脂、淫羊藿、金樱子、菟丝子、肉苁蓉、牛膝、杜仲等。阴阳两虚则阴阳双补。

补益阴阳主要补益肾阴肾阳，若心、脾阳虚可先用干姜、白术、茯苓、山药、肉桂等。若肺、胃阴虚则可先用沙参、麦冬、石斛、荸荠、甘蔗、蜂蜜、梨、白茅根、芦根、西瓜等。

人体脏腑功能的衰减，阴阳气血失去平衡是导致疾病发生的主要原因。食物疗法与药物疗法一样，可以调整人体阴阳气血的盛衰，纠正脏腑功能的失衡。为什么这样说呢？因为药物和食物并无严格的区分，自古以来就是药食同用，许多药物都可以食用，许多食物亦可供药用，如莲子、红枣、百合、桂圆、核桃、山楂、生姜、葱、蒜、花椒等。不同的食物有不同的性味和功能。只要根据不同的疾病及其症状表现，结合患者的体质、性别、年龄等因素，选择适合于该种疾病的食物，即可达到调整阴阳气血、脏腑功能平衡的目的。如寒体寒证选择性味温补的食物；热体热证选用清补的食物；不寒不热的患者给予平补的食物；脏腑功能失调的人，选用以脏补脏的疗法。

补益气血

气血是维持人体生命活动的最基本物质。气血的生成与脏腑功能活动密切相关。即脾胃为气血生化之源，肺为气之主，肾为气之源，心主血，肝藏血，脾统血。气有激发和推动作用。气是活力很强的精微物质，能激发和促进人体的生长发育及各脏腑经络、组织器官的生理功能。气能生血并推动血液的运行，促进津液的生成、输布和排泄。阳气气化生热，温煦人体，卫气可卫护肌肤，抗御邪气。气可固摄血液不致妄行，控制汗液、尿液、唾液、胃液、肠液的分泌和排泄，固摄精液，不使妄泄。气还有营养作用。血是神志活动的物质基础，可濡养滋润全身脏腑组织。气血虚弱可出现头晕目眩，少气懒言，疲倦乏力，面色苍白或萎黄，唇舌色淡，心悸失眠，手足麻木，脉象细弱等症状。

一般而言，补益脾胃的食物亦可补益气血，此外，还有龙眼肉、银耳、蘑菇、香菇、鹌鹑蛋、桑葚子等。补气的中药有人参、党参、太子参、西洋参、黄芪等。补血的中药有阿胶、当归、白芍、熟地等。

综上所述，食物疗法具有防病治病、促进健康、培补元气、延缓衰老的作用。食物疗法有益于人体，已被世人所共识。

二、药膳的作用

中医药膳是我国传统医药学宝库中颇具特色的重要组成部分，具有悠久的历史和极为丰富的内容。主张"药食同源"，采用天然的动物、植物及矿物药食进行养生保健、防治疾病是中医学术博大精深的特色之一。

随着年龄的增长，人体的器官逐渐老化，功能逐渐减退。例如动脉粥样硬化，心肌萎缩，以致心脏储备能力低下，心脏搏出量减少，肾脏的重量减轻，髓质明显纤维化，以致肾脏滤过与浓缩功能降低；生殖腺萎缩，以致性功能消退；细胞免疫功能和对外源性抗原生成抗体的能力低下，以致抗病能力降低，等等。历代医学家的实践证明，中医药膳具有防病祛病、养生保健、延年益寿、营养滋补等功效，可以改善新陈代谢，调节功能状态，增强抗病能力，从而使人身体健康，精力充沛，延缓衰老，甚至返老还童。

缓解神经系统疲劳

白术、当归、杜仲、白芍等则能增强神经系统的抑制作用，而起到镇静作用。人参能缩短神经反射的潜伏期，加快神经冲动的传导，增加条件反射的强度，从而提高工作能力，减少疲劳。

增强免疫力

灵芝、党参、黄芪、银耳能增强网状内皮系统的吞噬功能。人参、黄芪、银耳、地黄、白芍、五味子、菟丝子、扁豆、女贞子、墨旱莲、仙灵脾等均能提高淋巴细胞率，可使细胞免疫力得到加强。肉桂、仙茅、菟丝子、锁阳等补阳药能促进抗体提前形成，鳖甲、玄参、天冬、麦冬、沙参等养阴药则能延长抗体的作用时间。人参、地黄、茯苓能使外周血T淋巴细胞明显增加，血清IeA含量明显降低。总之，补益药可以提高细胞的免疫功能，促进网状内皮系统吞噬功能或抗体的生成，改善机体免疫状态，从而增强对致病因子的抵抗力。

调节代谢情况

人参、枸杞子能降低血糖，抑制高胆固醇血症的发生。附片、肉桂等补阳药可使低下的脱氧核糖核酸合成率提高。人参能部分阻止肌肉中三磷酸腺苷（ATP）、糖原、磷酸肌酐的减少，阻止机体代谢废物乳酸、丙酮酸的增加。银耳、灵芝、当归、冬虫夏草、首乌、黑木耳和蜂蜜等均能降低血脂。

改善微循环机能

当归能加快血液流动速度，使聚集成堆的红细胞解聚，具有改善肝循环、扩张肾小球血管的作用。温补肾阳药可以使肾阳虚弱患者原来较差的微循环得到改善，血流灌注好转。实验发现，慢性支气管炎、肾阳虚弱患者的外周血管数减少，微血管口径变窄，服用一段时间温补肾阳药后，单位面积微血管开放数增加，血管口径扩大。

促进造血机能

党参、补骨脂、女贞子可以增加白细胞数量，用于治疗放射疗法或化学疗法引起的白细胞减少症。党参、阿胶、鹿茸等都能改善造血功能，增加血液中的红细胞数和血红蛋白量。猪皮胶则可增加血小板的数量，用于治疗血小板减少症。

增强消化能力

石斛能促进胃液分泌而帮助消化，何首乌能促进肠管蠕动而通畅大便。人参和灵芝都能增进食欲，增强胃肠功能。黄芪、白术、枸杞子和龙眼肉均可保护肝脏。

促进内分泌系统调节机能

肉桂、巴戟天、仙茅、仙灵脾能促进肾上腺皮质的分泌。肉桂、附片等补阳药能调节性激素，兴奋垂体–肾上腺皮质系统。人参、巴戟天、肉苁蓉、锁阳、杜仲能促进性腺机能，有类似性激素的作用。鹿茸、仙灵脾能促进精液的生成和分泌，有间接催精作用。麦冬能降低血糖，促进胰岛细胞的恢复。紫河车能促进乳腺和女性生殖器官的发育。五味子对子宫有兴奋作用，能加强分娩活动能力。

调节泌尿系统功能

黄芪能增加血清蛋白，白术能抑制肾小管重吸收，两者均可产生利尿作用。人参与之相反，可以增加醛固分泌，导致钠潴留而有抗利尿作用。

改善心血管机能

玉竹有轻度强心和升血压的作用，与党参合用可以改善心肌缺血状态。人参能通过改善心肌营养代谢而使心脏收缩力增强，黄芪能加强心脏的收缩力，对于因中毒或疲劳而衰竭的心脏，其强心作用更为明显。黄精、首乌能防止动脉粥样硬化的形成。补骨脂能扩张冠状动脉。黄芪、杜仲、仙灵脾、肉苁蓉有一定的降血压作用。

食疗药膳的饮食禁忌

自古即有药食同源之说。诚然，药有药性，食有食性，药有相反相畏，食有相克相忌，事虽殊而其理一也。元·忽思慧在《饮膳正要》中说："诸物品类，有根性本毒者，有无毒而食物成毒者，有杂合相畏、相恶、相反成毒者，人不戒慎而食之，致伤脏腑之和，乱肠胃之气，或轻或重各随其毒而为害。"又说："盖食不欲杂，杂则或有所犯，知者分而避之。"此皆言食物之间，有相克相反现象。凡性质与功用相反之食物同食，或降低营养价值或产生不良作用，有损肠胃，久而久之往往导致疾病发生。作为健康之人，于日常饮食中，若能留心食物相克现象，分而避之，则营养合理而有利于保持健康。

由于食疗是中医药学的一个组成部分，因此在选择食物和烹调方法上都应遵循中医药学的理论原则，针对临床表现的各种证型，按照食物的性味、功能，准确地选择食疗配方，用以纠正脏腑功能的失调，使其恢复正常，或增强机体的免疫功能和抗病能力。如芝麻粥可治因贫血、身体虚弱引起的脱发、须发早白、头晕耳鸣、大便干燥等症。为什么选用芝麻粥治疗呢？因为上述症状多属精血不足所引起，而芝麻具有补血、润肠、乌发、通乳、抗衰老等多种功效。故选服芝麻粥有效。

不同体质的人，患每一种疾病，都有其具体的饮食宜忌，也就是说每个人或每一种病应注意宜吃什么，即根据体质与疾病的症状正确选择食物；不宜吃什么，即忌口。忌口是为了防止病情恶化和避免某些食物发生不良作用的一种措施，历来中医、西医都很重视，因此，在选食时应加以注意。

一、与脏器相克药膳禁忌

食物有酸、苦、甘、辛、咸五种味道，它和五脏有一定的关系。一般来说，辛入肺，甘入脾，苦入心，酸入肝，咸入肾。《内经》根据人体五脏的生理特点和五脏间的相互影响，总结出"肝病禁辛、心病禁咸、脾病禁酸、肺病禁苦、肾病禁甘"的食忌原则。从临床来说，辛（辣）味食品可消除体内气滞、血淤等症。但辛味有较强的刺激性，如食过量，会使肺气过盛，肛门灼热。所以，患痔疮、胃溃疡、十二指肠溃疡、便秘、尿道炎、咽喉炎等症者，不宜多食。酸味食品可以增强肝脏的机能，防治某些肝脏疾病。但吃酸味食品过多，会引起消化功能紊乱。尤其是胃酸过多的人，患关节炎及肾功能差者切勿多食酸味食物。苦味食物有除燥热和利尿等作用，但脾虚或大便秘结的人应少吃，多吃会引起恶心、呕吐，或发生其他疾患。常吃甜食能补气血，解除紧张，还有解毒作用。但甜食过多，会导致血糖升高、血液中胆固醇增加，使身体肥胖。因此，肥胖者一般应少吃甜食，糖尿病患者更不能食。盐是人体血液、汗液中不可缺少的成分，食咸味食物能软化体内酸性的肿块。但过食咸食，会加重心、肾功能的负担，加重高血压等症状。

二、与病证属性相克的药膳禁忌

人体患病有寒热虚实的不同，用药选食亦当有别。寒证者当忌食寒性食物，如生冷瓜果、白萝卜、竹笋、蒿苣、菜瓜、绿豆芽等蔬菜及清凉饮料；热证者当禁食热性食物，如烟、酒、葱、姜、椒、蒜及牛、羊、肉、卤肉、鹅肉、油炸食品等；虚证当忌具有消削、攻伐、泻下的食物，如芋头、冬瓜、赤小豆、薏米等。实证当忌具有滋补、补塞等有碍邪出的食物，如肥腻的肉类、收涩的酸果类，以及壅滞的瓜、豆、果仁等。

药膳应用于虚证或体质虚弱者，能够辅助治疗，增强体质，延年益寿。但是，并不是所有的人都可以使用药膳，如果滥用药膳，非但对身体没有益处，还有千危万害。

①阴虚证或阴虚体质者忌用温热性质的药膳，以免更伤阴液，阴虚证的主要表现：午后潮热，颧红，盛汗，口干咽燥，手足心热，形体消瘦，目涩耳鸣，腰腿酸软，舌光红，脉细数。

②阳虚证或阳虚体质者忌用寒凉性质的药膳，以免更伤阳气。阳虚证的主要表现：畏寒肢冷，面色惨白，口淡不渴，疲

乏无力，少气懒言，头眩嗜睡，自汗，水肿，尿清便溏，舌淡胖嫩，脉弱。

③温证者忌用滋腻性质的药膳，以免助温生痰。温证的主要表现：头重而昏，胸闷，脘痞，腹胀，肢体沉重酸困，甚至水肿，小便混浊，大便溏泄，妇女带下，舌苔厚腻，脉濡。

④热证者忌用温热性质的药膳，以免助热伤阴。热证的主要表现：发热不恶寒，面红目赤，口唇干燥，口渴饮冷，小便短赤，大便燥结，舌红苔黄，脉数。

⑤燥证者忌用燥热性质的药膳，以免更伤津液，燥证的主要表现：唇焦舌燥，咽干，口渴少津或无津，皮肤干燥或枯瘪，小便短少，大便秘结，舌质干红，脉细数。

⑥寒证者忌用寒凉性质的药膳，以免助寒伤阳。寒证的主要表现：恶寒喜暖，面色苍白，口淡不渴，手足逆冷，小便清长，大便稀溏，舌淡苍白，脉迟。

⑦实证者一般不宜食用药膳，以免恋邪不去，延长病程。实证的主要表现：发热，烦躁，气粗，痰多，胸部满闷，腹部胀痛拒按，大便秘结，小便涩痛不利，舌苔厚腻，脉实有力。但是，虚实夹杂者仍可酌情使用恰当的药膳。

⑧表证者一般不宜使用药膳，以免恋邪不解，延长病程。表证的主要表现：恶寒发热，无汗或汗出不畅，头痛，肢体酸痛，苔薄，脉浮。患表证者应待表证解除后再酌情使用药膳。

⑨体质壮实者不宜使用药膳。以免致阴阳偏盛，破坏正常的生理平衡。

三、药物与食物相克的药膳禁忌

服用药物忌食的东西有许多，如：服荆芥忌食鱼、蟹；服天门冬忌食鲤鱼；服白术忌食桃、李子、大蒜；服土茯苓、使君子忌食茶；服丹参、茯苓忌食醋；服薄荷忌食鳖肉；服常山忌食葱；服地黄、何首乌忌食葱、蒜、萝卜；服甘草、黄连、桔梗、乌梅忌食猪肉；服土茯苓、威灵仙忌食蜂蜜；服鳖甲忌食苋菜；服葱白忌食蜜，等等。

凡确定有减低或抵消药效及产生副作用的食物应列入禁忌之内，如人参、党参忌白萝卜、浓茶；荆芥忌鱼、虾、蟹、海鲜；甘草、桔梗、乌梅、黄连忌猪肉；生地、熟地、何首乌忌葱、蒜、白萝卜；苍术、白术忌桃、李；服安神药后，忌服浓茶、咖啡；服利尿消肿药忌盐；服止咳化痰药时，忌食过咸、过甜食物，亦忌吸烟、饮酒及鱼、虾、蟹等发物；服用清热解毒药时，应忌吃葱、蒜、椒、姜、牛肉、羊肉、狗肉等热性食物。

四、病证的临床特点与药膳的禁忌

如急性发炎、目赤肿痛、痔疮疖肿、高热咽痛等火热炽盛之症，宜忌辣味、胡椒、老姜、羊肉、牛肉、狗肉、鸡、鹅、鱼、海鲜、酒、煎炸食品等；大便溏薄、胃痛喜热、四肢冰冷、哮喘患者，忌食西瓜、梨、香蕉、柿、田螺、螃蟹、冷饮等冷积之物；瘙痒性皮肤病、湿疹、酒糟鼻、痤疮等患者忌食鱼腥发物及刺激性食物，如鱼、虾、蟹、蛋类、竹笋、香菇、鸡、猪头肉、酒、葱、蒜等；腹胀、胸闷、肋痛患者，忌食豆类、马铃薯、红薯、芋头等。

疾病忌口，主要是指病情与食物（药物）的禁忌问题。由于食物（药物）各有一定的性能，用以治疗相应的病证，其他病证则无效，甚至可能产生不良反应，这就是病情与食物的性味、药性不相适宜的禁忌。凡性寒凉，味苦腻滞之品，易伤阳气，病属寒证、阳虚者禁用；性温热，味辛燥烈之品，易伤阴血，病属热证、阴虚者忌用。具有升浮作用的食物（药物），不宜用于病势逆上诸证，如呕吐、喘证、呃逆；具有沉降作用的食物（药物），不宜用于病势陷下诸证，如泄泻、脱肛。具有破气、攻积作用的食物，偏地攻邪的泻药多能损伤正气，则虚证患者应当慎用；具有补益作用的食物、偏于扶正的补药易于恋邪，则邪实之人不宜早投。这些是指一般情况下的病情禁忌。即虚者忌泻之，实者忌补之，热者忌温之，寒者忌清之。属于热性体质的人避免进食温热性的饮食（药物）；属于寒性体质的人避免进食寒凉性的饮食（药物）；久病体质虚弱的人避免使用峻泻之剂，否则，可以发生种种病证。例如：患慢性肠炎疾患的人，因久病而体虚，本应补益而禁泻，但由于偏嗜厚味之品而进食滑肠性的饮食，或长期服用苦寒清热泻下的药物，不但会加重病情，增加大便的次数，而且还可以变生他病，使体质更加虚弱；又如体质平素强壮之人，本不可妄施补益之剂，但因误进补益之品，非但难收补益之功，反而容易酿成大病，正像"常人进食人参、鹿茸以求速补之，反见口鼻出血，甚或猝然发厥"，即指此类之证；再如发热的患者，病情好转之时，本应谨慎调护营养，却由于妄进辛热之饮食（药物），常可再加重病情。此即《素问·热论》所述："热病已愈，时有所遗者，何也？……诸遗者，热甚而强食之，故有所遗也。"其还指出："……热病少愈食肉则复，多食则遗。"患有疖、肿、疮、痈等皮肤病的人忌食鱼、虾等带有发性的食物，如不忌口，可加重病情。这些都属于疾病忌口要求的范围。

药食禁忌是一门学问，我们必须科学地禁忌，绝不能不加分析地盲目忌口，这样不仅对身体没有好处，反而有害。因此，药食禁忌应该因人而异、因病制宜，正确地掌握禁忌的原则，方能取得良好的效果。

药膳的制配方法

一、药膳的选材

药膳的特点是含有具有药物治疗和保健作用的食物。既然是食物，就必须味正。中药有辛、苦、酸、甘、咸、淡等多种味，选入药膳中的药物要避免应用异味太大的品种，以人们乐于接受为要。

药膳可以养生保健，可以帮助病体的康复，可以美容，可以养生延年，等等，可以说应用广泛，深受人们的欢迎。我们说药膳具有广泛的作用，但也并非是包医百病的仙丹妙药。药膳主要作用在调理阴阳，益气养血，健脾和胃，补充精力等方面，至于对一些疾病的治疗作用，也是通过这些作用而间接实现的，因此，药膳中的药物就有了一个大致的范围。主要有：

补血活血类药

阿胶　性平味甘，有补血、止血的作用。阿胶含有多种氨基酸，能够加速血液红细胞和血红蛋白的生长，预防和治疗进行性肌营养障碍，是补血的首选药物，多用于妇科血虚或兼有出血者。

熟地　性微温味甘，有补血和止血的作用，是用中药生地加工炮制而成。熟地适用于各种血虚者。但需要注意的是，本品补益之中又有滋腻之弊，对于脾胃运化功能较弱的人，最好以其他同类药物替代。

当归　性温味辛甘，除有补血的作用外，还有活血止痛作用。当归与补气、补血类药同用，主要表现为补血作用，与活血止痛、舒筋通络类药同用，则主要表现为活血止痛作用。

白芍　性微寒味苦酸，有补血止痛，舒缓筋脉的作用。白芍多用于血虚并兼有筋脉拘挛，或者隐隐作痛的病症，与补血类药物同用则补血，与理气类药物同用可缓急止痛。

何首乌　性微温味苦甘涩，有补肝肾，益精血，润肠，乌发等作用。何首乌有生用与熟用之分，生用润肠泻下，适用于慢性血虚、阴液不足引起的便秘；熟用则补血乌发，泻下作用则不明显。

除以上介绍的药物外，还有一些药物，补血与活血作用兼有，是药膳中常用的药物。如鸡血藤、三七、地鳖虫、川芎、桃仁、红花、益母草等。

补气理气类药

灵芝 性平味甘，具有补气益阴，养心安神等作用。灵芝含有多糖、有机锗、核苷、生物碱、氨基酸等，尤其锗的含量十分丰富。锗的氧化物进入人体后能迅速与体内残留重金属等有毒物质结合形成锗化合物，并随小便排出体外，可净化血液、促进新陈代谢，从而达到抗衰老、美容颜的效果。

人参 性微苦味甘，有大补元气的作用，是中医用于危重患者的急救药品，也是人们广泛应用于各种虚弱体制和疾病的常规补益药品。药中主要成分为人参皂甙，其具有缩短神经反射的潜伏期，增强机体抵抗力，改善代谢功能等多方面的作用。其中野山参作用最强，价格昂贵，临床多用人工种植的家参，根据产地不同，又有西洋参、高丽参、吉林参，根据炮制方法的不同，又有白参和红参的区别。不同产地的人参，主要差别是作用的大小，但炮制方法不同则影响药物的作用。白参性平，红参性温，只宜于阳虚体质的人。另外，还有党参、太子参、沙参等，有近似作用。

黄芪 性微温味甘，除有补气作用以外，还有温阳、升提、利水、止汗的作用。因炮制的不同，分为生黄芪和炙黄芪。生黄芪偏于温阳，炙黄芪补虚作用较强。

比较平和的补气类药物还有白术、甘草、山药、白扁豆、大枣、黄精等。

在药膳中应用较多的理气药有陈皮、青皮、枳壳、乌药等，这些药物常与补益类药同用，促进补益药功效的发挥，或者单独应用于气滞、气逆的病证。

养阴生津类药

银耳 性微寒味甘，有滋阴清热、补脾开胃、益气清肠等诸多功效，常用于阴虚火旺却不宜参补的患者，是一种良好的补品。

石斛 性微寒味甘，有滋阴养胃，清热生津的作用。本品药性比较平和，各种阴虚津亏的病证都可应用，但以滋养胃阴为佳，特别是热病伤津的病情，效果更好，配以适当的药物，对改善视力也有一定作用。

百合 性微寒味甘苦，有生津养液，润肺止咳，宁心安神的作用。临床实践证明，百合具有较好的抗结核作用。结核病的主要机理是肺肾阴虚，百合养阴润肺，是对证之药，有结核病患者多方治疗不愈，长期食用百合而康复的记载。

玉竹 性平味甘，有滋阴润肺，养胃生津的作用。现代研究证明本品有升压、强心、升高血糖以及抗结核杆菌等方面的作用。临床常用于心阴不足，心慌气短，肺阴损伤，咳嗽痰少，胃热亢盛，津伤口渴等病情。

具有养阴作用的药物还有龟板、天门冬、麦门冬、燕窝、枸杞子、女贞子、旱莲草、沙参、鳖甲、山茱萸等。

温阴散寒类药

冬虫夏草 性温味甘，有滋肺补肾的作用。本品含有多种氨基酸和精蛋白，通过药理实验证明本品有明显的抗结核杆菌作用，临床用于治疗肺结核病和肺部肿瘤，均有较好疗效，对肾虚阳痿、肾虚腰痛也有一定作用。

鹿茸 性温味甘咸，有温肾阳，生精血，壮筋骨，散寒湿的作用。鹿茸常用于肾阳不足，性功能低下，阳痿早泄等病证。由于本药含有激素，小儿和青少年应当尽量避免应用，还因为本品温热之性过强，阴虚体质的人禁用。

蛤蚧 性微温味咸，有温补肾阳、益肺止喘的作用。现代研究证实本品含有多种氨基酸，有雄性激素样作用，临床常用于肺肾亏虚而兼哮喘的患者，也可用于肾虚阳痿、精虫量少的病证。

补骨脂 性大温味辛苦，有补肾助阳、固精缩尿的作用。药理研究证明本品可以扩张冠状动脉，升高白细胞，其中所含的补骨脂挥发油还有抗癌作用。临床常用于肾阳不足、阳痿早泄、尿频遗尿、腰部冷痛、泄泻等病证。

温阳药还有肉苁蓉、沙苑、蒺藜、胡桃肉、巴戟天、锁阳、仙茅、淫羊藿、续断、杜仲、骨碎补、海狗肾、韭子、狗脊等。对于阳虚较重的病情，也可以适当选用壮阳药，如附子、肉桂等。

二、药膳的加工

药膳除少数可以生食外，一般都需要运用一定的方法加工制成。和正常饮食一样，药膳同样也需要注重口味与营养。不同的是，药膳更加要注重药效的保持。现将药膳加工的基本方法和注意事项做一简要介绍。

加工的基本方法

药膳经常加工成粥、菜肴、汤液、饮、酒、膏滋等剂型加以食用。这些剂型的加工方法各有特点，应该注意掌握。

※ **粥膳**

这是将药材与谷物混合，加入清水或汤汁，先用武火煮沸，再用文火熬至浓稠而成的一种剂型。制作方法有下列几种。

①先将药膳研为细粉，再与谷物煮粥。

②用原汁同谷物煮粥。

③将中药煎取液汁，去渣，再与谷物煮熟。

④用药膳直接同谷物煮粥。

如果使用的药材为食物，则可以直接与谷物同煮，如果使用的药材是药物，其药渣又不便食用，则应该先煎煮药物，去渣取汁与谷物煮熬。

※ **菜膳**

这是以补益食物为原料，或加入适当的补益药物，再加入作料，运用复杂的烹调方法制成美味佳肴的一种剂型。制作方法有下列几种：

①蒸：将食物和药物与调料拌好，装在碗中，置于蒸笼内蒸熟。

②煮：将食物和药物放在锅内，加入适量的清水或汤汁，先用武火煮沸，再用文火烧熟。

③熬：将食物和药物放入锅内，加入适量的水和调料，置于武火上煮沸，再用文火烧至酥烂。

④卤：将食物和药物按照一定的方式配合，放入卤汁中，

用火加热烹制，使其渗透卤汁，直至烧熟。

⑤炖：将食物和药物同时下锅，加适量的水，置于武火上烧沸，去掉浮沫，再置于文火上炖至酥烂。

⑥焖：在锅内加入适量的素油，将食物和药物同时放入，炒半成品后，再加入调味品和少量汤汁，盖紧锅盖，用文火焖熟。

⑦煨：将食物和药物用文火或放在余热的柴草灰内煨制熟透。

⑧炒：将锅烧热，注入素油，并用油滑锅，一般用武火，依次放入食物和药物，用锅铲翻拌，动作迅速，断生即成。

⑨炸：在锅内放大量素油，待油热后，将食物和药物放入锅内油炸，用武火熟制，炸熟即出锅。

※ 汤头

这是将补益药物加水煎煮而成，也可以适当加入补益食物一同煎煮的一种剂型。煎好后，滤去不能吃的药渣，喝汤并吃同煮的食物。有时也可以稍调一些作料，例如盐等。第一次煎煮出的液汁（称为头煎）服完后，药渣保留，过4~6小时后再加水煎服第二次（称为二煎），也可以再过4~6小时煎服第三次（称为三煎）。煎药应注意以下几点：

①煎煮补药的火候，应该先用武火煎沸，继用文火煎熬，以使药汁浓厚，药力持久。

②煎煮汤液的用水量直接影响到补药补益作用的发挥。如水过少，补药的有效成分不能完全煎出，而且汤液过多也会使患者不能全饮完。确定汤液的用水量一般可以采取下列公式：药膳重量每克用水3毫升，煎煮时间每分钟耗水10毫升，基本服

用量为250毫升。即：

用水量=药食总量（克）×3毫升/克+煎煮时间（分）×10毫升/分+250毫升。

但二煎或三煎时，按照药膳重量计算的用水量不再加入。

③煎煮补药的时候，头煎约煎煮40分钟，二煎约35分钟，三煎约30分钟。

④煎药宜用陶器罐子或搪瓷大杯，不宜用金属器皿。

⑤煎药前应该先将药材洗净，用清水浸泡2小时以上，就用浸泡的水煎药。

⑥此外，有些补益药物由于性质和作用的不同，需要采取特殊的煎煮方法。例如先煎，就是把坚硬的药物单独煎煮，煮沸15~20分钟后，再加入其他药膳一同煎煮；后下，就是兑芳香的药物，应该在汤液快煎好时再放入，煎煮5~10分钟即可；包煎，就是事先把某些容易使汤液混浊的药物用纱布包好，再与其他药膳一同煎煮，同时搅拌，促进它溶解；另炖，就是把某些贵重的药物，单独炖好后，取汁加入药液内饮服，以免浪费。

※ 饮剂

这是以质地轻薄或具有芳香挥发性成分的药材为原料，经过沸水冲泡而成的一种剂型。制作饮有两种方法：

①将药料或食料的煎液，先用武火煎煮，继续用文火浓缩，直至稠黏时停火。冷却后，加入大量干燥的白糖粉，吸干药液，混合均匀，制成颗粒，晒干或低温烘干。随时可以用沸水冲化饮用。

②将药膳洗净，再切片或切丝，有的则捣碎或剪碎。然后放在杯中，冲入沸水，有的也可以稍煮一下。加盖温浸10~30分钟即可饮用。饮完后，药渣可以继续冲泡。

※ 药酒

这是采用一定的方法将药材的有效成分溶解入酒中而成的一种剂型。制作方法有下列几种：

①酿酒法：将液汁丰富的药材，例如桑葚、梨、荔枝等，洗净后直接压榨，取得药汁。再将糯米蒸煮成饭。将糯米饭、药汁和酒曲拌匀，置于干净的容器内，加盖密封，保持一定的温度，4~6周即成。

②煎煮法：将药膳粗末放入砂锅内，加水高出药面10厘米左右，浸泡6小时，加热煮沸1~2小时，过滤。药渣再煎1次，合并两次滤液。静置8小时后，取上清液加热浓缩成清膏（生药5千克，煎成清膏2千克左右）。待冷后加入与清膏等量的酒，和匀，放入坛内，密封7天左右，取上清液过滤即得。

③冷浸法：将药膳用粗末置于瓷坛中，按处方规定加入一定量的白酒或黄酒，密封坛口。每天搅拌振荡1次，7天后改为每周1次。在常温暗处浸泡20天以上，吸取上清液，压出残渣中的余液，合并后澄清、过滤即得。

④热浸法：将药膳用粗末置于瓷坛中，按处方规定加入一定量的酒，隔水加热。因为酒会挥发，所以加热时间不宜过长，当药面出现泡沫时，立即关火，趁热时密封坛口。静置15天左右，吸取上清液，压出残渣中的余液，合并后澄清、过滤即得。

饮用药酒应注意不可过量，不会饮酒者不宜饮用。

※ **滋膏**

这是将药膳的汁液或煎液，去渣浓缩，加糖或蜂蜜收膏而成的一种剂型，有如下几个步骤：

①将药膳洗净，干燥，粉碎，混合均匀。装入砂锅内，倒入清水，浸渍12小时。如果水被药物吸收，应该再加些水，保持水面高出药面15厘米。

②将此砂锅置于火上，先用文火加热，待药料充分膨胀后，即用武火煮沸。水量蒸发减少时，应该适当加水。再用文火微沸，煎熬3~5小时。过滤，取出煎汁。药渣续加清水再煎，水量以淹没药料为度。共煎煮3~4次。残渣压榨，榨出液与3次煎汁合并，静置沉淀2小时，再用多层纱布过滤3次。

③将滤液先以武火煮沸，捞出浮沫。继以文火蒸发浓缩，不断搅动，防止焦化。取少许滴于能吸水的纸上，以不渗纸为度，即成清膏。加入炒透的砂糖或冰糖（糖量为药膳总量的1/4），或者加入炼制的蜂蜜（蜜量为清膏量的1~2倍）。以文火煎熬，浓缩成膏。倒入缸内待凉。

④炼蜜法：将蜂蜜放入锅内加热，使其溶化、沸腾，用绢筛捞去浮沫。至蜜中水分大部分蒸发，翻起大泡，呈老红色时，加入105克左右的冷水。再继续加热至沸，趁热倒油，用绢筛过滤即得。

⑤炒糖法：将冰糖或砂糖放入锅内加热，用竹片不断搅拌，以防粘底焦枯。待糖全部熔成老黄色时，加入预留的药汁，将糖化薄，趁热倒出，用绢筛过滤即得。

加工时营养物质的保持

为了有效地发挥药膳的作用，有益于人们的身体健康，在药膳的加工过程中，必须注意避免或减少有效成分的损失。而在药膳的各种有效成分中，维生素很容易在烹调过程中受到破坏。因此，加工富含维生素的药膳时，必须注意保存其有效成分。

①长时间地剧烈加热，例如油炸或在不隔绝空气的条件下长时间地脱水，可使食物中的维生素A氧化破坏。如果烹调的食物中同时含有磷脂、维生素E、维生素C，则可使维生素A和胡萝卜素的稳定性加强。同时进食一定量的脂肪，也可以大大促进胡萝卜素的吸收。

②维生素B_1在干品中比较稳定，但在水溶液中，如果遇高温或加热时间过久，容易受到损坏。因此烹调时不应该加碱。维生素B_1是水溶液性维生素，烹调后有部分维生素溶解在米汤或菜汁中，因此应食用汤汁。另外，维生素B_2溶解于水，在水溶液中容易损失。维生素B_2对热、酸和氧化都较稳定，但容易受到日光及碱的破坏，所以烹调时不应加碱。

③如果烹煮蔬菜时放入苏打，则维生素C几乎全部破坏。维生素C溶解于水，性质不稳定，容易受到热、氧化、干燥与储存的影响，加碱或在铜锅中烹调，能加快破坏速度，所以烹调时间要短，并减少与空气接触的机会。烹煮蔬菜时加水，可引起维生素C的溶解，如果水全部盖着蔬菜，维生素C的流失可达75%，半盖着蔬菜，流失达55%，盖过1/4流失达35%。维生素C在酸性中间物中的损失较少，所以含有自然酸的食物，例如西红柿、橘子等，虽经加热但维生素C的损失不大。

中药食疗药膳

一、养生保健篇

补气益血

※ 枸杞桂圆鸽蛋

【组成】鸽蛋5个，桂圆肉、枸杞子各10克，冰糖25克。

【制法】将鸽蛋稍煮去壳，将去壳后的鸽蛋与桂圆肉、枸杞子、冰糖放在碗内，隔火炖熟。

【功效】补肾益气，滋阴养血。

【保健应用】每日清晨空腹食，适用于体弱消瘦，腰膝软弱无力之人。

※ 人参银耳鸽蛋汤

【组成】人参粉2~4克，银耳20克，水发冬菇、鸽蛋各15克，猪精肉30克，鸡汤、精盐、鸡油各适量。

【制法】将银耳拣净杂质，用热水泡发至松软，鸽蛋打入瓷盘内（勿搅），盘边排好猪肉片、冬菇片，入笼蒸熟，倒入大汤碗内。锅内倒入鸡汤，加精盐、银耳烧开，打净浮沫，银耳熟后加入鸡油和人参粉，再烧开，盛入大汤碗内即成。

【功效】补气血，益阴阳。

【保健应用】佐餐食用，适用于病后体虚之人。

※ 莲藕猪脊骨汤

【组成】莲藕400克，茯苓10克，党参、熟地、白芍各8～10克，当归8克，白术12克，川芎5克，猪脊骨600克，酱油、麻油、味精、精盐各适量。

【制法】莲藕削皮洗净切块；猪脊骨洗净后砍断；党参、茯苓、白术、川芎、白芍、熟地、当归淘洗后用干净纱布包裹，放入沸水砂煲内煨1小时左右，待猪脊骨熟软，再放适量精盐调味，用麻油、味精、酱油的味碟调食，汤单喝。

【功效】补气养血，护肤养颜，祛除百病，延年益寿。

【保健应用】佐餐食用，适用于气血不足，面黄肌瘦之人。

※ 花旗参滋补汤

【组成】花旗参10克，红枣40克，怀山药、芡实各25克，陈皮5克，活鲫鱼300克，料酒、精盐、味精、胡椒粉、姜末、鲜汤各适量。

【制法】鲫鱼去鳞后破腹，除去鳃和内脏洗净，加料酒、盐、姜末、胡椒粉码味；花旗参切片；红枣洗净去核。然后将鲫鱼、花旗参、红枣、怀山药、陈皮、芡实加入烧沸的鲜汤锅内，用小火煲2小时左右，食用时放入胡椒粉、味精、盐，调味。

【功效】补气血，益肝肾。

【保健应用】食鱼饮汤，佐餐用，适用于气血两虚之人。

※ 桂芝补血汤

【组成】桂圆肉400克，黑芝麻300克，冰糖100克。

【制法】桂圆肉蒸熟，置阳光中暴晒约2小时，蒸5次晒5次，剁细成末；黑芝麻炒酥压碎，冰糖砸成碎粒，三样混合均匀，盛入瓶内备用。每次取20克用沸水冲服。

【功效】益气血，止脱发。

【保健应用】每日早、晚各1次食用，适用于气血不足、面色萎黄、四肢寒冷、极易脱发之症。

※ 芝麻首乌糊

【组成】熟首乌、黑芝麻各500克，红砂糖300克。

【制法】熟首乌片烘干研成粉末，黑芝麻炒酥压碎。净锅置中火上，加清水，入首乌粉煎几沸，加入芝麻粉、红糖熬成糊状即可。

【功效】补肾黑发。

【保健应用】早、晚冲服1次，每次100克，10天服完。服用半年可见效。适用于中年男女血虚白发症。

※ 牛髓粥

【组成】牛骨髓20克，粳米100克，地黄汁15克，白蜂蜜30克，味精、绍酒、姜块各适量。

【制法】用牛的棒子骨4根或8根，入锅捶破，掺清水熬取牛骨髓，加姜块、绍酒，熬去水分，装入瓷罐内保存。粳米淘洗干净后放入净锅内，掺清水，煮开，加地黄汁、味精、白蜂蜜煮煎成粥。

【功效】安五脏，益气力。

【保健应用】冬天宜稠，热天宜稀。适用于脾胃虚弱，消化不良，肌肉消瘦，口渴者。

※ 黄芪牛肉粥

【组成】鲜牛肉100克，粳米100克，黄芪10克，精豆粉、姜、葱、胡椒粉、味精、盐、水各适量。

【制法】（1）鲜牛肉洗净去筋膜后和姜一起绞烂，加豆粉、胡椒粉、盐、味精调匀备用；姜、葱洗净，姜切片，葱切花。

（2）将粳米洗净、入锅，加适量水，用旺火烧开一段时间，加入黄芪（布包），并改用文火煨至软糯时，捞出布包，加入牛肉馅、姜片搅散，继续用中火煮至肉熟软，再加入葱花、味精即成。

【功效】益气血，健脾胃。

【保健应用】每日分2次温食。适用于气血亏损体弱怕冷之人。

※ 鹌鹑山药粥

【组成】鹌鹑2只，山药50克，粳米100克，姜、葱、盐各适量。

【制法】活杀鹌鹑，去毛及内脏，洗净去骨，剔出鹌鹑肉，切成小碎块；将山药快速冲洗干净，粳米淘洗干净。将粳米、山药、鹌鹑肉同时放入锅内，先用旺火烧开，改用文火慢煮，至粥成，加姜、葱、盐少许即可。

【功效】益气养血，健脾和胃。

【保健应用】隔日1次服食。适用于体虚乏力之人。

※ 落花生粥

【组成】 落花生米45克，怀山药30克，粳米100克，冰糖适量。

【制法】 分别将花生米及山药捣碎，再与粳米相和，同煮为粥，待熟，入冰糖调味即可。

【功效】 益气养血，健脾润肺。

【保健应用】 每日分2次酌量食用。适用于气虚血亏体弱之人。

※ 菠菜粥

【组成】 菠菜、粳米各250克，食盐、味精各适量。

【制法】 将菠菜洗净，在沸水中烫一下，切段；粳米洗净置铝锅内，加水适量，煎熬至粳米熟时，将菠菜放入粥中，继续煎熬至粥时停火；再放入食盐、味精即成。

【功效】 养血润燥。

【保健应用】 每日酌量食用。适用于血虚面黄消瘦之人。

※ 桂圆莲子粥

【组成】 桂圆肉30克，莲子30克，糯米30～60克，大枣10枚，白糖适量。

【制法】 将莲子去皮心，大枣去核，与桂圆、糯米同入锅内，加水适量，煮成粥，加白糖搅匀即可。

【功效】 益气养血。

【保健应用】 可作正餐或佐餐食饮。适用于气血亏虚型贫血。

※ 枸杞萝卜烧鸡

【组成】 鸡肉500克，白萝卜600克，枸杞子15克，陈皮

9克，味精、胡椒粉、绍酒、姜块、葱、精盐、熟猪油、水淀粉、花椒各适量。

【制法】（1）将鸡肉洗净，切成粗条；白萝卜洗净，切成条；枸杞子、姜块、葱洗干净。

（2）炒锅洗净置中旺火上，放猪油烧至六成热，放入鸡肉煸炒变色，掺入鲜汤烧开，撇净浮沫，加绍酒、花椒、陈皮、姜块、葱烧开，至肉七成熟时，加入白萝卜、胡椒粉。待烧开后，加枸杞子、精盐、味精调味，勾薄芡汁即可装盘。

【功效】补中益气，化痰利气。

【保健应用】佐餐，适用于治疗虚劳消瘦，胃呆食少，水肿，以及咳嗽痰多，胸腹胀满的虚胖症。

※ 红枣花生烧兔肉

【组成】红枣10枚，花生米50克，兔肉500克，调味品适量。

【制法】将红枣、花生米、兔肉洗净，同入锅内煮熟炖烂，调味即可。

【功效】补气养血，健脾固肾。

【保健应用】每日分2次佐餐食用，适用于血虚面色无华之人。

※ 参麦炖水鱼

【组成】茯苓、党参各3克，浮小麦6克，水鱼100克，火腿30克，姜、葱各10克，绍酒10毫升，盐适量。

【制法】活水鱼剁去头，用沸水烫3分钟，去内脏洗净，火腿切成小块盖在水鱼上，置碗中加调料和适量清水，将浮小麦、茯苓用纱布包后投入汤中，党参切段放碗内，同上火蒸1小时即成。

【功效】 益气健脾，滋阴补血。

【保健应用】 佐餐食用，适用于脾虚血少体质衰弱者。

※ 地黄蒸乌鸡

【组成】 雌乌鸡1只，生地黄250克（切丝），饴糖150克。

【制法】 先将鸡去毛及内脏，洗净，将生地丝、饴糖和匀，放入鸡腹内，缝固，置盆中入蒸锅内蒸熟即可。

【功效】 补气血，益精髓。

【保健应用】 食鸡肉，饮汤，适用于气血亏虚、骨蒸潮热，疲乏无力者。

※ 佛手南瓜鸡

【组成】 鲜佛手花10克，老南瓜1个，仔鸡肉750克，毛豆250克，葱花、生姜末、精盐、黄酒、糯米酒、味精、酱油、红糖、秫米、花椒、豆腐乳汁、植物油、米粉各适量。

【制法】 先将佛手花瓣洗净，秫米和花椒炒熟，共研成粗粉；鸡肉洗净剁成块，用葱花、生姜末、精盐、酱油、红糖、豆腐乳汁、黄酒、糯米酒、味精拌匀腌一会儿，再下入米粉和植物油；毛豆轻轻搓去膜并洗净，拌上与鸡肉相同的调料；南瓜刷洗干净，由蒂把周围开一个7厘米见方的口，取下蒂把留着做盖，用一长把小勺将瓜瓤和子挖出，由南瓜的开口处装入一半的毛豆粒，一半的佛手花，再装入鸡肉块，然后放入余下的佛手花、毛豆粒，盖上盖，装盘，上笼蒸熟烂即成。

【功效】 补中益气，健脾养胃。

【保健应用】 佐餐食用，适于中老年体弱者食用。

※ 黄芪炖乌骨鸡

【组成】 黄芪50克，乌骨鸡1只，葱、姜、盐、花椒、料酒各适量。

【制法】 黄芪洗净，用温水浸软，切片备用；乌骨鸡宰杀，去毛及内脏，放入沸水中余3分钟，捞出后用凉水洗去血沫。将黄芪及葱段、姜片、花椒塞入鸡腹内，然后将鸡放入汤盆，加入适量水、料酒、盐，将汤盆置锅中，隔水炖至鸡肉熟烂，取出汤盆，调入味精即成。

【功效】 益气补血，调经。

【保健应用】 佐餐食用，适用于产后、病后、年老体弱属气血虚者。

※ 归芪蒸鸡

【组成】 炙黄芪100克，当归20克，嫩母鸡1只（约1.5千克），绍酒30毫升，味精、胡椒粉各3克，葱、姜、食盐各适量。

【制法】 鸡去毛、内脏，洗净，当归切片与炙黄芪共置鸡腹内，放入盘子中，加姜、葱、食盐、酒、胡椒粉、清水，入蒸笼蒸2小时，食时加味精。

【功效】 补气生血。

【保健应用】 去药渣食鸡肉，适用于病后气血亏虚者及老年人气血不足者。

※ 补元橘皮鸭

【组成】 黄芪30克，橘皮10克，老鸭1只，猪瘦肉100克，味精、食盐、料酒、酱油、姜片、葱段、熟菜油各适量。

【制法】 将老鸭宰杀后，去毛和内脏，洗净；在鸭皮上抹一层酱油，下八成热熟菜油锅炸至皮色金黄捞出；用温水洗去细腻，盛入砂锅内（锅底垫上瓦碟），加水适量。将猪瘦肉切块，下沸水氽一下捞起，洗净血污，放入已装鸭子的砂锅内，加入黄芪、橘皮、味精、食盐、料酒、酱油、姜片、葱段；再将砂锅放于火上，用文火烧至老鸭熟时取出；滗出原汁，滤净待用。将鸭子剔去大骨，切成长条块，放入大汤碗内摆好，倒入原汤即成。

【功效】大补元气，益血健体。

【保健应用】佐餐食用，适用于气衰血虚乏力之人。

强胃健脾

※ 椰子炖鸡

【组成】鸡1只（约750克），鲜椰子4个，莲子60克，生姜5片。

【制法】先将鸡削净，去内脏及肥油，斩件，下油起锅，爆香姜，然后下鸡块爆片刻，取出备用。再取2个椰子用锯锯开盖，另2个椰子取出椰汁、椰肉，把椰肉切成块，与鸡、莲子一齐放入锯开盖的椰子内，加入椰汁至满为止，盖上椰子盖，放入锅内，文火隔开水炖2~3小时，调味供用。

【功效】补益脾胃，养阴生津。

【保健应用】佐餐食用。适用于脾胃气虚，阴液不足出现纳呆、乏力者。

※ 党参茯苓鸡

【组成】母鸡1只，党参50克，白术、茯苓各15克，砂仁3

克，蔻仁、生姜各9克，食盐、味精各适量。

【制法】 宰鸡，去毛、内脏，在鸡肚腹内放入上述各中药，用线缝合，口朝上放在砂锅内。锅内加适量水炖鸡至熟，弃药渣，加食盐、味精调味，即可。

【功效】 健脾和胃，补肾益精。

【保健应用】 佐餐食用。适用于脾肾亏虚引起的纳差、腹胀、便溏、乏力者。

※ 芡实煮老鸭

【组成】芡实200克，老鸭1只，葱、姜、盐、黄酒各适量。

【制法】 先杀鸭，去毛和内脏，洗净；芡实洗净后放入鸭腹内；鸭子放入砂锅内，加葱、姜、盐、黄酒、清水（适量），用武火烧沸后，转用文火煮2小时，至鸭酥烂；再加味精调味。

【功效】 滋阴养胃，健脾利水。

【保健应用】佐酒下饭，随量用。适用于脾虚腹胀、便溏者。

※ 鹌鹑肉片

【组成】 鹌鹑肉150克，冬笋25克，冬菇5只，青瓜、鸡汤、淀粉、食用油适量，鸡蛋清1个。

【制法】 先将洗净的鹌鹑肉切成薄片，用鸡蛋清和淀粉拌匀；将冬笋、冬菇、青瓜切成片状。再将鹌鹑片在大油锅中炒熟，用漏勺捞出。最后在锅内放少许油，将冬笋、冬菇煸炒，倒适量鸡汤，煮5分钟左右，倒入鹌鹑肉。调味后，放入青瓜，勾芡盛于盘中。

【功效】 补益脾肾，强健身体。

【保健应用】佐餐食用。适用于脾肾亏虚，体弱乏力者。

※ 淮山药泥

【组成】淮山药200克，豆沙15克，京糕、白糖各150克，水淀粉50克，猪油100克。

【制法】山药打粉，加白糖50克，掺水少许，搅成稀泥，放入猪油锅内炒至浓稠，起锅装盘；京糕加白糖25克，拌匀研成泥状，豆沙另置碗中，均上笼蒸透后，依次放猪油锅内炒稠，分别盛在山药泥的两边。锅中放清水少许，加75克白糖烧沸，用水淀粉勾芡，浇在三泥上即成。

【功效】健脾和胃。

【保健应用】佐餐食用。适用于脾虚便溏者。

※ 桂花红枣羹

【组成】桂花5克，红枣250克，白糖30克。

【制法】先将红枣洗净，用开水泡2小时，捞出，控干水。锅内添水，放白糖，烧开，撇去浮沫，红枣下锅，用中火煨熟烂，待水将烧干时，入桂花即可食用。

【功效】补脾和胃。

【保健应用】随意食用。适用于脾胃气虚，食纳欠佳者。

※ 玉竹柿蒂粥

【组成】柿蒂10克，玉竹15克，粳米50克。

【制法】先将玉竹、柿蒂入砂锅加清水300毫升，煎至150毫升，去渣取汁备用；粳米加水400克，煮至米开花，兑入药汁再煮片刻，待食。

【功效】养阴清热，和胃止呃。

【保健应用】 每日早、晚食用。适用于胃阴虚、口干、呃逆者。

※ 山药扁豆粥

【组成】白扁豆15克，白米、鲜山药各30克，白糖适量。

【制法】先将鲜山药洗净，去皮切片，备用。再煮白米、白扁豆半熟。加入山药片，煮粥，加糖。

【功效】补益脾胃，调中固肠。

【保健应用】 可作早餐食用。适用于脾胃气虚引起的便溏、消瘦者。

※ 栗子粥

【组成】栗子粉30克，粳米或糯米100克。

【制法】将栗子粉同粳米（或糯米）煮粥。

【功效】补肾强筋，健脾养胃。

【保健应用】 可作早、晚餐酌量食。适用于老弱体虚腿软无力之人。

※ 大枣薯蓣粥

【组成】大枣10枚，薯蓣200克，大米50克，白糖少许。

【制法】将大米、薯蓣、大枣洗净。薯蓣切成小块。先将大米和大枣煮至八成熟，再放入薯蓣，至薯蓣煮熟后加入少量白糖即可食用。

【功效】补益脾胃。

【保健应用】 每日早、晚随量温食。适用于老年体弱食少之人。

※ 花生红枣粥

【组成】糯米200克，花生仁100克，红枣50克，红糖适量。

【制法】先将花生仁煮烂，倒入洗净的糯米，用大火烧开，然后加入红枣，改用小火煮成粥，食用时加入红糖调匀即可。

【功效】补中气，健脾胃，润肺燥。

【保健应用】每日分2次随量食用。适用于老人脾虚血少头昏、乏力者。

※ 豌豆粥

【组成】豌豆250克，白糖、红糖各75克，糖桂花、糖玫瑰各5克。

【制法】豌豆淘洗干净，放入锅内，加水1升，置旺火上煮沸，撇去浮沫后用小火煮熬至豌豆酥烂；糖桂花、糖玫瑰分别用凉开水调成汁；食用时，先在碗内放上白糖、红糖，盛入豌豆粥，再加上少许桂花汁、玫瑰汁，搅拌均匀即可。

【功效】健脾和胃。

【保健应用】经常服食。适于脾胃气虚，食纳欠佳者。

※ 江米枣粥

【组成】江米50克，枣15克。

【制法】江米淘洗干净，放入铝锅中，加入适量水，先大火煮开，再下洗净的红枣，煮开后改为小火炖煮至米烂汤稠时即可。

【功效】补血养血，健脾和胃。

【保健应用】经常服食。适用于脾胃气虚，食纳欠佳者。

※ 桂花赤豆粥

【组成】白糯米500克，赤豆150克，红糖40克，桂花5朵。

【制法】将赤豆焖酥。糯米投入砂锅中，用旺火烧煮至沸后，加入焖酥的赤豆，边烧边用勺搅动，防止粘锅。至米粒开花时再加入红糖与桂花瓣搅匀即可。

【功效】健脾益气。

【保健应用】早、晚餐食用。适用于脾胃气虚贫血者。

※ 山药羊肉粥

【组成】羊肉500克，山药500克，大米250克。

【制法】羊肉煮熟研泥，山药研泥，肉汤内加大米，煮粥。

【功效】健脾止泻。

【保健应用】食粥，每日1次。适用于脾虚引起的急慢性肠炎。

※ 阳春白雪糕

【组成】白茯苓、炒山药、芡实仁、莲子（去心）各125克，陈仓米、糯米各500克，白糖100克。

【制法】将以上各味研成细末，先将药末、米末蒸熟拌匀，加白糖，制成饼子，晒干。

【功效】补脾养胃，祛湿益肾。

【保健应用】可作早餐酌量食用。适用于脾虚食少便溏者。

※ 莲肉糕

【组成】莲子250克，糯米500克，白糖适量。

【制法】将莲子用水泡发去心，置锅中，加水适量，煮至烂熟后捞出，用洁净纱布包住，揉至烂；将糯米淘尽置盆中，加入莲肉泥，拌匀，再加水适量，上笼蒸熟，待冷后用洁净屉布压平，切块，上盘后撒白糖一层即可。

【功效】健脾益气。

【保健应用】 正餐食用，日食1~2次。适用于脾气亏虚型贫血。

※ 桂花赤豆糕

【组成】 糖桂花14克，糯米粉、粳米粉各500克，赤豆、白糖各100克。

【制法】 赤豆洗净煮烂备用；将糯米粉、粳米粉、白糖倒入盆内，拌匀，取出少许作面料用，随后分次倒入清水，用双手拌揉至水全部吃尽，再把煮烂的赤豆倒入拌匀。取木蒸笼一只，下面垫上一块蒸布，把拌匀的糕料倒入，开着盖儿用旺火沸水蒸约20分钟，见蒸汽直冒，面上蒸粉呈赤色时，再把少许用作面料的糕粉均匀撒在上面，加盖略焖片刻，即熟，在蒸糕上撒上糖桂花，用刀切成方块食用。

【功效】 补益脾胃，强壮身体。

【保健应用】 可作主食或点心随量食用。适用于脾胃虚弱，体虚乏力者。

※ 黄芪炖牛肚

【组成】 牛肚1个，黄芪30克，葱、姜、蒜、小茴香、黄酒、酱油、料酒、醋、盐、花椒各适量。

【制法】 （1）先将牛肚洗净，放入沸水中略煮片刻，取出，剖去内皮，用凉水洗净，切成2厘米宽，5厘米长的长方块；葱、姜、蒜、黄芪切片备用；将黄芪、小茴香、花椒装入纱布袋备用。

（2）锅置火上加足水，放入牛肚条和药袋，加入葱、姜、蒜、酱油、料酒、醋、盐，用武火烧开后改用文火炖至牛肚熟烂，取出药袋即成。

【功效】补益脾胃。

【保健应用】佐餐食用。适用于脾胃虚弱纳差、乏力者。

※ 六味牛肉脯

【组成】牛肉2.5千克，胡椒、荜拨各15克，陈皮、草果、砂仁各6克，生姜、葱、盐、料酒各适量。

【制法】（1）将牛肉剔去筋膜，洗净后入沸水中氽至色变，捞出晾冷后，切成大片；将胡椒、荜拨、陈皮、草果、砂仁研成粉，再把姜、葱洗净，绞汁，拌和药粉，加食盐，调成糊状。

（2）把切好的牛肉片用调好的药糊拌匀，装入坛内封口，腌制2日取出，用清水漂洗干净，沥干水分，再入烤炉中烤熟成脯即可。

【功效】温补脾胃，益气补血。

【保健应用】佐餐食用。适用于脾胃虚寒、腹泻、肢冷者。

养肝护肝

※ 绿豆酸枣酿藕

【组成】绿豆200克，酸枣仁50克，连节大藕4节（约500克）。

【制法】以清水浸泡绿豆、酸枣仁半小时，处理干净备用。再将藕一端切断，并把绿豆、酸枣仁装入藕孔中，待装满后，可将切断端之藕盖于原处，用竹签插住固定，再入大锅中加冷水上火煮，直至藕烂熟即可。

【功效】养肝安神，清胆通脉，清热解毒。

【保健应用】每日2~3次适量食藕饮汤。可连用7~10天。适用于外邪侵袭型肝炎。

※ 猪肝豆腐汤

【组成】猪肝80克，豆腐250克，精盐、姜、葱、味精、淀粉各适量。

【制法】猪肝洗净切薄片，锅中加水适量，将豆腐切成厚片放锅内，加盐少许，汤煮开后加入猪肝，再煮5分钟，而后撒入调料即成。

【功效】清肝和胃，补肝益肾。

【保健应用】食豆腐、猪肝，喝汤，每日1次，可间断长期食用。适用于肝肾阴虚型肝炎患者。

※ 蒜瓜砂仁汤

【组成】阳春砂仁20克，独头蒜1个，西瓜1个。

【制法】砂仁、独头蒜去皮分别洗净；西瓜去薄皮切块，同放入锅内，加水用武火煎沸后，改文火煮10分钟即成。

【功效】行气利水。

【保健应用】每日1剂，分2~3次食用。适用于肝硬化、肝癌引起的腹水患者。

※ 绿豆大蒜汤

【组成】绿豆250克，大蒜15克，白糖适量。

【制法】绿豆淘净，与大蒜同放入砂锅内，加水适量，共煮至绿豆熟烂，入白糖调味。

【功效】清热利尿。

【保健应用】 分次酌量服用。适用于肝硬化、肝癌引起的腹水患者。

※ 金针汤

【组成】 金针菜、红糖各30克。

【制法】 将金针菜加入清水适量，煮沸煎汤，滗出汤液，加红糖即可食用。

【功效】 清热利湿，补血扶正。

【保健应用】四季皆可食用。适用于病毒性肝炎正气不足者。

※ 鸡骨草瘦肉汤

【组成】 鸡骨草60克，猪瘦肉100克，调料适量。

【制法】 鸡骨草洗净，猪瘦肉洗净切丝，同放入锅内煮1~2小时后，去渣调味服食。

【功效】 清热解毒利湿。

【保健应用】 每日1次，可连续服用。适用于湿热型病毒性肝炎。

宣肺利喘

※ 白及冰糖燕窝

【组成】 白及15克，燕窝10克，冰糖少许。

【制法】 燕窝择去毛渣；白芨洗净，切薄片。同放入碗内，加水适量，隔水蒸至熟，滤去药渣。冰糖放入锅内，加水适量煮熬，用纱布过滤，然后将糖汁倒入燕窝内即成。

【功效】 补肺养阴，止嗽止血。

【保健应用】适量食用。适用于肺结核、肺气肿咯血者。

※ 百莲酿藕

【组成】 百合、莲米、橘红、薏苡仁、芡实、瓜片各15克，鲜藕500克，糯米125克，蜜樱桃30克，白糖300克，猪网油60克。

【制法】 取鲜藕粗壮部位，削去一头，内外洗净，将淘洗过的糯米，由藕孔装入塞紧，用刀背敲拍孔口，使之封闭不漏，放锅内煮熟后，捞入清水中漂起，然后刮去外面粗皮，切成6毫米厚圆片。莲米去皮，捅去心，同薏苡仁、百合、芡实分别洗净，装入碗中，加清水适量，上笼蒸烂待用。瓜片、橘红切成丁，蜜樱桃对剖。将猪网油取一方块，铺于碗内，先放蜜樱桃，再相继放入瓜片、橘红、薏苡仁、百合、芡实和莲米等原料，然后放藕片，撒入白糖，上笼蒸至极烂，翻于圆盆内，揭去猪网油即成。

【功效】 清热润肺，安神养心。

【保健应用】 佐餐食用。适用于肺虚久咳。

※ 雪梨炖贝母

【组成】 雪梨1个，川贝母粉3克。

【制法】 雪梨洗净，挖空中心，入川贝母粉，隔水炖熟即可。

【功效】 清热化痰，润肺止咳。

【保健应用】 食梨，每日1次，连食3~5天。适用肺阴虚有热、咳嗽、痰黏稠者。

※ 菠萝雪蛤

【组成】 蛤蟆油15克，菠萝罐头1个，白糖250克。

【制法】 蛤蟆油用水泡发，择去杂物，放入暖水瓶中，用40℃热水泡4小时，取出备用。锅内加清水500毫升，放入白糖、蛤蟆油，烧沸后改小火煮10分钟，将菠萝切小块下入锅内，烧沸即可。

【功效】清热滋阴润肺。

【保健应用】每日1次食完，每周2次。适用于肺胃有热，口渴咽干，夜间盗汗者。

※ 莲子百合煨猪肉

【组成】莲子、百合各50克，猪瘦肉250克，盐、葱、姜、料酒、味精各适量。

【制法】莲子、百合洗净，与猪瘦肉同放锅内，加姜、葱、盐、料酒、清水适量，共炖1小时，食时加味精。

【功效】养阴清热，润肺清心。

【保健应用】佐餐食用。适用于脾肺虚弱的中老年人。

※ 清汤苦瓜

【组成】苦瓜500克，瘦火腿500克，清汤1.25升，胡椒粉、味精、盐各适量。

【制法】先将苦瓜洗净、剖开、去子、切片；火腿切丝；取250毫升清汤加少许盐、味精待用。烧开水、下苦瓜余熟，放入有盐的凉清汤内漂半小时捞出。烧开余下的清汤，加入盐、味精、胡椒粉，将捞出的苦瓜放入汤碗，加入烧开的清汤和火腿丝即可。

【功效】清热祛暑、爽口利咽。

【保健应用】佐餐食用。适用于夏季养生保健。

※ 胡桃银耳炖海参

【组成】胡桃肉18克，银耳10克，猪瘦肉、海参各60克。

【制法】将胡桃肉用开水烫泡，去内衣；银耳泡开，洗净，摘小朵；猪瘦肉洗净，切丝；海参浸软，洗净，切丝。把全部用料一齐放入炖盅内，加开水适量，炖盅加盖，文火隔水炖1小时，调味即可。

【功效】补肾益精，润肺养胃。

【保健应用】随量食用。适用于中老年人肺肾虚弱者。

※ **银耳煮鸭蛋**

【组成】银耳10克，鸭蛋1个，冰糖适量。

【制法】先用水煮银耳，加入冰糖，打入鸭蛋，煮熟食用。

【功效】润肺止咳。

【保健应用】每日1次食完，每周2次。适用于肺阴虚口咽干燥、干咳少痰者。

※ **灵芝鸭**

【组成】灵芝、肉桂、草果各5克，鸭子1只，生姜、葱、食盐、卤汁、冰糖、味精、麻油各适量。

【制法】鸭子宰杀后，去毛，除去内脏，用清水洗净；灵芝、肉桂、草果用水煎熬两次，每次水沸后20分钟滤出药汁，两次共收滤液约3升；生姜、葱洗净，将药液放入锅中，加生姜、葱，再把鸭子放入锅中，全部淹入汁内，在文火上煮至熟，捞起。鸭子放入卤汁内卤熟，捞出。取适量的卤汁放入锅内，加食盐、冰糖、味精拌匀，调好色味，放入鸭子，在文火上烧煮，直到卤汁均匀地粘在鸭子上，色红亮时捞出，再均匀地涂上麻油即成。

【功效】滋阴补肺、益肾止咳。

【保健应用】佐餐食用。适用于肺肾虚弱之咳嗽喘息者；一般中老年人可常服用。

※ 双参焖老鸭

【组成】西洋参、沙参各50克，老鸭1只，葱、姜、味精、精盐各适量。

【制法】将老鸭宰杀后，除去毛及内脏，洗净，放砂锅（或瓷锅）内，将沙参、西洋参放入，加水适量。先用武火煮沸，再用文火焖1小时以上，使鸭肉熟烂，放入调料。

【功效】补肺益肤，滋阴养胃。

【保健应用】佐餐食用。适用于阴血不足引起的口干咽燥、皮肤粗糙或肺燥干咳者。

※ 桂花炖鸭

【组成】净鸭1只（约1千克），桂花糖50克，料酒、精盐各适量。

【制法】净鸭内外用盐擦匀；将料酒、桂花糖放入大碗内调匀，把碗置于砂锅内，碗外注清水过半，上搁一井字形竹架，将鸭的破腹处覆于竹架上，防止弄翻碗中佐料；砂锅置旺火上煮1小时，改用小火炖30分钟，蒸至香味扑鼻为止；开锅，取出大碗，放鸭于锅中（锅中存水很少），将碗中余汁浇于鸭面上即可上桌食用。

【功效】滋阴清肺，和胃止痛。

【保健应用】佐餐食用。适用于肺阴虚有热咳痰黏稠者及一般中老年人。

※ 虫草麻雀姜汤

【组成】冬虫夏草10克，麻雀5只，生姜60克，调料适量。

【制法】麻雀去毛、内脏，洗净切块；生姜切片。雀肉、生姜同入锅，加适量水，放入冬虫夏草，文火炖2小时，佐入调料即可。

【功效】补肾温肺平喘。

【保健应用】吃肉喝汤。每周3~4次，连用10~20次。适用于肺肾气虚咳喘者及一般中老年人。

※ 胡萝卜大枣汤

【组成】胡萝卜150克，大枣15枚。

【制法】先将胡萝卜、大枣洗净，再将胡萝卜切片，加水1升，同放入锅中煎汤至500毫升即可。

【功效】宣肺平喘止咳。

【保健应用】每日分3次服，连服3~5日。适用于气管炎属肺气虚者。

※ 鹧鸪滋阴汤

【组成】鹧鸪1只，生姜5克，淮山药15克，食用油、盐各适量。

【制法】鹧鸪宰后洗净，去内脏；姜洗净、去皮、拍破；淮山药洗净。同放入瓦煲内，煲内加适量水，炖至肉烂，加油、盐调味即可。

【功效】补虚强身，益心健肺。

【保健应用】饮汤食肉。适用于心肺气虚、体弱、气短乏力、心悸、咳嗽者。

※ 秋梨川贝膏

【组成】 雪梨1千克，款冬花、百合、麦冬、川贝各30克，冰糖50克，蜂蜜200克。

【制法】 将诸药切碎，加水煎取浓汁，去渣，将梨、冰糖、蜂蜜兑入，文火煎成膏。

【功效】 润肺养阴，止咳化痰。

【保健应用】 每次15克，每日2次，温开水冲服。适用于肺阴虚有痰引起的口咽干燥、咳嗽痰黏者。

※ 罗汉果粥

【组成】 罗汉果1个，猪瘦肉末50克，粳米100克，盐、味精、麻油各适量。

【制法】 罗汉果切片，与粳米、猪瘦肉末一起熬至黏稠时，加调料调味。

【功效】 清肺化痰止咳。

【保健应用】 食粥，每日1次。适用于支气管炎患者。

※ 海参粥

【组成】 水发海参、粳米各100克，盐、味精各适量。

【制法】 将海参洗净切成小块，同粳米共入锅中，加水适量煮粥，将熟时调入精盐，味精即可。

【功效】 滋阴补肾，健脾和中。

【保健应用】 食粥，每日1次。适用于肺肾阴虚的中老年人。

※ 猪肺粥

【组成】 猪肺150克，生薏苡仁50克，粳米100克。

【制法】 猪肺入水中焯一下，去泡沫，捞出切成豆粒大小，再与薏苡仁、粳米一起煮粥，至米熟烂即成。

【功效】补肺化痰，清热利湿。

【保健应用】食粥，每日1~2次。适用肺脾气虚兼有湿热、咳痰黏稠者。

※ 牛乳粥

【组成】鲜牛奶250克，粳米60克，白糖适量。

【制法】粳米煮粥，粥熟加入白糖、牛奶，烧沸即可。

【功效】补虚润脏。

【保健应用】每日1次服食，常用。适用于病后体弱者；一般中老年人。

补血养心

※ 桂圆红枣粥

【组成】桂圆肉、红枣各15克，粳米100克，白糖适量。

【制法】将红枣泡发后洗净，与桂圆肉及淘洗干净的粳米一同入锅，加水适量，用大火烧沸后改用小火熬煮30分钟，以粳米熟烂成稀粥为度。

【功效】健脾养心，补血安神。

【保健应用】早晚分服。可用于心脾两虚，心悸，失眠健忘，食少便溏，气虚血少，唇干色淡，神疲乏力，下肢浮肿等症的辅助食疗。

※ 益母草汁粥

【组成】鲜益母草汁、蜂蜜各10克，鲜生地黄汁、鲜藕汁各40克，姜汁2克，粳米100克。

【制法】 将淘洗干净的粳米入锅，加水1升，用大火烧沸，待米熟时加入鲜益母草汁、鲜生地黄汁、鲜藕汁、姜汁和蜂蜜，转用小火熬煮成稀粥。

【功效】 滋阴，养血，调经，消淤，解渴，除烦。

【保健应用】 每天早晚食用。可用于妇女月经不调，功能性子宫出血，产后血晕，恶露不净，血淤腹痛，吐血，鼻出血，咯血，便血等症的辅助食疗。

※ 鱼胶糯米粥

【组成】鱼胶30克，糯米50克，麻油、精盐、味精各适量。

【制法】 将鱼胶与淘洗干净的糯米同时入锅，加水500毫升，用大火烧沸后转用小火熬煮成稀粥，加入适量的麻油、精盐、味精等调味即成。

【功效】 补中益气，养血，补肾益精。

【保健应用】 每天温热食用。可用于妇女脾肾虚弱，腰酸，白带过多等症的辅助食疗。

※ 黄芪熟地鸡粥

【组成】 黄芪、熟地黄各30克，母鸡肉250克，粳米200克，麻油、精盐各适量。

【制法】 将黄芪、熟地黄入锅中，加水适量，煎取汁，与母鸡肉及淘洗干净的粳米同入锅，加水适量，用大火烧沸后转用小火熬煮成稀粥，加麻油、精盐调味即成。

【功效】 补中益气，补血益精，补肾滋阴。

【保健应用】 每天分数次食用。可用于遗尿，夜多小便，下腹冷痛等症的辅助食疗。

※ 鸽肉粥

【组成】 鸽肉150克，猪肉末50克，葱花、姜末各10克，黄酒10毫升，精盐、味精各7克，麻油10克，胡椒粉2克，粳米100克。

【制法】 将鸽子宰杀，去毛和内脏，洗净后放入碗中，加入猪肉末、葱花、姜末、黄酒、精盐，上笼蒸至能拆骨为度，去骨后备用。另将粳米淘洗干净，下锅加水适量，置火上烧沸，加入鸽肉同时煮粥，粥成后调入麻油、味精、胡椒粉即成。

【功效】 补益气血，祛风解毒。

【保健应用】 早晚分服。可用于妇女血虚经闭，糖尿病，恶疮疥癣等症辅助食疗。

※ 红花归参粥

【组成】 红花、当归各10克，丹参15克，糯米100克。

【制法】 将红花、当归、丹参洗净，放入锅中，加水煎汤，去渣取汁，与淘洗干净的糯米同入锅，加水适量，用大火烧沸后改用小火煮成粥。

【功效】 养血，活血，调经。

【保健应用】 每天空腹食用。可用于月经不调而有血虚、血淤等症的辅助食疗。

※ 桑葚糯米粥

【组成】 桑葚100克，糯米150克。

【制法】 将桑葚洗净后捣取汁液，与淘洗干净的糯米一同入锅，加水适量，用大火烧沸后转用小火熬煮成粥。

【功效】 滋补肝肾，养血。

【保健应用】 每天空腹食用。可用于烦热赢瘦等症的辅助食疗。

※ 花生红枣黑米粥

【组成】红枣15克，黑米50克，红衣花生米15克，白糖适量。

【制法】 将红枣、黑米、红衣花生米分别洗净，入锅，加水适量，用大火烧沸后转用小火熬煮成稀粥，调入白糖即成。

【功效】滋阴养肾，养血生血。

【保健应用】 早晚分服。可用于各种原因所致贫血的辅助食疗。

※ 鸡汁粥

【组成】 母鸡1只，粳米100克。

【制法】 将母鸡剖洗干净，入锅，加水适量，置火上，煎至鸡汁浓。将原汁鸡汤与淘洗干净的粳米一同入锅，用大火烧沸后转用小火熬煮成稀粥。

【功效】 滋养五脏，补益气血。

【保健应用】 每天早晚温热食用。可用于贫血，年老体弱，产后赢瘦，虚弱劳损等所有气血不足等症的辅助食疗。感冒或发热者不宜服用。

※ 莲子桂圆粥

【组成】 糯米50克，莲子15克，桂圆30克。

【制法】 将莲子洗净后去莲心，与桂圆及淘洗干净的糯米一同入锅，加水400毫升，用大火烧沸后转用小火熬煮成稀粥。

【功效】 补心脾，益气血。

【保健应用】 每天温热食用。适用于失血性贫血等症的辅助食疗。

※ 带鱼番木瓜汤

【组成】 鲜带鱼250克，番木瓜300克，精盐适量。

【制法】 将番木瓜刨去皮，去掉内核，切厚片；带鱼洗净，与番木瓜片同入砂锅内，加水适量，用大火煮沸后转用小火炖至原料熟烂，加精盐调味即成。

【功效】 补气血，增乳汁。

【保健应用】 佐餐食用。可用于产后乳汁不足，纳少等症的辅助食疗。

※ 二莲蛋黄汤

【组成】 莲子肉、百合各30克，莲须12克，红枣4枚，鸡蛋2个。

【制法】 将莲子肉、莲须、百合、红枣洗净，红枣去核，莲子去心，入锅，加水适量，大火煮沸后改用小火煮约1小时，然后把鸡蛋磕破，取蛋黄放入汤中，视蛋黄刚熟即成。

【功效】 养心除烦，安神固胎。

【保健应用】 吃蛋喝汤，可加少量白糖调服。可用于妊娠后阴血不足引起的虚烦不眠、心中烦闷、心悸心慌、多梦易醒、舌红苔少、脉细数的辅助食疗。凡脾胃虚寒者不宜服用。

※ 甘麦红枣汤

【组成】 甘草10克，小麦30克，红枣5枚。

【制法】 将甘草、小麦、红枣分别洗净，加水800毫升煎至400毫升，去渣取汤即成。

【功效】 和中缓急，养心安神，益气除烦，补脾和胃。

【保健应用】代茶饮用。可用于神经衰弱，烦躁不安，失眠，盗汗等症的辅助食疗。

※ 枸杞银耳汤

【组成】枸杞子10克，水发银耳100克，冰糖50克，桂花适量。

【制法】将水发银耳洗净去蒂，撕成小片，与洗净的枸杞子一同放入砂锅中，加水适量，煎煮20分钟，加入冰糖熬化，撇去浮沫，撒入桂花即成。

【功效】滋阴润肺，生津益血。

【保健应用】当点心食用。可用于虚劳早衰，白细胞减少症的辅助食疗。

※ 黑木耳猪肝汤

【组成】猪肝50克，黑木耳10克，精盐适量。

【制法】将猪肝洗净，切片；黑木耳用清水泡发后洗净，与猪肝片一同入锅，加水适量，煮熟后加精盐调味即成。

【功效】益胃，补肝，养血。

【保健应用】佐餐食用。可用于缺铁性贫血等症的辅助食疗。

※ 黑豆莲藕乳鸽汤

【组成】黑豆100克，莲藕500克，乳鸽2只，陈皮1块，红枣4枚，精盐适量。

【制法】将黑豆放入铁锅中干炒至豆衣裂开，再用清水洗净，晾干备用；乳鸽宰杀，去毛及内脏，洗净备用；莲藕、红枣、陈皮分别洗净；莲藕切成块；红枣去核。取汤锅上火，加清水适量，用大火烧沸，下黑豆、莲藕、乳鸽、红枣和陈皮，改用小火继续炖约3小时，加入精盐调味即成。

【功效】补益气血，强身健体。

【保健应用】佐餐食用。可用于低血压，头目眩晕，食欲不振等症的辅助食疗。身体燥热、感冒未愈者不宜多服用。

※ 黑豆党参汤

【组成】党参9克，黑豆、红糖各30克。

【制法】将黑豆、党参同放入锅中，加水适量，用小火炖至黑豆熟烂，加入红糖调匀即成。

【功效】补气养血。

【保健应用】吃豆饮汤，每天1次，连用6～7天。可用于月经不调等症的辅助食疗。

※ 桂圆红枣汤

【组成】桂圆肉30克，红枣25克，冰糖适量。

【制法】将桂圆肉、红枣洗净，放入砂锅中，加水适量，用大火烧沸后改用小火煎煮片刻，加冰糖调味即成。

【功效】健脾养心，益气补血。

【保健应用】睡前食用。可用于心脾两虚所致贫血等症的辅助食疗。

※ 猪蹄猪心汤

【组成】猪蹄2只，猪心1个，鲜地榆30克，葱、姜、精盐、味精各适量。

【制法】将猪蹄、猪心、鲜地榆洗净，入锅，加水适量，用中火煮沸15分钟，加入葱、姜和精盐，转用小火炖至猪蹄熟烂汤浓，去地榆，加味精调味即成。

【功效】凉血止血，镇静补心。

【保健应用】吃肉喝汤，分3天食用。可用于小儿癫痫，气血虚弱及脾胃功能低下等症的辅助食疗。

※ 乌鸡补血汤

【组成】乌鸡1只，当归、熟地、白芍、知母、地骨皮各10克。

【制法】将乌鸡宰杀，去毛和内脏，洗净，再将洗净的当归、熟地、白芍、知母、地骨皮塞入鸡腹内用线缝口，放入砂锅，加水适量，用大火煮沸后转用小火慢炖至鸡肉熟烂。

【功效】补益气血。

【保健应用】去药渣，喝汤吃鸡肉。常食可补血养生，并可用于气血两虚所引起的月经不调、潮热、盗汗等症的辅助食疗。

※ 黄芪归枣汤

【组成】黄芪30克，当归、红枣各10克。

【制法】将黄芪、当归、红枣洗净，加水适量，煎煮40分钟，取汁；药渣再加水适量，煎煮30分钟，取汁，合并药汁即可。

【功效】补养气血。

【保健应用】每天早晚2次，温服。可用于气血不足所引起的面色萎黄、头昏目眩、疮疡及不收口、关节疼痛等症的辅助食疗。

※ 黄芪猪肝汤

【组成】猪肝500克，黄芪60克，精盐适量。

【制法】将猪肝洗净，切成薄片；黄芪切成片后放入纱布袋，与猪肝片同放入锅内，加水适量，用大火烧沸后转用小火煨熟，去药袋不用，稍加精盐调味即成。

【功效】益气，养血，通乳。

【保健应用】佐餐食用。可用于产后气血虚所致的乳汁少、面色苍白、气短自汗、乏力怠惰等症的辅助食疗。

※ 黄豆芽猪血汤

【组成】黄豆芽、猪血各250克，蒜泥、黄酒、精盐、味精、葱、姜、素油各适量。

【制法】将黄豆芽去根洗净；猪血划成小方块，漂洗干净。锅置火上，加素油烧热，下蒜泥、葱、姜爆香，再下猪血块、黄酒，加水煮沸，即放入黄豆芽煮2分钟，加精盐、味精调味即成。

【功效】清热解毒，润肺补血。

【保健应用】佐餐食用。可用于缺铁性贫血，矽肺，石棉尘肺，头晕等症的辅助食疗。

※ 桂圆首乌汤

【组成】桂圆肉20克，制首乌、红枣各15克，当归6克，冰糖50克。

【制法】将制首乌、当归去净灰渣，烘干碾成粉末；红枣去核后切成细粒，桂圆肉剁碎；净锅置中火上，加入清水700毫升及制首乌末、当归末，煎煮至沸，再加入桂圆肉末、红枣粒、冰糖，熬煮至汤剩300克即成。

【功效】补肝肾，益精血，润肌肤，美容颜。

【保健应用】坚持长期服用，服用30天后需停1周，之后再继续服用。可用于妇女产后血虚不足、精神不振等症的辅助食疗。

※ 银耳柿饼羹

【组成】水发银耳25克，柿饼50克，白糖、水淀粉各适量。

【制法】将柿饼去蒂，切成丁；水发银耳洗净，去杂质，撕成小片，与柿饼丁同放入砂锅内，加水适量，用大火煮沸后转用小火炖至银耳熟烂，加入白糖调味，用水淀粉勾芡即成。

【功效】润肺止血，和胃涩肠。

【保健应用】当点心食用。可用于吐血，咯血，血淋，便血，痔漏等症的辅助食疗。

※ 章鱼炖鹧鸪

【组成】鹧鸪2只，干章鱼150克，玉竹50克，火腿片15克，味精、精盐、黄酒、葱段、姜片、鸡汤各适量。

【制法】将鹧鸪宰杀后用开水烫透，去毛和内脏，洗净后斩去脚爪，剖开脊背，下沸水锅焯水后捞出，洗净；干章鱼洗净，用开水浸泡10分钟，捞出脱去黑皮，洗净后切成条；玉竹用冷水洗净后同章鱼、火腿片同放蒸碗中，放入鹧鸪、鸡汤、姜片、葱段、味精、精盐、黄酒，上笼蒸至原料熟烂，出笼后拣出葱段、姜片即成。

【功效】益气补血，健脾开胃。

【保健应用】佐餐食用。可用于食欲减退，心悸，心烦，失眠多梦，健忘等症的辅助食疗。

※ 柏子仁炖猪心

【组成】柏子仁15克，猪心1个，精盐适量。

【制法】将猪心洗净，剖开，纳入洗净的柏子仁，盛入瓦煲内，加清水适量，再将瓦煲置于大锅中，隔水蒸炖1小时左右，直至猪心熟烂，加精盐调味即成。

【功效】养心安神，补血润肠。

【保健应用】日常佐餐食用。可用于心阴血虚引起的心悸不宁、失眠多梦、健忘及血虚肠燥所致的大便秘结等症的辅助食疗。

※ **参归炖猪心**

【组成】猪心1个，党参50克，当归10克，精盐、味精各适量。

【制法】将党参、当归洗净，切片，放入纱布袋内，扎紧袋口。猪心剖开，理净，挤净血污，用清水冲洗干净，与纱布袋一同放入砂锅内，加清水适量，用大火烧沸后转用小火炖煮40分钟左右，去纱布袋，加入精盐、味精调味即成。

【功效】补血益气，养心安神。

【保健应用】佐餐食用。可用于气血亏虚，心悸，烦躁，失眠多梦等症的辅助食疗。

※ **红枣炖羊心**

【组成】羊心1个，红枣15枚，精盐、黄酒、葱段、姜片、胡椒粉、味精、麻油各适量。

【制法】将羊心洗净，切成小块，放在砂锅中，加入黄酒、葱段、姜片和清水适量，用大火烧沸后加入红枣，改用小火慢炖，至羊心、红枣熟烂后去葱段、姜片，加入胡椒粉、精盐、味精调味，淋上麻油即成。

【功效】调和心脾，补养气血。

【保健应用】佐餐食用。可用于心脾两虚引起的心悸不宁、多梦健忘、面色萎黄、神疲乏力等症的辅助食疗。

健脑安眠

※ 圆肉猪心汤

【组成】猪心1个（约300克），桂圆肉、党参各30克，红枣5个。

【制法】将猪心切去肥油，洗净。桂圆肉、红枣（去核）、党参洗净，与猪心一齐放入锅内，加清水适量，武火煮沸后，文火煲2小时，调味即可。

【功效】补益气血，养心安神。

【保健应用】每日分2次服用。适用于气血亏虚引起的失眠健忘者。

※ 黄花合欢大枣汤

【组成】黄花菜30克，合欢花10克，大枣10枚，蜂蜜适量。

【制法】将黄花菜洗净，与合欢花共入锅内，水煎去渣取汁，再与大枣共炖熟，调入蜂蜜即成。

【功效】除烦解郁安神。

【保健应用】每日1～2次，连服7～10天。适用于肝气不舒引起的惊悸、失眠。

※ 百合芡实汤

【组成】百合30克，芡实50克。

【制法】百合、芡实加水煮熟。

【功效】补肾固精，养心安神。

【保健应用】加糖调味后服用，每次1小碗，每日1～2次。适用于肾虚引起的失眠多梦，遗精头昏者。

※ 枸杞百合羹

【组成】枸杞子、百合各15克，鸡蛋黄1个，冰糖适量。

【制法】枸杞子、百合加水适量，同煮稠烂，加入搅碎的鸡蛋黄和冰糖，再煮沸片刻即可。

【功效】补肝肾，安心神。

【保健应用】每日服食2次，可常用。适用于肾阴不足，引起的心悸、失眠者。

※ 银耳参枣羹

【组成】银耳5克，高丽参10克，枸杞子20克，大枣10枚，鸡汤适量。

【制法】银耳洗净，清水浸泡30分钟；大枣用清水洗净。银耳、大枣与枸杞子、高丽参、鸡汤共入砂锅内，再加适量清水，小火炖熟即可。

【功效】益气健脾，养血安神。

【保健应用】每日分早、晚2次服食，连服数日。适用于气血不足引起的失眠健忘者。

※ 天麻猪脑羹

【组成】天麻10克，猪脑1个，菱粉适量。

【制法】将天麻用淘米水浸泡，洗净，切成薄片，入锅，加水适量，用武火烧沸后，改用文火煮半小时，加盐少许，再入猪脑、菱粉少许煮熟即成。

【功效】滋阴益髓，平肝熄风。

【保健应用】每天分3次吃完。适用于心肝血虚之心神不安。

※ 栗子桂圆粥

【组成】栗子10只（去壳），桂圆肉15克，粳米50克，白糖适量。

【制法】将栗子切成小块，与粳米同煮粥，待粥将熟时放入桂圆肉和白糖少许。

【功效】补心益肾，健脾养血，生津润燥。

【保健应用】作早餐食用。适用于心肾精血不足之神经衰弱者。

※ 桂花莲子

【组成】干莲子100克，鲜桂花、白糖各50克，糯米粉150克，食用碱、糖桂花、熟芝麻各5克。

【制法】（1）先将鲜桂花择洗干净，装盘；煮锅内放进清水烧开，加碱溶化后，放进干莲子，不停地搅拌，见莲子外皮脱落，水色发红，即可倒出锅中水，再放入清水漂洗，后用牙签捅出莲心洗净控干，放入碗内，加水上笼用旺火蒸20分钟取出凉凉；先拣饱满的莲子放在糯米粉中，使莲子表面均匀地沾上一层糯米粉后放入漏勺中，在沸水锅中浸烫，连续3次，使粉粘在莲子上，倒入糯米粉中粘粉，再下沸水锅中浸烫，使莲子外层裹上较厚的粉衣待炸。

（2）炒锅烧热，放油烧至七成热，投入粘满米粉的莲子炸制，炸时不断地用小手勺翻动，待呈金黄色时捞出控油；炒锅留底油，加入白糖、清水，用手勺不断地搅拌均匀，待糖溶化成浆液，色呈淡黄，稍有黏性起丝时，放入糖桂花，再放入炸脆的莲子，用手勺轻轻推匀，撒上熟芝麻和鲜桂花，放入涂过油的大平盘中即成。

【功效】健脾止泻，养心安神。

【保健应用】随意食用。适用于心脾两虚引起的失眠者。

※ **桂圆鹌鹑蛋**

【组成】鹌鹑蛋3个，桂圆肉20克，红糖适量。

【制法】桂圆肉洗净后放入汤碗内，磕入鹌鹑蛋，放入红糖，加适量清水，隔水蒸熟即可。

【功效】养心神，补气血。

【保健应用】每日1次，饮汤食料。适用于心血虚引起的失眠多梦，记忆力减退者。

聪耳明目

※ **枸杞鸡丁**

【组成】鸡脯肉250克，枸杞子12克，净青笋50克，葱花、精盐、酱油、植物油、水淀粉、醋、绍酒各适量。

【制法】鸡胸脯肉、青笋分别切丁；鸡丁加精盐、水淀粉拌均匀；将醋、酱油、水淀粉兑成滋汁待用；枸杞子用温水洗净。炒锅置旺火上，下油烧至六成热时，下鸡丁炒散加绍酒、青笋煸炒，再烹入滋汁，撒入葱花、枸杞子炒匀起锅即可食用。

【功效】养阴清热，补虚明目。

【保健应用】每日1～2次，佐餐随意食用。适用于肝肾阴虚两目干涩，视物不清者。

※ **芹菜炒猪肝**

【组成】芹菜300克，猪肝200克，猪油约100克，白糖、酱油、盐、料酒、淀粉各适量。

【制法】 将芹菜、猪肝分别洗净，芹菜切成段；猪肝切成薄片，用酱油、盐、淀粉调拌均匀。锅中加猪油适量，大火烧至七成热，下猪肝快炒，待变色后捞起，控去油。锅留油少许，下入芹菜，炒熟放入调味品，再倒入猪肝翻炒均匀，用水淀粉勾芡即可食用。

【功效】清补肝肾，益精明目。

【保健应用】 每日1次，佐餐食用，连服数日即可。适用于头晕，目涩眼花，视物不清，口咽干燥，心烦易怒者。

※ 酱醋羊肝

【组成】 羊肝500克，淀粉、植物油、酱油、醋、白糖、绍酒、生姜、葱各适量。

【制法】 羊肝洗净，切成薄片，外裹淀粉。锅烧热，下油烧沸，将羊肝倒入爆炒，烹以酱油、醋、白糖、绍酒、生姜、葱，炒至嫩熟即成。

【功效】养肝明目。

【保健应用】佐餐食用。适用于肝血虚少、视物模糊者。

※ 奶油猪肝汤

【组成】 鲜猪肝150克，奶油100克，菠菜50克，水淀粉15克，鲜汤、味精、精盐、葱花各适量。

【制法】 选用新鲜猪肝洗净，切成柳叶片，盛于碗内，加精盐、水淀粉搅拌均匀；菠菜洗净，折成约5厘米长小段。净锅置旺火上，加鲜汤、胡椒粉、奶油烧开时，放入菠菜、肝片余至熟，盛于碗内调入味精、葱花即可。

【功效】补肝，养血，明目。

【保健应用】饮汤食猪肝。适用于血虚萎黄，夜盲，浮肿者。

※ **羊肝汤**

【组成】羊肝50克，调料各适量。

【制法】先将新鲜的羊肝洗净切成片。锅内放适量的清水煮沸后，加入羊肝片，煮2~3沸，加盐、味精等调料，即可食用。

【功效】养肝明目。

【保健应用】每晚睡前食用。适用于目涩眼花，视物不清，夜盲者。

※ **枸杞羊肝汤**

【组成】羊肝、猪瘦肉各250克，党参、当归各15克，枸杞子10克，红枣4个，生姜4片，调料适量。

【制法】羊肝去筋膜、洗净，用沸水焯一下；猪瘦肉洗净切块。再将红枣（去核）、党参、当归、枸杞子、生姜洗净，与羊肝、猪瘦肉一齐放入锅内，加清水适量，武火煮沸后，用文火煲2小时，调味即可。

【功效】补血益气，养肝明目。

【保健应用】食肉和枸杞子、红枣，喝汤。适用于气血两虚所致视力减退者。

※ **豌豆杞子鲍鱼汤**

【组成】鲍鱼、豌豆各90克，枸杞子30克，生姜、红枣各适量。

【制法】把全部原料洗净，放入锅内，加清水适量，文火煲2小时，调味即可。

【功效】清肝明目，养肝解毒。

【保健应用】吃鱼、豌豆、枸杞子、红枣，喝汤。适用于肝肾阴虚所致的头晕眼花，视力减退者。

※ **双花决明汤**

【组成】密蒙花、菊花各60克，车前子（布包）25克，石决明125克，蜂蜜适量。

【制法】将密蒙花、菊花、车前子、石决明洗净，放入锅内，加清水适量，文火煲1小时，取汁兑蜂蜜。

【功效】清肝明目，疏散风热。

【保健应用】随量饮用。适用于肝阳上亢所致的头晕眼花，视力下降者。

※ **菊花粥**

【组成】菊花10克，糯米60克。

【制法】先将糯米淘洗干净，放入砂锅内，注入清水适量。菊花烘干磨成细粉末，同糯米一起置于火上煮成粥即可食用。

【功效】养肝明目。

【保健应用】每日早、晚空腹温热服食。适用于肝经有热引起的头昏眼花者。

※ **菊花决明子粥**

【组成】白菊花瓣10克（洗净），决明子15克，粳米100克，冰糖适量。

【制法】先将决明子炒至微香，与洗净的白菊花同入砂锅，加入清水适量，煎至水半量时，去渣留汁，加入淘洗干净的粳米，再加入清水适量和冰糖，用旺火烧开后转用小火熬煮成稀粥。

【功效】清肝明目，降火通便。

【保健应用】每日早、晚餐服食。适于目赤肿痛，视物昏花及高血压病患者用。

※ **羊肝粥**

【组成】羊肝、粳米各50克，精盐适量。

【制法】将羊肝洗净后切片入锅，加水适量，煮熟后与淘洗干净的粳米同入锅，加水适量，用大火烧开后改用小火煮成粥，加入精盐调味即可。

【功效】养肝明目。

【保健应用】每天食用，宜连用7天。可用于目昏生翳等症的辅助食疗。

※ **榛子枸杞粥**

【组成】榛子仁30克，枸杞子15克，粳米50克。

【制法】将榛子仁捣碎，与枸杞子同入锅，加水煎汁，去渣取汁，与淘洗干净的粳米一同入锅，加水适量，用大火烧开后改用小火熬煮成粥即可。

【功效】养肝，益肾，明目，丰肌。

【保健应用】每天早晚空腹食用。可用于肝血亏虚引起的头昏眼花、视力减退、夜盲症、面色无华等症的辅助食疗。

※ **猪肝鸡蛋粥**

【组成】猪肝、粳米各50克，鸡蛋1个，精盐、姜末、味精各适量。

【制法】将猪肝洗净、切碎，与洗净的粳米同入锅，加水适量，用大火烧开后改用小火煮粥，粥熟后打入鸡蛋，加精盐、姜末、味精调匀，再稍煮即可。

【功效】补血，养肝，明目。

【保健应用】空腹食用。可用于夜盲症的辅助食疗。

※ 葱白猪肝鸡蛋汤

【组成】猪肝200克，葱白5根，鸡蛋2个，精盐适量。

【制法】将猪肝洗净后切片，加水煮汤，熟后磕入鸡蛋液搅拌，放入葱白煮片刻，加精盐调味即可。

【功效】补血，养肝，明目。

【保健应用】佐餐食用。可用于夜盲症，近视等症的辅助食疗。

※ 番茄牛肝汤

【组成】番茄、土豆各200克，牛肝、牛肉各100克，精盐、黄酒、酱油、淀粉、白糖、姜片各适量。

【制法】将白糖、酱油、精盐、黄酒和淀粉调匀，做成腌料备用；牛肝和牛肉洗净，切成薄片，与腌料拌匀，腌10分钟左右。番茄、土豆洗净，切成块。瓦煲内放清水适量，用大火烧沸后放入番茄块、土豆块和姜片，改用中火煲至番茄出味、土豆熟，再放入牛肝和牛肉烧熟，以精盐调味即可。

【功效】养肝明目。

【保健应用】佐餐食用。可用于肝脾两虚，视力下降，头昏眼花，精神疲乏，食欲不振，口干口渴等症的辅助食疗。

※ 枸杞叶蚌肉汤

【组成】蚌肉100克，枸杞叶400克，鸡蛋2个，姜2片，精盐适量。

【制法】 将枸杞叶洗净；蚌肉洗净，切成块；鸡蛋磕入碗中，搅匀成蛋液。瓦煲内加清水适量，放入蚌肉块和姜片，用大火煲至水沸，改用中火继续煲60分钟左右，然后放入枸杞叶，再用小火继续煲30分钟左右，放入鸡蛋液和精盐即可。

【功效】 清热，养阴，明目。

【保健应用】 佐餐食用。可用于视物模糊不清，身体燥热，小便不畅，大便秘结，周身关节疼痛，皮肤瘙痒等症的辅助食疗。

※ 鱼头花生汤

【组成】 鳙鱼头1个，花生仁80克，生姜2片，精盐适量。

【制法】 将鳙鱼头洗净，剖开，下热油锅两面稍煎，放入砂锅，花生仁洗净也放入砂锅，加水适量，用大火烧沸后改用中火炖汤，加入精盐调味即可。

【功效】 健脾补肾，健脑益智，强健筋骨。

【保健应用】 佐餐食用。可用于眼花，耳鸣，记忆力减退，头晕，腰膝酸软无力，夜尿频多等症的辅助食疗。

※ 猪肝明目汤

【组成】 猪肝50克，葱白20克，鸡蛋2个，豆豉汁、精盐各适量。

【制法】 将猪肝去脂膜后切丝；葱白去须后切细。锅中加水适量烧沸，下切细的猪肝、葱白和豆豉汁，汤沸时打入鸡蛋，煮熟，撒上盐即可。

【功效】 养肝明目。

【保健应用】佐餐食用。可用于老年性白内障，夜盲症的辅助食疗。

※ 猪肝枸杞鸡蛋汤

【组成】猪肝100克，枸杞子20克，鸡蛋1个，姜、精盐各适量。

【制法】将猪肝洗净后切成片；枸杞子洗净；鸡蛋磕入碗内。锅内放适量水烧开，放入姜和精盐，下枸杞子煮约10分钟，放入猪肝片，烧沸后淋入鸡蛋液，稍煮即成。

【功效】养肝，补血，明目。

【保健应用】佐餐食用。可用于肝虚所致头晕眼花、夜盲症、贫血等症的辅助食疗。

※ 猪肝菠菜汤

【组成】猪肝100克，菠菜150克，姜末、精盐、味精、素油各适量。

【制法】将猪肝洗净，切成薄片；菠菜洗净，切成段。锅内放清水，酌加姜末、素油、精盐，用大火烧沸，投入猪肝片和菠菜段，待猪肝熟后停火，加味精调味即可。

【功效】补肝养血，滋阴润燥。

【保健应用】佐餐食用。可用于肝阴血虚所致的视物模糊不清、头晕耳鸣、面色少华、肢体麻木等症的辅助食疗。

※ 蚌肉明目汤

【组成】蚌肉60克，夏枯草、决明子各15克。

【制法】将夏枯草、决明子洗净，装入纱布袋；蚌肉洗净，切成块，与药袋同入锅，加水适量，用大火煮沸后改用小火煎煮约30分钟，至蚌肉熟烂，去药袋即可。

【功效】养肝明目。

【保健应用】喝汤吃蚌肉。可用于肝阴不足所致的目眩眼干等症的辅助食疗。

※ 黄鱼海参羹

【组成】大黄鱼肉、水发海参各125克，熟火腿末1克，葱段2克，鸡蛋1个，肉汤300克，胡椒粉、猪油、黄酒、味精、精盐、水淀粉各适量。

【制法】大黄鱼肉、水发海参洗净，切成4厘米宽、0.5厘米长的厚片；鸡蛋磕入碗中，用筷子搅匀备用。炒锅加热，放入猪油、葱段略煸，加入黄酒、肉汤、海参片和黄鱼肉片，再加入胡椒粉，煮沸后取出葱段，加入味精、精盐，用水淀粉勾芡，再将鸡蛋液慢慢地倾入，然后倒入碗中，撒上熟火腿末即可。

【功效】开胃，益气，补肾，填精。

【保健应用】佐餐食用。可用于干眼病，夜盲症，肝炎，胃肠病，伤寒，冠心病，高血压病，肾炎，脑血管疾病等的辅助食疗。

※ 胡萝卜缨黄豆羹

【组成】胡萝卜缨3.5克，黄豆100克，精盐、味精、葱花、素油各适量。

【制法】将胡萝卜缨洗净，入沸水锅中焯水后，捞出洗净，切成段；黄豆用水浸泡后磨碎成豆沫。油锅烧热，入葱花煸香，投入胡萝卜缨煸炒，加入精盐炒至入味，出锅待用。锅内放豆沫烧熟，加入胡萝卜缨，烧沸后加入味精，出锅即成。

【功效】健脾宽中，润燥消水。

【保健应用】佐餐食用。可用于眼目昏花，腹胀，疳积泻痢，乏力等症的辅助食疗。

降糖降压

※ 玉米须龟汤

【组成】玉米须120克，龟1只（500克以上）。

【制法】将龟放入盆中，倒入热水，待排尽尿后洗净，去头、足以及内脏，放入砂锅内，再放入洗净的玉米须，加水适量，先用武火煮开，再用文火煮至熟透。

【功效】滋补肝肾，降血压。

【保健应用】食龟肉，饮汤。适用于肝肾阴虚型高血压患者。

※ 荸荠海蜇皮汤

【组成】荸荠、海蜇皮各100克。

【制法】荸荠洗净去皮切片；海蜇水发洗净切丝，与荸荠一同煮，待海蜇熟烂即成。

【功效】降压。

【保健应用】食料饮汤，每日1料。适用于高血压患者。

※ 芹菜牛肉粥

【组成】旱芹菜、粳米各100克，熟牛肉50克，精盐、味精各少许。

【制法】芹菜洗净切碎，牛肉切碎；粳米淘净入锅，加适量水大火煮开，待米粒开花时，加入牛肉、芹菜继续熬煮成粥，最后调入精盐、味精即可。

【功效】平肝清热，降压降脂。

【保健应用】食粥，每日1次。适用于高血压、高脂血症患者。

※ 芹菜粥

【组成】芹菜100克，粳米50克。

【制法】先将粳米淘净，加水适量煮粥；再将芹菜洗净切段，放入半熟的粥中，熬至粥熟。

【功效】清肝醒脑，益气养阴。

【保健应用】早餐食用，常食。适用于血压偏高者。

※ 菠菜皮蛋粥

【组成】菠菜30克，皮蛋1个，大米50克，盐、味精各少许。

【制法】菠菜洗净、切段；皮蛋去壳切丁；大米淘净后加适量水煮粥至米开花时，加入皮蛋丁、菠菜，小火煮粥至稠，调入盐、味精即成。

【功效】清热除烦，泻火降压。

【保健应用】食粥，每日1次。适用于高血压耳鸣，眩晕者。

※ 鸡汤炖冬菇

【组成】香菇50克，母鸡400克，料酒10毫升，葱、生姜、盐各适量。

【制法】香菇洗净后放入水中浸泡；鸡清理后，加少许葱、姜，做成清汤，鸡汤倒入蒸碗内，加料酒、盐及香菇，加盖封固，蒸1～1.5小时即可。

【功效】降血糖，降血脂。

【保健应用】佐餐食用。适用于糖尿病属脾气虚弱者。

※ 玉米须炖猪肉

【组成】猪瘦肉100克，玉米须90克，天花粉30克。

【制法】用清水炖猪肉，待熟时，加入玉米须及天花粉，文火煎成汤。

【功效】滋阴润燥，清热止渴。

【保健应用】饮汤吃肉，每日1～2次。用于阴虚燥热型糖尿病。

※ 白鸽煮银耳

【组成】白鸽1只，银耳30克，盐少许。

【制法】白鸽宰杀后去毛、内脏，洗净，放入砂锅内，加适量水煮炖沸时，加入热水泡发好的银耳，小火炖至鸽肉熟烂时，加少许食盐调味，稍煮即可。

【功效】滋阴润燥。

【保健应用】饮汤食肉，一日分2次食完。适用于糖尿病口渴多饮者。

※ 醋黄豆

【组成】黄豆500克，醋1升。

【制法】先将黄豆炒热，待冷却后及时浸入醋中，密封10天后即可食用。

【功效】软坚润燥，降压减肥。

【保健应用】不限量，随时服用。适用于高血压病、肥胖者。

※ 天麻炖鲤鱼

【组成】天麻10克，川芎3克，鲤鱼1条（约500克），葱、姜末各适量。

【制法】 川芎切片，天麻蒸透后切片；共放入洗净的鱼腹中，置盆内，加入少量葱、姜、清水，约蒸半小时，按常规调制成羹汤，浇于鱼上即可。

【功效】 平肝潜阳，活血利尿，降血压。

【保健应用】 佐餐食用，每日1~2次。适用于肝阳上亢型高血压病患者。

※ 天麻豆腐汤

【组成】 天麻10克，豆腐适量，调料少许。

【制法】 天麻切片，加水煮汤，去渣取汁；豆腐切大块，用天麻煮熟，加入适量调料即可。

【功效】 清热平肝利尿。

【保健应用】 佐餐食用。适用于肝阳上亢引起的血压升高，头痛，眩晕者。

※ 蘑菇木耳生姜汤

【组成】 蘑菇50克，木耳、生姜各10克，盐少许。

【制法】 蘑菇稍泡，洗净，切块；木耳泡发洗净，撕成小片，生姜去皮，洗净，切片；将上述原料放入锅内，加适量水煮汤，煮至蘑菇、木耳熟烂时，加少许盐调味即可。

【功效】 健脾胃，活血脉。

【保健应用】饮汤食料，每日2~3次。适用于糖尿病患者。

※ 鸡丝冬瓜汤

【组成】 鸡脯肉100克，冬瓜片200克，党参3克，黄酒、精盐、味精各适量。

【制法】 先将鸡脯肉洗净，切成细丝，放入砂锅内，加水

500毫升左右；党参洗净也放入砂锅内，大火煮开后改为小火炖至八成熟时，余入冬瓜片，加入黄酒、盐、味精，待冬瓜熟透时即可。

【功效】健脾利水。

【保健应用】佐餐食用，每日1次。适用于糖尿病属脾气虚弱者。

降脂减肥

※ 香菇豆腐汤

【组成】干香菇25克，豆腐400克，鲜笋（切丝）60克，豆油、味精、精盐、料酒、胡椒粉、麻油、葱段、姜末、水淀粉各少许。

【制法】将香菇用温水泡发，洗净，切成丝，用豆油略炒后盛起；清水适量烧开，投入香菇丝、笋丝、豆腐丁，煮开后加调料，用水淀粉勾芡，起锅后淋上麻油即成。

【功效】降脂减肥，降压降糖。

【保健应用】佐餐食用，每日1次，可连服。适于高脂血症、糖尿病、肥胖症者服用；一般人服之可防止血脂升高和肥胖。

※ 百合芦笋汤

【组成】百合50克，罐头芦笋250克，黄酒、味精、精盐、素汤各适量。

【制法】先将百合发好洗净；锅中加素汤，将发好的百合放入汤锅内，烧几分钟后，加黄酒、精盐、味精调味，倒入盛有芦笋的碗中即成。

【功效】补养肺胃，降脂减肥，防癌延年。

【保健应用】佐餐食用，每日1~2次，可长期食用。适于肺胃阴虚高脂血症及肥胖者食用；一般人食之可防癌延年。

※ 紫菜海带汤

【组成】紫菜5克，海带15克，冬瓜皮20克，盐少许。

【制法】将紫菜、海带（泡发）、冬瓜皮分别洗净，共入砂锅加入适量清水，煮至海带熟，加入少许精盐即可。

【功效】淡利水湿，降脂降压，降糖减肥。

【保健应用】每日1次，常食之。适用于高脂血症、高血压、糖尿病、肥胖症患者。

※ 姜楂茵陈汤

【组成】茵陈20克，山楂30克，生姜3片。

【制法】上三味同放入锅内，加水适量，煎20~30分钟即可。

【功效】消食利水，活血降脂。

【保健应用】每日1剂，分2~3次服。适用于高脂血症患者。

※ 葱姜黄瓜汤

【组成】生姜15克，黄瓜150克，葱白3根。

【制法】将生姜、葱白用水煎15分钟；黄瓜洗净，切成小块，用葱姜汤冲泡10分钟。

【功效】通阳行气，宽胸降脂。

【保健应用】每日1次，喝汤吃瓜。适用于冠心病患者。

※ 月季花饮

【组成】月季花5朵，黄酒10毫升，冰糖适量。

【制法】将月季花洗净，加水150毫升，文火煎至100毫升，去渣，加冰糖及黄酒适量。

【功效】活血化瘀，行气通脉。

【保健应用】每日1次，温服。适用于气滞血淤型冠心病。

※ 菊花决明子饮

【组成】菊花、生山楂、草决明各15克。

【制法】将以上3味中药洗净，放入保温杯中，沸水冲泡，盖严盖，温浸半小时即可。

【功效】清利头目，平肝降压。

【保健应用】代茶饮，每日1剂。适用于冠心病、高血压患者。

※ 清宫减肥茶

【组成】荷叶、紫苏叶、山楂、乌龙茶、六安茶等各适量。

【制法】将荷叶、紫苏叶、山楂切碎，共研粗末；与乌龙茶、六安茶混合均匀，装瓶备用。

【功效】降脂通络。

【保健应用】每日2次，每次6克，开水冲泡饮用。适用于血脂偏高，肥胖者。

※ 丹桃墨鱼抄手

【组成】墨鱼1条，桃仁10克，丹皮15克，鸡肉500克，猪瘦肉500克，面粉1千克，猪皮、杂骨适量，胡椒、盐、味精各适量。

【制法】桃仁、丹皮装入纱布口袋，扎口，与墨鱼、鸡肉、杂骨、猪皮共入锅内加水炖，至鸡烂熟为原汤。捞去药袋，墨鱼、鸡肉切丝，加味精、盐、胡椒共拌匀，备用。猪瘦肉剁茸，加盐、胡椒搅匀为馅。面粉加水做成抄手皮，包馅成抄手，沸水煮熟，捞出加入药汁原汤及鸡肉丝、黑鱼丝即可。

【功效】通经活血，清热凉血。

【保健应用】作主餐，随量食。适用于冠心病胸闷胸痛，口唇色暗或青紫者食用。

※ 冬瓜薏仁粥

【组成】冬瓜150克，薏苡仁50克。

【制法】将冬瓜切成小块，与薏苡仁加水共煮，至熟为度。

【功效】健脾利湿。

【保健应用】顿食，每日1次。适用于健美减肥。

※ 什锦乌龙粥

【组成】薏苡仁30克，冬瓜子仁100克，赤小豆20克，荷叶10克，乌龙茶适量。

【制法】将薏苡仁、冬瓜子仁、赤小豆煮熟，放入用纱布包好的荷叶、乌龙茶，再煎7～8分钟，取出纱布袋即可。

【功效】健脾利湿。

【保健应用】每日1次，常食之。适用于肥胖症患者。

滋补阴虚

※ 鳖甲炖鸽

【组成】鳖甲50克，鸽子1只。

【制法】鸽子去毛和内脏，鳖甲打碎，放入鸽子腹内，共放入砂锅，加水适量，慢火炖熟后调味即可。

【功效】益肾精，补肝血。

【保健应用】 吃鸽肉喝汤，隔日1剂，每月连服5～6剂。适用于肝肾不足，精血亏虚者。

※ **冰糖黄精汤**

【组成】 黄精30克，冰糖50克。

【制法】 黄精用冷水泡发，加冰糖，用小火煎煮1小时即成。

【功效】 滋润心肺。

【保健应用】 每日分2次饮汤。适用于体虚阴亏之人。

※ **海带鸭块汤**

【组成】 剖鸭500克，水发海带丝150克，姜20克，盐、胡椒面各5克，鲜汤2升。

【制法】 将鸭子洗净，砍成块，用沸水余一下捞起；海带丝漂洗干净；姜拍破；鲜汤入锅，下鸭块、姜、盐、胡椒面、海带丝，先旺火煮开，后用小火炖至鸭块酥烂时即可。

【功效】 清补健身，行滞散结。

【保健应用】 服食或佐餐用。适用于中老年人。

※ **百合银耳汤**

【组成】 百合、太子参、银耳各20克，冰糖适量。

【制法】 将百合、太子参用清水洗净，银耳浸泡后去根部黑蒂，加水适量，共煮汤，水沸30分钟后，加入冰糖见溶化即成。

【功效】 益气养阴，润肺止咳。

【保健应用】 佐餐食用。适用于气阴两虚之人。

※ **参百猪肺汤**

【组成】 党参15克，百合30克，猪肺250克，食盐少许。

【制法】 将猪肺洗净切片，党参、百合择去杂质洗净。将党参、百合共入锅中，加水适量煎2次，将煎汁与猪肺同煮至熟，去药渣，加盐调味即可。

【功效】补中益气，润肺止咳。

【保健应用】佐膳食用。适用于气阴两虚之人。

※ 润肺银耳汤

【组成】水发银耳400克，荸荠100克，甜杏仁10克，桂圆肉30克，姜、葱、盐、白糖、味精、花生油、玫瑰露酒各适量。

【制法】先将荸荠削皮，洗净，切碎放入砂锅中，加水煮2小时，取汁备用；杏仁去皮，入开水锅煮10分钟，再入清水中漂去苦味，放碗中加清水100毫升；桂圆肉洗净，与杏仁一起入笼蒸50分钟取出，备用。将银耳入沸水煮片刻捞出，炒锅置中火上，加花生油少许，加葱、姜、精盐和水，把银耳放入煮3分钟捞出，放在蒸锅内，加荸荠汁、盐、玫瑰露酒、白糖入笼蒸50分钟，然后放入杏仁、桂圆蒸15分钟，加味精即成。

【功效】滋阴润肺，养血润肠。

【保健应用】佐膳食用。适用于阴血不足之人。

※ 菜油黄酒烧龟肉

【组成】龟1只（重量250～500克），菜油60克，黄酒20毫升，生姜8克，花椒、冰糖、酱油、盐各适量。

【制法】（1）将龟放入盆中，加热水，使其排尽尿，弃去头、足，去除龟壳、内脏，用清水反复洗净，将龟肉用刀切成块，待用；把生姜去外皮洗净，切成极薄片，待用。

（2）将炒锅置于旺火上，加菜油，烧六成热后，放入龟肉块，反复翻炒，再加生姜片、花椒、冰糖、盐等调料，烹以酱油、黄酒，加适量水，锅加盖，继续煮5～10分钟。改用文火煨炖，至龟肉烂熟，即成。

【功效】填精补肾，滋阴养血。

【保健应用】佐餐食用。适用于精血不足体虚之人。

※ **韭菜煲龟**

【组成】韭菜150克，乌龟1只，精盐、味精各适量。

【制法】韭菜择洗干净，切段；乌龟用热水浸泡，以便排尿。宰杀后去头、龟甲、内脏，洗净切块，放入锅内，加入韭菜和适量水煮炖至龟肉熟烂，再加适量精盐、味精调味即可。

【功效】双补阴阳，补肾强体。

【保健应用】饮汤食肉，每日1次。适用于肾阴阳两虚型头晕，疲乏，性功能减退者。

※ **沙参虫草炖龟肉**

【组成】沙参60克，冬虫夏草10克，乌龟2只，熟猪油、鸡油、精盐、味精、料酒、姜、葱、胡椒粉、鸡汤各适量。

【制法】将龟宰杀后斩开，取出内脏，斩去硬壳和头爪，下沸水锅汆透，洗净血污，斩成块。锅烧热，放入猪油，投入葱、姜、龟肉煸干水分。放入清水，烧滚后洗净。将沙参、冬虫夏草洗净。将龟肉、沙参、冬虫夏草、盐、料酒、姜、葱放入炖盅内，注入鸡汤，上笼蒸至肉熟，拣去葱、姜，淋上鸡油，撒上味精、胡椒粉即成。

【功效】滋养肺肾，填补精血。

【保健应用】佐餐食用。适用阴血不足体弱多病之人。

※ 阿胶白皮粥

【组成】阿胶、桑白皮各15克，糯米100克，红糖8克。

【制法】将桑白皮用清水洗净，入砂锅，加清水适量，煎浓汁，取汁两次，待用。把糯米洗净，入铝锅，加清水上火煮约20分钟后，倒入药汁、阿胶，再煮成粥，以红糖调味。

【功效】补血滋阴，润燥清肺。

【保健应用】每日早、晚服食。适用于肺阴不足之人。

※ 百合粥

【组成】百合30克（干百合碾粉20克），糯米50克，冰糖适量。

【制法】百合剥皮，去须，切碎，再与糯米同入砂锅内，煮至米烂粥稠，加冰糖即成。

【功效】养阴润肺，宁心安神。

【保健应用】每日早、晚食用。适用于肺阴不足之人。

调补阳衰

※ 人参炖三鞭

【组成】牛鞭、鹿鞭、黄狗鞭各1条，猪瘦肉500克，姜汤适量，人参（红参）20克，红枣5个。

【制法】三鞭用温水泡软，割去残肉，切块，用姜汤煮10分钟，去姜汤用清水漂过；猪瘦肉洗净，略出水，切块；人参浸软切片，红枣（去核）洗净，与三鞭、猪瘦肉一齐放入炖盅内，加开水适量，炖盅加盖，文火隔开水炖4小时，调味供用，也可加少许酒调服。

【功效】大补元气，温肾壮阳。

【保健应用】佐餐食用。适用于肾阳虚衰之人。

※ 山药枸杞炖鳝鱼

【组成】鳝鱼1条，淮山、杞子各50克，肉苁蓉、巴戟、北芪各15克，姜丝、绍酒、盐各适量。

【制法】将鳝鱼先用滚水余过，使鳝体内血液凝结。余水后，方可以剖开鳝肚，取去肠脏，但不要去掉鳝内的血。将洗好的鳝切成段，用姜丝和绍酒拌匀，再放入炖盅中，放入北芪、淮山、杞子、肉苁蓉、巴戟，加入清水，如能饮酒，可加入酒与水各半。隔水炖4小时，放少量盐，可以喝汤食鱼。

【功效】补肾阳，强腰膝。

【保健应用】佐餐食用。适用于肾阳虚衰，小便清长，腰膝冷痛，阳痿早泄者。

※ 虫草汽锅鸡

【组成】冬虫夏草2.5克，鸡肉165克，胡椒粉0.5克，味精1.5克，生姜3克，葱白3片，食盐1克。

【制法】将鸡肉洗净后，砍成2.5厘米见方的块；在沸水锅内先下入生姜、葱、胡椒粉等，待2分钟后，再入鸡肉余去血水，肉质变色后捞出，沥净水后，放入蒸锅内。虫草去灰渣，挑出较完整的6～7条（中等粗细），用清水漂洗后，分散开摆在鸡肉的面上，加生姜、葱少许，掺入少量清水，盖严盖子，在武火时上笼蒸制约1.5小时，即可取出。将鸡取出后，滗出原汁，加味精、食盐和胡椒粉调味，再倒入汽锅内，盖上盖子，原锅上席即成。

【功效】肺肾双补，益气补血。

【保健应用】佐餐食。适用于肺肾气虚引起的咳嗽气喘，腰膝酸软无力，阳痿遗精者。

※ 油爆人参鸡脯

【组成】人参10克，鸡脯肉200克，冬笋、黄瓜各25克，蛋清1个，精盐、味精、绍酒、水淀粉、葱、生姜、香菜梗、鸡汤、猪油、麻油各适量。

【制法】（1）将鸡脯切成片；人参洗净，斜刀切成1厘米厚的小片；冬笋、黄瓜切骨排片；葱、姜切丝；香菜梗切长段；将鸡片上加盐、味精后拌匀，下入蛋清、水淀粉，拌匀。

（2）在锅内放猪油，烧至五成热时，下入鸡片，用铁筷子划开，熟时捞出，控净油，用精盐、味精、鸡汤、绍酒兑成汁水。在锅内放底油，旺火，油六成热时，下入葱丝、生姜丝、笋片、人参片煸炒，再下黄瓜片、香菜梗、鸡片，烹上汁水，颠翻几下，淋上麻油即成。

【功效】补气壮阳，健脾和胃。

【保健应用】佐餐食鸡肉，每日1～2次。适用食欲不振，身体虚弱者。

※ 参茸炖鸡肉

【组成】鸡肉100克，人参（高丽参）10克，鹿茸片3克。

【制法】取鸡胸肉或鸡腿肉洗净，去皮，切粒。把人参切片，与鹿茸片、鸡肉粒一起放入炖盅内，加开水适量，炖盅加盖，文火隔开水炖3小时，调味供用。

【功效】大补元气，温肾壮阳。

【保健应用】 佐膳食用。适用于元气虚弱引起的腰膝冷痛，阳痿早泄，身体羸瘦者。

※ 枸杞沙苑炖鸡子

【组成】 雄鸡子12粒，沙苑子、枸杞子、韭菜籽各30克。

【制法】 雄鸡子洗净，挑去筋膜，用开水拖过。沙苑子、枸杞子、韭菜籽洗净，与鸡子一齐放入炖盅内，加清水适量，炖盅加盖，文火隔开水炖2小时，调味供用，也可加少量酒调服。

【功效】 补肾益精。

【保健应用】 佐餐食用。适用于肾阳衰虚之人。

※ 海狗肾炖鸡

【组成】 海狗肾30克，淮山药、枸杞子各15克，杜仲、巴戟天各9克，生仔鸡1只（约500克），烧酒、调味品适量。

【制法】 海狗肾切成薄片，小碗盛装，以烧酒浸润，隔晚取用。把仔鸡洗净去毛和内脏，与海狗肾、淮山药、巴戟天、杜仲、枸杞子一起放入大型炖锅内，注下八成滚开水，盖好后放火上炖4小时，便可调味食用。

【功效】 温肾壮阳。

【保健应用】 每周食2次，连用1个月。适用于肾阳虚之人。

※ 肉桂炖鸡肝

【组成】 肉桂2克，鸡肝2副，姜3片，绍酒少许。

【制法】 将鸡肝洗净放入炖盅内，加适量水，并放入姜片及绍酒。将肉桂洗净放入炖盅内，盖上炖盅的盖，隔水炖两小时，调味后可食用，小儿量酌减。

【功效】 补肝肾，温肾阳。

【保健应用】佐餐食用。适用于肝肾不足，肾阳虚之人。

※ **金樱根炖鸡**

【组成】金樱根150克，小母鸡1只，米酒少许。

【制法】将母鸡开膛，去内脏后洗净，将金樱根塞入母鸡腹腔内，将整只鸡放入炖盅内，加米酒少许，加适量的水，隔水炖3小时左右，调味后即可食用。

【功效】补肾壮阳，强身健体。

【保健应用】佐餐食，每日1~2次。适用肾阳虚腰膝发冷，阳痿早泄者。

※ **五味子炖麻雀**

【组成】麻雀5只，五味子3克，姜、花椒、葱、料酒、盐、胡椒粉各适量。

【制法】将麻雀拔毛去脏，洗净。五味子洗净，与葱、姜、花椒、料酒同放入砂锅内，放麻雀，加水以浸没麻雀为度。武火烧开，文火炖约30分钟，起锅，滤去五味子及调料，调入盐、胡椒粉即可。

【功效】壮阳益精。

【保健应用】食肉饮汤。适用于心肾阳虚引起的自汗，心悸，腰膝酸软，阳痿早泄者。

※ **芪杞炖乳鸽**

【组成】乳鸽1只（去毛、脏），黄芪30克，枸杞子15克。

【制法】将上物放炖盅内加水适量，隔水炖熟，加盐调味即可。

【功效】补肾固精。

【保健应用】吃肉饮汤。适用于肾虚阳痿滑精或早泄者。

※ 枸杞萝卜羊肉汤

【组成】胡萝卜1千克，羊肉500克，生姜20克，枸杞子15克，食盐、葱、味精、花椒各适量。

【制法】将胡萝卜洗净，去皮，切块；羊肉去筋膜，洗净，入沸水中余一下去除血水，切块；生姜洗净切片。将胡萝卜、羊肉、枸杞子、生姜同入砂锅，加适量水炖煮，先武火烧沸，再用文火炖煮至羊肉熟烂后，加入各调料适量即成。

【功效】强身健体，补肾壮阳。

【保健应用】佐餐用。每日1~2次。适用于肾阳虚引起的腰膝酸软，阳痿遗精者。

※ 蛤蚧羊肺汤

【组成】羊肺150克，蛤蚧7克，绍酒8毫升，生姜末10克，花椒10粒，味精1克，精盐2克。

【制法】先将羊肺放入水中反复洗净，置于沸水锅煮30分钟，再用清水冲净，切成片，待用。把蛤蚧眼去除（有毒不能使用），清洗干净，烘干，研成粉末，待用。将净锅置于中火上，加水适量，放入羊肺，烧开后，撇净浮沫，加绍酒、花椒、生姜末、蛤蚧粉，炖至羊肺熟透，点入精盐、味精，调好口味，即可食用。

【功效】补肺肾，壮阳。

【保健应用】每日1次服食，连用3~5天，再改为2~3天1次。适用于肺肾阳虚引起的咳喘者。

※ 杞鞭壮阳日汤

【组成】 黄牛鞭1千克，枸杞15克，肉苁蓉50克，肥母鸡500克，生姜、花椒、猪油、味精、黄酒、盐各适量。

【制法】 将牛鞭用热水发胀后，顺尿道对剖成两半，刮洗干净后，复用凉水漂洗30分钟；枸杞择去杂质并洗净；肉苁蓉洗刷干净，用适量酒润透、泡软，上笼蒸约2小时，取出切片备用。肥母鸡切成块。将枸杞、肉苁蓉装入纱布袋内并扎口。砂锅内放入清水，将牛鞭下入用大火煮沸，撇去泡沫，再放入生姜、花椒、黄酒、母鸡肉，转置小火上炖，每隔1小时翻动1次，以免粘锅。待牛鞭炖至六成熟时，用干净纱布滤去汤中的姜和花椒，然后将装有枸杞、肉苁蓉的药袋放入汤中，小火炖至八成熟。此时，将牛鞭取出切成3厘米长的段，放回汤中直至炖烂，取出药袋、鸡肉另用，加味精、盐、猪油，调好味即可。

【功效】 补肾壮阳，益精髓。

【保健应用】 每日服食1次。适用于肾亏之人。

抗衰回春

※ 榛子粥

【组成】 榛子、粳米各50克，蜂蜜20克。

【制法】 将榛子用水浸泡去皮，水磨取其浆汁，与粳米同入锅，加水适量，用大火烧开，再用小火熬煮成稀粥，调入蜂蜜即可。

【功效】 补脾胃，益气力，养肝血。

【保健应用】 每天一剂，分数次食用。可用于老人脾胃气虚引起的饮食减少、泄泻便溏、体倦乏力、消瘦等症的辅助食疗。

※ **猪脾猪肚粥**

【组成】猪脾、猪肚各100克，粳米200克。

【制法】将猪脾、猪肚分别洗净，切成豆粒大小，与淘洗干净的粳米同入锅，加水适量，用大火烧开后改用小火熬成粥。

【功效】健脾胃，助消化，补虚损，抗衰老。

【保健应用】分数次食用。可用于消化不良，病后体弱，胃纳欠佳，小儿瘦弱等症的辅助食疗。

※ **人参粥**

【组成】人参末3克，粳米100克，冰糖适量。

【制法】将人参末、淘洗干净的粳米同入锅中，加水适量，用大火烧开后改用小火慢煮至粥成，加入冰糖调味即可。

【功效】益元气，补五脏，抗衰老。

【保健应用】秋冬季当早餐食用。可用于元气不足引起的老年体弱、五脏虚衰、久病羸瘦、劳伤亏损、食欲不振、慢性腹泻、发慌气短、失眠健忘、性功能减退等症的辅助食疗。

※ **参枣饭**

【组成】党参25克，糯米250克，红枣、白糖各50克。

【制法】将党参洗净后切片，与洗净的红枣25克同入锅中，加水适量，大火煮沸至汤浓稠。另25克红枣与糯米同入锅加水适量，煮成饭。将参枣浓稠汤，加白糖调成浓汁浇在饭上即可。

【功效】健脾益气。

【保健应用】当正餐食用。可用于体虚气弱，乏力倦怠，心悸失眠，食欲不振等症的辅助食疗。

※ 枸杞糯米饭

【组成】 枸杞子25克，糯米500克，干贝5个，大虾10只，火腿肉片50克，精盐、姜粉、黄酒、酱油各适量。

【制法】 将枸杞子用凉水浸软；糯米用水浸泡3小时左右；大虾洗净后切成段，将泡好的糯米和枸杞子沥去水，与已煮软的干贝、虾段、火腿肉片一同入锅，加入适量的清水和精盐，用大火烧开后加入少量姜粉、黄酒和酱油，小火焖熟即可。

【功效】 养阴，补肝肾。

【保健应用】 日常当正餐食用。可用于精神不振，头晕耳鸣，健忘失眠，记忆力减退，腰膝酸软，肝硬化，肺结核，肾病综合征，糖尿病，溃疡病等症的辅助食疗。

※ 八仙糕

【组成】 人参、山药、茯苓、芡实、莲子肉各180克，糯米1.5千克，白糖1.25千克，蜂蜜500克。

【制法】 将人参、山药、茯苓、芡实、莲子肉和糯米分别碾成细末并和匀，再将白糖和蜂蜜隔水炖烊，随即倒入以上细末趁热和匀，摊于笼内，切成条糕状，上笼隔水蒸熟。

【功效】 健脾强胃，调中补虚。

【保健应用】 晨起或饥饿时泡食。适用于脾胃虚弱，精力不济，饮食无味等症的辅助食疗。

※ 益寿饼

【组成】 核桃仁、枸杞子、酸枣酱各20克，山楂、蘑菇各40克，红枣100克，胡萝卜80克，蜂蜜50克，豆粉150克，小米粉、面粉各150克，淀粉25克，麻油50毫升，鲜酵母15克。

【制法】 将山楂、红枣、蘑菇、胡萝卜、枸杞子用高压锅煮30分钟，脱去皮核，与酸枣酱混匀成馅。将核桃仁置于150℃烘箱内烤6分钟，取出碾为细末。将鲜酵母放入温水内拌匀后，放入面缸内，依次加入面粉、豆粉、小米粉、淀粉搅成软硬适度的面团时发酵3小时。在全部馅料、核桃仁末中加入麻油、蜂蜜炒烤熟即可。

【功效】 补益肝肾，防老抗衰。

【保健应用】 日常当早餐食用。适用于体质虚弱的高年老者作辅助食疗。

※ 山药酥

【组成】 山药250克，黑芝麻15克，白糖100克，素油少量。

【制法】 将山药去皮，切成菱形小块，放入六成熟的油锅内，炸至外硬内软、浮起时捞出。将铁锅大火烧热，用油滑锅，放入白糖，加水少量溶化，炼至糖汁成米黄色，推入炸好的山药块，不停地翻炒，使外面包上糖浆，直至全部包牢，然后撒上炒香的黑芝麻即可。

【功效】 补肾精，抗衰老。

【保健应用】 当早点食用。适宜用于未老先衰和老年体弱者的辅助食疗。本品含糖量高，糖尿病患者忌服。

※ 鹌鹑烩玉米

【组成】 鹌鹑3只，玉米粒150克，松子仁50克，鸡蛋清1个，黄酒、精盐、味精、麻油、胡椒粉、鸡汤、淀粉、猪油、素油各适量。

【制法】 将鹌鹑宰杀，去毛和内脏，洗净；将鹌鹑肉切成玉米粒大小，盛入碗中，加入鸡蛋清、味精、精盐、淀粉拌匀；松子仁下沸水锅煮熟，捞出沥水。炒锅放素油烧至五成熟，下松子仁炸至金黄色捞出。将鸡汤、味精、精盐、麻油、胡椒粉、淀粉放入碗中，调成芡汁待用。炒锅内放猪油烧至四成熟时，投入鹌鹑肉粒，用勺划开，翻炒2分钟，捞出沥油。原锅倒入玉米粒、鹌鹑肉粒，烹入黄酒，倾入调匀的芡汁，烧开后加入猪油推匀，撒上熟松子仁即可。

【功效】 补益五脏、利水消肿。

【保健应用】 当菜佐餐。可用于冠心病，高血压病，胆石症，肺结核，水肿等症的辅助食疗。

※ **芝麻茯苓粉**

【组成】 黑芝麻500克，茯苓25克。

【制法】 将黑芝麻洗净、沥干，用小火炒香，与茯苓一同磨成细粉，放入瓷罐收贮。

【功效】 补肝肾，润五脏。

【保健应用】 每天早餐食用，每次20~30克，可加适量白糖调服。可用作提高人体免疫功能的辅助食疗。

※ **八宝山药泥**

【组成】 山药500克，莲子10粒，蜜枣、樱桃各3枚，松子、瓜子仁各5克，核桃仁25克，香榧子4粒，蜜饯青梅1枚，白糖200克，细豆沙、水淀粉各100克，猪油60克，罐头橘子适量。

【制法】 将山药洗净，上笼蒸烂，去皮后压成泥，加入白糖150克和猪油拌匀；莲子用沸水浸泡，上笼蒸透；蜜枣去核；青梅切片；核桃仁去衣；香榧子剥壳去衣待用。取大碗一只，碗内抹上猪油，用莲子、蜜枣、樱桃、松子、瓜子仁、核桃仁、香榧子、青梅（即八宝料）摆成图案，放入约1/3的山药泥，加入细豆沙和剩下的八宝料，再盖上2/3的山药泥抹平，上笼用大火蒸约1小时，取出扣入盘中。炒锅加清水100毫升、白糖50克，烧沸去沫，用水淀粉勾芡，浇在山药泥上，外围用橘子瓣摆成图案即可。

【功效】滋补肝肾，防老抗衰。

【保健应用】当点心食用。适用于日常养生保健的辅助食疗。

※ 桂圆花生汤

【组成】桂圆肉12克，花生米250克，红枣15克，白糖适量。

【制法】将花生米去杂后洗净，红枣去核后洗净。花生米、红枣、桂圆肉同放锅中，用中火煮沸25分钟左右，加入白糖继续煮至花生米熟，盛入碗中即成。

【功效】健美肌肤，延缓衰老。

【保健应用】当点心食用。可用作脸色萎黄，身体虚弱者的辅助食疗。

※ 银耳枇杷羹

【组成】水发银耳100克，鲜枇杷150克，白糖适量。

【制法】将枇杷洗净，去皮和子后切成小片待用。水发银耳去蒂，去杂，洗净，放入碗中，置火上烧沸，放入银耳烧沸，再放入枇杷片、白糖，再沸后装入大碗中即成。

【功效】补气益肾，清热润肺。

【保健应用】当点心食用。可用于健康人润肤及肺热咳嗽，肺结核患者的辅助食疗。

※ 珍珠银耳

【组成】 水发银耳50克，鸡里脊肉100克，猪肉25克，鸡蛋清1个，熟火腿肉15克，油菜块20克，冬笋15克，黄酒、精盐、味精、鸡汤各适量。

【制法】 （1）将水发银耳去蒂，洗净；熟火腿肉、冬笋切成小片；鸡里脊肉、猪肉切成片，用刀背剁成细泥，放入大碗中，加入鸡汤、鸡蛋清、味精、黄酒、精盐，用筷子搅成糊状。用纸卷成牛角筒，将鸡肉泥放入里面，在盘内抹油，将纸筒内的鸡肉泥挤成珍珠状，挨个放在盘内。

（2）锅内放入鸡汤，烧沸后将珍珠形鸡泥放入汤内，汤沸时放入水发银耳、熟火腿片、油菜块、笋片焯片刻，捞在汤碗内。锅内加精盐、黄酒、味精，待汤沸后盛入碗内即可。

【功效】 滋阴补肾。

【保健应用】 佐餐食用。可用于美容养颜及年老体弱，气血不足，脾胃虚弱，四肢乏力，食欲不振等症的辅助食疗。

※ 板栗炖鸡

【组成】 鸡1只，板栗500克，黄酒、精盐、酱油、葱段、素油、姜片各适量。

【制法】 将鸡宰杀，去毛有内脏，剁去头脚，洗净，切成长方块，放大碗内，加适量酱油、黄酒、精盐拌匀；板栗用沸水煮熟后去壳，去皮衣。炒锅放素油烧热，下鸡块炸至金黄，倒入砂锅，放入板栗、酱油、葱段、姜片和清水适量，用大火烧沸后改用小火炖至熟烂即可。

【功效】补肾虚，益脾气，厚肠胃，强筋骨。

【保健应用】日常佐餐食用。适用于年老气虚体弱，产后体弱者及肾虚患者，腰腿疼痛，消渴者的辅助食疗。

※ 三七炖乳鸽

【组成】三七2克，乳鸽1只，姜、味精、精盐各适量。

【制法】将乳鸽宰杀，去毛及内脏，洗净后放入锅中，加入洗净的三七、姜、味精、精盐和清水适量，先用大火烧沸，再用小火炖熟即可。

【功效】补虚健体。

【保健应用】佐餐食用。适用于体质虚弱的辅助食疗。

※ 银耳茯苓鸽蛋

【组成】水发银耳150克，茯苓20克，鸽蛋20个，水淀粉、精盐、黄酒、味精、鸡油、猪油、鸡汤各适量。

【制法】将茯苓碾磨成细粉，水发银耳去杂后洗净；鸽蛋放入冷水锅中煮熟，捞出去壳。锅烧热放入猪油，加入鸡汤、鸽蛋、银耳、茯苓粉、黄酒、精盐、味精，煮至银耳熟烂，用水淀粉勾芡，淋上鸡油出锅即可。

【功效】滋阴润肤。

【保健应用】佐餐食用。可用于体虚和气虚两亏，或产后虚弱，阴血不足及健忘，失眠，水肿，小便不利等症的辅助食疗。

※ 芋艿烧双菇

【组成】芋艿400克，水发香菇、鲜蘑菇各50克，精盐、黄酒、味精、酱油、白糖、麻油、素油、鲜汤各适量。

【制法】选取大小均匀的芋艿刮皮后洗净；水发香菇、

蘑菇去杂，洗净。炒锅加素油烧至四成热，投入芋艿，焖至酥而不碎，倒入漏勺沥油。锅内留余油少量，放入芋艿、水发香菇、蘑菇，加入精盐、黄酒、味精、酱油、白糖、鲜汤，用大火烧沸后改用小火焖烧15分钟，再用大火使汤汁稠浓，淋上麻油即成。

【功效】补中健脾。

【保健应用】经常食用。可用作脾胃虚弱，四肢乏力及高血压病，高脂血症，冠心病等症的辅助食疗。

※ 核桃仁粥

【组成】核桃仁、粳米各50克。

【制法】将核桃仁洗净后捣碎，与淘洗干净的粳米同入锅，加水500毫升，用大火烧开，再用小火熬煮成稀粥。

【功效】养脾益胃，补肾固精，消石通淋。

【保健应用】温热食用，早晚分服。可用于肺肾两虚，气短咳喘，腰膝酸痛，腿脚无力，老年便秘，失眠健忘，泌尿系统结石，小便白浊等症的辅助食疗。凡痰热咳嗽，便溏腹泻者均不宜服用。

※ 红枣粥

【组成】红枣15枚，粳米100克。

【制法】将红枣洗净，用清水浸泡至软，与淘洗干净粳米同入锅中，加水适量，煮成稀粥。

【功效】补气养血，健脾益胃。

【保健应用】每天早、晚餐食用。可用于老人胃虚食少，脾虚便溏，气血不足，贫血，慢性肝炎，营养不良，病后体虚，羸瘦衰弱等症的辅助食疗。痰湿较重的肥胖者忌食。

※ **党参茯苓鸡蛋粥**

【组成】党参30克，茯苓15克，鸡蛋清1个，粳米50克，精盐适量。

【制法】将党参、茯苓洗净，放入锅中，加清水煎煮，去渣取汁后与淘洗干净的粳米同入锅，加入适量煮粥，粥将熟时加入鸡蛋清搅匀，加精盐调味。

【功效】益气、健脾、和胃。

【保健应用】温热食用，早晚分服。适用于病后体虚，食欲不振，日渐消瘦等症的辅助食疗。

※ **山药蛋黄粥**

【组成】生山药30克，鸡蛋黄3个。

【制法】将生山药轧成浆，加凉开水调匀后入锅内，置火上，不时以筷搅之，煮沸2~3次即成粥样，再调入鸡蛋黄，稍煮即成。

【功效】健脾和中，固肠止泻。

【保健应用】每天3次，空腹食用。可用于脾气不足而引起的久泄不止、肠滑不固、身体羸弱、乏力少气等症的辅助食疗。凡有邪滞相夹或大肠湿热者不宜服用。

助谢排毒

※ **桑葚蒸鸡蛋**

【组成】桑葚子膏25克，鸡蛋2个，核桃肉茸30克，味精1克，熟猪油15克，酱油2毫升。

【制法】 将鸡蛋打入碗内，加入桑葚子膏、核桃肉茸、味精，用竹筷打散成蛋浆汁，放入蒸笼内，旺火开水蒸约10分钟取出，加入熟猪油、酱油即成。

【功效】 滋阴补血，生津润肠。

【保健应用】 每日1次，常食之。适用于血虚肠燥便秘者。

※ 醋蛋芝麻蜜

【组成】 红壳鸡蛋1个，芝麻30克，醋40毫升，蜂蜜30克。

【制法】 先将芝麻研为细末，再加醋、蜂蜜、鸡蛋清搅拌均匀。

【功效】 润燥补虚通便。

【保健应用】 一剂分6次服，每日服3次。适用于大便秘结者。

※ 瓜皮煎

【组成】 西瓜皮60克，冬瓜皮30克，瓢瓜皮30克。

【制法】 用水煎煮，取汁去渣。

【功效】 清热利湿。

【保健应用】 代茶常饮。适用于湿热内蕴型肾炎、尿道炎小便不利者。

※ 三瓜姜皮汤

【组成】 西瓜翠衣10克，丝瓜60克，木瓜15克，姜皮5克。

【制法】 将上药加水，煎煮20~30分钟，去渣取汁。

【功效】 清热利尿，化湿消肿。

【保健应用】 每日1剂，分3次服。适用于水肿患者。

※ 赤豆冬瓜汤

【组成】 赤小豆30克，带皮冬瓜100克。

【制法】 将带皮冬瓜切碎，与赤小豆同入锅内，加水适量煮汤，至豆熟即可。

【功效】 清热利湿消肿。

【保健应用】 每日1剂，分2次服。适用湿热内蕴型急性肾炎患者。

※ 大蒜鳖肉汤

【组成】 大蒜100克，鳖肉500克，白糖、白酒各适量。

【制法】 将鳖肉洗净，大蒜去外皮，同放入锅内，加白糖、白酒、水，一起炖至熟烂。

【功效】 补肾消肿。

【保健应用】 每日1剂，分2次服，可连服10～15天。适用于肾阴虚型慢性肾炎患者。

※ 柿椒炒嫩玉米

【组成】 嫩玉米粒300克，红绿柿椒50克，花生油10克，盐、白糖、味精各少许。

【制法】 将玉米洗净，红绿柿椒洗净切成小丁。炒锅放入花生油，烧至七成热，下玉米粒和盐，炒2～3分钟，加少许水，再炒几分钟，放入柿椒丁翻炒片刻，再加入糖、味精，炒均匀即可。

【功效】 润肠通便。

【保健应用】 佐餐食用。适用于肠燥大便秘结者。

※ 炒双瓜

【组成】 黄瓜250克，苦瓜250克，生姜皮10克。

【制法】 将以上3味，洗净切丝，用常法素炒，即可食之。

【功效】清热解毒，利尿消肿。

【保健应用】佐餐食，每日1～2次。适用于热毒型肾炎、尿道炎小便不利者。

※ 鸡汤煮豌豆苗

【组成】豌豆苗20克，鸡汤、料酒、味精、盐各适量。

【制法】豌豆苗择洗干净；炒锅置火上，放入鸡汤、料酒、盐，烧开后放入豌豆苗，汤滚两滚，加入味精即出锅。

【功效】润肠通便。

【保健应用】佐餐食用。适用于肠燥便秘者。

※ 夜来香花煮双皮

【组成】夜来香花50克，冬瓜皮、西瓜皮各300克，红枣25克，蜂蜜、绵白糖各适量。

【制法】将夜来香花洗净沥干水分，备用；冬瓜皮、西瓜皮切成小块装入纱布袋内，扎紧袋口。将夜来香花片下入锅内，加适量清水，下入纱布袋和红枣。用旺火烧沸后，转用中火熬煮。至枣烂时，去纱布袋，加入白糖、蜂蜜，调拌均匀后即可食用。

【功效】健脾利水，消肿散结。

【保健应用】每日2次，吃枣，喝汤。适用于脾虚湿盛水肿者。

※ 大蒜蒸鲫鱼

【组成】大鲫鱼1条（约500克），松萝茶15克，独头蒜10个，胆矾9克。

【制法】将鱼去鳞、内脏，洗净，把松萝茶、蒜、胆矾装进鱼肚内扎紧，放入砂锅内，加水适量煮熟。

【功效】健脾行气，利水消肿。

【保健应用】每日分2次服，食鱼饮汤，可连用一周。适用于慢性肾炎小便不利者。

※ 绿豆糯米酿猪肠

【组成】猪大肠适量，绿豆、糯米各适量，冬菇3只，调味料适量。

【制法】将绿豆、糯米洗净浸泡；冬菇洗净切细粒；猪大肠洗净。绿豆、糯米、冬菇粒拌匀，调好味，灌入猪大肠内，并留有空隙及少许水，大肠两端用线扎紧，然后放入瓦锅内，加适量清水煮2小时，取出稍冷切片，加调味料即可。

【功效】补中益气，润肠养血。

【保健应用】佐餐食用。适用于肠癌便血或其他癌症肠燥者。

※ 清蒸甲鱼

【组成】甲鱼1只（约500克），生地、地骨皮各10克，水发香菇适量，葱、姜、盐、味精、麻油各适量。

【制法】甲鱼宰杀，去内脏洗净，置生地、地骨皮于甲鱼腹内。将甲鱼放入碗内，水发香菇排在两旁，撒上葱、姜、盐、味精后，上笼蒸半小时，出笼，覆扣在汤盘内，淋上麻油即可。

【功效】活血化瘀，滋阴补虚。

【保健应用】去掉地骨皮，食甲鱼肉、香菇等。适用于肝癌体质虚弱者，或手术后、化疗期间的患者。

※ 大蒜鳝鱼煲

【组成】鳝鱼约500克，大蒜头、姜、三七、调料各适量。

【制法】 将蒜头洗净，拍碎；鳝鱼去肠脏，洗净、切断；姜洗净切成片。起油锅，放入鳝鱼、蒜头、姜片爆过，加清水适量，转用瓦锅，放入三七末，加盖，文火焖1小时，水将干时，放调味料即可。

【功效】 健脾暖胃，消积止痛。

【保健应用】 随量食用或佐餐。适用于胃癌、胰腺癌积淤疼痛者。

※ 归参桂圆炖乌鸡

【组成】 当归身30克，人参10克，桂圆肉50克，乌骨鸡1只（约1千克），盐、味精、料酒、葱、姜少许，鸡汤、猪油、水淀粉、白糖各适量。

【制法】 乌骨鸡宰好去毛和内脏，入沸水锅内烫一下，捞出用水洗净，放入盆内；当归、人参、桂圆肉洗净放入鸡腹内；葱洗净切段；姜洗净切片。葱、姜放入鸡上，盐、料酒、鸡汤放入蒸鸡盆内，加盖，上笼蒸至鸡熟烂，取出蒸熟的乌骨鸡，拣去葱、姜，鸡切成块放入碗内。锅烧热滗入鸡汤，放入猪油、白糖、味精、水淀粉勾芡，浇在鸡肉上，人参、当归放在乌骨鸡肉上面，即可食用。

【功效】 养心补气血，安神退虚热，大补元气。

【保健应用】 佐膳菜肴。适于晚期鼻咽癌患者食用。

※ 洋葱蘑菇炒鹅血

【组成】 洋葱头1个（约100克），鲜蘑菇60克，熟鹅血250克，生姜2片，盐适量。

【制法】 将熟鹅血切小方块；洋葱头去衣，洗净，纵切成条；蘑菇洗净；姜洗净，切丝。起油锅，放洋葱、蘑菇略炒，放鹅血、姜丝略炒，加盐调味，炒熟即可。

【功效】滋阴养胃，解毒益肠。

【保健应用】随量食用或佐餐。适用于食道癌、胃癌和其他癌症放疗、化疗有胃肠反应者。

※ 荸荠汤

【组成】荸荠150克，冰糖适量。

【制法】荸荠削皮，洗净，加水适量，与冰糖同煮至荸荠熟。

【功效】消积除湿解毒。

【保健应用】每日1次，喝汤吃荸荠。适用于肠癌术后或未能手术者。

二、防病治病篇

气血亏虚

※ 鹌蛋莲杞汤

【组成】鹌鹑蛋4个，莲肉、枸杞、龙眼肉各10克，黑枣4枚，冰糖适量。

【制法】鹌鹑蛋煮熟去壳，莲肉、枸杞、龙眼肉、黑枣均洗净沥干。清水400毫升，烧开后，放入鹌鹑蛋、冰糖及各药，煮熟。分2次服用。

【功效】适用于血虚心悸、失眠、健忘、脾虚食欲不振、泻痢。

※ 归芪羊肉粥

【组成】 羊肉300克，当归、黄芪、白芍、熟地各10克，粳米100克，生姜、精盐、味精、麻油各适量。

【制法】 先将羊肉切片，当归、黄芪、白芍、熟地分别洗净与50克羊肉，同放于锅中，注入清水2000毫升，煎至1000毫升，去渣留汁于锅中，粳米淘净，再将羊肉250克和姜丝放入，慢熬成粥，下精盐、味精，淋麻油，调匀。分2次空腹服用。

【功效】 适用于虚损羸弱、形容枯槁、气血不足者。

※ 鲍鱼芦笋汤

【组成】 鲍鱼150克，芦笋100克，鸡骨汤500毫升，豌豆苗10克，精盐、味精、麻油各适量。

【制法】 鲍鱼、芦笋加鸡骨汤烧开后，加入豌豆苗和精盐，煮熟，下味精，淋麻油。分1~2次趁热服用。

【功效】 适用于血虚体弱、头晕目眩、夜卧不宁者。

※ 金针茯苓牛心汤

【组成】 牛心150克，金针菜20克，茯苓30克，姜、精盐、味精、麻油各适量。

【制法】 牛心切片，金针菜、茯苓洗净，沥干。同放于砂锅中，加水500毫升，烧开后，撇去浮沫，加入姜丝和精盐，煮至熟透，下味精，淋麻油。分1~2次食渣喝汤。

【功效】 适用于血虚体弱、精神恍惚、夜卧不宁、健忘者。

※ 牛心红枣汤

【组成】 牛心200克，红枣10枚，黄酒、姜、精盐、味精、麻油各适量。

【制法】牛心切片，红枣去核，同放于砂锅中，加水400毫升，烧开后，加入黄酒、姜片和精盐，小火煮至熟透，下味精，淋麻油。分1～2次趁热服用。

【功效】适用血虚体弱、夜卧不宁、心悸、健忘者。

※ **阿胶蒸鸡肉**

【组成】阿胶20克，鸡肉150克，龙眼肉15克，红枣5枚，生姜、黄酒、精盐、味精、麻油各适量。

【制法】阿胶捣碎，鸡肉切块，龙眼肉、红枣去核，同放于大瓷碗中，加入姜片、黄酒、精盐和清水400毫升，盖好，隔水蒸至酥烂，下味精，淋麻油。分2次趁热服用。

【功效】适用血虚眩晕、心悸、崩漏、月经过多、妊娠下血、肺结核咯血者。

※ **牛骨髓地黄汤**

【组成】熟地片250克，牛骨髓150克，蜂蜜适量。

【制法】熟地片加清水500毫升，煎至250毫升，去渣，再将牛骨髓洗净切段放入，煮熟，下蜂蜜，调匀。分1~2次服。

【功效】适用气血两亏、腰膝酸软、头晕目眩、耳鸣者。

※ **羊肉糯米粥**

【组成】羊肉200克，糯米100克，生姜、葱白、精盐、麻油各适量。

【制法】羊肉洗净切块，糯米淘净，同放砂锅中，注入清水1000毫升，烧开后，小火慢熬至粥将成时，再将生姜、葱白洗净切碎放入，继续熬至粥成，下精盐，淋麻油。分2次早晚空腹趁热服用。

【功效】 适用于中老年人阳气不足、气血亏损、畏寒肢冷、腰膝酸软者。

※ 猪脊骨炖莲藕

【组成】 猪脊骨500克，莲藕250克，精盐、味精各适量。

【制法】 猪脊骨剁成小块，莲藕切块，同放于砂锅中，注入清水800毫升，烧开后，撇去浮沫，小火炖至酥烂，下精盐、味精，调匀。分2次趁热食肉和藕，喝汤。

【功效】 适用于气血虚弱、面色苍白、腰膝酸软、四肢无力、慢性腰痛、陈旧性腰肌损伤者。

※ 猪肾核桃参芪汤

【组成】 猪肾1对，党参、黄芪各20克，炙甘草10克，核桃肉50克，生姜、精盐、味精、麻油各适量。

【制法】 党参、黄芪、炙甘草水煎2次，每次用水300毫升，煎半小时，2次混合，去渣留汁于锅中。再将猪肾1对剖开，除去臊腺，洗净切片，核桃肉洗净，连同姜丝、精盐放入锅中，继续煮至熟透，下味精，淋麻油。分2次趁热食猪肾和核桃肉，喝汤。

【功效】 适用于气血亏虚、腰膝酸软、四肢无力、阳痿、妇女阴冷者。

※ 汽锅乌鸡

【组成】 乌骨鸡1只（重约750克），冬虫夏草、黄精、熟地各5克，党参10克，玉兰片60克，香菇丝30克，生姜、黄酒、精盐、味精、胡椒粉、麻油各适量。

【制法】 乌骨鸡洗净切块，汽锅洗净，先放入鸡块，依次将洗净、润软的冬虫夏草、黄精、熟地、党参、玉兰片、香菇丝均匀摆在鸡块上面，加入姜片、黄酒、精盐和清水500毫升，然后把汽锅放于蒸锅之上，用布将两锅之间的缝隙堵严。蒸2~3小时，出笼后，拣出黄精、熟地和党参，下味精、胡椒粉，淋麻油，调匀。分1~2次趁热服用。

【功效】 适用于气血两亏、头晕目眩、健忘、耳鸣、阳痿、遗精、盗汗者。

※ 参芪酱肘

【组成】 猪肘1个（重约1.5千克），黄芪、党参各30克，当归、熟地各15克，肉桂、砂仁各5克，大料、花椒、精盐、白糖、黄酒、酱油各适量。

【制法】 黄芪、党参、当归、熟地、肉桂、砂仁、大料、花椒共装于纱布袋内，与猪肘同放于砂锅中，注入1000毫升清水，烧开后，撇去浮沫，炖至熟透时，拣出药纱袋，下精盐、白糖、黄酒和酱油，继续炖至肉酥汁浓，取出，用刀划破成小块。分2~3次趁热单食或佐餐。

【功效】 适用于久病缠绵、气血两虚、倦怠神疲、面色无华、气短懒言、自汗、盗汗者。

※ 驴肉枣药汤

【组成】 驴肉250克，红枣10枚，山药30克，生姜、精盐、味精、麻油各适量。

【制法】 驴肉洗净切块，放于砂锅中，注入500毫升清水，烧开后，再将红枣去核，山药切片，和姜片、精盐一起放入，转用小火炖至酥烂，下味精，淋麻油。分1~2次趁热服。

【功效】适用于气血两虚、体倦乏力、食欲不振者。

※ 阿胶参枣汤

【组成】阿胶15克，红参10克，红枣10枚。

【制法】阿胶、红参、红枣同放于大瓷碗中，注入300毫升清水，盖好，隔水蒸1小时即可。分2次食参喝汤。

【功效】适用于气血两虚、头晕心慌、出血过多引起的贫血者。

※ 参芪兔肉汤

【组成】兔肉200克，山药30克，红枣10枚，党参、黄芪、枸杞各15克，精盐、麻油、生姜各适量。

【功效】兔肉洗净切块，生姜洗净拍裂，山药、红枣洗净沥干，党参、黄芪、枸杞洗净，同装纱布袋中。一起放于砂锅里，注入500毫升清水，小火炖至兔肉酥烂，取出药纱布袋，下精盐，淋麻油，调匀。分1～2次趁热食肉喝汤。

【功效】适用于气血亏虚、头晕目眩、心慌气短、四肢无力者。

※ 红枣煨肘

【组成】猪肘肉1千克，清汤1000毫升，去核红枣200克，冰糖块、酱油、黄酒、葱、姜、精盐、味精各适量。

【制法】清汤和猪肘肉共烧开，撇去浮沫，加入去核红枣、冰糖、酱油、黄酒、葱、姜和精盐，转用小火煨2～3小时直至猪肘肉酥烂，拣出葱结、姜块，下味精，调匀。单食或佐餐。

【功效】适用于血气亏虚、脾运不健、食欲不振、消瘦乏力、血小板减少等症者。

※ 八珍全鸭

【组成】 老公鸭1只（重约1.5千克），党参、茯苓、当归、熟地各10克，炒白术、白芍、川芎、炙甘草各5克，猪骨汤1000毫升，姜、葱、黄酒、精盐、味精各适量。

【制法】 老公鸭洗净，沥干，党参、茯苓、当归、熟地、炒白术、白芍、川芎、炙甘草，装纱布袋内，填入鸭腹腔，放于砂锅中，腹面向上，然后把姜拍裂，葱打成结，摆在上面，注入猪骨汤，加入黄酒和精盐，烧开后，撇去浮沫，小火炖至酥烂。拣出姜块、葱结和药纱袋，将鸭翻扣于汤盘中，滗出原汁，下味精，调匀。分4~5次趁热食鸭肉喝汤。

【功效】 适用于气血两虚、食少便溏、四肢乏力、面色萎黄、神经衰弱者。

※ 鲜虾砂姜汤

【组成】 鲜河虾100克，砂姜10克，白酒、精盐、味精、麻油各适量。

【制法】 鲜河虾、砂姜同放于砂锅中，注入白酒和清水150毫升，烧开后，小火煮至熟透，下精盐、味精，淋麻油。分1~2次趁热食虾喝汤。

【功效】 适用于气血两虚、手足抽搐者。

※ 荔枝炒鸡球

【组成】 净鸡肉300克，香菇30克，荔枝肉20克，鸡蛋清、水淀粉、清汤、麻油、胡椒粉、葱、姜、黄酒各适量。

【制法】 净鸡肉洗净，切成球状，放于碗中，用鸡蛋清和水淀粉混合拌匀。另将清汤、水淀粉、麻油、胡椒粉调成芡汁。

先将鸡球翻炒至熟，倒出，炒锅中再下少许油，倒入葱、姜、香菇、荔枝肉、熟鸡球和黄酒，炒匀，勾薄芡。单食或佐餐。

【功效】适用于气血亏虚、体倦力乏者。

※ 酒酿蒸鲥鱼

【组成】鲥鱼1千克，酒酿50毫升，黄酒、精盐、葱、姜、味精、网油各适量。

【制法】鲥鱼剖成两片，除去内脏，刮尽腹中黑膜，洗净后用黄酒、精盐擦遍鱼全身。网油洗净，平摊在砧板上，将鱼放在网油上，鱼身上再放上酒酿，加味精，用网油包紧，放在长盘中，上面再放上葱结、姜片。放蒸笼中蒸熟，拣出葱、姜即成。分2次趁热服，或用于佐餐。

【功效】适用于气血不足、脾胃虚弱、食欲不振、体倦乏力者。

感 冒

※ 香菜饴糖汤

【组成】香菜30克，饴糖15克，米汤300毫升。

【制法】香菜、饴糖、米汤共煮糖溶。分1～2次趁热服。

【功效】适用于伤风感冒、咳嗽痰多泡沫者。

※ 枣姜葱苏汤

【组成】红枣50克，生姜、紫苏叶各10克。

【制法】红枣、生姜、紫苏叶共煎2次，每次用水300毫升，煎20分钟，2次混合，取汁，代茶饮。

【功效】适用于风寒感冒者。

※ 金橘莲藕汤

【组成】 金橘5个，莲藕100克，糖、酒均适量。

【制法】 金橘洗净切成圆薄片，莲藕切片，加400毫升清水煮开，下糖、酒，调匀。分1～2次趁热服。

【功效】 适用于一切感冒、咳嗽痰多者。

※ 姜酒草鱼汤

【组成】 草鱼肉200克，生姜15克，米酒50毫升，精盐、味精、麻油各适量。

【制法】 将草鱼肉洗净切片，生姜洗净切丝和米酒一起放入400毫升烧开的清水中，煮至熟透，下精盐、味精、淋麻油，调匀。分2次趁热食鱼，喝汤。

【功效】 适用于风寒感冒、头痛、畏寒者。

※ 嫩姜鲢鱼片

【组成】 鲢鱼肉200克，嫩姜20克，淀粉、精盐、黄酒、味精各适量。

【制法】 鲢鱼肉洗净切成薄片，嫩姜洗净切成末，同放于碗中，加入淀粉和精盐，拌匀，腌渍入味。起锅下油，倒入腌好的鲢鱼肉片，翻炒均匀，加入黄酒和味精，加盖片刻，炒至熟透。单食或佐餐。

【功效】 适用于伤风鼻塞初起、胃寒肢冷、胃脘急痛或冷痛、食欲不振、口淡尿频者。

※ 黄酒葱豉汤

【组成】 淡豆豉15克，连须葱白30克，黄酒50毫升。

【制法】 淡豆豉加水150毫升，煮10分钟，加入洗净的连须葱白，共煮5分钟，去渣，兑入黄酒。分1～2次趁热服，取微出汗。

【功效】适用于风寒感冒、头痛鼻塞者。

※ 辣椒花椒汤

【组成】红辣椒15克，花椒5克，鲜姜2片，精盐适量。

【制法】红辣椒洗净拍裂，与花椒、姜片同放入砂锅中，注入清水200毫升，煎至150毫升，去渣，加入精盐，调匀。分1～2次趁热服，微出汗。

【功效】适用于风寒感冒者。

※ 炒米生姜粥

【组成】粳米50克，生姜30克，精盐适量。

【制法】粳米淘净，炒至焦黄时，注入700毫升清水，烧开后，再将生姜洗净、切薄片放入，小火慢熬成粥，下精盐，调匀。分1～2次趁热空腹服。

【功效】适用于外感风寒、鼻塞流涕、咳嗽痰稀、胃寒呕吐、腹胀、食欲不振者。

※ 神仙粥

【组成】糯米100克，姜片10克，葱白7根，醋20毫升。

【制法】糯米加入1000毫升清水，烧开后，加入姜片，小火慢熬至粥将成时，再放葱白（切段），略熬片刻，下醋调匀。分2次趁热空腹服。

【功效】适用于风寒感冒、头痛、发热、怕冷、鼻塞流涕、咳嗽喷嚏、食欲不振者。

※ 葱白粥

【组成】粳米150克，葱白5根，精盐、味精、麻油各适量。

【制法】粳米加水800毫升，烧开后，小火慢熬至粥将成时，再将葱白洗净切碎和精盐一起放入，熬至粥成，下味精，淋麻油，拌匀。分1~2次趁热空腹服。

【功效】适用于痢疾初起、腹痛、胃纳差、感冒初起、畏寒者。

※ 香菜粥

【组成】粳米100克，香菜20克，熟牛肉丝50克，姜丝、橘皮末、精盐、味精、麻油各适量。

【制法】粳米加水1000毫升慢熬至粥将成时，再将香菜洗净切段，和熟牛肉丝、姜丝、橘皮末、精盐一起放入，继续烧开，下味精，淋麻油，调匀。

【功效】适用于风寒感冒、头痛、鼻塞者。

※ 芥菜豆腐汤

【组成】水豆腐2块，芥菜250克，橄榄4枚，生姜、精盐、味精、麻油各适量。

【制法】水豆腐注入500毫升清水，小火煮至呈蜂窝眼状时，再将芥菜洗净切段，生姜切丝连同橄榄一起放入，继续同煮至菜熟，下精盐、味精，淋麻油。每日早晚各服1次，趁热食菜喝汤。

【功效】适用于风寒感冒、鼻塞、畏寒无汗、不思食者。

※ 芥菜牛肉汤

【组成】牛肉100克，芥菜250克，姜丝、酱油、淀粉、味精、麻油各适量。

【制法】 牛肉洗净切薄片，装于碗中，加入姜丝、酱油、淀粉、味精拌匀，腌渍入味，芥菜洗净切碎，加清水400毫升，同煮至熟透，下味精，淋麻油。分1~2次趁热服用。

【功效】 适用于夏天感冒风寒、恶寒头痛、周身骨痛、咳嗽痰白者。

※ 冰糖蒸清明菜

【组成】 鲜清明菜、冰糖各50克。

【制法】 鲜清明菜、冰糖加水200毫升，装于碗中，隔水蒸熟，取汁。分1～2次趁热服用。

【功效】 适用于风寒感冒、咳嗽多痰者。

※ 银菊粟米粥

【组成】 银花、菊花各10克，粟米100克。

【制法】 银花、菊花焙干研末，粟米淘净，放于砂锅中，注入800毫升清水，小火慢熬至粥成时，将药末缓缓调入，稍煮即可。

【功效】 适用预防中暑、风热感冒、头痛目赤、咽喉肿痛、高血压、冠心病、肥胖症、小儿热疖者。

※ 金银花粥

【组成】 金银花（干品）20克，粳米50克，红糖适量。

【制法】 金银花（干品）洗净，水煎2次，每次用水500毫升，煎半小时，2次混合，去渣。再将粳米淘净放入，熬至粥将成时，下红糖，熬至糖溶粥成。分1～2次空腹服。

【功效】 适用于热毒疮疡、风热感冒者。

※ 银菊二花粥

【组成】金银花、菊花各10克，粳米100克，白糖适量。

【制法】金银花、菊花洗净焙干，共研末，粳米加水熬成粥，下银花，菊花末及白糖，调匀。分2次服。

【功效】适用于风热感冒、头痛目赤、咽喉肿痛、冠心病、高血压、小儿热疖者。

※ 红枣银菊汤

【组成】红枣30克，金银花、菊花各15克。

【制法】红枣、金银花、菊花水煎2次，每次用水300毫升，煎20分钟，2次混合，取汁。代茶饮。

【功效】适用于风热感冒者。

※ 苦菜野菊花汤

【组成】苦菜50克，野菊花15克。

【制法】苦菜、野菊花水煎2次，每次用水400毫升，煎半小时，2次混合，去渣取汁。分2～3次服。

【功效】适用于流行性感冒、上呼吸道感染、急性咽炎、扁桃体炎者。

支气管炎

※ 生姜桔梗红糖汤

【组成】鲜生姜20克，桔梗20克，红糖30克。

【制法】先将鲜生姜洗净，切片，桔梗洗净，切段，桔梗段与生姜片同入砂锅，加水适量，大火煮沸后，改用小火煨煮30分钟，用洁净纱布过滤，去渣留汁，加入红糖，继续煨煮至沸即成。早晚2次分服。

【功效】 对风寒型急性支气管炎者尤为适宜。

※ 鱼腥草枇杷蜜饮

【组成】 干鱼腥草20克，桑白皮30克，枇杷叶30克，蜂蜜30克。

【制法】 先将干鱼腥草拣杂、洗净，放入砂锅，加清水浸泡30分钟。将桑白皮、枇杷叶切碎，装入纱布袋中，扎紧袋口，一并放入砂锅，加水适量，先用大火煮沸，改用中火煎煮30分钟，取出药袋，趁温热调入蜂蜜，拌和均匀即成。早晚2次分服。

【功效】 对风热型急性支气管炎者尤为适宜。

※ 冰糖蒸雪梨

【组成】 大雪梨1个（约250克），冰糖30克。

【制法】 先将雪梨外表面用温开水反复刷洗干净，在靠梨柄1/4处横剖切开，将梨核挖去，将敲碎的冰糖纳入其中，用牙签将梨帽盖上并插紧，放入蒸碗中，隔水蒸熟即成。早晚2次分服。

【功效】 对燥热型急性支气管炎者尤为适宜。

※ 川贝炖雪梨

【组成】 川贝母粉5克，雪梨1个（约250克），冰糖20克。

【功效】 先将雪梨外表面用温开水反复刷洗干净，去除梨柄、梨核仁，将梨切成1厘米见方的雪梨丁，放入炖杯，加川贝母粉，再加水适量，先以大火煮沸，改用小火煨炖30分钟，即成。煨炖时也可加冰糖20克。早晚2次分服。

【功效】 对燥热型急性支气管炎者尤为适宜。

※ 百合甜杏粥

【组成】 鲜百合60克，甜杏仁15克，粳米100克，绵白糖20克。

【制法】 先将鲜百合拣杂后掰成瓣，洗净。甜杏仁、粳米淘净后，同入砂锅，加水适量，先用大火煮沸，加鲜百合，改用小火煨煮1小时，待百合酥烂、杏仁熟透、粥稠黏状时调入绵白糖，拌匀即成。早晚2次分服。

【功效】 对燥热型急性支气管炎者尤为适宜。

※ 罗汉果柿饼羹

【组成】 罗汉果1个，柿饼2个，冰糖30克。

【制法】 先将罗汉果洗净，晒干或烘干，研成粗粉。柿饼洗净后，切碎，放入大碗中，加适量温开水，研磨成泥糊状，边加水边调入砂锅，用小火煨煮，加罗汉果粉及冰糖，小火煨煮10分钟，拌匀成羹。早晚2次分服。

【功效】 对燥热型急性支气管炎者尤为适宜。

※ 冰糖蒸金橘

【组成】 鲜金橘10个，冰糖适量。

【制法】 鲜金橘剖开两半，去核，放于大瓷碗中，加入冰糖和清水，上锅隔水蒸熟。分1~2次食橘，喝汤。

【功效】 适用于老年咳嗽、风寒咳嗽者。

※ 葱根荆栀豆豉粥

【组成】 葱根、淡豆豉各15克，生石膏粉30克，荆芥、山栀各5克，麻黄3克，葱白、姜末各5克，粳米100克，精盐、麻油各适量。

【制法】将各药分别洗净，水煎2次，每次用水600毫升，煎20分钟，2次混合，去渣留汁，加入粳米，用小火慢熬成粥，下葱、姜、精盐和麻油，调匀。分2次趁热空腹服。

【功效】适用于急性支气管炎、风热咳嗽者。

※ 冰糖蒸川贝母

【组成】冰糖30克，川贝母10克。

【制法】冰糖、川贝母捣成细末，同放于大瓷碗中，加水200毫升，盖好，隔水蒸1小时。分1～2次连渣服。

【功效】适用于肺热咳嗽、干咳无痰者。

※ 花生百合羹

【组成】花生仁50克，百合30克，冰糖20克。

【制法】花生仁、百合、加水400毫升，小火炖1小时，至花生仁酥烂时，下冰糖20克溶化。分1～2次食花生仁、百合，喝汤，连服3～5日。

【功效】适用于秋燥久咳不止、声音嘶哑者。

※ 橘枣饮

【组成】橘1个，红枣5枚，竹叶5克，冰糖适量。

【制法】橘去外皮，捣碎，红枣洗净去核，竹叶5克洗净沥干，加水400毫升，烧开后，加入冰糖，转用小火煮至糖溶。分1～2次服用。

【功效】适用于秋燥干咳、口鼻干燥、咽喉痒痛、大便燥结者。

※ 冰糖蒸草莓

【组成】鲜草莓60克，冰糖适量。

【制法】 鲜草莓、冰糖同放于大瓷碗中，加水300毫升，盖好，隔水蒸熟。分1~2次服。

【功效】 适用于干咳无痰、日久不愈者。

※ 柚肉黄芪汤

【组成】 柚肉100克，猪瘦肉片200克，黄芪片10克，精盐、味精各适量。

【制法】 柚肉、猪瘦肉片、黄芪片加水500毫升，煮至熟透，拣出黄芪，下精盐、味精，调匀。分2次趁热食柚和猪瘦肉，喝汤。

【功效】 适用于肺燥咳嗽者。

※ 蔗梨粥

【组成】 甘蔗1千克，梨4个，粳米100克，冰糖适量。

【制法】 甘蔗去皮，洗净劈开切段，加水煮半小时，去渣留汁于锅中，再将梨去皮心，洗净切块。粳米淘净一起放入，慢熬至粥将成时，下冰糖，熬至糖溶成粥。分2~3次空腹服。

【功效】 适用于热病后津伤口渴、肺燥干咳、心烦、胸闷、食欲不振、大便秘结者。

※ 山茶红枣汤

【组成】 山茶花10朵，红花15克，红枣120克，白及30克。

【制法】 山茶花、红花、红枣、白及同煎2次，每次用水400毫升，煎半小时，2次混合，去渣留枣和汁。分2次食枣，喝汤。

【功效】 适用于肺热咳嗽、吐血者。

※ 百合冬瓜汤

【组成】 百合50克，冬瓜100克，鸡蛋1个，猪油、精盐、味精各适量。

【制法】百合、冬瓜加水400毫升，煮熟后，再将鸡蛋清放入打散，下入猪油、精盐和味精，调匀。分1～2次趁热服用。

【功效】适用于肺热咳嗽、大便秘结、小便短赤。

※ 芦笋汤

【组成】鲜芦笋50克。

【制法】鲜芦笋洗净切段，加入清水400毫升，煎至150毫升。连渣带汤1次服完，每日服2次。

【功效】适用于肺热咳嗽、心烦口渴者。

※ 冬瓜银耳汤

【组成】冬瓜250克，银耳10克，精盐、味精、麻油各适量。

【制法】冬瓜削去外皮，洗净切片。银耳水发，去蒂，洗净撕碎，加水400毫升，大火烧开，小火炖至酥烂。下精盐、味精、淋麻油。

【功效】适用于肺热咳嗽、烦渴音哑、小便不利、浮肿、便秘者。

※ 猪肺梨贝汤

【组成】猪肺250克，川贝10克，雪梨2个，冰糖适量。

【制法】猪肺洗净切块，川贝、雪梨削皮去心，洗净切块，注入清水500毫升，烧开后，撇去浮沫，加入冰糖，小火炖至酥烂。分1～2次趁热食猪肺和梨，喝汤。

【功效】适用于身体虚弱、急性气管炎、咳嗽、百日咳者。

※ 莲肉百合麦冬汤

【组成】百合50克，麦冬20克，莲肉50克，白糖适量。

【制法】 百合、麦冬洗净，水煎2次，每次用水400毫升，煎半小时，2次混合，去渣，再将莲肉洗净放入，煮至酥烂时，加入白糖，煮至糖溶。分1～2次服。

【功效】 适用于热病后期、余热未清、心烦口渴、心悸不眠、肺热咳嗽、痰中带血者。

※ 糖汁蜜橘

【组成】 蜜橘200克，白糖适量。

【制法】 蜜橘洗净，剥皮分瓣去核，放于盘中。橘皮切成丝，放于砂锅中，加入白糖及适量清水，烧开后，盖焖出味，拣出橘皮丝，将糖汁浇在橘瓣上，分1～2次服。

【功效】 适用于肺热咳嗽、痰多、食欲不振者。

※ 川贝蒸梨

【组成】 大鸭梨1个，川贝粉5克，冰糖适量。

【制法】 大鸭梨洗净，从蒂处切开，挖去梨核，放入川贝粉和冰糖，盖好（梨蒂盖），放于碗中，加水100毫升，隔水蒸熟。每日食1个。

【功效】 适用于肺热咳嗽、痰稠、咽干、便结者。

※ 橘皮粥

【组成】 鲜橘皮30克，粳米100克。

【制法】 先将鲜橘皮反复洗净外表皮，入锅，加水煎煮15分钟，去渣取汁。粳米淘净后，放入砂锅，加入鲜橘皮汁，加水适量，先用大火煮沸，改用小火煨煮成稠粥。早晚2次服用。

【功效】 适用于各型慢性支气管炎者。

※ 鱼腥草猪肺汤

【组成】 新鲜鱼腥草50克，猪肺300克，精盐少许。

【制法】 先将猪肺灌洗干净，切成小块，漂去泡沫，放入锅中，加水适量煲汤，加精盐少许。猪肺熟烂后放入洗净的鱼腥草，再煨煮3分钟，即成。佐餐食用，当日吃完。

【功效】 对痰热阻肺型慢性支气管炎者尤为适宜。

※ 百合杏仁羹

【组成】 百合100克，杏仁10克，蜂蜜30克。

【制法】 将百合掰开，拣杂后洗净，与杏仁同入砂锅，加水适量，中火煨煮至酥烂，离火加入蜂蜜，调和成羹即成。早晚2次分服，当点心食用。

【功效】 对阴虚燥热型慢性支气管炎者尤为适宜。

高血压

※ 醋浸花生仁

【组成】 花生仁100克，米醋300毫升。

【制法】 花生仁浸于米醋中，5日后食用。每日清晨嚼食花生米10~15粒。

【功效】 适用于高血压病者。

※ 凉薯汁

【组成】 凉薯500克。

【制法】 凉薯去皮洗净，捣烂绞汁。每日服2~3次，每次30毫升。

【功效】 适用于高血压、头昏目赤、颜面潮红、便秘者。

※ 香蕉玉米须汤

【组成】玉米须、西瓜皮各30克，香蕉3个。

【制法】玉米须、西瓜皮加水500毫升，煎半小时，去渣留汁，再将香蕉去皮切段放入，继续煎至蕉熟。分2次食香蕉，喝汤。

【功效】适用于原发性高血压者。

※ 红枣芹菜根汤

【组成】红枣、芹菜根各50克。

【制法】红枣去核，芹菜根洗净，加水500毫升，煎至300毫升。分1~2次食枣，喝汤。

【功效】适用于高血压、血清胆固醇升高、冠心病者。

※ 枣菊汤

【组成】红枣50克，菊花30克。

【制法】红枣、菊花水煎2次，每次用水300毫升，煎20分钟，2次混合，取汁。代茶饮。

【功效】适用于高血压、血清胆固醇过高者。

※ 凉薯葛根饮

【组成】凉薯、生葛根各250克。

【制法】凉薯、生葛根去皮洗净，切成薄片，加水600毫升，煮至熟透。分2~3次食薯，喝汤。

【功效】适用于高血压伴有兴奋、感冒发热、头痛烦渴、下痢、饮酒过量、烦躁、口渴及肩背屈伸不便者。

※ 蘑菇汤

【组成】蘑菇300克。

【制法】蘑菇加清水1500毫升，小火煮2小时。分2~3次服。

【功效】适用于高血压、高脂血、动脉硬化者。

※ 海带决明饮

【组成】海带100克，决明子50克。

【制法】海带洗净切成小块，决明子洗净，用清水400毫升煮半小时。分1~2次食海带，喝汤。

【功效】适用于高血压、眩晕耳鸣、头痛面红、急躁易怒、口苦面赤者。

※ 海带菠菜汤

【组成】海带50克，菠菜200克，精盐、味精、麻油各适量。

【制法】海带洗净切丝加水300毫升，煮15分钟，然后再将菠菜洗净切段，并放入水中，同煮10分钟，加入精盐、味精，淋麻油。分1~2次趁热食菜，喝汤。

【功效】适用于高血压、高脂血症。

※ 杞菜糯米粥

【组成】枸杞菜100克，糯米50克，白糖适量。

【制法】枸杞菜加水500毫升，煮至300毫升，去渣留汁于锅中，再将糯米放入，注入清水300毫升，小火慢熬成粥，下白糖，调匀。分1~2次空腹服用。

【功效】适用于肝肾亏虚、视力减退、动脉硬化、高血压者。

※ 玉米须香蕉皮汤

【组成】玉米汤、香蕉皮各30克，栀子10克。

【制法】玉米汤、香蕉皮、栀子，同煎两次，每次用水

400毫升，煎半小时，两次混合，去渣取汁。分2~3次服用，连服10日为一疗程。

【功效】适用于高血压者。

※ 芹菜拌海蜇皮

【组成】芹菜300克，小虾米3克，海蜇皮、精盐、醋、味精、麻油各适量。

【制法】芹菜除去根、叶，洗净切成小段，放开水锅中烫一下，沥干。小虾米用开水泡好，海蜇皮漂洗干净，切成细丝，同放于大碗中，加入精盐、醋、味精和麻油，拌匀，腌渍入味。单食或佐餐。

【功效】适用于高血压、头痛眩晕、小便涩痛、咳嗽痰多、目赤、牙痛者。

※ 茼蒿菊花饮

【组成】茼蒿250克，菊花15克。

【制法】茼蒿、菊花加水300毫升，煎20分钟，取汁。代茶饮。

【功效】适用于高血压、头昏脑涨、心烦易怒、肝火亢盛型者。

※ 葵花子芹菜汤

【组成】葵花子50克，鲜芹菜100克。

【制法】葵花子、鲜芹菜分别洗净，加水200毫升，小火煮至熟透。分1~2次嗑食瓜子，喝汤。

【功效】适用于高血压、动脉硬化、防癌者。

※ 蜂蜜决明汤

【组成】决明子20克，蜂蜜50克。

【制法】决明子洗净，研末，注入清水200毫升，煎取100毫升。分2次连渣冲蜂蜜服用。

【功效】适用于高血压、便秘者。

※ 槐花万寿菊

【组成】万寿菊15克，菊花、槐花各10克。

【制法】万寿菊、菊花、槐花用滚开水300毫升冲泡，温浸半小时。代茶饮。

【功效】适用于高血压、头昏脑涨者。

※ 灵芝黄豆散

【组成】灵芝50克，黄豆180克。

【制法】灵芝焙干，黄豆洗净炒熟，共研末，混合均匀。每日服2次，每次10~15克，温开水送服。

【功效】适用于高血压病者。

低血压

※ 羊奶粥

【组成】粳米100克，羊奶450毫升，白糖适量。

【制法】粳米淘净，注入清水1000毫升，小火熬至半熟时，去米汤，加入羊奶450毫升，白糖适量，熬至粥成。早晚空腹服用。

【功效】适用于病后体弱、结核病、神经衰弱、低血压者。

※ 牛奶粥

【组成】粳米100克，牛奶500毫升，白糖适量。

【制法】 粳米加水800毫升，小火熬至半熟时，倒出米汤，加入牛奶和白糖，继续同熬至粥成。分1~2次空腹服用。

【功效】适用于低血压、病后体弱、神经衰弱者。

※ 肉桂升压茶

【组成】肉桂、桂枝各5克，炙甘草5克。

【制法】 肉桂、桂枝各洗净切薄片，和炙甘草同放于大茶杯中，注入滚开水200毫升，加盖焖浸15分钟。代茶饮，连服10~20日。

【功效】适用于低血压病、体质虚弱、消瘦、怕冷、食欲不振者。

※ 菠萝鹌鹑

【组成】鹌鹑4只，菠萝肉150克，鸡蛋清2个，精盐、味精、黄酒、葱、姜、酱油、白糖、醋、素油各适量。

【制法】 鹌鹑刮净切块，加入鸡蛋清、精盐、味精、黄酒拌匀，腌渍入味，用油炸至金黄色，捞出沥油。原锅留少许油，投入菠萝肉，稍炒，随即放入鹌鹑块同炒，加入葱、姜、酱油、黄酒、白糖、醋和适量清水，加盖焖熟，用淀粉勾芡。单食或佐餐。

【功效】适用于低血压病者。

※ 归芪枣蛋

【组成】当归、黄芪各30克，红枣30枚，鸡蛋3个。

【制法】 将各药和红枣、蛋分别洗净，共放于砂锅中，加清水900毫升，煎至450毫升。每天食枣10枚，鸡蛋1个，喝汤，分3天服完。

【功效】适用于低血压病者。

※ **参枣二地蒸蜜**

【组成】红枣30枚，沙参15克，生熟地10克，蜂蜜100克。

【组成】将各药分别洗净，同放于大瓷碗中，加入蜂蜜和水500毫升盖好，上锅隔水蒸2小时。分3次趁温食枣10枚，喝汤，连服10日。

【功效】适用于低血压病者。

※ **黄芪天麻炖鸡**

【组成】黄芪15克，天麻10克，仔母鸡1只（重800克），葱、姜、精盐、黄酒各适量。

【制法】将鸡剖净，除去内脏，砍去鸡爪，黄芪、天麻洗净切片，装于鸡腹腔，同放于砂锅中，加入葱、姜、精盐、黄酒和清水600毫升，先用大火烧开，再转用小火炖至酥烂。分1~2次趁热食鸡肉、喝汤。

【功效】适用于低血压眩晕者。

便 秘

※ **芝麻白糖粉**

【组成】黑芝麻500克，绵白糖100克。

【制法】先将黑芝麻去除杂质，晒干，炒熟，研成细末，调入绵白糖，拌匀，装入瓶罐内，备用。每日2次，每次15克，或早晚各嚼食15克。

【功效】适用于各型习惯性便秘者。

※ 芝麻火麻仁粉

【组成】芝麻150克，火麻仁150克。

【制法】将芝麻、火麻仁拣去杂质，晒干或烘干，研成细末，充分混合均匀，过筛，装入可密封防潮的瓶中，备用。每日2次，每次10克，温开水送服。

【功效】适用于各型习惯性便秘者。

※ 松子仁粥

【组成】松子仁50克，粳米100克，白糖或蜂蜜适量。

【制法】将松子仁拣去杂质，洗净后晒干，微火炒香，与淘净的粳米同入砂锅，加水适量，煮沸后改用小火煨煮成稠粥，即成。早晚2次分服，服食时也可加适量白糖或蜂蜜。

【功效】适用于各型习惯性便秘者。

※ 生首乌蜂蜜羹

【组成】生首乌400克，蜂蜜100克。

【制法】将生首乌洗净，切成薄片，晒干或烘干，研末，调入蜂蜜，拌和均匀即成。每晚睡前或晨起空腹时用温开水送服20克。

【功效】适用于各型习惯性便秘者。

※ 松子糕

【组成】松子仁50克，糯米粉800克，粳米粉400克，白糖300克，豆沙300克，猪油100克，红瓜丝15克，麦叶汁30毫升，水淀粉、植物油各适量。

【制法】先将糯米粉、粳米粉放入盆中，混合均匀，加水搅拌，在笼屉内刷一层植物油防粘，并均匀铺上一层搓好的米粉，将豆沙馅均匀地分放在粘层上，再将猪油丁放在豆沙馅间隙中。把过筛的水淀粉均匀撒在馅层上，上笼蒸熟。将麦叶汁加少量水淀粉，搅打成糊状，摊布在糕面上，再放上白糖、松子仁及红瓜丝，上笼复蒸，蒸后取下，用刀纵横剖成24块（4块约合100克），即为松子糕。每日2次，每次4块，用浓米汤或温开水送服。

【功效】 对脾胃虚弱型习惯性便秘者尤为适宜。

※ 菠菜根蜂蜜汤

【组成】 菠菜红根250克，蜂蜜适量。

【制法】 菠菜红根洗净切段，加水400毫升煮至熟烂，加蜂蜜调匀。每日服2次，食根喝汤。

【功效】 适用于大便秘结者。

※ 鲜藕地蜜膏

【组成】 鲜藕汁、生地汁各100毫升，蜂蜜200克。

【制法】 鲜藕汁、生地汁、蜂蜜同放于砂锅中，用小火慢熬成膏。每日服3次。每次1~2匙，用温开水送服。

【功效】 适用于虚热烦渴、大便秘结、小便涩痛者。

※ 番薯黑米粥

【组成】 番薯250克，黑米100克，白糖适量。

【制法】 番薯切粒，黑米加清水1000毫升，大火烧开，转用小火慢熬成粥，加入白糖，调匀。分2~3次空腹服用。

【功效】 适用于年老年体弱、便秘者。

※ 胡萝卜蜂蜜饮

【组成】胡萝卜500克，蜂蜜适量。

【制法】胡萝卜捣烂绞汁，煮沸，分2~3次调蜂蜜服。

【功效】适用于便秘者。

※ 冰糖蒸香蕉

【组成】香蕉2个，冰糖适量。

【制法】香蕉去皮，冰糖捣碎，放入大瓷碗中，加水250毫升，隔水蒸熟，分1~2次食蕉、喝汤。

【功效】适用于体虚便秘者。糖尿病患者不宜。

※ 首乌蜂蜜饮

【组成】何首乌50克，蜂蜜适量。

【制法】何首乌水煎2次，每次用水300毫升，煎半小时，2次混合，去渣取汁。分2次调蜂蜜服。

【功效】适用于妇女产后便秘、老年性便秘者。

※ 猪血菠菜汤

【组成】猪血200克，菠菜250克，油、盐、味精各适量。

【制法】猪血切成小方块，菠菜洗净切块。水500毫升，烧开后，下猪血块、油和盐。再烧开后下菠菜煮至熟，加味精调匀。分1~2次服用。

【功效】适用于痔疮便秘、肠道干燥引起的习惯性便秘者。

※ 芝麻桑葚首乌汤

【组成】黑芝麻30克，桑葚、何首乌各20克。

【制法】黑芝麻、桑葚、何首乌分别洗净，水煎2次。每次用水400毫升，煎半小时。2次混合，去渣，分2次服用。

【功效】适用于老年性便秘者。

高脂血症

※ 黑芝麻粥

【组成】黑芝麻60克，桑葚60克，白砂糖10克，粳米50克。

【制法】将黑芝麻、桑葚、白砂糖一同研碎后放入锅中，加粳米和适量水，用旺火煮沸，再改用文火熬成稀糊状，调入白砂糖即成。每日1剂，分2次服用。

【功效】用于治疗高脂血、高血压等症。

※ 山楂陈皮红糖饮

【组成】鲜山楂30克，陈皮15克，红糖20克。

【制法】先将鲜山楂拣杂，洗净，切碎，与洗净切碎的陈皮同放入纱布袋中，扎口，放入砂锅，加足量清水，中火煎煮40分钟，取出药袋，滤尽药汁，调入红糖，拌和均匀即成。早晚2次分服。

【功效】对中老年脾弱湿盛、气血淤滞型高脂血症者尤为适宜。

※ 荷叶红枣粥

【组成】荷叶细末15克，粟米100克，红枣15枚，红糖15克。

【制法】先将红枣、粟米洗净，放入砂锅，加水适量，大火煮沸后，改用小火煨煮30分钟，调入荷叶细末，继续用小火煮至粟米酥烂，加入红糖，拌匀即成。早晚2次分服。

【功效】适用于各型高脂血症者。

※ 红花绿茶饮

【组成】红花5克，绿茶5克。

【制法】先将红花拣杂，与绿茶同放入有盖杯中，用沸水冲泡，加盖焖15分钟即成。代茶，频频饮服，一般可连续冲泡3~5次。

【功效】对高脂血症伴有肥胖、冠心病者尤为适宜。

※ 麦麸山楂糕

【组成】麦麸50克，山楂30克，茯苓粉50克，粟米粉100克，糯米粉50克，红糖20克。

【制法】先将麦麸、山楂拣去杂质，山楂切碎，去核，晒干或烘干，共研为细末，与茯苓粉、粟米粉、糯米粉、红糖一起拌和均匀，加水适量，用竹筷搅和成粗粉样粒状，分装入8个粉糕模具内，轻轻摇实，放入笼屉，用大火蒸30分钟，粉糕蒸熟取出即成。早晚2次分服，或当点心，随餐食用。

【功效】对高脂血症伴有肥胖、冠心病者尤为适宜。

※ 何首乌粉

【组成】何首乌1千克。

【制法】将何首乌拣去杂质，洗净，晒干或烘干，研成细粉，瓶装，备用。每日2次，每次6克，用温开水冲服，连服2个月为一疗程。

【功效】对中老年肝肾阴虚型高脂血症尤为适宜。

※ 凉拌平菇鸡汤

【组成】平菇200克，鸡汤50毫升，姜汁、酱油、麻油、味精各适量。

【制法】 鸡汤、姜汁、酱油、麻油、味精同放于碗中，搅匀成调味汁。平菇洗净切片，放入开水锅中汆熟，沥干，装于盘中，浇上调味汁，拌匀。分1~2次服用。

【功效】 适用于高脂血症、高血压、肝血不足者。

※ 竹荪莼菜汤

【组成】 干竹荪30克，莼菜100克，猪瘦肉片50克，姜丝、精盐、味精、麻油各适量。

【制法】 锅中注入水300毫升，投入猪瘦肉片，烧开后，再将竹荪和莼菜放入，煮至熟透，下姜丝、精盐、味精，淋麻油。分1~2次趁热服用。

【功效】 适用于高脂血症、肺结核者。

※ 豆浆粳米粥

【组成】 粳米50克，浓豆浆300毫升。

【制法】 粳米加水500毫升，烧开后，加入浓豆浆，小火慢熬成粥，每日清晨空腹服1~2碗，或下午增服1碗。

【功效】 适用于高脂血症、动脉硬化、心脑血管病、营养不良者。

※ 首乌鲤鱼汤

【组成】 鲤鱼1条，何首乌30克，姜、油、盐各适量。

【制法】 何首乌加水500毫升，煮1小时，去渣留汁，随即将鲤鱼洗净切块，生姜洗净切丝，放入锅中，煮至熟透，下油、盐调匀。分1~2次趁热食鱼喝汤。

【功效】 适用于高脂血症、体虚贫血、须发早白、头晕、失眠、腰膝酸痛、心绞痛者。

※ 首乌归地汤

【组成】制首乌30克，当归、生地各15克。

【制法】制首乌、当归、生地水煎2次，每次用水400毫升，煎半小时，2次混合，代茶饮。

【功效】适用于高脂血症、气血亏虚、青少年白发者。

※ 柿叶绿茶干

【组成】柿叶10克，绿茶5克。

【制法】柿叶洗净切碎，与绿茶同放入滚开水（150毫升），温浸5分钟，代茶饮。

【功效】适用于高脂血症、高血压之烦热口渴者。

※ 葵花子山楂汤

【组成】葵花子仁、山楂各50克，红糖适量。

【制法】葵花子仁、山楂分别洗净加水500毫升，烧开后，加入红糖煮至糖溶。分1~2次食渣喝汤。

【功效】适用于高脂血症、高血压、妇女痛经者。

※ 山楂消脂饮

【组成】山楂50克，荷叶15克，鲜槐花20克，决明子10克，白糖适量。

【制法】山楂洗净，切成薄片，荷叶洗净剪成小块，鲜槐花、决明子分别洗净沥干，水煎2次，每次用水500毫升，煎半小时，2次混合，去渣，加入白糖，调匀。分3次服用。

【功效】适用于高脂血症、高血压者。

※ 山楂猪排汤

【组成】山楂30克，猪排骨500克，芹菜叶5克。

【制法】 山楂洗净，猪排骨洗净砍成小块，加水400毫升，小火炖至酥烂，加入芹菜叶和盐，再炖片刻。分1~2次趁热食肉喝汤。

【功效】 适用于高脂血症、高血压、食欲不振者。

※ 玉米木耳粥

【组成】 玉米粒150克，黑木耳10克，盐适量。

【制法】 玉米粒用压力锅加水300毫升煮至将烂时，改用普通锅，放入木耳（冷水浸泡）同煮为粥，下盐，调匀。每日早晚空腹服用。

【功效】 适用于高脂血症、冠心病者。

糖尿病

※ 猪胰粉

【组成】 猪胰1个。

【制法】 将猪胰清洗干净，用小火焙干，或切片烘干，研成细末，装入可密封防潮的瓶中，冷藏备用。每日3次，每次5克，温开水送服。

【功效】 适用于各型糖尿病患者。

※ 青皮南瓜粉

【组成】 青皮南瓜1千克。

【制法】 将青皮南瓜洗净，去蒂及瓤、子，连皮切成薄片，晒干或烘干，研成细粉，装入可密封防潮的瓶中，冷藏备用。每日2次，每次5克，温开水送服。

【功效】 适用于各型糖尿病患者。

※ 山药葛根糊

【组成】淮山药200克，葛根200克，天花粉100克，罗汉果10克。

【制法】先将淮山药、葛根、天花粉分别洗净后切成片，晒干或烘干，研成细粉，过筛后混合均匀，瓶装备用。每日2次，每次取50克，用罗汉果煎水取汁，趁热冲调成糊状食服，亦可用沸水调成糊状食用。

【功效】适用于各型糖尿病患者。

※ 荔枝核葛根羹

【组成】荔枝核15克，葛根10克，山药60克。

【制法】将荔枝核、葛根、山药分别洗净，晒干或烘干，敲碎或切碎，共研成细末，用温开水调匀，呈稀糊状，小火上制成黏稠羹。早晨空腹服用。

【功效】适用于各型糖尿病患者。

※ 黄精玉竹茶

【组成】黄精20克，玉竹20克。

【制法】将黄精、玉竹分别拣洗干净，晾干或晒干，切成片，同放入砂锅，加水煎煮成稠汁约300毫升。代茶冲服，频频饮用，当日服完。

【功效】适用于气阴两虚型糖尿病患者。

※ 山药饼

【组成】怀山药50克，面粉100克，鸡蛋1个，葱、姜、盐、芝麻油、植物油各适量。

【制法】将怀山药洗净，晒干或烘干，研成细末，与面粉拌匀。鸡蛋磕入碗中，用筷搅打成泥糊，搅拌入山药面粉中，加葱花、姜末、精盐、芝麻油少许，和成面团，在加植物油的平底锅上，小火煎成薄饼。早晚2次随餐服食，或当点心，上下午分服。

【功效】适用于气阴两虚型糖尿病患者。

※ 番薯叶冬瓜汤

【组成】番薯叶150克，冬瓜（连皮）200克。

【制法】番薯叶、冬瓜加水500毫升，煮至冬瓜熟烂。分1~2次服用。

【功效】适用于各型糖尿病患者。

※ 蕹菜玉米须汤

【组成】蕹菜梗100克，玉米须50克。

【制法】蕹菜梗，玉米须，加水400毫升，小火煮熟，分2次服用。

【功效】适用于糖尿病、高血压患者。

※ 红枣炖兔肉

【组成】兔肉500克，红枣100克，茶油1升（实耗50毫升），姜丝、黄酒、酱油、精盐、白糖、蒜段、味精、胡椒粉、麻油各适量。

【制法】兔肉洗净切块，红枣去核，茶油1升（实耗50毫升）。油锅烧至八成热，下兔肉入锅炸熟，倒出沥油。原锅留少许余油，继续加热，投入姜丝、兔肉、黄酒、酱油、精盐、白糖同翻炒入味，再投入红枣和适量清水，加盖，小火焖至熟烂，下蒜段稍焖，勾芡加尾油，调味精，出锅，撒胡椒粉，淋麻油。分1~2次趁热服。单食或佐餐。

【功效】适用于糖尿病身体羸瘦、皮肤枯燥无华、阴虚失眠、过敏性紫癜者。

※ 莜麦山药粥

【组成】莜麦米50克，山药50克，精盐、味精、麻油各适量。

【制法】莜麦米，淘净加清水800毫升，烧开，再将山药去皮，洗净，切成小丁放入，慢熬成粥，下精盐、味精、淋麻油。分1~2次趁热食肉、喝汤。

【功效】适用于糖尿病患者。

※ 猪脊骨汤

【组成】猪脊骨500克，红枣、莲肉各30克，炙甘草15克，云木香5克。

【制法】猪脊骨洗净敲碎，红枣、莲肉、炙甘草、云木香洗净沥干，同放于砂锅中，注入清水1000毫升，烧开后，撇去浮沫，小火炖至骨质酥烂，去渣取汁。分2~3次服用。

【功效】适用于糖尿病患者。

※ 醋蒸白毛鸡

【组成】白毛鸡（2龄以上。男性患者用母鸡，女性患者用公鸡）1只，醋250毫升。

【制法】白毛鸡洗净，砍去脚爪，放于大瓷碗中，腹面向上，醋倒入腹腔内，不放盐，盖好，上锅隔水蒸至酥烂。早晨空腹服，一次吃不完次晨加热再吃，1~3次食完。

【功效】适用于糖尿病患者。

※ 鲍鱼萝卜汤

【组成】 鲍鱼30克，萝卜250克，精盐、味精、麻油各适量。

【制法】 鲍鱼，水发透，洗净，切块，加水400毫升，烧开后，再将萝卜洗净切块放入，小火炖至酥烂，下精盐、味精，淋麻油，调匀。分1~2次趁热服用。

【功效】 适用于糖尿病肾阴不足、腰膝酸软、头晕、倦怠乏力者。

※ 羊奶山药羹

【组成】 鲜羊奶250毫升，山药粉50克。

【制法】 鲜羊奶，烧开后，加入山药粉，调匀，煮熟。趁热服用。

【功效】 适用于糖尿病患者。

※ 桑葚杞药汤

【组成】 桑葚50克，枸杞、山药各20克。

【制法】 桑葚、枸杞、山药分别洗净，水煎2次，每次用水400毫升，煎半小时，2次混合，去渣取汁，分2~3次服用。

【功效】 适用于糖尿病患者。

※ 马齿苋苡仁粥

【组成】 新鲜马齿苋100克，苡仁60克，粳米60克。

【制法】 先将新鲜马齿苋去杂、洗净，切成小段。苡仁、粳米淘净，同入砂锅，加水适量，先用大火煮沸，加入马齿苋小段，改用小火煨煮成稠黏粥。早晚2次分服。

【功效】 适用于各型细菌性痢疾者。

※ 蒜泥苋菜

【组成】 蒜头50克，苋菜200克，植物油、精盐、味精、香醋各适量。

【制法】 先将蒜头瓣去外皮，切碎，捣烂成蒜泥。苋菜须去杂，反复洗净后，切成段，用植物油大火急炒片刻，加精盐、味精，继续翻炒1~2分钟，加蒜泥、香醋，拌匀即成，或起锅装盘，加蒜泥、香醋拌和均匀即可食用。随餐当菜，当日吃完。

【功效】 适用于各型细菌性痢疾患者。

※ 马齿苋槟榔茶

【组成】 马齿苋50克，槟榔10克。

【制法】 将马齿苋洗净，与槟榔同入砂锅，加水煎煮30分钟，去渣取汁，即成。早晚2次分服，代茶，频频饮用。

【功效】 适用于各型细菌性痢疾患者。

※ 大蒜茯苓粥

【组成】 蒜头30克，茯苓20克，粳米100克。

【制法】 先将蒜头瓣去外皮，切碎，捣烂成泥糊。茯苓洗净后，晒干或烘干，研成细末，盛入碗中。粳米淘净后，放入砂锅，加水适量，先用大火煮沸，调入茯苓粉，拌和均匀，改用小火煨煮成稠粥，粥将成时，加蒜头泥糊，搅拌均匀，即可服食。早晚2次分服，随餐当粥。

【功效】 适用于寒湿型细菌性痢疾患者。

※ 扁豆芡实糕

【组成】 白扁豆200克，芡实200克，山药200克，莲子200

克，糯米粉100克，粳米粉100克，红糖100克，白糖100克。

【制法】 先将白扁豆、芡实、山药、莲子分别洗净，晒干或烘干，共研成细粉，与糯米粉、粳米粉、红糖、白糖混合在一起，加水揉搓成32个粉团，用模具压成糕点，上笼，旺火蒸30分钟，凉凉后即成。当点心，每日2次，每次4块。

【功效】 适用于脾肾两虚型细菌性痢疾患者。

※ 扁豆莲芡山药羹

【组成】 白扁豆30克，莲子30克，芡实30克，山药200克，红糖20克。

【制法】 先将白扁豆、莲子、芡实拣杂后洗净，晒干或烘干，共研成细粉。山药洗净后，去除外表皮，剖成细条，切成1厘米见方的小丁块，放入砂锅，加水适量，大火煮沸，调入白扁豆、莲子、芡实细粉，充分拌和均匀，改用小火煮成羹状，调拌入红糖，搅均匀，即可食用。当点心，随意服食，或早晚2次分服。

【功效】 适用于脾肾两虚型细菌性痢疾患者。

肺部疾病

※ 银耳海参饮

【组成】 银耳15克，海参150克，清汤、黄酒（料酒）、精盐、味精各适量。

【制法】 将银耳、海参放入温水中泡发，洗净。银耳撕开，海参切成条状，同放入沸水锅中，焯烫片刻，捞出后盛入碗中。锅中加清汤适量，加黄酒拌匀，投入银耳、海参，先用大火煮沸，再改用小火煨煮10分钟，分盛在2只大碗中。另用清汤适量，加料酒（黄酒）、精盐、味精，调和成汤汁，入锅，小火煮沸，撇去浮沫，倒入盛有银耳、海参的碗内，即成。每日2次，每次1碗，当点心食用。

【功效】适用于各型肺结核患者。

※ 冰糖百合

【组成】百合150克，青梅30克，桂花3克，冰糖150克，白糖100克。

【制法】先将拣杂后的百合洗净，放入蒸碗内，加清水少许，入笼屉，大火蒸透，取出，沥去水。锅置火上，加清水适量，放入冰糖、桂花，小火煮，待冰糖溶化后调入白糖，煮至汁浓，加百合，再加洗净后切开的青梅，继续煮至百合、青梅漂浮时，即可饮用。当点心，随意服食，2日内服完。

【功效】适用于各型肺结核患者。

※ 虫草炖鲤鱼

【组成】冬虫夏草10克，鲤鱼肉250克，植物油、料酒、葱花、姜末、糖、酱油、精盐、味精、胡椒粉各适量。

【制法】先将冬虫夏草拣杂，洗净，切成小段。将鲤鱼肉放入清水中浸泡片刻，洗净，切成2厘米厚的鲤鱼肉段，入沸水锅中焯一下，取出，沥去水分，盛入碗中。锅置火上，加植物油，大火烧至八成热时下鲤鱼段，煸煎片刻，烹入料酒，加葱花、姜末，翻炒出香，加清水或高汤。用大火煮沸后放入虫草小段，加糖及酱油少许，改用小火炖40分钟，待鲤鱼肉熟烂如酥，加精盐、味精、胡椒粉等作料，再煮至沸，即可食用。佐餐当菜，随意服食。

【功效】适用于阴阳两虚型肺结核患者。

※ 蛤蟆油炖银耳

【组成】蛤蟆油15克，银耳30克。

【制法】先将蛤蟆油、银耳分别放入冷水中浸发2小时，拣洗干净后同放入大蒸碗中，加清水适量，隔水炖1小时，待汁稠黏，即可食用。早晚2次分服，服食时可加冰糖适量，小火再化即成。

【功效】适用于各型肺结核患者。

※ 马兰根炖猪肺

【组成】猪肺，马兰根（100克），姜片、精盐、味精、麻油各适量。

【制法】先将猪肺挑除血丝气泡，洗净切块，加水600毫升，大火烧开，撇去浮沫，再将马兰根洗净、切段，和姜片、精盐一起放入，转用小火炖至酥烂，下味精，淋麻油。分2次趁热服。

【功效】适用于肺结核、肺热咳嗽者。

※ 藕汁蜂蜜饮

【组成】鲜藕汁150毫升，蜂蜜30克。

【制法】鲜藕汁、蜂蜜调匀，一次服完，每日服2次。

【功效】适用于肺结核咳嗽、痰中带血、咽喉干痛、皮肤干燥、毛发干枯者。

※ 花椰菜汁蜂蜜饮

【组成】 花椰菜500克，蜂蜜100克。

【制法】 花椰菜，洗净切碎。捣烂绞汁，加入蜂蜜，煮熟。每日服3次，每次50毫升。

【功效】 适用于咳嗽、肺结核者。

※ 牛肺蒸川贝

【组成】 牛肺300克，川贝母粉15克，白糖30克。

【制法】 牛肺洗净剖开，把川贝母粉和白糖撒于肺叶内外，装于大瓷碗中盖好，隔水蒸熟。分1~2次趁热服用。

【功效】 适用于肺结核咳嗽者。

※ 松麦金柏膏

【组成】 松子仁、金樱肉、枸杞各200克，麦冬250克。

【制法】 松子仁、金樱肉、枸杞、麦冬分别洗净，水煎2次，每次用水800毫升，煎半小时，2次混合，去渣，继续加热浓缩，下蜂蜜收膏。每日早晚各服1~2匙，温开水冲服。

【功效】 适用于肺结核潮热、咳嗽、盗汗、心神恍惚、食欲不振、遗精、滑精者。

※ 冰糖蒸甜瓜

【组成】 甜瓜250克，冰糖适量。

【制法】 甜瓜，不去皮核，洗净切片，放于大瓷碗中，加入冰糖和清水300毫升，盖好，隔水蒸熟。分1~2次食瓜、喝汤。

【功效】 适用于肺结核咳嗽、咽干口渴者。

※ 鲜柿番茄浸醋

【组成】 鲜柿500克，番茄250克，醋250毫升。

【制法】 鲜柿、番茄分别洗净，沥干切片，同浸泡于醋中，密封埋地下1个月取出。每日服2次，每次食柿、番茄各2片，饮醋20毫升。

【功效】 适用于肺结核者。

胃部疾病

※ 牛肉香菇粥

【组成】 熟牛肉100克，香菇适量，糯米100克，葱、姜、盐、味精各适量。

【制法】 先将香菇用温水浸泡，然后将牛肉切成薄片，接着将香菇、牛肉、糯米一同加水煮粥，待粥将熟时加入葱、姜、盐、味精，续煮即成。每日1剂，早晚空腹分食，连食半个月。

【功效】 适用于和胃调中、理气止痛、慢性胃炎、反胃呕吐等患者。

※ 生姜杨梅山楂饮

【组成】 生姜15克，鲜杨梅30克，山楂80克，精盐、白糖适量。

【制法】 先将生姜洗净，切成片，与洗净的杨梅、山楂同放入碗中，加精盐、白糖适量，调拌均匀，浸渍1小时，并用沸水浸泡15分钟即可服食。早中晚3次分服，同时嚼食生姜、杨梅、山楂。

【功效】 适用于饮食停滞型慢性胃炎者。

※ 青陈皮粉

【组成】 青柑皮100克，陈皮100克。

【制法】 将青柑皮、陈皮洗净后晒干或烘干，共研成细粉，瓶装备用。每日2次，每次6克，温开水送服。

【功效】 适用于肝气犯胃型慢性胃炎者。

※ 蜜饯鲜橘皮

【组成】 新鲜橘皮500克，蜂蜜250克。

【制法】 将新鲜橘皮反复洗净，沥水，切成细条状，浸渍于蜂蜜中，腌渍7日后即可食用。每日3次，每次10克，当蜜饯嚼食。

【功效】 适用于肝气犯胃型慢性胃炎者。

※ 干姜葱白红糖饮

【组成】 干姜15克，葱白10克，红糖20克。

【制法】 将干姜洗净，切片，鲜葱白洗净，切成小段，干姜先放入砂锅，加水适量，煎煮15分钟，加葱白段及红糖，继续共煮5分钟，用洁净纱布过滤，去渣取汁即成。早晚2次分服。

【功效】 适用于脾胃虚寒型慢性胃炎者。

※ 蒲公英淡盐水

【组成】 鲜蒲公英500克，精盐2克。

【制法】 春夏季蒲公英开花前或刚开花时连根挖取，除去根部泥土，连根洗净，精盐用200毫升温开水溶化。将蒲公英捣烂，取汁，加入淡盐水中，混合均匀即成。早晚2次温服。

【功效】 适用于胃中郁热型慢性胃炎者。

※ 黄连米汤蜂蜜饮

【组成】 黄连3克，稠米汤500毫升，蜂蜜30克。

【制法】 先将黄连洗净，晒干或烘干，研成粗末，放入杯中，用煮沸的稠米汤冲泡，加盖，焖3分钟，加入蜂蜜，调和均匀即成。早晚2次分服。

【功效】适用于胃中郁热型慢性胃炎者。

※ 五汁饮

【组成】梨汁70毫升，荸荠汁70毫升，芦根汁50毫升，鲜藕汁60毫升，甘蔗汁60毫升。

【制法】合并5种汁液，早中晚3次分服。

【功效】适用于脾胃阴虚型慢性胃炎者。

※ 麦冬石斛乌梅饮

【组成】麦冬30克，石斛30克，乌梅30克。

【制法】将麦冬、石斛、乌梅同入锅中，加水适量，小火煎煮30分钟，去渣取汁。早中晚3次分服。

【功效】适用于脾胃阴虚型慢性胃炎者。

※ 党参炒糯茶

【组成】党参20克，炒糯米30克。

【制法】党参、炒糯米加水300毫升，同煎至150毫升，趁温连渣服。隔日服1次，连服5～6日。

【功效】适用于脾胃虚寒、胃及十二指肠溃疡、慢性胃炎者。

健康饮食养生宝典

家庭养生食谱宝典

杨晓华 / 主编

江西科学技术出版社

图书在版编目（CIP）数据

健康饮食养生宝典 . 2，家庭养生食谱宝典 / 杨晓华
主编 . — 南昌：江西科学技术出版社，2020.12
　　ISBN 978-7-5390-7518-1

　　Ⅰ . ①健… Ⅱ . ①杨… Ⅲ . ①食物养生－食谱 Ⅳ .
① R247.1 ② TS972.161

中国版本图书馆 CIP 数据核字（2020）第 175791 号

国际互联网（Internet）地址：http://www.jxkjcbs.com
选题序号：ZK2020275
图书代码：B20291-101

责任编辑　宋　涛
责任印制　夏至襄
封面设计　书心瞬意

健康饮食养生宝典 . 2，家庭养生食谱宝典　　　　　　　　　杨晓华　主编
JIANKANG YINSHI YANGSHENG BAODIAN.2, JIATING YANGSHENG SHIPU BAODIAN

出版 发行	江西科学技术出版社
社址	江西省南昌市蓼洲街 2 号附 1 号
	邮编：330009　电话：（0791）86623491　86639342（传真）
印刷	北京一鑫印务有限责任公司
经销	全国各地新华书店
开本	880mm × 1230mm　1/32
字数	96 千字
印张	5
版次	2020 年 12 月第 1 版　2020 年 12 月第 1 次印刷
书号	ISBN 978-7-5390-7518-1
定价	168.00 元（全 5 册）

赣版权登字 -03-2020-311

前／言

　　自古以来，健康长寿一直是人们的不懈追求。从古代君王指派术士炼丹到现代基因学的运用，都代表了人们对健康长寿探究的决心。炼丹有着封建思想的局限，而力图从破解致病基因角度达到祛病强身的目的则是先进的、可行的。可现在离推广应用基因疗法治病还有一段时间和距离，在这个研究等待的阶段，我们该怎么办？怎么做？

　　其实，在古代缺医少药、生活条件极其艰苦的条件下，也不乏安享天年的寿星，他们靠什么？靠的就是日常饮食和运动保健。正如《素问·脏气法时论》中所说的那样："五谷为养，五果为助，五畜为益，五菜为充，气味合而服之，以补益精气。"人的其他行为可能改变，唯独吃不可改变，既然吃不可更改，我们就要在吃上做文章、下功夫。

　　导致现代人频频罹患各种疾病的原因固然很多，如生活节奏快、生活压力大等，但更多的则是食物中充斥着大量被农药和化学制剂污染的成分，使人们的健康每况愈下，这时我们自然就想到了绿色无污染食品。绿色食品保持着自然状态下应有的营养成分，口味和药用价值无可挑剔，通过对这些食物的科学合理利用，能很容易达到养生保健的目的。

基于上述原因，我们与养生保健专家和农作物营养专家联手合力打造了本书。本书对各种食物进行分类，包括五谷杂粮养生篇、蔬菜养生篇、野菜养生篇、水果养生篇等。对每种食物的性味归经、食用方法、营养成分、保健功效进行阐述，并详细介绍了该食物治病的食疗验方。本书内容翔实、通俗易懂，使专业晦涩的科学养生读物变成了易学实用的"贴身健康小锦囊"，真正把读者寻求相关实用知识的愿望考虑了进去。当您在日常保健中遇到各种问题时翻翻这本书，相信会在相关位置找到相应答案，使问题迎刃而解。

在本书的编写过程中，我们得到了医疗卫生等相关部门的大力支持和帮助，并采纳了他们提出的一些宝贵建议，在此一并感谢。

由于编者水平有限，能力绵薄，加之时间仓促，书中难免出现各种纰漏。此外，读者在应用本书推荐的方例治病时，应视自己身体的实际情况，咨询专业医师才可施治，本书方例仅供读者参考。在此恳请读者不吝赐教，批评指正。

目／录

五谷杂粮养生篇

小　麦

　　小麦又名麸麦，为禾本科植物小麦的种子。有普通小麦、密穗小麦、硬粒小麦、东方小麦等品种。是我国北方人的主要食物，自古就是滋养人体的重要食物。

【性味归经】

　　性凉，味甘。入心、脾、肾经。

【食用方法】

　　小麦可磨粉，即俗称的面粉，可制作多种面制品。将小麦淘洗，漂于水面上的叫"浮小麦"，沉于水底的叫"全麦"，全麦食品营养价值高，因此，应食用全麦食品。

【营养成分】

每100克可食部分含蛋白质7.2克，脂肪1.3克，糖类77.8克，粗纤维0.2克，钙20毫克，磷101毫克，铁2.7毫克，维生素B_1 0.06毫克，维生素B_2 0.07毫克，泛酸1.1毫克。

【保健功效】

小麦有养心益肾、生津止汗、除热止渴、镇静益气、健脾厚肠的功效，适用于舌燥口干、心烦失眠、体虚多汗等症。

【食疗验方】

高脂血症，脂肪肝，动脉硬化：麦麸50克，红枣15枚。将红枣洗净，与麦麸同入锅，加水适量，煎2次，每次30分钟，合并2次煎汁，过滤即成。每日早、晚两次分饮。功能：健脾和血，补虚养血，散瘀降脂。

神经衰弱，失眠盗汗：小麦30克，红枣10枚，甘草6克。将上述原料水煎去渣，取汁饮用。有养心安神，甘缓和中的作用。

呕哕不止：面粉150克，米醋适量，茶叶5克。将面粉用米醋拌做弹丸大小，煮熟。用时，以沸水冲泡茶叶，以茶送服醋麦丸。每日2次，每次1丸。有和胃降逆、止呕吐的作用。

糖尿病，单纯性肥胖症，脂肪肝，高脂血症，高血压：麦麸50克，玉竹10克，甘草2克。先将玉竹、甘草去杂，洗净，晒干或烘干，研为细末，与麦麸充分混匀，一分为二，装入袋中。每日2次，每次取1袋，用沸水冲泡后当茶饮用，一般每袋可连续冲泡3~5次。功能：补虚健脾，生津止渴，降糖降脂。

慢性腹泻，失眠，癔症，乳腺炎：小麦100克，红枣20枚，龙眼肉20克，糯米100克，白糖适量。将小麦淘洗干净，加热水浸涨，倒入锅中，加水煮熟，取汁水，加入淘洗干净的糯米、洗净去核的红枣和切碎的龙眼肉，用大火烧开后转用小火煮成稀粥，调入白糖即成。每日早、晚两次食用。功能：清热除烦，利尿止渴。

【食用禁忌】

糖尿病患者忌多食。

忌制作面食时放碱过多，或吃面条及水饺时弃汤不饮，否则会损失面食中的维生素、无机盐等营养成分。

忌过食精细面粉。小麦粒由表皮、糊粉层、胚乳和胚4部分构成，麦粒外层表皮、糊粉层、胚含丰富的蛋白质、脂肪，而B族维生素含量少。加工时外层富含的营养成分往往被破坏掉，加工越细则损失越多。精粉主含的是胚乳层的成分，长期食用会导致食欲减退、四肢无力，甚至出现皮肤干燥、脚气等营养缺乏性疾病。

忌泡食。馒头泡食将使还没有来得及咀嚼就形成的食糜团入胃，对消化不利，且泡食的汤水还会冲淡胃液而影响消化吸收。

忌多食油炸食品。油炸食品所用的油煎熬时间长，炸制食品时温度较高，极易生成多种形式的有毒聚合物。另外，油条除含有上述炸制过程中产生的有害物质外，还含有明矾，而明矾含有大量的铝，铝在脑中蓄积可诱发脑的退化，智力减退，甚至导致老年痴呆，还可导致胃肠道疾病。

荞　麦

荞麦又名乌麦、甜荞、三角麦等。荞麦能比其他谷类提供更全面的蛋白质，是素食者的极佳选择。全国各地均有栽培。

【性味归经】

性凉，味甘、微酸。归脾、胃、大肠经。

【食用方法】

荞麦像小麦一样，多磨成粉食用。荞麦可以熬粥，可以做成面饼、面包、菜团子、扒糕等。有些地方用荞麦面包饺子，也很有特色。荞麦面看起来色泽不佳，但用它做成扒糕或面条佐以麻酱或羊肉汤时，别具一番风味。

【营养成分】

每100克可食部分含蛋白质9.3克，脂肪2.3克，食物纤维6.5克，糖类66.5克，维生素B_1 3毫克，维生素B_2 0.16毫克，泛酸2.2毫克，钙47毫克，磷297毫克，铁6.2毫克，钾4.1毫克，钠4.7毫克。

【保健功效】

荞麦能促进人体葡萄糖代谢，是预防、治疗糖尿病的极好天然食品。

荞麦秧叶中含多量芦丁，煮水常服可预防高血压引起的脑溢血。此外还含有泛酸，能降低血脂，防止高血压和心脏病的发生。荞麦纤维素含量高，有利便作用，并能预防各种癌症，具有开胃宽肠、下气消积的作用。荞麦适用于肠胃积滞、慢性泄泻、痢疾、糖尿病、瘰疬等症。

【食疗验方】

肠胃不适：荞面500克，猪肉300克，白菜500克，其他调料适量。将猪肉洗净斩蓉，放盆内。白菜去杂洗净，剁碎，挤去部分水分，放入盆内，加入精盐、味精、葱花、姜末拌匀成馅。将荞面放盆内，加水和成面团，做成饺子皮，包入馅成饺子，入笼蒸熟，出笼即成。

神经衰弱，疲劳综合征：荞面250克，红糖适量，将荞面加水拌匀，放在案板上揉匀，搓成长条，切成面剂，擀成圆片形，包入红糖成饼。将锅烧热，放入荞麦饼坯，烙至熟透，出锅即成。功能：滋阴润燥。

高脂血症，高血压，慢性肠炎及消化道癌症：取3份荞面加1份猪血，用盐水打成稠糊状，加上五香调料，放笼上蒸，蒸成暄糕状。冷却后切成0.5厘米的三角形薄片，放油里炸黄，吃时拌上蒜泥。功能：养心益血，补虚抗癌。

慢性前列腺炎，习惯性便秘，阳痿，早泄：荞面250克，蒜泥汁等调料适量，将荞面用冰水调成稀糊状，盛在大碗中，上笼蒸熟，凉凉，扣出。用小刀削成面鱼，码在碗上，上面拌些蒜泥汁、酱油、醋、辣椒油、芥末等。功能：补肾益精。

【食用禁忌】

忌与猪肉、野鸡肉、白矾同食。

肿瘤者慎食。

忌与平胃散、矾同食。

过敏体质者慎用。荞麦含较多蛋白质和其他致敏物质，可诱发或加重过敏者的过敏反应。荞麦花含红色荧花色素，部分人食后易产生光敏感症（即荞麦病），表现为耳、鼻等缺乏色素部位发炎、肿胀，还可发生结合膜炎、咽喉炎、支气管炎、眼部黏膜发炎等，有时还可出现肠道、泌尿系的刺激症状等。

大 麦

大麦是禾本科一年生或越年生草本植物。又名稞麦、裸麦、牟麦、饭麦。

大麦分有稃和无稃两种。有稃大麦就是栽培二棱和无棱大麦，无稃大麦指的是青稞（裸大麦）。我国是世界上最早栽培大麦的国家之一，青藏高原是大麦的原产地。

【性味归经】

性凉，味甘、咸。入肠、胃、肾、膀胱经。

【食用方法】

大麦可用于煮粥、糊，磨面制成饼、糕，或做酱、酿酒亦可。

【营养成分】

每100克可食部分含蛋白质10.2克，脂肪1.4克，糖类63.4克，膳食纤维9.9克，钙66毫克，磷381毫克，铁6.4毫克。此外，还含有维生素B_1 0.43毫克，维生素B_2 0.14毫克，泛酸3.9毫克。大麦胚芽中，维生素B_1的含量较小麦更多。

【保健功效】

具有益气补中、补充营养、开胃宽肠、疏肝理气、下气消积的作用。大麦含尿囊素，能促进化脓性创伤、顽固性溃疡的愈合，可用于治疗慢性骨髓炎、胃溃疡。

【食疗验方】

厌食症，吸收不良综合征，小儿伤食症，慢性胃炎：大麦芽30克，谷芽20克，神曲15克。将大麦芽、谷芽、神曲同入锅中，加水适量，大火煮沸，改用小火煎煮30分钟，去渣，取汁即成。每日早、晚两次分饮。功能：健脾开胃，消食和中。

口腔溃疡，慢性胃炎，消化性溃疡，溃疡性结肠炎，痔疮出血：大麦仁100克，红糖适量。将大麦仁研碎，入锅加水煮成粥后，放入适量红糖，搅匀食用。每日早、晚两次食用。功能：益气和胃，消积宽肠。

口腔溃疡，口腔炎，慢性气管炎，高脂血症，动脉硬化：大麦仁270克，糯米、红糖各30克。将大麦仁淘洗干净，用水泡2小时备用。将锅置火上，加入水，下入大麦仁，用大火熬煮；待大麦仁开花，放入糯米，锅开一会儿，转小火熬煮至米烂粥稠。分盛碗内，撒上红糖即成。每日早、晚两次食用。功能：健脾益气，和胃宽肠，润肺生津。

慢性胃炎，胃下垂，脂肪肝，高脂血症，高血压：大麦仁500克，黄豆200克。将大麦仁、黄豆分别去杂，洗净，磨成稀糊后混匀。煎锅烧热，用勺盛稀糊入锅，摊成一张张很薄的煎饼即成，当点心食用，量随意。功能：宽中化积，活血化瘀。

哺乳期产妇用于断奶回乳：炒大麦芽30～60克。上药加水适量，煎煮1小汤碗。每日1剂，不拘时，当茶温饮。功能：断奶回乳。

回乳消胀，乳汁难回：大麦芽100克。将大麦芽洗净，入锅，加水适量，大火煮沸，改小火煎煮30分钟，去渣取汁即成。每日早、晚两次分饮。功能：回乳消胀。

【食用禁忌】

忌久食炒熟大麦。大麦炒熟后性质温热。久食易助热化火，故素有内热者不宜食。

体虚寒、大便溏薄者少食或不食。

薏　米

薏米又名薏苡仁、苡米、米仁、玉秫、起实、解蠡、药玉米、回回米、六合米、菩提珠等。为禾本科多年生草本植物薏苡的成熟种仁。

薏米在我国栽培历史悠久，是我国古老的药食皆佳的粮食之一。薏米营养价值很高，被誉为世界禾本科植物之王；在日本，最近又被列为防癌食品，因此身价倍增。薏米具有容易被消化吸收的特点，不论用于滋补还是用于医疗，作用都很温和。

【性味归经】

性微寒，味甘、淡。入脾、胃、肾、大肠经。

【食用方法】

薏米可以当粮食吃，是一种很好的杂粮。薏米煮熟后，味道与普通大米相似，又容易消化吸收。煮粥既可充饥，又有滋补作用。薏米为清补利湿之品，具有健脾渗湿、抗疲劳的作用，故在养生保健食疗中常被应用。

【营养成分】

每100克可食部分含蛋白质12.8克，脂肪3.3克，膳食纤维2克，糖类69.1克，钙42毫克，磷217毫克，铁3.6毫克。此外，还含有维生素B_1 0.22毫克，维生素B_2 0.15毫克，泛酸2毫克，以及薏米脂、薏米油谷固醇、生物碱等。

【保健功效】

薏米具有利水渗湿、健脾止泻、解热、镇静、镇痛、抑制骨骼肌收缩、补肺、清热、除痹、排脓等功效，用于治疗泄泻、湿痹、水肿、慢性肠炎、阑尾炎、风湿性关节痛、尿路感染、肠痈、肺痈、淋浊、白带等病症，常用于久病体虚及病后恢复期，是老人、儿童较好的药用食物，还可美容健肤、治扁平疣等。薏米还有抗癌作用，以薏米煮粥食，可作为防治癌症的辅助性食疗法。

【食疗验方】

贫血： 薏米50克，黑豆30克，红糖适量。将黑豆与薏米洗净后同煮成粥，加红糖调味。每日2次，温热食用。功能：益气补血。

慢性气管炎，支气管哮喘，慢性肠炎，尿路感染，单纯性肥胖症，高脂血症，动脉硬化： 薏米100克，山楂糕50克，冰糖150克，糖桂花、精盐各适量。将薏米洗净，山楂糕切成小丁。将薏米放入锅内，倒入适量清水，用大火煮沸，再改用小火将薏米煮熟，加入冰糖煮至溶化后，放入山楂糕丁、糖桂花、精盐，调好口味即成。功能：清热除烦，行气散瘀。

肺痨久咳，咳唾痰血，干咳咽痛，肺部脓肿： 薏米100克，绿豆50克，鲜百合150克，精盐、白糖各适量。将薏米、绿豆分别去杂，洗净；将百合掰成瓣，撕去内膜，用盐轻擦几下，洗去苦味。锅内加水适量，上火，先放绿豆煮至豆熟，加入薏米煮至将熟，再加入百合，用小火煮至成粥，加入白糖、少许盐拌匀，出锅即成。功能：健脾补肺。

肺气肿初期：薏米100克，甜杏仁15克，白糖适量。将薏米去杂洗净，甜杏仁去皮洗净。锅内加水适量，放入薏米用中火煮至半熟，加入甜杏仁煮成粥，再加入白糖拌匀，出锅即成。功能：健肺祛湿，除痰通痹。

单纯性肥胖症，脂肪肝，高脂血症，动脉硬化，高血压，糖尿病：冬瓜500克，薏米100克，精盐适量。将薏米用清水浸泡20分钟；冬瓜洗净，连皮切成块状。同放砂锅内，加清水适量，煮至薏米熟烂，加入精盐，拌匀即成。上午、下午分食。功能：清热解毒，健脾祛瘀。

【食用禁忌】

忌放碱煮食，否则可破坏薏米所含维生素等，降低其营养价值。

形体瘦弱者忌多食。因薏米甘淡渗利，可竭阴耗液。形体瘦弱者阴常不足，食之可躁动浮火，出现阴虚火旺征。

滑精、精液不足，尿多者忌服。

黑 米

黑米又名长寿米、血糯米等。为禾本科植物菰的果实。黑米是稻米中的珍贵品种。用黑米熬制出来的米粥清香油亮、软糯适口，因其营养丰富，具有很好的滋补作用，而被人们称为补血米。

【性味归经】

性冷，味甘。归脾、胃经。

【食用方法】

黑米可煮粥、煮饭、蒸饭，也可炒米，磨成面制成糕点。

【营养成分】

每100克黑米可食部分含蛋白质9.4克，脂肪2.5克，食物纤维3.9克，糖类68.3克，灰分1.6克，钙12毫克，维生素含量共270毫克。

【保健功效】

黑米具有滋阴补肾、益气强身、健脾开胃、补肝明目、养精固涩之功效，适用于心脏病及水肿，是抗衰美容、防病强身的滋补佳品。经常食用黑米，对慢性患者、康复期患者及幼儿有较好的滋补作用，能明显提高人体血色素和血红蛋白的含量，有利于心血管系统的保健。

【食疗验方】

贫血：黑米100克，黑豆30克，红糖适量。将黑豆与黑米洗净后同煮成粥，加红糖调味。功能：益气补血。

久病体虚：黑米100克，核桃仁30克，芝麻30克，蜂蜜、玫瑰糖各适量。将黑米淘洗净，核桃仁研磨成细粉，加适量水同煮成粥，待粥熟后加入蜂蜜、玫瑰糖、芝麻，稍煮片刻即成。功能：益气补血，补脑健肾。

头发枯黄：黑米50克，黑豆25克，黑芝麻粉15克，红枣10枚，红糖适量。先将黑米、黑豆、红枣洗净，放入2000毫升水中同煮，熟烂为好，再加黑芝麻粉同煮1～2分钟即可。服时加红糖适量。秋、冬季节早晚餐服食最宜。可促进毛发生长，使头发乌黑亮泽。

白癜风：黑米200克，红糖适量。将黑米淘洗干净，放入锅内，加入适量水，先用旺火烧开，再改用小火，煮至米烂粥稠时，加入红糖，出锅即成。功能：补益脾肾，滋阴养血。

【食用禁忌】

盛热燥者不宜食用黑米。

黄　豆

黄豆又名菽、大豆，为豆科植物大豆的种子。黄豆的嫩荚上长有毛茸，又称毛豆。黄豆原产我国，现全国各地均有栽培，以西南、华中、华东等地栽培最多。大豆食品种类繁多，如豆芽、豆浆、豆腐、各种豆腐干等。

【性味归经】

性平，味甘。归脾、胃、大肠经。

【食用方法】

黄豆可煮食、炒食、油炸食等，经过加工后，可以制出很多食品，是我国人民喜爱的传统食品。但煮大豆的消化率只有65%，若加工成豆腐、豆浆等豆制品，易为人体吸收，消化率可达95%。此外，黄豆是重要的油料之一。

【营养成分】

每100克可食部分含蛋白质35.1克，脂肪16克，食物纤维15.5克，糖类18.6克，灰分4.6克，胡萝卜素0.22毫克，维生素B_1 0.41毫克，维生素B_2 0.2毫克，泛酸 2.1毫克，钙191毫克，磷465毫克，铁8.2毫克，锌3.34毫克。

【保健功效】

黄豆具有健脾益气、润燥消水等作用，可用于脾气虚弱、消化不良、疳积泻痢、腹胀羸瘦、妊娠中毒、疮痈肿毒、外伤出血等症。黄豆中所含钙、磷对预防小儿佝偻病、老年人易患的骨质疏松症及神经衰弱很有益处。黄豆中所含的铁，不仅量多，且容易被人体吸收，对生长发育的小孩及缺铁性贫血患者很有益处。黄豆中所富含的高密度脂蛋白，有助于去掉人体内多余的胆固醇。因此，经常食用大豆可预防心脏病、冠状动脉硬化。

【食疗验方】

肠胃炎引起的胃脘寒痛： 饴糖100克，豆浆1大碗。将豆浆放入锅内，加入饴糖煮化。烧沸后，待豆浆熟透，即可出锅饮用。功能：补虚健脾，润肺止咳，滋养强壮。

肝炎： 泥鳅500克，豆腐250克，精盐、葱段、姜片、黄酒各适量。将泥鳅去肠杂，洗净；豆腐切成小块。锅上火，放入泥鳅、豆腐块，加水适量，放入适量盐、葱、姜，倒入黄酒，用大火烧开后，改用小火炖至熟食用。

大便秘结或习惯性便秘： 黄豆皮120克。将黄豆碾碎取皮，煎水取汁饮用。功能：健脾宽中，润燥通便。

慢性肠炎腹泻历久不愈： 豆腐150克，花生油、精盐各适量，米醋60毫升。将豆腐切为3块，用花生油煎呈金黄色时，下精盐和米醋，煨片刻即成。

胃肠失和的痢疾： 豆腐锅巴60克，豆腐皮1张，鸡蛋1个，白糖适量。先用砂锅加清水炖煮豆腐锅巴及豆腐皮，水开后将鸡蛋打入锅内，蛋熟加白糖而食。每日1次，以10～15天为一个疗程。功能：宽中益气，和胃理血。

【食用禁忌】

忌过量食。黄豆较难消化，食时宜高温煮烂，过多可妨碍消化，导致腹胀。煮食整粒黄豆时很难消化，常有完谷不化现象。

血尿酸过高而致痛风者忌多吃豆类食品。

对黄豆过敏者忌食。黄豆富含蛋白质，异性蛋白进入人体易诱发或加重过敏者的过敏反应。

服红霉素、甲硝唑、西咪替丁时忌食。黄豆中的钙离子能延缓或减少该类药物的吸收，降低药物疗效。

服左旋多巴时忌食。黄豆等高蛋白食品能影响左旋多巴的吸收。

绿 豆

绿豆又名青小豆、官绿、交豆、植豆等，为豆科一年生植物绿豆的种子。绿豆蛋白质的含量几乎是粳米的3倍，多种维生素、钙、磷、铁等无机盐都比粳米多。因此，它不但具有良好的食用价值，还具有非常好的药用价值，有济世之良谷之誉。

【性味归经】

性寒，味甘。归心、胃、肝经。

【食用方法】

绿豆可以掺米煮饭做主食，也可直接煮汤，或与谷类配合煮粥食用。其加工制品品种有绿豆糕、粉丝、凉粉等。

【营养成分】

绿豆含磷脂、胡萝卜素、维生素B_1、维生素B_2、维生素C、烟酸、蛋白质、糖类、钙、铁、磷等营养成分。每100克可食部分含蛋白质22.1克，脂肪0.8克，糖类59克，钙49毫克，磷268毫克，铁3.2毫克，胡萝卜素1.8毫克。

【保健功效】

绿豆有滋补强壮、降压明目、滋润皮肤、补益元气、调和五脏、清热解毒、生津解暑、利水消肿等功效，对葡萄球菌有抑制作用。适用于暑热烦渴、水肿丹毒、痈肿、酒毒、热毒、食物中毒等。对妇人产后脾肾衰弱及小儿先天不足等有良好的调养作用。

【食疗验方】

小儿肾炎急性期：桑白皮30克，白菊花9克，绿豆60克。将上3味原料同煎。每日分2次饮服。功能：清肺利尿，消肿。

湿疹：绿豆30克，海带20克，鱼腥草15克，白糖适量。先将绿豆洗净，海带泡发好，再把绿豆、海带、鱼腥草共放入锅内；加适量水置火上煮至豆烂、海带软时，即可加糖出锅。

小儿痄腮：绿豆160克，黄豆80克，红糖120克。先将绿豆、黄豆去杂，洗净，放入锅中加水煮粥，烧沸后，用文火慢煮，煮至烂熟时，加入红糖。功能：清热，解毒，利尿。

湿热型急性胃炎：鲜马齿苋120克，绿豆60克。锅上火，加适量清水，放入马齿苋、绿豆，用小火煎汤服用。功能：清热解毒，利水消肿。

【食用禁忌】

脾胃虚寒滑泄，阴虚者慎服。

药用忌去皮。绿豆清热之力在皮，解毒之功在肉，但用于解毒时最好不要去皮。

老人、病后体虚者忌多食。绿豆甘寒，养阴清热。热病后气阴两伤，适量食有益于康复；多食则伤阳伐气，反影响健康。

服温热药物时忌食。绿豆寒凉清热，食后可降低温热类中药的疗效。

赤小豆

赤小豆又名赤豆、红豆、红小豆、朱小豆、米赤豆、红饭豆等，为豆科植物赤小豆的果实。赤小豆富含淀粉，因此又被人们称为饭豆。它具有律津液、利小便、消胀、除肿、止吐的功能，被李时珍称为心之谷。

【性味归经】

性平，味甘、酸。归心、脾、大小肠经。

【食用方法】

赤小豆经泡涨后可单味煮汤饮用，也可掺米煮饭，或配合谷类煮粥食用，还可用来制作甜菜，亦可煮烂去皮后加工成赤豆泥或赤豆沙，作为糕点及甜馅的主要原料。赤小豆还可磨成粉，与面粉掺和后制成各式糕点。

【营养成分】

　　每100克赤小豆可食部分含蛋白质20.7克，脂肪0.5克，糖类58克，粗纤维4.9克，灰分3.3克，钙67毫克，磷3.5毫克，铁5.2毫克，维生素B_1 0.31毫克，维生素B_2 0.11毫克。

【保健功效】

　　赤小豆有滋补强壮、健脾养胃、解毒排脓、利尿、抗菌消炎等作用，适用于水肿胀满、脚气水肿、黄疸尿赤、风湿热痹、痈肿疮毒、肠痈腹痛等症。赤小豆能增进食欲，促进胃肠消化吸收。民间用赤小豆与红枣、龙眼同煮用来补血。赤小豆对肾脏病、心脏病所导致的水肿有很好疗效。赤小豆因含多种B族维生素，可用作治疗脚气病的妙方，但宜少放糖。

【食疗验方】

　　暑热症，疰夏，厌食症，醉酒，腹胀，腹泻：赤小豆50克，桂花2克，糖少许。将赤小豆煮烂，加桂花稍煮，放糖即可。每日早、晚两次食用。功能：清热解暑，清心止渴。

　　肾炎水肿，小便不利，尿路感染：赤小豆30克，冬瓜皮、西瓜皮、玉米须各15克。将赤小豆、冬瓜皮、西瓜皮分别洗净，捣碎或切成段，同放入砂锅中，加水煎煮2次，每次30分钟，合并两次滤液，冲对到300毫升即成。功能：清热解毒，利水消肿。

糖尿病，疔疗疮肿，肠痈腹痛，痔疮出血，尿路感染：赤小豆100克，甘草3克。先将甘草去杂，洗净后切成片，与淘洗干净的赤小豆同放入砂锅，加足量水，大火煮沸后，改用小火煮1小时，待赤小豆酥烂即成。每日早、晚两次食用。

肝硬化，腹水：鲤鱼500克，陈皮6克，赤小豆120克，白糖适量。将鲤鱼去鳞，去内脏，洗净。赤小豆淘洗干净，陈皮切成小片。将鲤鱼放入锅内，加适量水，放入赤小豆、陈皮，用大火烧开，用小火煮，煮至豆烂鱼熟，出锅前加适量白糖即成。功能：利水消肿，健脾和胃。

水肿，泌尿系统感染，结石：鲜茅根200克，赤小豆200克，粳米250克。将茅根洗净，泡软，切成碎段；赤小豆、粳米分别淘洗干净。锅上火，加水适量，烧热，先下赤小豆，煮至半熟，下入粳米和茅根，烧沸，用小火煮粥，煮至豆熟米烂时，拣去茅根即可出锅食用。

【食用禁忌】

形瘦体虚、久病者忌食。赤小豆渗利损阴伤阳，补益之力不足，形瘦体虚及久病者食则使正气更为耗伤，体质更虚。

忌加碱煮食。煮食时加碱虽能使赤小豆变软，但其中的钙、磷易与铁剂结合形成不溶性物质，降低铁剂的吸收。

服硫酸亚铁时忌食，因赤小豆中的钙、磷易与铁剂结合形成不溶性物质，降低铁剂的吸收。

扁　豆

　　扁豆又名眉豆、茶豆、树豆、南豆、南扁豆、沿篱豆、峨眉豆、举眼豆、膨皮豆、小刀豆等。为豆科植物扁豆的种子。扁豆原产于印度和印度尼西亚，现在，除了高寒地区外，我国各地均有栽培。扁豆以肥厚的嫩荚和种子供食用。市场上常见的扁豆有白、紫、青三色，其形状为长荚，荚内有种子3~6粒。

【性味归经】

　　性平，味甘、淡。归脾、胃经。

【食用方法】

　　收获成熟的扁豆，去荚取种仁，可以煮食或煮汤，或制成豆泥、豆沙，还能煮粥做糕。嫩扁豆荚可做蔬菜，多用于家常菜，以烧、煮为多，可切段单烧，或配以芋艿、土豆等。配荤料时多用猪肉。偶有蒸食，或切丝焯水后拌食或炒食。亦可制作泡菜或腌、干制品。

【营养成分】

　　每100克可食部分含蛋白质19克，脂肪0.1克，食物纤维13.4克，糖类42.2克，维生素B_1 0.33毫克，维生素B_2 0.11毫克，钙68毫克，磷340毫克，铁4毫克，锌1.93毫克，钾1.07

克，钠1毫克。

【保健功效】

扁豆具有健脾和中、抗菌抗病毒、增强细胞免疫功能、降低血糖、降胆固醇，防治肿瘤等功效。适用于暑湿吐泻、脾虚、呕逆、食少久泻、水停消渴、赤白带下、小儿疳积等症。

【食疗验方】

食欲不振，慢性腹泻，呕吐，妇女白带增多，中暑：扁豆250克，白糖100克，葡萄干、山楂糕各15克，糖桂花少许。将扁豆用米泔水浸发后搓去皮，加水煮酥软，加入白糖，撒上山楂糕、葡萄干、糖桂花即成。每日早、晚两次食用。功能：健脾化湿，消暑和中。

慢性胃炎，慢性肠炎，暑热症，大便次数增多，吸收不良综合征：炒扁豆100克，炒薏米50克。将炒扁豆与炒薏米同研为细粉，瓶装备用。每日2次，每次15克，温开水送食。功能：益气健脾，祛湿止泻。

暑热症，痘疹透发不畅，腮腺炎，消化性溃疡，高血压，慢性前列腺炎，关节炎：荷叶15克，扁豆、黄豆各50克，绿豆10克。将荷叶、扁豆、黄豆、绿豆洗净，加水煮至熟烂后，取浓汁饮用。每日早、晚两次分饮。功能：解毒消暑，健脾益气。

【食用禁忌】

寒热病者勿食。南北朝·陶弘景："患寒热病者不可食。"

食积者忌食。食积者应健胃消食忌补脾，而白扁豆性温热补脾，能加重食积胀满之症。

忌多食，否则会壅气伤脾。

忌切碎食。扁豆角较脆，宜用手拉断食，若以刀切食则刀中铁元素将破坏食物中的维生素C。

禁生食、半生半熟食。

忌食油炸扁豆。经油炸，扁豆角所含的维生素等营养成分会被破坏。

服潴钾排钠类利尿药（螺内酯等）时禁食，因该类药物与含钾量高的食物相克，影响疗效。

蚕 豆

蚕豆又名胡豆、罗汉豆、佛豆、倭豆、寒豆、川豆、竖豆、仙豆、海豆等，为豆科植物蚕豆的种子。蚕豆中含有大量蛋白质，在日常食用的豆类中仅次于大豆，并且其蛋白质中氨基酸种类较为齐全，特别是赖氨酸含量丰富。原产于黑海南部，在我国已有2000余年的栽培历史。

【性味归经】

性平，味甘、微辛。归脾、胃经。

【食用方法】

蚕豆是一种佳品，爱食者颇多。蚕豆亦粮亦蔬，干蚕豆可以作为主食，或炒或煮或炸，并可以制成许多副食品，如粉丝、豆瓣酱等，也可以制作成糕饼和糖果。还可用作多种风味小吃的原料，例如用蚕豆制作的五香豆、油炸兰花豆及怪味豆等。干蚕豆也可以发芽做菜，味道鲜美。嫩蚕豆可做新鲜蔬菜食用，既可做主料，又可做辅料，咸甜皆宜，不论拌、炝，还是炒烩，都能做出适口的佳肴。

【营养成分】

每100克干品的可食部分中含有蛋白质24.6克，脂肪1.1克，糖类49克，膳食纤维10.9克，钙49毫克，磷339毫克，铁219毫克。此外，它还含有维生素A 50微克，维生素B_1 0.13毫克，维生素B_2 0.23毫克，维生素C 12毫克，以及多种磷脂、胆碱和多种微量元素等。

【保健功效】

蚕豆有利尿、止血、补中益气、健脾利湿、涩精实肠、暖胃和腑、补肾的作用，适用于心脏病、肾炎水肿，并有止血降压的作用。常食蚕豆，其丰富的植物蛋白可以延缓动脉硬化；富含的粗纤维可以降低血液中的胆固醇，对动脉硬化、抗衰防病有较好的保健作用。蚕豆中所含的磷脂是神经组织及其他膜性组织的组成成分；胆碱是神经细胞传递信息不可缺少的化学物质，常食蚕豆对营养神经组织、增强记忆力有较好的保健作用。蚕豆含有丰富的钙，有利于骨骼对钙的吸收和钙化，能促进人体骨骼的生长发育。

【食疗验方】

高血压，动脉硬化，冠心病，肥胖症，糖尿病：蚕豆250克，冬瓜皮100克。将蚕豆、冬瓜皮洗净后一同放入锅中，加水煮熟即成。每日早、晚两次食用。功能：健脾消肿，清热祛风。

慢性前列腺炎，尿路感染：牛肉250克，鲜蚕豆400克，麻油、精盐、味精各适量。将牛肉洗净，切块，同鲜蚕豆一同放入锅中，加水适量，煨熟烂，加精盐、味精、麻油调味即成。功能：清热利湿，益气强筋。

大便溏薄：蚕豆、赤小豆各30克，粳米100克。先将蚕豆、赤小豆用冷水浸泡半日后，同粳米一起煮粥。早餐、晚餐时温热服食。功能：利水消肿，健脾益胃。

慢性胃炎，消化性溃疡，肾炎水肿，高脂血症，高血压，肥胖症：蚕豆60克，大米100克。将蚕豆、大米分别淘洗干净，同下入锅中，加清水适量，熬煮成粥。每日早、晚两次食用。功能：补益脾胃，清热利湿。

【食用禁忌】

有蚕豆病家族史和溶血病家族史者忌食。

脾胃虚寒者忌食。蚕豆性壅滞，服过量易致食积腹胀。

儿童慎食。蚕豆含巢菜碱苷，摄入过量可抑制机体的自然生长。

对蚕豆过敏者忌食。蚕豆含较多的蛋白质，部分人食后可产生过敏反应，出现发热、心慌及肠胃不适症状。

服帕吉林、痢利灵时忌食，否则可能会诱发血压升高，甚至导致高血压危象、脑出血。

蔬菜养生篇

一、叶菜类养生保健

韭　菜

韭菜又名扁菜、起阳草、钟乳草、草钟乳、懒人草、懒人菜、长生韭、壮阳草。原产于亚洲东部，我国栽培历史悠久，最早见于《夏小正》正月囿有见韭的记载，春秋时期，《诗经》亦有献羔祭韭的诗句。

在北方，韭菜是过年包饺子的主角。

其颜色碧绿、味道浓郁，无论用于制作荤菜还是素菜都十分提味。

【性味归经】

味辛、微甘，性温。入心、肝、胃、肾经。

【食用方法】

捣汁饮，或炒熟作菜食。

【营养成分】

每100克韭菜中，含蛋白质2.4克，脂肪0.4克，糖类3.2克，粗纤维1.4克，灰分0.8克，钾247毫克，钠8.1毫克，钙42毫克，磷38毫克，镁25毫克，铁1.6毫克，锰0.43毫克，锌0.43毫克，铜0.08毫克，硒1.38微克，胡萝卜素1.41毫克，维生素B_1 0.02毫克，维生素B_2 0.09毫克，烟酸0.8毫克，维生素C 24毫克。并含有降脂作用的挥发性精油、硫化合物，以及杀菌物质甲基蒜素类。

【保健功效】

温阳行气：韭菜比较突出的药用功能是温阳补肾起阳，行气散血化瘀，中医将其作为治疗肾阳虚衰、性功能低下的常用药物。

兴奋子宫：韭菜对子宫有兴奋作用。

助泄排便：韭菜含有大量维生素，故可增进胃肠蠕动，增加排便，治疗便秘，预防肠癌。民间常用于治疗误吞金属，对于金属较小者，可收到一定疗效。

降压降脂：韭菜对高脂血症及冠心病患者有好处，其中除了纤维素发挥作用之外，挥发性精油及含硫化合物等特殊成分散发出一种独特的辛香气味，有助于疏调肝气，增进食欲，增强消化功能，更有降血脂的作用。

抗菌消炎：韭菜对痢疾、伤寒、大肠变形杆菌和金黄色葡萄球菌有抑制作用。

　　防癌抗癌：现代常用于防治心血管病，以及食管癌、胃癌、胃溃疡、慢性胃炎等，对于预防肠癌亦有积极作用。

【功能主治】

　　补肾益胃，和中开胃，温阳下气，宣痹止痛，润肠通便，行血散瘀，止汗固涩，解毒降脂，安五脏，充肺气。主治阳痿，早泄，遗精，多尿，经闭，白浊，白带，腰膝痛，胸痹，噎膈，反胃，胃中虚热，腹中冷痛，吐血，出血，尿血，产后出血，痢疾，消渴，痔瘘，脱肛，虫、蝎蜇伤，跌打损伤。

【药用验方】

　　子宫脱垂：韭菜250克，煎汤熏洗外阴部。

　　小儿化脓性中耳炎：①耳出脓者，以韭汁滴，3次／日。②鲜韭菜250克捣汁，每10毫升药汁加0.1克冰片粉，装入玻璃瓶。先用棉签拭净耳内脓液，用双氧水洗患耳2～3次，再用消毒棉签吸干耳内洗液，然后滴入上述药2～3滴，每日上、中、下午各1次，连治1周。

　　小儿黄疸：韭根捣汁，少许滴鼻中，出黄水即效。

　　小儿遗尿：韭菜100克切段，羊肝120克切片，铁锅旺火炒熟后食用；或韭菜子9克研末，和白面做饼，2次／日分服；或韭菜子炒黄研末，温开水送服，9克／次，2次／日，服1～2次见效。

胃虚内热，下焦有水，消化不良，不宜食用，疮疖、疔肿、疟疾、目疾患者，均应忌食。

菠 菜

菠菜又名菠棱、波斯草、赤根菜、鹦鹉菜，属藜科植物一年生草本。菠菜光滑柔嫩，主根粗长呈赤色，茎中空柔脆，叶柄长而肉质，叶椭圆或箭形，绿腻柔厚。菠菜内原生质胶着度较大，低温下水分不易渗入细胞间隙内结冰，故耐寒耐冻。菠菜原产于波斯国，阿拉伯人誉之为蔬中之王，初唐时由尼泊尔传入我国。现在我国各地普遍种植，是冬春时节少有的绿叶蔬菜之一。明代李时珍言菠菜可备冬食，而色赤，味更甘美。如今，炒食、煮汤、做馅、凉拌均宜，颇受人们青睐。

【性味归经】

味甘、辛，性凉。入肠、胃二经。

【食用方法】

凉拌热炒均可，生食尤佳。

【营养成分】

每100克菠菜的可食部分中，含蛋白质2.0克，脂肪0.3克，糖类2.1克，粗纤维1.7克，灰分1.4克，钾311毫克，钠85.2毫克，钙66毫克，镁58毫克，磷47毫克，铁2.9毫克，锰0.66毫克，锌0.85毫克，铜0.1毫克，硒0.97微克，氯200毫克，胡萝卜素2.92毫克，维生素B_1 0.04毫克，维生素B_2 0.11毫克，烟酸0.6毫克，维生素C 32毫克，草酸超过0.1克，芦丁17毫克；并含多量α-生育酚、6-羟甲基喋啶二酮、叶酸、叶绿素、叶黄素等，又含多种固醇类物质和万寿菊素物质等；根含菠菜皂苷A和菠菜皂苷B。

【保健功效】

营养滋补：菠菜味甘性凉，为一种作用温和的补血滋阴品，对虚不受补者尤宜。菠菜含丰富的胡萝卜素、维生素C、钙、磷，以及一定量的铁、维生素E、芦丁、辅酶Q10等有益成分，能供给人体多种营养物质。

补血助便：菠菜所含铁质对缺铁性贫血有较好的辅助治疗作用；菠菜所含酶对胃和胰腺的分泌消化功能起良好作用，可滑肠导便；所含的大量植物粗纤维，可促进肠的蠕动，利于排便，且能促进胰腺分泌，帮助消化，防治痔疮、慢性胰腺炎、便秘、肛裂等病症。

强身健体：菠菜中含的α-生育酚、6-羟甲基喋啶二酮及微量元素物质，能促进人体新陈代谢，增进身体健康，延缓衰老。大量食用菠菜，可降低脑卒中的危险。菠菜也适宜于高血压、糖尿病患者，其根可治糖尿病。

护眼养眼：菠菜中维生素A和维生素C的含量高于一般蔬

菜，能维护上皮细胞的健康，增加预防传染病的能力，常食可维持眼睛的正常视力，促进儿童生长发育，防止夜盲症。

【功能主治】

敛阴解渴，润燥通便，养血止血，清热除烦，滋阴平肝，利五脏，通血脉，助消化。主治高血压、目眩、头痛、风火赤眼、便血、坏血病、出血、消渴、大便涩滞等。

【药用验方】

小儿丹毒：菠菜叶不拘量，捣极烂，取汁敷患处。

心肌病：菠菜20克，蒲公英30克，茜草15克，水煎服，1～2次／日。

风火赤眼：菠菜加等量野菊花，水煎服。

白发早衰：菠菜根、茄子皮各20克，黑豆30克，水煎服，1～2次／日。

血虚便秘，便血，出血：菠菜250克切段煮汤，调入少许食油、酱油和盐食用。

妊娠便秘：菠菜、芹菜各50克，切碎，开水浸，沥水，加精盐少许食用，1次／日。

【食用宜忌】

多食发疮。体虚便溏者不宜多食。

菠菜所含草酸与钙盐能结合成草酸钙结晶，使肾炎患者的尿色混浊，管型及盐类结晶增多，故肾炎与肾结石患者不宜食用。

菠菜所含的铁和钙虽较多，但人体吸收率并不高，因其含草酸较多，易与蔬菜中的钙结合成草酸钙而影响钙的吸收，故宜在开水中略焯后再与含钙较高的菜（例如豆腐等）合烹。

油 菜

油菜又名芸苔、青菜、胡菜、寒菜、台菜、苔菜、苔芥、菜节、芸苔菜、红油菜、油菜心、油菜薹。原产于我国，如今各地均有种植。油菜颜色深绿，帮如白菜，是十字花科植物。油菜的营养成分含量及其食疗价值可称得上诸种蔬菜中的佼佼者。据专家测定，油菜中含多种营养素，其中所含的维生素C比大白菜高1倍多。

【性味归经】

味辛、甘，性凉，无毒。入肺、肝、脾经。

【食用方法】

适于炒、煮、烧、烩、煨等烹调方法，可作为主料单炒或配荤菜的素料，也可做汤或腌制小菜。烹制青菜时调味宜清淡，尽量不用酱或酱油，以突出其清新口味和翠绿色泽。

【营养成分】

每100克油菜茎叶中，含蛋白质1.8克，脂肪0.5克，糖类2.3克，粗纤维1.1克，灰分1克，钾210毫克，钠55.8毫克，钙108毫克，镁22毫克，磷39毫克，铁1.2毫克，锰0.23毫克，锌0.33毫克，铜0.06毫克，硒0.79微克，胡萝卜素0.62毫克，维生素B_1 0.04毫克，维生素B_2 0.11毫克，烟酸0.7毫克，维生素C 36毫克，并含少量槲皮苷和维生素K，还能分离出淀粉样蛋白和一种有高度分支结构的多糖、一种球蛋白。油菜种子含脂肪40%～50%，蛋白质23%，种子油中含固醇类物质0.5%，并含生育酚约0.08%。

【保健功效】

降脂解毒：油菜是一种能治多种疾病的妙药。油菜为低脂肪蔬菜，且含膳食纤维，能与胆酸盐和食物中的胆固醇及三酰甘油结合，并从粪便中排出，从而减少脂类的吸收，故可用来降血脂。其鲜菜、腌菜都有清热解毒的作用。中医认为油菜能辛散行血，活血化瘀，作用缓和，可用于治疗血滞诸疾及疖肿、丹毒。

增强免疫力：油菜中含大量胡萝卜素和维生素C，有助于增强机体免疫能力，强身健体。其所含钙量在绿叶蔬菜中为最高，一个成年人每天吃500克油菜，其所含钙、铁、维生素A和维生素C均能满足生理需求。

【功能主治】

行瘀散血，破气散结，消肿解毒，宽肠通便，强身健体。主治劳伤吐血、血痢、游风丹毒、热毒疮、手足疖肿、乳痈、痔瘘、习惯性便秘、老年人缺钙。

【药用验方】

习惯性便秘：油菜500克切6厘米长段。锅烧热，放鸡油100克烧五成热时，投油菜煸炒，再加黄油、鲜汤，八成热时放鲜蘑菇100克、精盐、糖、味精，再烧1分钟后，用湿淀粉勾芡，淋麻油可食。功能：宽肠通便，解毒消肿。亦可作为感染性疾病患者的食疗蔬菜。

风热牙痛：油菜籽、白芥子、角茴香等份，研为末，搐鼻，右搐左，左搐右。

风热肿毒：油菜苗叶根、蔓菁根（或商陆根）各150克，为末，和鸡蛋清，贴之即消。

产后血晕：油菜籽、生地黄等份研为末，15克／次，姜7片，酒、水各半盏，童便半盏煎七分，温服即苏。

伤筋动骨：油菜籽50克，小黄米（炒）75克，龙骨少许，为末，醋调成膏，摊纸上贴之。

【食用宜忌】

麻疹后、疮疥、产后、目疾及有慢性病患者不宜食。

油菜在多种本草书上均载为发物。

青菜不宜久存，否则营养成分易失，还会受细菌作用而产生亚硝酸盐，食之过多往往引起中毒。又因其性偏寒，凡脾胃虚寒、消化不良者不宜多食。

白 菜

白菜又名菘、黄牙菜、黄矮菜、黄芽白、黄芽白菜、结球白菜。在我国北方冬季，白菜是餐桌上极常见的蔬菜，故有冬日白菜美如笋之说。白菜具有较高的营养价值，有百菜不如白菜的说法。世界上的大白菜源于我国，远古之时，其生长在我国西北荒山野地，跟野草为伴，我们老祖宗取其加以栽培，充作蔬菜。如果从发现西安半坡村遗址陶罐里装的菜籽算起，则有四五千年的历史。

【性味归经】

味甘、平，性微寒。入胃、肠、肝、肾、膀胱经。

【食用方法】

白菜脆嫩爽口，味道甘美，且可较长时间地保鲜贮藏，是冬季常见蔬菜。它食法多样，适宜拌、烫、炝、烹、熘、烩、扒、炖、熬、蒸等多种烹调方法，既可以素炒或荤做，也可以做饺子、包子的馅，还可制成酸菜、腌菜、酱菜、泡菜、糟菜、脱水菜及风菜等。

【营养成分】

每100克白菜中，含蛋白质1.7克，脂肪0.2克，糖类3.1克，粗纤维0.6克，灰分0.8克，钾130毫克，钠89.3毫克，钙69毫克，镁12毫克，磷30毫克，铁0.5毫克，锰0.21毫克，锌0.21毫克，铜0.03毫克，硒0.33微克，氯60毫克，胡萝卜素0.25毫克，维生素B_1 0.06毫克，维生素B_2 0.07毫克，烟酸0.8毫克，维生素C 47毫克，并含硅、钼、硼、镍、钴等微量元素。

【保健功效】

增强免疫力：白菜性甘淡平和，做菜肴与肉同煮则味美清爽，开胃健脾，含蛋白质、脂肪、多种维生素及钙、磷、铁等矿物质，常食有助于增强机体免疫功能，对减肥健美亦有作用。

提供钙质：1苗熟的大白菜几乎能提供与1杯牛奶同样多的钙，可保证人体必需的营养成分。

助谢排毒：大白菜含大量粗纤维，可促进肠壁蠕动，帮助消化，防止大便干燥，促进排便，稀释肠道毒素，既能治疗便秘，又有助于营养吸收。

【功能主治】

养胃消食，利水解毒，清热除烦，通利肠胃。主治胃热阴伤之口干食少、小便不利、大便干结、肺热丹毒、咳嗽、头痛、痔疮出血等。

【药用验方】

小便不利，胃纳不佳等：大白菜心1棵（约500克）切2段，入搪瓷盆，投葱段、姜片，以及腊肉片20克、料酒、肉汤，蒸约1小时，待白菜酥烂时，入精盐、味精、白胡椒粉、麻油食用。功能：养胃通络，滑窍利水。

风湿性关节炎，慢性前列腺炎：白菜帮150克切丝；活黄鳝350克抹去血水、黏液，将黄鳝甩昏，用钉子钉住鳝头，用小刀将黄鳝从背部剖开，除骨头及内脏，再切丝，入精盐、胡椒粉拌和；取小碗，入黄酒、酱油、香醋、麻油、味精、白糖、葱花、生姜末、湿淀粉混匀成调味汁。炒锅上火，放油烧热，下白菜丝煸炒至熟捞出。原锅中入植物油，下蒜泥煸香，再投鳝丝煸炒至变色，随即倒入白菜、调味汁略翻拌可食。功能：补益脾胃，益气养血，祛风湿，强筋骨。

牙龈出血，坏血病：净锅中注入清水，入白糖加热熬至完全溶化后撇沫，起锅倒入容器，冷却后入菠萝汁100毫升、白醋搅匀；菠萝50克、胡萝卜100克切丝，开水略焯，捞出控水，撒精盐腌几分钟，然后冲净挤干水，入制好的汤汁中浸渍3小时。大白菜叶300克平铺，放上菠萝丝和萝卜丝，卷成1.5厘米粗的卷，切菱形食用。功能：开胃消食，补充维生素C。

厌食，慢性胃炎：大白菜2000克去老帮及菜头，在80℃热水中略烫，捞出码入坛中，撒精盐；7日后翻坛时，抹入辣椒糊100克；10日后洗净。食时改刀装盘，撒熟芝麻30克、生姜50克。功能：开胃消食，益气和中。

【食用宜忌】

　　大白菜性偏寒凉，气虚胃寒腹痛、大便溏泄、寒痢者不宜多食。

　　大白菜固然药蔬兼备，但用以清热时，若煎汤则不宜过久；用以养胃利肠时，则需炒熟或煮食。又因本品利窍滑肠，气虚胃寒者宜少食，且不可冷食，肺寒咳嗽者不食为妥。另外，还得注意大白菜一旦霉烂，易在细菌作用下产生有毒的亚硝酸盐，食后渗入胃肠血液，对健康有害，故腐烂的大白菜应当忌食。

二、根茎类养生保健

山　药

　　山药又名薯蓣、怀山药、延草、玉延、野山薯，为薯蓣科多年生缠绕草本植物的块茎。地上茎蔓生细长，紫色棱。叶片形状多变，通常为三角状卵形，叶腋间有珠芽。夏季开乳白色小花，穗状花序。种子扁卵圆形，周围有栗壳色薄翅。肉质块茎呈现圆柱形，弯曲而稍扁，表面黄白或棕黄色，有明显纵皱及未除尽之栓皮，并有少数根痕。质较坚硬，断面白色，有颗粒状粉质。

【性味归经】

味甘，性平，无毒。入肺、脾、肾经。

【食用方法】

炒食或煮食，也可配制成滋补食品。

【营养成分】

每100克山药块根中，含蛋白质1.9克，脂肪0.2克，糖类9.6克，粗纤维0.8克，灰分0.7克，钾213毫克，钠18.6毫克，钙16毫克，镁20毫克，磷34毫克，铁0.3毫克，锰0.12毫克，锌0.27毫克，铜0.24毫克，硒0.55微克，胡萝卜素0.02毫克，维生素B$_1$0.05毫克，维生素B$_2$ 0.02毫克，烟酸0.3毫克，维生素C 5毫克，并含皂苷、胆碱、精蛋白、游离氨基酸、多酚氧化酶、3，4-二羟基苯乙胺、黏液质甘露聚糖与植酸。

【保健功效】

平补脾胃：山药的块根及叶腋间的珠芽（零余子）可供食用，为蔬菜中的佳品，烹可为肴，碾粉可蒸为糕，多做甜食；既可切片煎汁代茶饮，又可轧细后煮粥喝。它还是常用补益药品，其补而不腻，香而不燥，作用缓和，历代医家称之为理虚之要药，乃平补脾胃之佳品。

滋肾益精：山药含多种营养素，能强健机体、滋肾益精，大凡肾亏遗精、妇女白带多、小便频数等皆可服；山药所含皂苷、黏液质有润滑滋润作用，故可益肺气，养肺阴，治疗肺虚痰嗽久咳，防止肺、肾等的结缔组织萎缩，预防胶原病的发生。

益志安神：山药含大量的黏液蛋白、维生素及微量元素，能有效阻止血脂在血管壁的沉淀，预防心血管疾病，益志安神而延年益寿。

【功能主治】

健脾益胃，补肺止渴，益精固肾，聪耳明目，助五脏，强筋骨，益志安神，延年益寿。主治脾胃虚弱之食少便溏、倦怠无力、久泻久痢、食欲不振、肺气虚燥、痰喘咳嗽、肾气亏耗、固摄无权、腰膝酸软、下肢痿弱、消渴、遗精早泄、带下白浊、小便频数、皮肤赤肿、肥胖等。

【药用验方】

习惯性流产：山药30克，炒黄芩25克，杜仲炭18克，水3碗，煎成八分，2次／日，空腹服。

小儿夏季热：山药、麦冬各12克，覆盆子、玄参各9克，乌梅、牡丹皮、茯苓各6克，沙参15克，加水共煎代茶饮，1～2剂／日。

小儿流涎：干山药150克，乌药、益智仁各100克，石榴皮50克，共研细末，酒煮药粉为糊做丸子服，4克／次，3次／日。

小儿疳积：鲜羊胆5个，山药100克。胆汁放干净碗内，入山药粉和匀晒干研末。1～3岁3克／次，1次／日；3～6岁6克／次，6～9岁10克／次，2次／日。服时加蜂蜜少许，并加水1匙和药粉同调，入锅蒸10分钟，空腹服。5日／疗程。

慢性胃炎，慢性气管炎，尿道炎：山药300克去皮切寸段，再纵剖成条。豆油烧热，将山药条炸黄捞出。倾去余油，留底油熬化白糖，入山药翻拌以挂糖浆，撒炒熟黑芝麻20克、青红丝10克食用。功能：健脾开胃，补益肺肾。

【食用宜忌】

鲜品多用于虚劳咳嗽及消渴病，炒熟时用于治疗脾胃、肾气亏虚。便秘腹胀和有实邪者不宜服。

胡萝卜

胡萝卜又名金笋、胡芦菔、红芦菔、丁香萝卜，属伞形科一年或二年生草本植物。其根粗壮，圆锥形或圆柱形，肉质紫红或黄色，叶柄长，三回羽状复叶，复伞形花序，花小呈淡黄或白色。原产于中亚细亚一带，已有四千多年历史。汉朝张骞出使西域，将胡萝卜带回内地，从此在我国各地扎根繁衍。胡萝卜喜温耐旱，适于松软湿润土壤生长，冬季采挖。虽有野蒿药味，但营养价值颇高，既可熟食，又可生吃，可烹调多种菜肴。

【性味归经】

味苦、甘、辛，性微寒。入肺、脾、胃、肝经。

【食用方法】

生食、炒食、凉拌、腌制、煎汤均可。

【营养成分】

每100克胡萝卜中，含蛋白质1克，脂肪0.2克，糖类6.7克，粗纤维1.1克，灰分0.8克，钾190毫克，钠71.4毫克，钙32毫克，镁14毫克，磷27毫克，铁1毫克，锰0.24毫克，锌0.23毫克，铜0.08毫克，硒0.63微克，胡萝卜素4.13毫克，维生素B_1 0.04毫克，维生素B_2 0.03毫克，烟酸0.6毫克，维生素C 13毫克，另含氟、锰、钴等微量元素。胡萝卜素包括α-胡萝卜素、β-胡萝卜素、γ-胡萝卜素、ε-胡萝卜素和番茄烃类胡萝卜素等，且其含量随生长期而增多。胡萝卜还含花色素挥发油、叶酸、咖啡酸、绿原酸、对羟基苯甲酸，其叶中含木樨草素-7-葡萄糖苷、胡萝卜碱、吡咯烷等。

【保健功效】

营养佳品：胡萝卜营养丰富，为难得的果、蔬、药兼用之佳品，素有小人参之称。

补肝明目：胡萝卜所含大量胡萝卜素在人体肝脏及小肠黏膜内经过酶的作用，其中50%可迅速转化成维生素A，有补肝明目作用，能维护眼和皮肤的正常生理功能和健康。

调节代谢：可调节新陈代谢，是治疗夜盲症和皮肤病的首选药。

食疗佳品：现代医学多以胡萝卜作为细菌性痢疾、神经官能症、高血压的辅助食疗品，并用它来预防食道癌、肺癌等的发生。

【功能主治】

补肝益肺，下气补中，健脾化滞，利尿杀虫，润燥明目，祛风散寒。主治脾虚之食欲不振、消化不良、胸膈痞满、小儿疳积、久痢、咳嗽、夜盲症、糙皮病、便秘等。

【药用验方】

小儿痱子：胡萝卜缨200克，生甘草30克，水煎洗患处，1～2次／日。

高血压，冠心病，糖尿病：新鲜胡萝卜120克切碎，与粳米100克同入锅，小火熬成稀粥。每日早、晚分食。功能：健脾化滞，软化血管，降低血糖，降血压，降血脂。

水痘：①胡萝卜200克，香菜150克，荸荠100克，水煎服。②胡萝卜150克，香菜100克，水煎代茶饮。

百日咳：胡萝卜200克，红枣12颗（连核），水3碗煎成1碗，随意分服，连服10余次。

慢性气管炎，慢性胃炎，吸收不良综合征：胡萝卜250克、白萝卜250克、莴苣300克切成球形，与蘑菇、草菇各100克同入开水锅焯透。锅烧热，加少许植物油，入素鲜汤，再入上面五种原料，投适量味精、精盐略焖烧，湿淀粉勾薄芡，淋麻油食用。功能：开胃理气，化痰止咳，清热解毒。

高血压，高脂血症，糖尿病：胡萝卜250克切细丝晾干，香菜2克去杂切碎。胡萝卜丝放温开水中泡软，取出挤干水，用姜丝拌和装盘，撒香菜。另取小碗，放酱油、白糖、精盐、味精、麻油调匀，浇胡萝卜丝上食用。功能：明目，降血压，祛脂降糖。

【食用宜忌】

多食或过食胡萝卜，会引起黄皮病，全身皮肤黄染，这与胡萝卜素有关，停食2～3个月后会自行消退。患者不宜生食胡萝卜。

胡萝卜所含维生素A为脂溶性物质，凉拌生食不利于吸收，当以油炒或与肉同煮为宜。

不同烹调方法对胡萝卜素的获得率不同：炖食为93％，炒食为80％，生食或凉拌为10％，与肉类食品炖食可增加其吸收。胡萝卜素易被酸性物质破坏，故胡萝卜不宜与醋同炒。

马铃薯

马铃薯又名土豆、洋芋、阳芋、地蛋、山药蛋、浑番薯、洋番薯、洋山芋、山洋芋。它是一种粮菜兼用型的蔬菜，与稻、麦、玉米、高粱一起被称为全球五大农作物。马铃薯营养成分齐全，且易消化吸收。原产于南美洲，16世纪传到印度，继而传到我国，如今大部分地区均有栽培。喜冷凉干燥气候，适应性较强，以疏松肥沃沙质土为宜，生长期短而产量高。

【性味归经】

味甘，性平。入胃、大肠经。

【食用方法】

蒸、煮、烹、炸、凉拌、腌制均可。

【营养成分】

每100克马铃薯块茎中，含蛋白质2克，脂肪0.2克，糖类17.2克，粗纤维素0.7克，灰分0.8克，钾190毫克，钠71.4毫克，钙32毫克，镁14毫克，磷27毫克，铁1毫克，锰0.24毫克，锌0.23毫克，铜0.03毫克，硒0.63微克，胡萝卜素4.13毫克，维生素B_1 0.04毫克，维生素B_2 0.03毫克，烟酸0.6毫克，维生素C 13毫克，以及胶质等。每1000克马铃薯中，含龙葵碱几十至数百毫克。

【保健功效】

健脾养胃：马铃薯含大量淀粉、蛋白质、维生素C、B族维生素等，能促进脾胃的功能。

缓解胃痛：所含少量龙葵素能减少胃液分泌，缓解痉挛，对胃痛有一定治疗作用。

润滑组织，舒血化瘀：马铃薯能供给人体大量有特殊保护作用的黏液蛋白，能保持消化道、呼吸道、关节腔、浆膜腔的润滑，预防心血管系统脂肪沉积，保持血管弹性，有利于预防动脉粥样硬化。

【功能主治】

调中和胃，利湿通便，益气健脾，消炎解毒，降糖降脂。主治胃火牙痛、脾虚纳少、吐泻、习惯性便秘、胃及十二指肠疼痛、小儿水痘、腮腺炎、烫伤、高脂血症、高血压等。

【药用验方】

心悸：马铃薯50克，山药30克，大麦芽15克，陈皮10克，用水煮熟，喝汤吃马铃薯，1~2次／日。

皮肤烫伤、烧伤、湿疹：马铃薯碾碎敷患处，纱布包扎，或马铃薯磨汁涂患处。功能：消炎去疾。

畏寒喜暖，消化不良，腹痛：马铃薯400克去皮切块，猪肉500克切象眼块，同入砂锅小火炖至八成熟，入葱、姜、精盐、桂皮等，至猪肉炖烂后食用。功能：和中健脾，养胃除湿。

脾胃呆滞，体虚水肿：马铃薯500克去皮切片，整盘（一种铁制的烙饼器具，平面圆形）内加奶油煮滚时，加1匙面粉、1杯开水，再下马铃薯片、胡椒盐烧片刻离火，取1个蛋黄加1大匙冷水打好，倒入整盘调匀食用。功能：健脾开胃，利尿消肿。

【食用宜忌】

由于马铃薯的芽与块茎皮中均含龙葵碱（红皮者含龙葵碱比黄皮者多），过量食用能破坏血红细胞，引起恶心、呕吐、头晕、腹泻，严重者可导致脑出血、脑水肿及胃肠黏膜发炎、眼结膜炎，甚至死亡。

龙葵碱主要分布在皮部及芽中，故马铃薯发芽时，必须深挖及削去芽及其附近的皮层，再用水浸，然后充分煮熟，以清除和破坏龙葵碱，防止多食中毒。马铃薯不宜长时间存放，否则会产生大量的龙葵素。

莲　藕

　　莲藕又名藕、莲、荷梗、灵根、光旁。微甜而脆，十分爽口，可生食也可做菜，而且药用价值相当高，是老幼妇孺、体弱者上好的食品和滋补佳珍。在清咸丰年间，莲藕就被钦定为御膳贡品了。

　　其原产于印度，我国栽培历史悠久，春秋时期，《诗经》即载有彼泽之陂，有蒲菡萏，菡萏为莲花古称。现在我国中部和南部浅水塘泊栽种较多，蔬果皆宜。

【性味归经】

　　味甘、涩，性寒，无毒。入心、肺、脾、胃经。

【食用方法】

　　藕营养丰富，吃法很多。藕的顶端一节叫荷花头，肉质脆嫩，甜凉爽口，最宜生食。

【营养成分】

　　每100克鲜藕中，含蛋白质1.9克，脂肪0.2克，糖类15.2克，粗纤维1.2克，灰分1克，钾243毫克，钠44.2毫克，钙39毫克，磷58毫克，镁19毫克，铁1.4毫克，锰1.3毫克，锌0.23毫克，铜0.11毫克，硒0.39微克，胡萝卜素0.02毫克，维生素B_1 0.09毫克，维生素B_2 0.03毫克，烟酸0.3毫克，维生素C 44毫克，并含天冬素、焦性儿茶酚、新绿原酸、无色矢车菊素等多酚化合物及过氧化物酶等。

【保健功效】

解热生津，凉血散瘀：莲藕为消暑生津佳品，能凉血散血，对热病及其病后均宜，对各种出血症（包括妇科出血）更宜。

止血补气：生食味甘多液，清热生津而不滑腻，凉血止血而不留瘀，可用于治疗热性病症，对热病口渴、出血、咯血、下血者尤为有益。

补而不燥，开胃健脾：熟食补而不燥，开胃健脾。

排除多脂：所含黏液蛋白和膳食纤维，能与人体内胆酸盐、食物中的胆固醇及三酰甘油结合，使其从粪便中排出，从而减少脂类吸收。

【功能主治】

清热润肺生津，凉血散瘀祛肿，健脾开胃，益血生肌，止泻固精。主治热病烦渴、吐血、出血、热淋及脾虚久泻、久痢或病后食欲不佳。

【药用验方】

发热口渴，肺热咳嗽，咯血，便血：鲜藕500克去节，面粉50克加水调成糊，封住藕下头，再从孔中灌满蜂蜜150毫升，竖放笼中蒸熟，然后去藕下端面糊，泄去孔中蜜，削去藕皮，切片食。功能：开胃健脾，凉血清热。

出血症：鸡蛋1个打入小碗，加清水、三七末5克、藕汁1小杯、精盐、素油调匀，蒸蛋羹食用。功能：止血。

阴虚咳嗽，咯血：莲藕汁2盏，梨汁、蔗浆、芦根汁、茅根汁、人乳1盏，鸡蛋3个（取清）。诸汁、蔗浆、人乳炖沸，与鸡蛋清和匀频服。

厌食，脾虚腹泻，便溏：新鲜莲藕1000克去皮、节后入锅煮，煮至烂熟时捞起，捣如泥；糯米500克煮成烂米饭，捣黏成粑，拌入藕泥做丸子。锅中加油烧五成热，入丸子炸至呈金黄色时捞起沥油，然后锅中加白糖水煮沸，将丸子投入糖水中，小火煮片刻，糖水收干即可食。功能：健脾开胃，增进食欲。

贫血，骨质疏松症，醉酒：鲜藕500克去皮，切细丝后入沸水稍烫过凉沥水；青梅干、糖水莲子、糖水菠萝分别切小丁；鸡蛋3个打入碗，去蛋黄留蛋清，入白糖、鲜汤搅散，清蒸3分钟，制成芙蓉底。锅上火，入鲜汤、白糖、牛奶25毫升、藕丝，汤沸撇沫，湿淀粉勾稀芡，然后入青梅、糖水莲子、糖水菠萝，起锅倒入装鸡蛋清的碗中食用。功能：补气养血，补充钙质，开胃醒酒。

【食用宜忌】

藕性寒，生吃清脆爽口，但易伤脾胃，故脾胃消化功能低下、大便溏泻者不宜生食。忌铁器加工。

藕作为药治病时，中满痞胀及大便燥结者，忌服莲子；服用莲须时，忌食地黄、葱、蒜，小便不利者勿服；上焦邪盛或体虚者，不可服用莲叶，且忌茯苓、桐油。

三、瓜茄类养生保健

冬 瓜

冬瓜又名白瓜、水芝、地芝、枕瓜，属一年生攀缘草本，为葫芦科植物。其果实呈圆、扁圆、长圆筒形。

嫩瓜绿色或间有淡绿色花斑，密生刺毛，老熟时刺毛脱落，表面有一层白色蜡质粉末，肉质白色肥厚。我国各地均有栽培，夏末秋初果实成熟时采摘。去皮、子、瓜瓤，洗净食用，是夏秋两季的家常瓜蔬。

【性味归经】

味甘、淡，性凉。入肺、大肠、小肠、膀胱经。

【食用方法】

冬瓜味淡，可配以肉类及火腿、虾米、干贝等鲜香原料，一般应先刮去外皮，挖去瓤、子，再切成块、片或整形烹制，适宜于炒、蒸、煎、炸、烩等烹调方法，并可用作食品雕刻的原料。

【营养成分】

每100克冬瓜中，含蛋白质0.4克，脂肪0.2克，糖类1.6克，灰分0.2克，粗纤维0.7克，钾78毫克，钠1.8毫克，钙19毫克，镁8毫克，磷12毫克，铁0.2毫克，锰0.03毫克，锌0.07毫克，铜0.07毫克，硒0.22微克，胡萝卜素80微克，维生素B_1 0.01毫克，维生素B_2 0.01毫克，烟酸0.3毫克，维生素C 18毫克。

【保健功效】

利尿消肿，生津解暑，去痱止痒，清心除烦：冬瓜性凉味甘，瓜瓤略带甜味，部分地区将其生熟两吃，因其滋润多液，水分含量较多，能清热利尿消肿，解暑生津除烦，可治疗痱子，故最适合于夏日食用。

利尿健脾，减肥轻身，低糖消肿，和中益气：冬瓜含脂肪较少，热能不高，维生素C和钾盐含量较高，含糖量和含钠盐量亦极低，所含丙醇二酸能有效抑制糖类转化为脂肪，又利尿健脾，故常吃冬瓜可减肥轻身。此外，对需要补充食物的肾脏病、水肿病、糖尿病、冠心病、动脉硬化、高血压及肥胖患者亦有良效，能消肿而不伤正气。

利尿排毒：肾炎患者恢复期内服冬瓜皮煎剂，2小时内排尿量会显著增加。

【功能主治】

利水消肿，润肺化痰，下气解毒，清热祛暑，生津止渴除烦。主治腹泻、胀满、水肿、淋病、小便不利、脚气、痰热喘咳或哮喘、暑热烦闷、消渴、热毒痈肿、痔瘘，还可解毒、醒酒。

【药用验方】

中暑：新鲜上好的冬瓜1000克去皮，除瓤、子，再将其切4～5厘米厚的长方块，放沸水中烫5～10分钟，至冬瓜肉质透明时捞出，在清水中冲，压除水分，置日光下晒至半干时，用白糖拌匀，浸渍半日后，再晒3日。功能：清热生津止渴。

水肿，肾炎，小便不利，全身浮肿：带皮冬瓜500克，加水1500毫升、盐少许，文火煮汤，1剂／日，分3次服。或冬瓜300克，赤豆30克，加水煮汤，不加盐或少加盐，每天食2次。

肺中有痰，咳嗽气喘：蒜苗100克切2厘米长段，冬瓜300克去皮、瓤后切块。炒锅上火，加植物油50毫升烧至六成热，投入蒜苗略炒，再放冬瓜块，炒熟后加调料，淀粉勾芡，调入味精。功能：利肺化痰。

肾炎，水肿，血尿：冬瓜500克，鲤鱼250克，加水适量清炖，饮汤吃冬瓜、鱼肉，2次／日。功能：清热凉血，利湿消肿。

慢性前列腺炎，尿道炎，肾炎水肿：冬瓜750克去皮、瓤，切大块蒸熟，取出冷透，碾烂成蓉。冰糖25克入汤碗，加开水溶化，入冬瓜蓉，滴入香草香精3滴，冷后入冰箱冻1小时食用。功能：利水消痰，清热解毒。

【食用宜忌】

冬瓜性偏凉，凡属脾胃虚寒者、久病者或阳虚肢冷者忌食。

黄 瓜

黄瓜又名胡瓜、王瓜、刺瓜，属葫芦科一年生攀缘状草本。基蔓生有刚毛，卷须不分杈。叶五角状心脏形，两面有粗毛，浓绿或黄绿色。花冠黄色，椭圆状披针形。瓜果柱形，幼嫩者青绿色，表皮疏生短刺，刺基有瘤状突起，老则变黄。黄瓜原产于印度，西汉张骞出使西域引进国内培植，最初称之为胡瓜。不过羯族人赵国君王反对呼北方少数民族为胡民，因此杜宝的《拾遗录》云："隋大业四年避讳，改胡瓜为黄瓜。"

【性味归经】

味甘，性寒。入肺、胃、脾、大肠、小肠经。

【食用方法】

黄瓜肉嫩多汁，芳香脆甜，生吃、凉拌、炒食、腌渍、酱制均宜。

【营养成分】

每100克新鲜黄瓜中，含蛋白质0.8克，糖类2.4克，灰分0.3克，脂肪0.2克，粗纤维0.5克，钾102毫克，钠4.9毫克，钙24毫克，镁15毫克，铁0.5毫克，锰0.06毫克，锌0.18毫克，铜0.05毫克，磷

24毫克，硒0.38微克，胡萝卜素90微克，维生素B_1 0.02毫克，维生素B_2 0.03毫克，烟酸0.2毫克，维生素C 9毫克，并含葡萄糖、半乳糖、甘露糖、木米糖、果糖、咖啡酸、绿原酸、多种游离氨基酸、苷类、挥发油、葫芦素、黄瓜酶等。种子含脂肪油、亚油酸、棕榈酸、硬脂酸。黄瓜头部苦味部分成分为葫芦素。

【保健功效】

健脑安神：黄瓜含维生素B_1，对改善大脑、神经系统功能有利，能安神定志，治疗失眠。

降血糖：黄瓜所含葡萄苷、果糖等不参与通常的糖代谢，故糖尿病患者以黄瓜代淀粉类食物充饥，血糖非但不会升高，反而会降低。

防治乙醇中毒：黄瓜所含丙氨酸、精氨酸等对肝脏病患者（尤其酒精性肝硬化患者）有辅助治疗作用。

【功能主治】

消肿止渴，除热生津，利水解毒。主治热病烦渴、咽喉肿痛、目赤火眼、小便不利、湿热黄疸、烫伤等。

【药用验方】

小儿口疮：老黄瓜1条切开，去子、瓤，入冰片适量，收瓜皮外所生白霜入瓶，用时取敷患处。

小儿夏季发热，口渴，多饮：黄瓜250克，豆腐500克，煎汤代茶饮。

小儿疳积：①黄瓜、豆腐各100克，水煎食。②黄瓜皮50克，加水2碗煎至1碗，2～3次／日，连续服用。

水火伤灼肿痛：①摘黄瓜入瓶，封住挂檐下，用时取水刷伤处。②老黄瓜1条，去子、瓤，用纱布包后挤压过滤，取原汁装瓶，用时棉花蘸之涂患处，3～5次／日，黄瓜汁以当日配用为宜。功能：止痛消肿。

动脉硬化，高血压，肥胖：黄瓜1条，番茄1个，切片加适量精盐和糖、醋凉拌食用。

汗斑：黄瓜100克，硼砂10克。黄瓜剖开，去瓤切块，与硼砂一起用水煎沸，再文火煎20分钟，取汤汁外搽患处，3次／日，3日／疗程。

【食用宜忌】

黄瓜性寒凉，胃寒者多食易腹痛泄泻；老年慢性支气管炎患者发作期忌食。

黄瓜诚然益处多，但脾胃虚寒或腹痛吐泻者则不宜多吃。黄瓜生长、采摘、运输、出售过程易受大肠杆菌、痢疾杆菌、蛔虫卵等病菌污染，故生吃或凉拌前，务必洗净用开水烫过。还应注意不与含维生素较多的菠菜、辣椒、油菜混炒或与水果同吃，因为黄瓜所含维生素C分解酶会使这些果蔬中的维生素C被分解而损失。高温又会使黄瓜里的维生素损耗过半，故最佳吃法为凉拌或生吃。若调入醋或蒜泥，既调味又消毒灭菌。

科学家从黄瓜根中提取出一种蛋白质GLQ223，

能够辨认和攻击被艾滋病病毒感染的人体免疫系统的两种细胞，既能杀死艾滋病病毒感染的细胞，又不损伤正常细胞。这不仅为防治艾滋病提供了药源，也为黄瓜研究开辟了广阔前景。

南 瓜

南瓜又名番瓜、倭瓜、饭瓜、北瓜、窝瓜，属葫芦科一年生藤本。茎中空五棱形，卷须分杈。叶五裂似心脏形，生有稍硬茸毛，边缘略呈波状弯曲，且有小齿，叶脉间有白斑。花黄色呈漏斗形。瓜果扁圆或长圆形，表皮暗绿或绿白相间，老熟后有白粉，黄褐或赭色，有波状网纹。原产于亚洲南部，我国分布面最广，耐贫瘠干旱，生命力强，既可在田园大面积种植，又可在房前屋后或地角田头零星栽培。其产量极高，一棵结瓜多达数十个，最大者上百斤。

【性味归经】

味甘，性温。入脾、胃经。

【食用方法】

南瓜可烹饪多种菜肴，或捣烂拌入面粉等辅料制成各式糕点，风味极美。若将南瓜削皮挖瓤，切块以油盐炒，同大米煮饭，食之香甜油润。瓜花清炒或煮汤，鲜嫩爽口。瓜子炒食，清脆香糯。

【营养成分】

每100克南瓜新鲜果肉中，含蛋白质0.6克，脂肪0.1克，糖类3.5克，粗纤维0.8克，灰分0.4克，钾145毫克，钠0.8毫克，钙16毫克，磷24毫克，镁8毫克，铁0.4毫克，锰0.08毫克，锌0.14毫克，铜0.03毫克，硒0.46微克，胡萝卜素0.89毫克，维生素B_1 0.03毫克，维生素B_2 0.04毫克，烟酸0.4毫克，维生素C 8毫克，并含甘露醇、葡萄糖、戊聚糖、蔗糖、果胶等成分。嫩南瓜维生素C及葡萄糖较为丰富。

【保健功效】

消除毒素：南瓜含维生素和果胶，果胶有很好的吸附性，能黏结和消除体内细菌毒素及其他有害物质（如重金属中的铅、汞和放射性元素）。

保胃护胃：南瓜中的果胶可保护胃肠道黏膜免受粗糙食品刺激，促进溃疡面愈合，适宜于胃病患者。

促进分泌，帮助消化：南瓜所含成分能促进胆汁分泌，加强胃肠蠕动，帮助食物消化。

【功能主治】

补中益气平喘，杀虫解毒，消炎祛痛，降糖止渴。

主治气短倦怠、久病气虚、脾胃虚弱、营养不良、便溏、哮喘、肺痈、消渴、烫伤、下肢溃疡、虫疾等。

【药用验方】

水火烫伤：①生南瓜捣烂敷患处；或用老南瓜连子装瓶内，愈久愈佳，敷患处。②南瓜瓤贴伤口，纱布包扎。③新鲜南瓜瓤去子，浸于等量麻油内（麻油愈陈愈好），涂敷伤处。

夜盲症：南瓜250克去皮、瓤后切块，猪肝250克切片，同入锅，加水1000毫升，煮至瓜烂肉熟，入作料调匀。功能：健脾养肝明目。

肺痈：南瓜500克，牛肉250克，共煮熟后食用（不加油、盐），连服数次后，再服六味地黄汤5~6剂。忌肥腻。

面黑：南瓜1个去皮薄切，按1.5∶1混合酒、水煮烂，制膏装瓶，晚上擦脸部，翌晨洗净，长期应用。

哮喘：①肺肾两虚者，南瓜1个（500~1000克），切开顶盖去瓤，入姜汁少许，冰糖、蜂蜜适量，盖好顶盖，隔水炖2小时，分服。②鲜南瓜500克（去皮），红枣15~20个（去核），红糖适量，加水煮熟食用。

【食用宜忌】

南瓜性偏壅滞，故不宜多食，否则易生湿发黄，令人腹胀。凡患气滞中满湿阻者忌服。

诸瓜皆寒而南瓜独温，故对于脾胃虚寒之人，南瓜更为适宜，但因其太甜，食后容易壅气，故在煮熟起锅时加些葱花，可起到预防作用。胃热炽盛者少食。

冬季因南瓜不易保管，多先将其晒干研粉。

丝 瓜

丝瓜又名蛮瓜、绵瓜、天罗瓜、倒阳菜，属一年生攀缘草本。茎有棱角，最长可达10米，卷须分权。叶掌状分裂，幼时疏生刺毛，先端渐尖，边缘具细齿。花披针形，淡黄色或黄色。瓜果下垂，呈长圆柱形，幼时表皮绿中泛粉白色，有深绿色纵纹，老熟时皮变黄绿色，瓜肉形成网状纤维。种子黑扁呈长方卵形，边缘有翅。丝瓜原产于印度尼西亚，大约宋代时引种于我国南方，如今全国各地均有栽培。二月播种，喜高温潮湿，夏秋采摘为蔬，嫩丝瓜与鸡蛋、肉片、虾仁拼配，做汤或炒食，堪称美味佳肴，清香适口。

【性味归经】

味甘，性凉。入肝、肺、胃经。

【食用方法】

丝瓜鲜绿细嫩，热天用丝瓜煲汤做菜，既能清暑解热，又能补充汗液耗损。丝瓜还适宜于炒、熬、炖、煮、拌等烹调方法，可作为主料单用，亦可用作配料，皆具清香鲜美之味。

【营养成分】

每100克新鲜丝瓜中，含蛋白质1克，脂肪0.2克，糖类2.6

克，粗纤维0.6克，灰分0.3克，钾115毫克，钠2.6毫克，钙14毫克，镁11毫克，磷29毫克，铁0.4毫克，锰0.06毫克，锌0.21毫克，铜0.06毫克，硒0.86微克，胡萝卜素90微克，维生素B_1 0.02毫克，维生素B_2 0.04毫克，烟酸0.4毫克，维生素C 5毫克，并含丝瓜苦味素、多量黏液、皂苷、木聚糖等。

【保健功效】

平衡营养：丝瓜中维生素C含量较高，可用于抗坏血病和预防各种维生素C缺乏症。

益智健脑：丝瓜中维生素B_1等的含量高，有利于小儿大脑发育及中老年人保持大脑健康。

降低脂质，延缓衰老：丝瓜叶可降低血清、心肌的过氧化脂质，故能抗衰老。其藤茎汁液可保持皮肤弹性，能美容去皱。

润喉止咳，化痰平喘：丝瓜藤煎剂能止咳、化痰、平喘。

强抗过敏：丝瓜组织培养液提取物（泻根醇酸）有很强的抗过敏作用。

【功能主治】

凉血解毒，清热化痰，止咳平喘，通经活络，祛暑除烦。主治热病身热烦渴、肠风痔漏、痰喘咳嗽、血淋、崩带、疔疮痈肿、妇女乳汁不下。丝瓜子有利水除热之效。

【药用验方】

小儿百日咳：生丝瓜1000克，切丝绞汁，按10：1比例兑入蜂蜜搅匀服用。功能：清热化痰止咳。

小儿痘疹：老丝瓜近蒂取10厘米，砂瓶内固济，桑柴火烧存性为末，如数配砂糖捣烂制成饼，时时吃，食尽为佳。

心慌心悸，心跳过速，神经衰弱：丝瓜藤往根上量33厘米处切断，把断头入玻璃瓶内，用胶布或布包好（固定），1晚可接1瓶藤汁，入100克冰糖或白糖，2次／日，1汤匙／次，空腹时服。功能：清凉安神。

血气不行：①干丝瓜（烧存性）研为末，以酒服下。②丝瓜子焙干，水煎后加白糖少许，冲黄酒温服。

烫伤：①丝瓜叶晒干捣末，麻油调匀，涂患处。②丝瓜叶焙干研粉，入辰粉5克，蜜调搽；生者捣敷。

【食用宜忌】

丝瓜性寒滑，多服能滑肠致泻，脾虚便溏者不宜食；另不可生食。

粤丝瓜全植物有杀昆虫作用，果实含氢氰酸，对鱼毒性很大。

苦 瓜

苦瓜又名癞瓜、痫葡萄、锦荔枝、红姑娘，属葫芦科一年生攀缘草本。茎有柔毛，卷须不分权。叶淡绿色，掌状深裂。花冠黄色，裂片卵状椭圆形。瓜果纺锤或长圆筒形，表皮瘤状突起，成熟时橘黄色。种子椭圆扁平，有凹凸条纹。原产于印度尼西亚，宋元时期传入我国。如今全国各地均有分布，南方有较多栽培，为夏秋蔬菜之一。南方民间多以青皮煮肉或盐酱渍之充蔬，若与其他菜拼烹，如瘦肉片炒苦瓜，或炒鱼焖，食之开胃爽口，别有风味，有君子菜之称。

【性味归经】

味苦，性寒。入心、肝、脾、胃经。

【食用方法】

既可生吃又可熟食，生吃需用糖拌，食之甜脆清香，用盐稍腌可去苦味。熟食多作其他菜的配料，用苦瓜焖鱼，鱼肉不沾苦味。此外，苦瓜还适合炒、煎、烧、蒸、酿等烹调方法，并可做汤。

【营养成分】

每100克苦瓜中，含蛋白质0.8克，脂肪0.1克，糖类2.5克，粗纤维1.2克，灰分0.6克，钾256毫克，钠2.5毫克，钙18毫克，磷35毫克，镁18毫克，铁0.7毫克，锰0.16毫克，锌0.36毫克，铜0.06毫克，硒0.36微克，胡萝卜素100微克，维生素B_1 0.03毫克，维生素B_2 0.03毫克，烟酸0.4毫克，维生素C 56毫克，并含苦味素、苦瓜苷、果胶。

【保健功效】

健脾开胃，祛暑清心，清热解毒，明目益肝：苦瓜所含苦味素、苦瓜苷可健脾开胃、祛暑清心、清热解毒、明目等。

利尿活血，消炎退热：苦瓜所含生物类物质奎宁能利尿活血、消炎退热、清心明目。用鲜苦瓜捣汁饮或煎汤服，清热作用更强。苦瓜可为身体蕴热者的辅助食疗品。

【功能主治】

清暑涤热，明目解毒，利尿凉血。主治热病烦渴、中暑、痈肿、痢疾、目赤肿痛、丹毒、恶疮、少尿等。苦瓜子有益气壮阳之效。

【药用验方】

口臭：苦瓜适量，生切盐腌，加麻油少许，做凉菜食。

小儿痢疾：小苦瓜数条，捣汁，和蜜适量，每日服1～2次。

牙痛：火硝12.5克，青黛25克，槟榔衣50克（煅黑），共为末。大苦瓜1条，蒂旁切落1片，纳上药，挂当风处，待皮上起白霜时收贮备用。每用适量擦患处。

扁平疣：苦瓜去子，放醋中泡1周，取出切碎，油锅爆炒1分钟服，3次／日，63克／次，连食15日。

烦热口渴：苦瓜200克去瓤，竖切为寸长细条；鸡脯肉100克，切寸段鸡丝。沸水中入苦瓜，翻两下捞起沥干，摊盘内；鸡丝入锅略焯，装盘中，再加适量葱白、盐、味精、醋、麻油拌匀食。功能：生津止渴。

热毒泻痢：①苦瓜花12朵，捣汁，和蜜适量。赤痢入红曲5克，白痢加六一散15克，开水冲服。②苦瓜根60克，红糖适量，加水炖，每日分3~4次服。

流行性腮腺炎：苦瓜100克（去瓤切片），紫菜、食盐、味精、麻油各适量。锅内放鸡汤，入苦瓜烧开撇沫，苦瓜软烂后入紫菜、盐、味精、麻油食。

膀胱炎：苦瓜子15克，蒲公英30克，水煎服，2次／日。

鼻出血：苦瓜150克，马蜂窝3克，水煎服。

【食用宜忌】

因苦瓜性寒，脾胃虚寒者慎用，否则令人吐泻腹痛。

四、食用菌类养生保健

香　菇

香菇又名冬菰、冬菇、香信、合蕈、台蕈、菊花菇。香菇营养丰富，味道鲜美，自古被誉称蘑菇皇后、益寿延年的上品。原为野生，现已广泛人工栽培。我国人工栽培香菇已有800多年历史，是世界上最早栽培香菇的国家。按品论质，分为花菇、厚菇、薄菇三种。每种又可分为大菇、中菇、小菇，一般以中菇质量最优，呈半球形状，菇边往里卷，呈霜白色或茶色，肉质丰厚，伞面花纹明显，呈菊花形，香气宜人。主产于浙江、福建、江西、安徽、广西、广东等地，其中以福建产量最多，安徽、江西质量最好。春、秋、冬季均可采收，洗净晒干或烘干备用。香菇是人们日常生活中的佳肴，备受男女老少青睐。

【性味归经】

味甘，性平。入胃、肝经。

【食用方法】

煲汤、炒食均可。

【营养成分】

每100克香菇干品中，含蛋白质20克，脂肪1.2克，糖类28.1克，粗纤维29.6克，灰分4.8克，钾464毫克，钠11.2毫克，钙83毫克，镁147毫克，磷258毫克，铁10.5毫克，锰5.47毫克，锌8.57毫克，铜1.03毫克，硒6.42微克，胡萝卜素0.02毫克，维生素B_1 0.19毫克，维生素B_2 1.26毫克，烟酸20.5毫克，维生素C 5毫克，还含谷甾醇、香菇多糖、天冬素、嘌呤、三甲胺、甘露醇、海藻糖、降低血脂的香蕈肽等活性物质。其松茸醇为鲜品香气的主要成分。

【保健功效】

烹饪佳肴：香菇清香，其味鲜美，能增进食欲，是一种高蛋白、低脂肪、低热量的菌类食物。其蛋白质中含17种氨基酸，放入肉食或蔬菜中炒、焖、炖、煮，均可使菜味佳美。

增强免疫：香菇中钙、磷含量较高，可作为天然抗佝偻病和小儿软骨病的良好辅助治疗食物。香菇多糖可提高巨噬细胞的吞噬能力，促进T淋巴细胞的产生并提高其杀伤活性，从而提高机体的免疫功能；其水提取物对体内的过氧化氢（H_2O_2）有清除作用，从而有延缓衰老的作用。

降脂降压：香菇中的香蕈素、核糖核酸、嘌呤、胆碱、酪氨酸、氧化酶可抑制血清和肝脏中胆固醇的增加、降低血脂、阻止血管硬化、降低血压，辅助治疗高血脂、心肌梗死、动脉硬化、冠心病、肝硬化等。

【功能主治】

补脾益胃，化痰理气，清热止血，防癌抗癌。

主治胃痛、脾胃虚弱、食欲减退、身体虚弱、小便失禁、大便秘结、体胖气短、小儿麻疹透发不畅、血证、肿瘤疮疡等。

【药用验方】

中焦气滞，食欲不振，脘腹胀满：鲜冬笋200克去皮切丝，鲜香菇50克切丝。热锅加油，炒香菇、冬笋丝，加适量葱根、精盐，熟透可食。功能：升清降浊，开胃健食。

水肿：香菇干品16克，鹿衔草、金樱子根各30克，水煎服，2次／日。功能：利尿消肿。

尿血：香菇若干个，置器中烧黑研末，3次／日，1小匙／次，饭前用水送服。

夜尿：上等陈香菇、红枣、冰糖各40克，鸡蛋2个，共蒸熟，每日早餐食1次，连续食1周。

慢性胃炎，消化性溃疡，溃疡性结肠炎：香菇30克泡发去蒂，剖开；鹌鹑2只宰杀后，去毛及内脏；将白及10克，砂仁、蔻仁各5克装入纱布袋，扎紧袋口。将鹌鹑与药袋放入锅，加适量水，大火煮沸后改小火煨，取出药袋，放入香菇、葱、姜、味精、精盐、料酒，煨至肉酥烂食。功能：补脾益气，养胃和中，护膜愈溃。

轻度风湿性关节炎，高血压，高脂血症：大蒜100克切段，鲜香菇200克切片，一起放入油锅爆炒，将熟时调入精盐、料酒、味精，再稍翻炒即可熟食。功能：温阳散寒，祛脂降血压。

【食用宜忌】

香菇为发物，脾胃寒湿气滞者慎食。痧痘后、产后、病后忌用野生香菇，其与毒蕈易混淆，误食后中毒，严重者可致死亡。

金针菇

金针菇又名金钱菇、朴菇、构菌、黄耳蕈，为担子菌亚门白磨科食用菌。其菌盖球形，边缘薄，黄褐色，表面黏滑，基部相连，呈簇生状。干品形似金针菜，故名金针菇。

【性味归经】

味甘、咸，性寒，无毒。入肝、脾、胃经。

【食用方法】

金针菇清香脆嫩，味美润滑，风味独特，自古以来一直作为高档名贵菜肴。若将洗净的金针菇放在开水里煮2分钟，捞起沥干置入盘中，调入细盐、味精，淋上香醋、麻油，撒上葱花，则黄、白、绿三色赏心悦目。品尝后，颇觉鲜、嫩、滑、脆四味绝佳，老幼皆宜，百吃不厌。此外，还可以与荤菜拼配成名肴，如列入我国菜谱的金菇三色鱼、金菇炒鳝鱼、金菇绣球、金菇溜鸡、金菇凤燕等。

【营养成分】

每100克鲜金针菇中，含蛋白质2.4克，脂肪0.4克，糖类3.3克，粗纤维2.7克，灰分1克，钾195毫克，钠4.3毫克，钙14毫克，镁17毫克，磷97毫克，铁1.4毫克，锰0.1毫克，锌0.39毫克，铜0.14毫克，硒0.28毫克，胡萝卜素0.03毫克，维生素B_1 0.15毫克，维生素B_2 0.19毫克，烟酸4.1毫克，维生素C 2毫克。每100克干金针菇中，含蛋白质13克，脂肪5.78克，糖类52克，粗纤维3.34克，灰分7.58克，矿物质7.56克。还含植物血凝素、香菇嘌呤、麦冬固醇、细胞溶解毒素、冬菇细胞毒素等。其蛋白质中含多种人体必需的氨基酸，尤以精氨酸含量最为丰富。

【保健功效】

促进代谢：金针菇能有效地增强机体的生物活性，促进体内新陈代谢，有利于食物中各种营养素的吸收和利用。

降脂消乏：可抵抗疲劳，加快疲劳消除；能抑制血脂升高，降低胆固醇，防治心脑血管疾病。

【功能主治】

利肝胆，益肠胃，抗癌瘤。主治肝病、胃肠道炎症、溃疡、癌瘤等。

【药用验方】

体虚，气血不足，倦怠食少，腰膝酸软：①鲜金针菇、黄鳝肉各150克，配以料酒、精盐、酱油、葱姜、猪油制成熟食。功能：补虚损，益气血，强筋骨。②土仔鸡250克去内脏，入砂锅加水炖九成熟，再入金针菇100克，菇煮熟食。功能：补益气血。

肝病：猪肝300克切片，用薯粉拌匀，与金针菇100克同入锅煮，调少许精盐、麻油、熟食。功能：补肝利胆，益气明目。

肝脏疾病，胃肠道溃疡：鲜金针菇500克，配以精盐、味精、酱油、麻油制成熟食。功能：增强体质，防病健身，降低胆固醇。

脾胃气虚，水肿，消渴，肾炎，肝病：鲜金针菇100克，冬笋150克，配以精盐、味精、白糖、酱油、淀粉、鸡汤，制成熟食。功能：补中益气，生津止渴，和肾润肝。

金针菇性寒，平素脾胃虚寒、腹泻便溏之人不宜食。

黑木耳

黑木耳又名木耳、云耳、耳子、蕈耳、树鸡、木娥、木菌、桑耳、槐耳、松耳。色泽黑褐，质地柔软，味道鲜美，营养丰富，可素可荤，不但为中国菜肴大添风采，而且能养血驻颜，祛病延年。现代营养学家盛赞黑木耳为素中之荤，其营养价值可与动物性食物相媲美。

【性味归经】

味甘，性平。入脾、胃、大肠、肝、肾经。

【食用方法】

煮食、炒食、凉拌均可。

【营养成分】

每100克黑木耳中含蛋白质11.1克，脂肪1.5克，糖类33.7克，粗纤维28.9克，灰分5.3克，钾757毫克，钠48.5毫克，钙247毫克，镁152毫克，磷292毫克，铁97.4毫克，锰8.86毫克，锌3.18毫克，铜0.32毫克，硒3.72微克，胡萝卜素0.1毫克，维生素B_1 0.17毫克，维生素B_2 0.44毫克，烟酸2.5毫克。糖类中有甘露聚糖、甘露醇、葡萄糖、葡萄糖醛酸、木糖等物质。干木耳中所含磷脂为卵磷脂、脑磷脂、鞘磷脂等，并含固醇类（例如麦角固醇等）。

【保健功效】

增强免疫：黑木耳营养丰富，不仅是烹饪佳菜，还是滋补强身、防治疾病的良药，被誉为素中之荤。它含有大量糖类，例如甘露聚糖、木糖等；其中钙、铁含量较高，脂肪中还含卵磷脂和脑磷脂，故黑木耳可促进机体免疫功能，增强机体抗病能力，防止疾病侵袭，并可药用治疗贫血、便血、便秘等。

清胃涤肠：黑木耳含较多胶质，有较强的吸附力，可清胃涤肠，是矿山、冶金、纺织、理发等行业职工的保健食品。

防治血栓：黑木耳含对抗人体特别是脑部血栓形成的物质，故可防治脑血管病和冠心病。

【功能主治】

和血养荣，凉血止血，补气止痢。主治血痢、血淋、肠风、崩漏、痔疮等。还可防治脑血管病和冠心病，并能清理消化道。

【药用验方】

习惯性便秘，痔疮出血：黑木耳15克泡发，柿饼30克略洗，同入锅，加清水适量，先大火煮沸，再小火炖30分钟至柿饼熟烂。当点心，上、下午分食。功能：滋阴凉血，润肠通便。

脑卒中兆征，动脉硬化，冠心病：白木耳（银耳）、黑木耳各10克用温水泡发，入碗加水、冰糖5克，蒸1小时至酥烂。当点心食，量随意。功能：滋阴益气，凉血宁络。

脑卒中恢复期半身不遂，便秘：黑木耳120克用温水泡发，与桃仁120克共捣烂如泥，入大碗，对入蜂蜜120毫升，拌匀蒸熟。3次／日，1茶匙（约10克）／次，温开水送饮。功能：凉血化瘀，润肠通便。

子宫出血：黑木耳、冰糖各15克，红枣20枚，瘦猪肉100克，加水炖熟食，1剂／日，分2次服，连用7日。

年老生疮，久不收口：黑木耳用瓦焙焦研细末。2份黑木耳粉对1份白糖，加水调成膏摊纱布上，敷患处，早、晚各换1次。

血虚，贫血：黑木耳15克，红枣20枚，粳米100克，煮粥食用，连续进食一段时间。亦可用黑木耳炖红枣食。

【食用宜忌】

脾胃虚寒，大便稀溏不实者不宜用。

银　耳

银耳又名雪耳、白耳、桑鹅、白木耳、白耳子、银耳菌、五鼎芝。它被人们誉为菌中之冠，既是名贵的营养滋补佳品，又是扶正强壮之补药。

历代皇家贵族将银耳看作是延年益寿之品、长生不老良药。

【性味归经】

味甘、淡，性平。入心、肺、胃、肾经。

【食用方法】

作为滋补健身营养佳品，银耳多用于做汤羹。如传统宫廷点心，用银耳、枸杞、冰糖、蛋清一起炖服，不但色相红白相间，而且香甜可口。以鸽蛋与银耳做成明月银耳汤，汤底透明如兰花，汤上浮蛋如圆月，吃起来松软细嫩，汤鲜味美。用银耳加入参粉煨成羹，不但风味独特，而且具有较好的补益强身作用。经常食用银耳羹，可使肌肤洁白柔嫩、头发乌黑发亮。

【营养成分】

每100克银耳中，含蛋白质10克，脂肪1.4克，糖类33.9克，粗纤维28.4克，灰分6.7克，钾1.59克，钠82.1毫克，钙38毫克，镁54毫克，磷370毫克，铁4.4毫克，锰0.17毫克，锌3.03毫克，铜0.08毫克，硒2.95微克，胡萝卜素0.05毫克，维生素B_1 0.05毫克，维生素B_2 0.25毫克，烟酸5.3毫克，维生素E 1.26毫克。其中，以脯氨酸为主的17种氨基酸，以及多缩戊糖、葡萄糖、葡萄糖醛酸、木糖、甘露醇、麦角固醇等物质对人体有重要作用。

【保健功效】

保护肝脏：银耳多糖类物质可明显促进肝脏蛋白质及核酸合成，提高肝脏的解毒能力，保护肝脏。

清热敛血：银耳有止血之功，尤其对内热而有出血倾向者更宜，例如吐血、咯血、便血、崩漏等，但作用缓慢，须持久服用方能见效。

【功能主治】

养胃生津，滋阴润肺，止血。主治肺燥干咳、肺热咳嗽、痰中带血或无痰、肺胃阴虚所致虚热口渴、咽喉干燥、便秘、妇女月经不调、阴虚津亏等。

【药用验方】

心悸气短：银耳9.4克，太子参15.6克，加冰糖，水煎服。

白细胞减少症：黄芪20克，银耳15克，水煎服，1剂／日。

慢性支气管炎，肺气肿，哮喘：银耳100克水发切碎，黑芝麻300克研泥糊状，与银耳合一处，拌生姜汁、冰糖、蜂蜜，隔水炖2小时后食用。1匙／次，3次／日。功能：清热润肺，消肿止喘。

肺结核，咳嗽：银耳、竹笋各6克用冷水发胀取出，加水1小碗及冰糖、猪油各适量调和，最后加淫羊藿3克（稍碎截），置碗中共蒸。服时去淫羊藿滓，竹笋、银耳连汤内服。功能：润肺止咳。

冠心病：银耳、黑木耳各10克，红枣15枚，以温水泡发后入小碗，加水和少量冰糖，隔水蒸1小时后连汤食，2次／日。

虚劳咳嗽，痰中带血：①伴阴虚口渴者，干银耳6克，糯米100克，冰糖10克，加水煮粥食。若夏季低热易汗，宜于冬季炖服。②银耳5～10克浸半日，用粳米100克、红枣3～5枚煮粥，沸后入银耳、冰糖适量，晚餐食。功能：润肺止咳。

【食用宜忌】

银耳有滋阴清热的作用，故风寒感冒、咳嗽，湿热生痰和外感口干、阳虚患者均不宜用。

　　银耳中含的一种腺苷的衍生物有阻止血小板凝集的效能，故对于有咯血的支气管扩张、胃及十二指肠溃疡并出血及血小板减少症等病史者应慎食。

　　食用银耳时，选择黄白色、朵大、光泽肉厚者为佳。其作用缓慢，久服才有效。变质银耳不可食用，以防中毒。

野菜养生篇

天门冬

　　天门冬又名天冬草、天冬，为百合科天门冬属多年生攀缘状草本植物。具块根，呈纺锤状。小枝成叶状，扁条形，5~8枚丛生。叶退化为鳞片。

　　花常2朵腋生，雌雄异株，白色或淡红色。花期夏季，浆果红色。

【野菜性味】

　　味甘，性寒。

【营养成分】

　　天门冬含天门冬素、β-谷固醇、甾体皂苷、黏液质、糠醛衍生物等成分，全株淀粉含量为33%，蔗糖含量为4%。

【采用方法】

食用： 天门冬嫩叶可做菜。秋季挖取肥大块根食用，多煎煮取汁或切碎做汤、粥，或炖肉，亦可酿酒。

药用： 于秋、冬季采挖除去根头及须根，入沸水中蒸后再去外皮，烘干切段生用。

【保健功效】

天门冬能升高白细胞，增强巨噬细胞吞噬功能，具有养阴润燥、滋补肺肾之功效，常食可提高抗病能力，使身体强壮。天门冬含有天冬酰胺、黏液质等成分。研究表明，天冬酰胺有去除色素沉着的作用。此外，天门冬对炭疽杆菌、α-溶血性链球菌，β-溶血性链球菌、白喉杆菌、假白喉杆菌、肺炎双球菌、金黄色葡萄球菌、柠檬色葡萄球菌、枯草杆菌等均有抗菌作用。

【功能主治】

具有润肺滋肾、清热化痰之功效。主治肺肾阴虚有热所致的痨热咳嗽、躁咳痰黏、咯血、出血等症。并治津伤消渴、潮热遗精、肺痿、肺痈、肠躁便秘之症。

【药用验方】

咳嗽失血： 天门冬捣汁，加蜂蜜熬煮成汤，早、晚各服1次。

小肠偏坠： 天门冬9克，何首乌15克，水煎，早、晚各服1次。

肺躁津伤型失音： 百合10克，天门冬10～15克，桔梗6克，粳米100克，冰糖适量。将百合、天门冬、桔梗水煎，取浓汁，加粳米煮粥。沸后加冰糖，再煮成粥。每日服1~2次，连服5日，间断数日后可再服。

马 兰

马兰又名马兰菊、红马兰、田边菊、马兰青、螃蜞头草、鸡儿肠、泥鳅串、鱼鳅草、竹节草等，为菊科马兰属多年生草本植物。

株高30~70厘米。茎直立。茎中部叶互生，倒披针形或倒卵状长圆形，长3~10厘米，无柄，边缘有粗锯齿或浅裂，基部叶大，上部叶小，全缘。头状花序，直径2.5厘米，花序单生或枝顶形成伞房状，总苞苞片2~3层，倒披针形，边缘膜质有睫毛。舌状花一层，淡紫色，管状花黄色。结瘦果扁平，倒卵形，边缘有翅，舌状花所结瘦果三棱形，冠毛短硬，并具2~3个较长的芒。

【野菜性味】

味辛，性凉。

【营养成分】

每100克马兰中含蛋白质2.4克，脂肪0.4克，膳食纤维1.6克，糖类3克，钙67毫克，磷38毫克，铁2.4毫克。此外，还含有维生素A 0.34毫克，维生素B$_1$ 0.06毫克，维生素B$_2$ 0.13毫克，烟酸0.8毫克，维生素C 26毫克。马兰所含的挥发油中的主要成分为己酸龙脑酯、甲酸龙脑酯等。

【采用方法】

食用：3~4月份采摘的嫩茎叶作蔬菜称之为马兰头，因其略带涩味，食用时用开水烫后，再用清水漂洗，去除苦味，凉拌或炒食，亦可晒干菜。

药用：夏、秋采收，鲜用或晒干。

【保健功效】

马兰具有清热解毒、利胆退黄、凉血降压、生津润燥、补气养血、补脾和胃等保健功效。

【功能主治】

马兰头味甘，性平、微寒，无毒，具清热止血、抗菌消炎等作用。全草及根，味辛，性凉，无毒，具有清热解毒、散瘀止血、消积、抗菌消炎、凉血、利湿之功效。主治感冒发热、咳嗽、急性咽炎、扁桃体炎、流行性腮腺炎、传染性肝炎、胃及十二指肠溃疡、小儿疳积、肠炎、痢疾、吐血、出血、崩漏、月经不调、乳腺炎、疟疾、黄疸、水肿、淋浊、痔疮、痈肿、丹毒、蛇咬伤、创伤出血等症。

【药用验方】

急性睾丸炎：马兰鲜根60～180克，荔枝核10枚，水煎服。

外耳道炎：马兰鲜叶捣汁滴耳。

腮腺炎：马兰根、野胡葱头各等量，捣烂外敷。

预防流感：马兰、金银花、甘草各适量，水煎代茶饮。

风热咳嗽：马兰头50～100克，水煎服，每日2次，连服2周。

气管炎：马兰鲜草200克（或干品100克），加水200毫升，煎煮过滤，浓缩至45毫升，加糖分3次口服，1剂／日，6日／疗程。

水肿尿涩：马兰菜50克，黑豆、小麦各10克，酒、水各50毫升煎成50毫升，食前温服。

咽喉肿痛：马兰全草30～60克，水煎频服。

野 菊

野菊又名野菊花、野山菊、野黄菊、路边菊、苦薏、岩香菊等，为菊科菊属多年生草本植物。

株高70厘米左右。茎直立，多分枝，并有茸毛。叶互生，卵圆状，羽状深裂，前端尖，叶边缘有锯齿状缺刻，叶绿色，有茸毛。头状花序，顶生，数个排列成伞房花序状，外围为舌状花，淡黄色，1层至2层，中央为管状花，深黄色，花期9～10月份。

【野菜性味】

味苦、辛，性微寒。

【营养成分】

每100克野菊嫩茎叶中含蛋白质3.2克，脂肪0.5克，糖类6.0克，粗纤维3.4克，灰分2.7克，钙178毫克，磷41毫克。此外，还富含微量元素锌、硒。

【采用方法】

食用：野菊嫩苗和花均可食用。做菜时，先水煮，再捞出用清水洗，以去除或减少野菊的苦味。煮过的茎叶凉拌、素炒、肉炒、煮汤均宜。

药用：野菊的花、根、叶俱可入药。其花最佳采摘期在秋季，晒干、烘干均可。

【保健功效】

野菊花含刺槐素–7–鼠李糖葡萄糖苷、野菊花内酯、矢车菊苷等。对金黄色葡萄球菌、白喉杆菌、大肠杆菌、痢疾杆菌、结核杆菌及流感病毒均有抑制作用。能使周围血管扩张而有降压作用，可治高血压。其煎剂湿敷对局部炎症有明显效果。可用硫浸膏涂擦患处治子宫颈糜烂，并可用于治疗淋巴管炎、皮肤溃疡、火伤及无名肿毒等。

【功能主治】

野菊花、根、叶均能清热解毒，主治疔疮疖肿，亦可防治流行性脑脊髓膜炎、流行性感冒、高血压、肝炎、痢疾等。

【药用验方】

各种疔疮：鲜野菊花30克，水煎服，并用上药捣烂敷患处。或野菊花30克，疔疮草（紫花地丁）30克，炙甘草10克，水煎服。每日2次。

颈淋巴结结核：野菊花根适量，捣烂酒煎服，并搽涂患处。

痔疮：野菊花30克，茜草15克，石决明30克，水煎服，每日2次。

急性淋巴结炎：野菊花60克，银花30克，连翘12克，赤芍9克，用开水煎后饮。

白喉：野菊花60克，银花30克，连翘15克，水煎服。

野苋菜

野苋菜又名苋菜、绿苋，为苋科苋属一年生草本植物。野苋菜株高50厘米左右。

茎直立，有分枝，淡绿色或绿色。叶互生，卵形或卵状长圆形，先端微缺，全缘成微波状，表面绿色，背面较淡。花簇生，甚小，花穗腋生，茎顶花序圆锥形，花期7~8月份。胞果扁圆形，极皱缩，不开裂。果熟期8~9月份。

【野菜性味】

味甘、淡，性寒。

【营养成分】

野苋菜每100克嫩茎叶含蛋白质5.5克，脂肪0.6克，糖类8克，粗纤维1.6克，灰分4.4克，钙610毫克，磷93毫克，铁3.9毫克，钾411毫克，胡萝卜素7.15毫克，维生素B_1 0.05毫克，烟酸2.1毫克，维生素B_2 0.36毫克，维生素C 153毫克。每克干品含钾40.9毫克，钙25.1毫克，镁13.16毫克，磷2.5毫克，钠0.7毫克，铁433微克，锰210微克，锌60微克，铜11微克。

【采用方法】

食用：幼苗及嫩茎叶可食。4～5月份采其嫩茎叶及高7～10厘米的幼苗，在沸水中焯一下，换清水浸泡片刻后，炒食、制馅、凉拌、做汤或晒干。

药用：内服煎汤，外敷研末。

【保健功效】

常食可增强抗病能力，健身祛病，润肤美容。

【功能主治】

野苋菜具有清热利湿、凉血止血、解毒消肿之功效。内服治疗痢疾、肠炎、咽喉肿痛、白带、胆结石、胃溃疡出血、便血、瘰疬、甲状腺肿、蛇咬伤等。外用治痈疽疔毒、目赤、乳痈、痔疮、皮肤湿疹等。

【药用验方】

咽喉肿痛：野苋菜50克，水煮代茶饮。

皮肤湿疹：野苋菜50克，水煎洗。

牙龈糜烂出血：将野苋菜烧成灰，搽敷患处。

胆结石：鲜野苋菜250克（洗净），猪小肠一段，水煎服，每日1次，连续服用。

痔疮肿痛：野苋菜200～300克，煎汤熏洗。

肝热目赤：野苋菜种子30克，水煎服。

车前草

车前草又名车前菜、当道、牛遗、牛舌草、车轮菜、蛤蚂草、猪耳草、车轱辘菜等，为车前科车前属多年生草本植物。

根状茎粗短，有须根。叶基生或莲座状，叶片椭圆形、宽椭圆形或具疏短柔毛，有5～7条弧形脉；叶柄长2～10厘米，基部扩大成鞘。花序数个，自叶丛中生出，直立或斜上，高20～30厘米，被短柔毛；穗状花序，密生小花；苞片三角形，背面突起；花冠筒状，膜质，淡绿色，先端四裂，裂片外卷。花期7～8月份。蒴果椭圆形，有毛，盖裂。果期9～10月份。

【野菜性味】

味甘，性寒。

【营养成分】

车前草每100克嫩叶芽含有膳食纤维3.3克，糖类1克，蛋白质4克，脂肪1克，钙309毫克，磷175毫克，铁25.3毫克，胡萝卜素5.85毫克，维生素B_2 0.09毫克，维生素C 23毫克。此外，还含有胆碱、钾盐、柠檬酸、草酸等成分。

【采用方法】

食用：每年4～5月份采摘嫩茎叶或幼苗，先用开水烫软，再用清水泡几小时后捞出，凉拌、炒食、做馅、做汤或与面蒸食。

药用：车前草叶、子俱入药。车前子为其所结种子，秋季采收。

【保健功效】

现代药理研究表明，车前草及车前子不仅有显著的利尿作用，而且具有明显的祛痰、抗菌、降压效果，还有抗肿瘤作用。车前草及车前子中的车前苷能使呼吸加深，可治疗肺热咳嗽、痰多等病症。车前草、车前子中所含的腺嘌呤的磷酸盐有刺激白细胞增生的作用，可用于防治各种原因引起的白细胞减少症。其所含琉璃酸对金黄色葡萄球菌、卡他球菌及绿脓杆菌、变形杆菌、痢疾杆菌有抑制作用，同时还有抑制胃液分泌和抗溃疡作用。

【功能主治】

车前草具有利水通淋、清热明目、清肺化痰、凉血止血的功效，适用于小便不利、暑热泄泻、目红肿痛、血热出血等症。

【药用验方】

慢性肾盂肾炎： 车前草30克，柴胡、黄芩、金银花、蒲公英、滑石各15克，生地黄、续断各12克，枳实、当归各9克，生甘草3克，水煎服。

慢性肝炎： 鲜车前叶30克，鲜芹菜100克，萝卜100克，共洗净切碎捣汁，加蜂蜜炖服，每日1剂。

慢性气管炎： 车前草30克，加适量水煎成100毫升，每日服30毫升，3～4天为一疗程。

慢性支气管炎： 车前草、杏仁、桑白皮各15克，水煎服。

感冒： 车前草、陈皮各20克，水煎热服。

麦 冬

麦冬又名沿阶草、书带草、麦门冬，为百合科沿阶草属多年生草本植物。

麦冬株高15～40厘米。须根较粗，顶端或中部膨大成纺锤状肉质小块根。地下匍匐茎细长。叶线形，基生成丛，先端尖，革质，深绿色，平行脉明显。花茎自叶丛中抽出，直立，总状花序顶生，花常俯垂，白色或淡紫色。浆果蓝黑色。花期5～8月份，果期8～9月份。

【野菜性味】

味甘、微苦，性微寒。

【营养成分】

每100克麦冬块根含蛋白质3.3克，脂肪0.5克，糖类10克，钙130毫克，磷15毫克，铁1.2毫克，烟酸1.5毫克，维生素C 34毫克。

【采用方法】

食用： 麦冬的食用部位是块根，食用方法很多，可配以肉菜类烧食，亦可做汤、粥、饮料等。

药用： 夏季采挖，除去须根，晒干。

【保健功效】

滋养肾肺，常食可增强人体正气和抗病能力，延年益寿。另外，麦冬粉对伤寒杆菌、大肠杆菌、枯草杆菌、白色葡萄球菌有较强的抗菌作用。

【功能主治】

具有养阴生津、润肺清火之功效。用于肺燥干咳、津伤口渴、心烦失眠、内热消渴、咽喉肿痛、便秘等症。

【药用验方】

津伤口渴或干咳痰少： 麦冬9克，沙参9克，生地黄15克，玉竹12克，冰糖15克（烊化），水煎服。

阴虚胃痛： 红枣10枚，陈皮6克，麦冬15克，甘草3克，水煎服，每日1剂，连服8～9日。

阴虚火旺而干咳少痰、痰中带血且色鲜红：百合20克，鲜茅根30克，麦冬10克，粳米100克，冰糖适量。先煎麦冬、茅根，取汁与百合、粳米共煮粥，用冰糖调味，食用，每日2次。

藿　香

藿香又名野藿香、土藿香、山薄荷，为唇形科藿香属多年生草本植物。

藿香株高60～150厘米，有芳香气味。茎直立，四棱，上部被极短的细毛。单叶对生，具长柄，叶卵形或三角状卵形，边缘具钝锯齿。轮伞花序呈穗状，顶生或腋生，花小，花冠唇形，淡紫红色。小坚果卵状矩圆形，具三棱，褐色。花期6～7月份，果期7～8月份。

【野菜性味】

味辛，性微温。

【营养成分】

藿香每100克嫩茎叶含蛋白质8.6克，脂肪1.7克，糖类10克，钙580毫克，磷104毫克，铁28.5毫克，胡萝卜素6.38毫克，维生素B_1 0.1毫克，维生素B_2 0.38毫克，烟酸1.2毫克，维生素C 23毫克。

【采用方法】

食用：嫩叶可食。开水烫后可凉拌或油炸，也可做成饮料和粥。

药用：夏秋两季采收全草，晒干。切段入药，或鲜用，亦有单用其梗或叶者。可取叶4.5～15.0克煎汤或入丸、散剂，也可水煎含漱，还可烧存性研末调敷。

【保健功效】

藿香所含挥发油能促进胃液分泌，增强消化力，对胃肠有解痉止痛作用，对小肠蠕动有双向调节作用，可辟秽化湿、和中开胃、止呕、止痢。藿香可扩张微血管而略有发汗作用，可解除表邪，治疗外感表证；可抑制常见致病真菌及金黄色葡萄球菌、甲型溶血性链球菌、肺炎双球菌、绿脓杆菌、大肠杆菌、痢疾杆菌。藿香所含的甲基胡椒酚和茴香脑可升高白细胞、抗菌、解痉。对肿瘤患者及长期接触放射线或因药物所致的低白细胞患者有升高白细胞，提高免疫力的作用。

【功能主治】

和中开胃，快气止呕，辟秽化湿，解暑。主治感冒暑湿、寒热头痛、胸脘痞闷、呕吐泄泻、疟疾、痢疾、口臭等。

【药用验方】

急性胃肠炎：藿香叶10克，生姜汁10克，水煎加红糖调服。

口臭：鲜藿香花或叶少许，取汁含漱，有芳香化浊作用。

刀伤流血：土藿香、龙骨少许为末，外敷。

小儿牙疳溃烂出脓血，口臭，嘴肿：土藿香入枯矾少许为末，搽牙根上。

暑月吐泻：滑石（炒）100克，藿香12.5克，丁香2.5克，研为末，5～10克／次，浙米泔调服。

紫 苏

紫苏又名白苏、赤苏、鸡冠紫苏，为唇形科紫苏属一年生草本植物。

株高0.5～1.0米。茎直立，有分枝，茎节间较密，绿色或带紫色，密被长柔毛。单叶，卵形或卵圆形，绿色或紫色。顶端锐尖，基部圆形或广楔形，叶缘有粗锯齿，叶面常呈泡泡皱缩状。总状花序顶生或腋生，花萼钟状，花白色至紫红色。上唇微缺，下唇3裂。小坚果近球形，灰褐色，内含种子1粒。种皮极薄。花期8～9月份，果期9～10月份。

【野菜性味】

味辛，性温。

【营养成分】

每100克紫苏含蛋白质0.2克，脂肪11.9克，糖类16.4克，粗纤维56.6克，灰分4.7克，维生素B_1 0.12毫克，维生素B_2 0.23毫克，钾65毫克，钠362.8毫克，钙78毫克，磷68毫克，铁2.6毫克，锰1.87毫克，锌2.84毫克，铜1.84毫克，硒0.82微克。皱皮紫苏全草主要含挥发油、精氨酸；叶含异蛋白、苏烯酮。

【采用方法】

食用：每年春季可采集嫩茎叶，用开水焯后炒食、凉拌或做汤。李时珍在《本草纲目》中载："紫苏嫩时采叶，和蔬茹之或盐及梅卤作殖食甚香，夏月作熟汤饮之。"

药用：夏季采叶与茎晒干或阴干，秋季采子入药。茎叶可取6～12克煎汤内服，也可捣敷或水煎洗患处。子，可取4～9克捣汁或入丸、散剂。

【保健功效】

紫苏叶有镇静作用，紫苏子油能促进学习记忆功能。紫苏有发汗解热作用；能抗菌，抑制葡萄球菌、大肠杆菌、痢疾杆菌；促进胃液分泌，增进胃肠运动；可减少支气管分泌物，缓解支气管痉挛，镇咳；并可促进肠蠕动，升高血糖；所含盐能滋养、保护皮肤。

【功能主治】

紫苏全草含有挥发油，内含紫苏醛、精氨酸、腺嘌呤、紫苏酮、左旋柠檬烯、α-蒎烯、榄香素、紫苏红色素等，有很强的杀菌作用。紫苏叶味辛，性温，有行气宽中之作用，可治疗胸闷、恶心、呕吐、腹胀等病。紫苏的叶和梗还有安胎的作用。茎叶主治感冒风寒、咳嗽气喘、胸腹胀满、胎动不安、鱼虾中毒。子治咳逆痰喘、气滞便秘。

【药用验方】

食蟹中毒：紫苏叶60克，生姜3大片，煎汤频饮。

水肿：紫苏梗24克，大蒜9克，老姜皮15克，冬瓜皮15克，水煎服。

急性胃肠炎：紫苏叶10克，藿香10克，陈皮6克，生姜3片，水煎服。

风寒咳嗽：粳米500克煮粥，入新鲜紫苏叶10～15克、生姜10～15克（切片）稍煮，早、晚食用，连服3～5日。

伤风发热：紫苏叶、防风、川芎各7.5克，陈皮5克，甘草3克，加生姜2片，煎服。

苦　菜

苦菜又名苦荬菜、拒马菜，为菊科苦苣属一年生或二年生草本植物。

苦菜株高25～70厘米。茎直立，中空，具乳汁，外有棱条并有分枝，无毛或上部有腺毛。叶互生，羽状深裂，无毛，边缘有刺状尖齿，下部叶柄有翅，抱茎，中上部叶无柄。茎叶折断有乳汁渗出。头状花序，在茎顶又排成伞房状，头状花序总苞呈暗绿色钟状，舌状花黄色。瘦果长椭圆状，褐色或红褐色，有白色冠毛。花期4~8月份，果期6~9月份。

【野菜性味】

味苦，性寒。

【营养成分】

每100克苦菜嫩幼苗中含蛋白质2.8克，脂肪0.6克，膳食纤维5.4克，糖类4.6克，钙66毫克，磷41毫克，铁9.4毫克。此外，还含有维生素A 0.54毫克，维生素B_1 0.09毫克，维生素B_2 0.11毫克，烟酸0.6毫克，维生素C 19毫克，以及蒲公英固醇、甘露醇、蜡醇、胆碱、酒石酸等多种成分。

【采用方法】

食用：每年春秋季采嫩幼苗及嫩茎叶，幼株20厘米左右时最为鲜嫩。焯水后可拌、炝、腌、炒、烧、蒸、做汤等。凉拌或做馅食用，味道鲜美可口。苦菜虽有苦味，但苦度适中，苦里回甘。适当地吃一些苦味食品，不仅能改善食品味道，而且能醒脑提神、清心解烦、增加食欲。

药用：苦菜全草、根、花、子均可入药。

【保健功效】

苦菜含有甘露醇、生物碱、苷类、苦味素，所含铁元素是形成血红素的主要成分，铜元素是促进血红素形成和血球成熟的重要因素，两者协同，可预防治疗缺铁性贫血。所含锌能促进幼儿生长发育，促进男子精子活力，有助于伤口愈合。

【功能主治】

苦菜具有清热解毒、破瘀活血、消肿止痢的功效，适用于阑尾炎、痢疾、血淋、痔瘘、疔肿、蛇咬、肠炎、子宫颈炎、乳腺炎、咽炎、扁桃体炎等症。

【药用验方】

口腔炎：鲜苦菜数棵，洗净放口内细嚼，含10～20分钟，每日2次。

咽喉肿痛：干苦菜30克，山豆根12克，加水煎煮，吃菜喝汤，连服数日。

急性黄疸型肝炎：鲜苦菜100克加水煎煮，吃菜喝汤，连服20日。

慢性气管炎：苦菜500克煎汤，加入红枣20枚，再煮至枣皮展开后取出，汤液熬膏。每次1匙，红枣1枚，早晚各1次。

黄疸：苦菜花子6克研细，水煎服，每日2次。

乳腺炎：鲜苦菜捣烂外敷，或水煎服。

瘊子：苦菜捣汁常点患处，可自落。

香 椿

香椿又名椿叶、山椿、白椿、猪椿、红椿、香椿芽、香椿头、椿木叶、春尖叶、虎目树、大眼桐，为楝科植物。全国各地均有栽培，春季采收。该植物的果（香椿子）、树皮（椿白皮）、树汁（春尖油）可供药用，但不能食用。

【野菜性味】

味甘、苦，性平。

【营养成分】

每100克可食部分中含有蛋白质1.7克，脂肪0.4克，膳食纤维1.8克，糖类9.1克，磷147毫克，铁3.9毫克以及维生素A 0.7毫克，维生素B_1 0.3毫克，维生素B_2 0.12毫克，烟酸0.9毫克，维生素C 40毫克。此外，还含有香椿素等挥发性芳香族有机物，可称野菜中之佼佼者。

【采用方法】

食用： 农历三月乃香椿上市之时。用香椿嫩芽制作菜肴，质地脆嫩，食后无渣，香味浓郁，鲜嫩可口。春季香椿萌发嫩芽时采摘，其嫩枝长度一般以不超过12厘米为宜，过长基部已经老化。香椿芽可炒食、凉拌、做汤，亦可腌制后食用。将香椿芽和蒜一起捣成稀糊状，加精盐、醋、酱油、麻油和凉开水，做成香椿蒜汁，用来拌面条，更是别有风味。

药用： 香椿的果实（香椿子）、树皮（椿白皮）、树汁（春尖油）入药。

【保健功效】

香椿具有健胃理气、祛风利湿、杀虫固精的功效。现代保健学研究表明，香椿煎汁对金黄色葡萄球菌、痢疾杆菌、伤寒杆菌等都有明显的抑制作用和杀灭作用。

【功能主治】

清热化湿，健胃理气，润肤明目，解毒杀虫。主治疮疡、肺热咳嗽、肠炎、痢疾、目赤、疔疽、漆疮、白秃、脱发等。

【药用验方】

心烦口渴，胃脘痞满，目赤，口舌生疮：豆腐500克切块，放锅中加清水煮沸沥水，切小丁。嫩香椿50克稍焯，切碎末入碗，加精盐、味精、麻油拌匀后浇豆腐上拌匀食。

尿黄，便结，咳嗽痰多，脘腹胀满，大便干结：嫩香椿250克去老梗，下沸水锅焯透沥水切碎，入精盐，淋麻油拌匀食。

水果养生篇

芒 果

芒果，又名望果、檬果、庵罗果、蜜望子、沙果梨，果实椭圆滑润，有圆形、肾形、心形；皮色初时有浅绿色、黄色、深红色之分，成熟后却呈柠檬黄色。它味道甘醇，形色美艳，令人赏心悦目，充满温馨和亲切之感。

【性味归经】

性凉，味甘酸。归肺、脾、胃经。

【食用方法】

鲜果生食，或做成蜜饯、果干、罐头及饮料。

【营养成分】

每100克芒果可食用部分含蛋白质0.6克，脂肪0.3克，糖类13.1克，钙11毫克，磷14毫克，铁0.8毫克，胡萝卜素5.7毫克，维生素B$_1$ 0.06毫克，维生素B$_2$ 0.06毫克，烟酸1.6毫克，维生素C 76.8毫克，钾304毫克。另外，芒果还含有芒果酮酸、没食子酸、芒果苷、芒果醇酸、异芒果醇酸、阿波酮酸、阿波醇酸、槲皮素等酚类化合物。

【保健功效】

化痰止咳：芒果含芒果苷成分，具有祛痰止咳作用。

抗菌杀毒：据研究，青芒果、芒果树叶及皮的提取物对葡萄球菌、大肠杆菌、绿脓杆菌等细菌均有抑制作用。此外，它对流感病毒也有抑制效果。

降脂养心：由于芒果肉和芒果叶中均含有大量的维生素C成分，并且加热不容易破坏，因此，常食芒果可为机体补充大量的天然维生素C成分，有利于降低血清胆固醇和三酰甘油，防治心血管病。

【功能主治】

生津止渴，镇咳祛痰，开胃利尿，止晕止呕。可治疗烦热口渴、肺热咳嗽、消化不良、瘀血、经闭、少尿、眩晕症、梅尼埃病、高血压、头晕、牙龈出血、气喘、癌症、性功能减退、恶心欲吐等症。

【药用验方】

晕船呕吐： 鲜熟芒果1～2个，生食，或加水煎汁饮。功能：解渴止晕。

牙龈出血： 鲜芒果2个，取果皮及果肉吃，1次/日。功能：凉血、止血。

慢性咽喉炎： 将芒果2个去皮切块，加水适量煎煮，取汁，代茶频饮，1次/日。功能：生津润燥，清热止咳。

皮肤水肿： 芒果皮15克，核仁30克，水煎服，1次/日。功能：利尿消肿。

消化不良： 鲜芒果3个去皮、核榨汁，每次口服20毫升，2次/日。功能：益胃，消食，止呕。

【食用宜忌】

选购芒果时，长形的较甜，圆形的较香，果皮油润的味道最为鲜美。

芒果性带湿毒，皮肤病或肿瘤患者忌食；芒果含糖分高，糖尿病患者忌食；肾炎患者应该少食。

不宜与大蒜、胡椒、辣椒等辛辣食物同食，饱餐后不宜食用，皮肤过敏体质者亦应慎食。

梨

梨，又称雪梨、鸭梨、白梨、黄梨、快果、果宗、玉乳、蜜父等，树开白花，果实多汁，既可食用，又可入药。梨的品种很多，我国原产名优品种有鸭梨、雪花梨、砀山酥梨、苹果梨、南果梨、库尔勒香梨等，国外引进的优良品种有巴梨、茄梨、红茄梨、伏茄梨、幸水梨等。

【性味归经】

性凉，味甘、微酸。入肺、胃经。

【食用方法】

果肉脆嫩多汁、香甜可口，生食最佳，也常采用煮、蒸、烤、冻、冰糖炖等方法来吃，这可削减梨之冷利，对人体更为有益。此外，还可加工制成罐头、梨汁、梨干、梨酒、梨醋等。

【营养成分】

每100克梨可食用部分含蛋白质0.1克，脂肪0.1克，糖类9.0克，粗纤维1.3克，灰分0.2克，钙5.0毫克，磷6毫克，铁0.2毫克，维生素A 0.01毫克，维生素B_1 0.02毫克，维生素B_2 0.01毫克，烟酸0.2毫克，胡萝卜素0.01毫克，维生素C 4毫克，钾135毫克，钠0.7毫克，镁10.2毫克。另外，梨还含苹果酸、柠檬酸等成分。

【保健功效】

祛痰止咳： 梨中含有苷、单宁酸等成分，具有祛痰止咳的作用，尤其对肺结核咳嗽有效。此外，它还有润喉清爽功能。

清热降压： 据研究，梨可软化血管壁，降低血压。中医认为，梨乃凉性果，尤其对于肝阳上亢或肝火上炎型高血压患者能清热镇静，改善头晕目眩，有助于降低血压。

养肝护肝： 梨中含有大量的糖类（以果糖为主）和多种维生素等成分，易被人体吸收，促进食欲，并且能利尿退黄，有利于保护肝脏，促进黄疸消退和肝功能恢复。

降压强心： 梨中维生素尤其维生素B_1、维生素B_2、泛酸，以及叶酸等成分含量丰富，能保护心脏，减轻疲劳，增强心肌活力，降低血压。

【功能主治】

清热解酒，润肺生津，止咳化痰。可治疗热病伤津烦渴，肺热咳嗽，急、慢性支气管炎，肺结核，糖尿病，高血压，习惯性便秘，传染性肝炎，酒精中毒等病症。

【药用验方】

感冒咳嗽，急性气管炎： 生梨1个，切碎，加冰糖适量，炖水服。功能：清肺止咳。

周身水肿： 沙梨皮50克，五加皮13克，陈皮10克，桑白皮15克，茯苓皮20克，水煎服。功能：利尿消肿。

慢性咽炎： 雪梨干30克，罗汉果半个，乌梅13克，水煎20分钟后，候温饮汁。功能：利咽润喉。

支气管炎： 梨2个，生萝卜250克，鲜藕250克，洗净切碎绞汁，与250毫升蜂蜜调匀，分3次饮服。功能：顺气润肺，化痰止咳。

【食用宜忌】

饭后吃梨能促进胃酸分泌，帮助消化，增进食欲。

梨的热量和脂肪低，适于喜甜又想减肥者食用。

多吃伤脾胃，脾胃虚寒、慢性腹泻者不宜食用；外伤、产后、小儿出痘后尤忌。

苹　果

苹果，又名柰、频婆、平波、天然子、超凡子等，原产于西伯利亚西南部及土耳其，在欧洲经长期种植后，于19世纪末传入我国山东，称为西洋苹果。不过，早在从西方引进苹果的1000多年前，我国的文献资料中就有柰，又名频婆，此后又有林檎，或名来禽、文林郎果，这些都是与西洋苹果同类不同名的记载。

【性味归经】

性凉，味甘。归脾、肺、胃、心经。

【食用方法】

苹果可以生吃、捣汁或熬膏，外用可捣汁涂患处；苹果还可以加工成罐头、果干、果脯及苹果酱、苹果酒等。

【营养成分】

每100克苹果可食用部分含蛋白质0.4克，脂肪0.5克，糖类

13.0克，粗纤维1.2克，钙11毫克，磷9毫克，铁0.3毫克，维生素A 0.08毫克，维生素B_1 0.01毫克，维生素B_2 0.01毫克，烟酸0.1毫克，钾110毫克，钠1.4毫克，镁8.1毫克，氯0.8毫克；含有苹果酸、柠檬酸、酒石酸、单宁酸、芳香醇、果胶、胡萝卜素、有机酸等。

【保健功效】

消除疲劳：因苹果含钾丰富，可影响机体的钾及钠代谢，因此，具有消除和预防疲劳的作用。

降低血压：苹果中的钾还可与体内过量的钠离子交换而促使其排出体外，使血管壁的张力降低，血压下降。

促进消化：苹果可中和胃酸，促进胆汁分泌，增强胆汁酸的功能，对消化不良、腹部胀满有一定的助消化作用，尤其对因脾胃虚弱引起的消化不良有较好作用。

止泻通便：苹果中含有单宁酸、有机酸、果胶和纤维等物质，前二者有收敛作用，后二者能吸收细菌和毒素，故苹果有止泻之功效。然而，苹果中的粗纤维又可使大便松软，有机酸成分能刺激肠道平滑肌的蠕动，均可促进排便。因此，苹果对轻度腹泻有止泻效果，对大便秘结者又有治疗作用。

【功能主治】

润肺生津，解暑除烦，开胃醒酒，可治疗暑热烦渴、口腔糜烂、大便秘结、面色无华等病症。

【药用验方】

高血压，便秘：苹果1000克洗净绞汁，50～100毫升/次，2～3次/日，饮服。功能：润肠通便，降脂降压。

大便秘结，面枯无华：柠檬1个捣烂绞汁；苹果500克加冷开水绞汁，再加柠檬汁和蜂蜜适量混匀。30～50毫升/次，2～3次/日。功能：养颜护肤，润肠通便。

贫血，痔疮出血，习惯性便秘：苹果、莴苣各200克，胡萝卜60克，洗净去皮同榨汁，加入柠檬汁15毫升调匀。1剂/日，分早、晚饮服。功能：养血润发，生津润肠。

高脂血症，高血压，冠心病：苹果1个洗净去核切碎，用搅拌机搅1分钟成汁，再与酸牛奶200毫升、蜂蜜20毫升混匀。1剂/日，分早、晚饮服。功能：补虚益气，活血降血脂。

【食用宜忌】

食用苹果过量有损心、肾，患有心肌梗死、肾炎、糖尿病的人，以及痛经者忌食。

饭后立即吃苹果，不但不会助消化，反而会造成胀气和便秘。因此，吃苹果宜在饭后2小时或饭前1小时。

平时有胃寒觉堵者忌食生冷苹果。

橘　子

橘子，又名黄橘、红橘、大红蜜橘、大红袍、朱砂橘、福橘。它外表灿烂鲜艳，果肉酸甜可口，广受人们的喜爱。橘子营养丰富，几乎全身是宝。它的外皮阴干之后，就是常用的中药——陈皮；橘核有行气、散结的作用；橘瓤表面的白色筋络叫橘络，可通络、行气、化痰。此外，在我国南方一些地区称橘为大橘，谐音大吉，以图吉祥。

【性味归经】

性凉，味甘、酸。入肺、胃经。

【食用方法】

橘子鲜果除生食外，还可制成果汁、果酱、果酒等；将鲜橘子用蜜糖渍制而成的橘饼不仅好吃，而且还有宽中下气、化痰止咳的功效。

【营养成分】

每100克橘子可食用部分含蛋白质0.9克，脂肪0.3克，糖类12.8克，粗纤维0.4克，灰分0.4克，钙56毫克，磷20毫克，铁2.0毫克，维生素B_1 0.08毫克，维生素B_2 0.03毫克，烟酸0.3毫克，胡萝卜素0.55毫克，维生素C 34毫克，钾199毫克，钠1.4毫克，镁13.9毫克；还含柠檬酸、苹果酸、叶酸等。

【保健功效】

调节代谢：橘子含有丰富的葡萄糖、果糖、蔗糖、苹果酸、柠檬酸和多种维生素，对调节人体的新陈代谢相当有益。

益血护脉：据研究，橘子含有大量的维生素C、维生素P、橙皮苷、6-二乙胺甲基陈皮苷、磷酰橙皮苷和黄酮苷等成分，对扩张周围血管、降低血压、改善冠脉血液循环、降低血清胆固醇和防止毛细血管破裂出血等均有显著的功效。此外，维生素C对防止动脉粥样硬化和促使沉积的粥样斑块溶解还有明显作用，人体每日如果摄入44.9毫克的维生素C，其患脑卒中死亡的危险性将下降50%。

健胃厚肠：橘子含橘皮苷等多种物质，既能抑制肠道平滑肌过分蠕动，起止痛、止呕、止泻作用，又能兴奋减弱了功能的肠道平滑肌，从而促进消化、减轻腹胀等。

祛痰止咳：橘子含挥发油、柠檬烯，能促进呼吸道黏膜分泌，缓解支气管痉挛，从而达到排痰、止咳和平喘效果。

醒酒止渴：橘子含有大量的水分、多种维生素和丰富的糖类物质，有利尿、止渴和解酒之功。

【功能主治】

润肺止嗽，化痰镇咳，理气开胃，降逆止痢。可治疗胸膈结气、呕逆、消渴、肺热咳嗽、食欲不振、赤白痢等。

【药用验方】

消化不良：取橘子2个剥去皮，生食，2个/日。功能：和胃消食。

急性肝炎：橘子1个连皮洗净捣烂如泥，荸荠10个去皮切片，二味用沸水500毫升冲泡，代茶饮服。功能：利胆护肝。

泄泻呕吐： 橘子1个去皮、核，马铃薯100克，生姜10克，同装于纱布袋中捣烂绞汁。20毫升/次，2次/日，饭前饮。功能：止泄降逆。

咳嗽痰多，食欲不振： 蜜橘200克剥皮分瓣去核。橘皮切成丝，加白糖及适量水煮沸，去橘皮丝，将糖汁浇在橘瓣上。1剂/日，分1~2次服。功能：止咳化痰，消食开胃。

【食用宜忌】

橘子不宜多食，成人日食不超过3个，儿童则不宜超过2个。

肠胃功能欠佳者，吃太多橘子容易发生胃病。

橘子忌与萝卜、动物肝脏等同食。

在服用维生素K、磺胺类药物、女体舒通、氨苯喋啶和补钾药物时，均应忌食橘子。

葡 萄

葡萄，又名蒲桃、山葫芦、草龙珠、菩提子等，果实汁多味美。原产于西域，是2000多年前张骞出使西域时，发现并带回我国的。全世界如今有葡萄品种8000余种。我国有1000多个品种，新疆的吐鲁番葡萄分去半壁江山，高达600多种，其中最著名的是以制葡萄干为主的无核白，以鲜食为主的马奶子、红葡萄，以及药用的索索葡萄，据《大明会典》记载，索索葡萄的价值比骆驼皮和水獭皮还高。

葡萄的含糖量8%～10%，并含有多种无机盐、维生素，以及对生理调节功能有益的物质。此外，它的含钾量也相当高。

【性味归经】

性平，味甘。归肺、脾、肾、肝、胃经。

【食用方法】

可鲜食，也可煎汤、捣汁或浸酒服食；葡萄还可提炼果汁、晒制干品，以及酿酒等。

【营养成分】

每100克葡萄可食用部分含蛋白质0.2克，脂肪0.6克，糖类8.2克，钙4毫克，磷15毫克，铁0.6毫克，胡萝卜素0.04毫克，维生素B_1 0.05毫克，维生素B_2 0.01毫克，烟酸0.1毫克，维生素C 4毫克，钾252毫克，钠2.0毫克，镁6.6毫克，氯2.0毫克；还含有酒石酸、草酸、柠檬酸、苹果酸等。

【保健功效】

防治贫血：恶性贫血与维生素B_{12}缺乏或不足有关，而葡萄中含有丰富的维生素B_{12}，能防治恶性贫血的发生。

利尿安胎：葡萄根、藤、叶等均有很好的利尿、消肿和安胎作用，是民间治疗妊娠恶阻、呕哕、水肿等病的常用物。

利肝护胃：葡萄含有维生素P物质，能降低胃酸对胃黏膜的损伤；葡萄富含铁质、果酸、有机酸，易被人体吸收，可促进肠胃消化，并排除尿酸，保护肝脏不受病毒侵袭。

养护肾脏：葡萄富含钾元素，它能帮助人体积累钙质，促进肾脏功能，调节心搏次数。

【功能主治】

补气血，强筋骨，利小便。治气血虚弱、肺虚咳嗽、心悸盗汗、风湿痹痛、小便不畅等。

葡萄对于心性、肾性及营养不良性水肿及胃炎、肠炎、痢疾、慢性病毒性肝炎、疹、痘、疮有效。

葡萄能补诸虚不足，延长寿命；葡萄干为营养食品，有滋养、健胃、益气功能，适合于体质虚弱者食用，并有补虚、止呕、镇痛功效；葡萄制酒富含维生素B_{12}，对恶性贫血有益，有营养滋补功能。

葡萄可治疗脾胃虚弱、食欲不振、暑热伤津、心烦口渴、咳嗽、盗汗、醉酒口渴等症。

【药用验方】

小便短赤，涩痛血尿：鲜葡萄汁、莲藕汁、生地黄汁各200毫升混匀放入锅中，烧开后加入蜂蜜20毫升，调匀服。100毫升/次，3次/日。功能：生津利尿，凉血止血。

妊娠呕吐：葡萄干30克，南瓜蒂5个，加水800毫升，煎至300毫升，去渣饮汤。1次/日，症减即停。功能：止呕养胃。

病后体弱，慢性胃炎，婴儿厌食：将葡萄500克用冷开水洗净绞汁。15毫升/次，3次/日。功能：和中健胃，补气益血。

　　营养不良性水肿：将葡萄干30克、生姜皮15克分别洗净，加水300毫升，煎20分钟，每日分1～2次口服，连服2～3日。功能：益气通利。

　　暑热，疲劳，口渴咽干：鲜葡萄500克去子，苹果500克去皮、核切块，同榨汁，加柠檬汁50毫升，加蜂蜜25毫升拌匀。50～100毫升/次，2～3次/日。功能：生津止渴，益气生力。

　　腰腿酸痛，筋骨无力：葡萄1500克榨汁。枸杞子100克，加水适量煎取浓汁100毫升，再与葡萄汁混合，以小火浓缩成膏后加入蜂蜜250毫升装瓶。10毫升/次，2次/日，以开水冲服。功能：补肾健腰。

　　慢性肾炎：桑葚子60克，薏米40克，葡萄30克，大米适量。将4味加适量水，煮粥即成。1～2次/日。

【食用宜忌】

　　每日饮少量葡萄酒，对慢性胃炎患者有治疗作用。

　　葡萄糖多性温，多食会引起内热、便秘或腹泻、烦闷不安等不良反应，故应节食；糖尿病患者忌食。

石　榴

　　石榴，又名安石榴、珍珠石榴、甘石榴、天浆、安息榴、西安榴、钟石榴、海石榴、金庞、榭榴、金罂等。石榴树外形美观，花朵艳丽，果实形态色泽俱佳，且具有丰富的营养，用途广泛。它既是可食用果品，同时也具有观赏价值，老北京的很多四合院内就种有石榴树。

【性味归经】

性温，味酸。入肺、肾、大肠经。

【食用方法】

生食，绞汁，煎汤服。

【营养成分】

每100克石榴可食用部分含蛋白质1.5克，脂肪1.6克，糖类16.8克，粗纤维2.7克，钙11毫克，磷105毫克，铁0.4毫克，维生素C 11毫克；还含有苹果酸、柠檬酸等。

【保健功效】

抑菌杀毒：石榴乙醇浸出物、果皮水煎剂以及提取的多种生物碱等物质，具有广谱抗菌作用，它们对痢疾杆菌、霍乱弧菌、溶血性链球菌、金黄色葡萄球菌等均有显著抑制作用。此外，石榴皮水浸剂对各种皮肤真菌和流感病毒也有不同程度的抑制作用。

收敛止泻：酸石榴味酸且含有鞣质、生物碱、熊果酸等成分，其收敛作用显著，具有良好的止泻止血和抑菌作用。

增进食欲： 石榴含有石榴酸等多种有机酸，能帮助消化吸收，增进食欲。

【功能主治】

涩肠止泻，生津止渴，杀虫，止血。可治疗滑泻、久痢、崩漏、带下、咽燥、烦渴、虫积、宫颈癌等症。

【药用验方】

小便失禁： 酸石榴1个，烧存性，6克/次，2～3次/日。功能：涩精止遗。

口干咽燥，咳嗽吐血： 将鲜石榴250克剖开取出肉，加水300毫升，煮沸后加冰糖适量，小火煮至糖溶。1剂/日，分1～2次服。功能：生津止渴，凉血止血。

大叶性肺炎： 蒲公英30克，石榴花15克，竹叶6克，3味入锅，加适量水煎汤。2～3次/日。

久泻不愈： 石榴皮、红糖各适量。将石榴皮研末，然后加红糖调匀，米汤送服。每日早晨服6克。

结肠炎： 石榴皮10克，大蒜1头。先将大蒜去皮，然后一同入锅，加适量水煎汤。2次/日。

神经性皮炎： 鲜石榴皮50克，明矾少许。将石榴皮洗净，蘸明矾末。搽患处，3次/日。

中耳炎： 石榴花、冰片各少许。将石榴花焙干研细，加冰片即可。吹耳内。

石榴性温，泻痢初起及有实火实邪者忌食。

小儿多食石榴，易发热痰鸣，并会加重急性支气管炎、咳喘痰多等病情。

适宜发热患者、口干舌燥者食用。

暑热口干、酒醉烦渴者宜食。

糖尿病患者忌食。

急性盆腔炎、尿道炎及感冒患者忌食石榴。

菠 萝

菠萝，又名凤梨、地菠萝、番梨、露兜子、王梨、婆那娑、天婆罗、树婆罗、优珠昙等，夏季开紫色花，果实密集在一起，外部呈鳞片状，是热带和亚热带地区的著名水果。菠萝果形美观，汁多味甜，有特殊香味，是深受人们喜爱的水果。菠萝树是一种原产于南美洲的热带果树，我国台湾、广东、广西、福建、海南均有种植。

【性味归经】

性平，味甘、微涩。入脾、肾经。

【食用方法】

菠萝除生吃外，主要加工成罐头，亦可制成果酱、果酒、果汁等；除供食外，还有食疗功效。此外，菠萝的树叶可用来治疗溃疡。

【营养成分】

每100克菠萝可食用部分含蛋白质0.5克，脂肪0.1克，纤维1.2克，灰分0.3克，糖类8.5克，磷6毫克，铁0.2毫克，胡萝卜素0.08毫克，维生素B_1 0.21毫克，维生素B_2 0.25毫克，维生素C 18毫克，烟酸0.5毫克，钾126毫克，钠1.2毫克，锌0.08毫克，还含有菠萝蛋白酶、有机酸等成分。

【保健功效】

健胃助消：菠萝果皮中富含菠萝沉酶和菠萝蛋白酶，能帮助胃分解和消化蛋白质，尤其是进食过多的肉类和油腻食物之后吃菠萝较有益处。此外，它还有消除局部炎症和促进组织愈合的作用。

补水止渴：菠萝富含维生素C、糖类、水分、无机盐和各种有机酸等成分，可为机体补充足量的水分、电解质和营养物质，且清香可口，清热消渴。

【功能主治】

清暑解渴，祛湿消肿，消食止泻。可治疗暑热烦渴、消化不良、脘中痞满、小便不利、支气管炎、肠炎、头昏目暗等症。

【药用验方】

消化不良，食欲不振：菠萝1个，去皮捣汁。15～20毫升/次，3次/日。功能：消食开胃。

眩晕无力：菠萝肉250克切片，鸡脯肉100克切片。锅上油，加鸡脯肉和盐炒至半熟，再放菠萝片同炒，加适量水焖至熟透调味。佐餐食之。功能：生津醒脑，益气活血。

中暑：菠萝1个剥去皮，捣烂绞汁。100毫升/次，加凉开水冲服。功能：生津解暑。

肾炎水肿：菠萝肉100克用盐水稍泡切片，白茅根100克切段，车前子15克（纱布包），以上3味加水800毫升煎至400毫升，去渣留汁。1剂/日，分2次饮服。功能：利尿消肿。

慢性气管炎，咽喉炎：菠萝100克去皮榨汁，梨2个去皮、核榨汁。将2汁加白糖、冰块各适量。1剂/日，分上午、下午2次饮服。功能：补气生津，化痰止咳。

脾肾气虚：菠萝、蜂蜜各适量。将菠萝去皮，切碎，加蜂蜜调均匀，然后加适量水文火熬成膏。分早晚服食。

【食用宜忌】

由于菠萝蛋白酶能溶解纤维蛋白和酪蛋白，故胃溃疡患者、肾病患者和血液凝血功能不全的人，不宜多吃菠萝。

一些对菠萝过敏的人，食用菠萝后会得菠萝病。用盐水浸泡菠萝，使菠萝蛋白酶的活性被破坏，就可避免这种病的发生。

没有经过处理的生菠萝，因含一种苷类而有刺激性，会使口腔发痒，但对健康无害。

菠萝最适宜饭后食用。

有胃寒、寒咳、虚咳者，不宜生食或生饮菠萝汁，可煮后食用。有皮肤湿疹、疮疖者忌食。

桃　子

桃子，又名桃实、蜜桃、毛桃、寿桃、仙桃、白桃、圣桃等。桃树属蔷薇科落叶小乔木，果实有核，汁多味美。桃子原产于我国西部，迄今已有3000年以上的栽培历史。汉武帝时，张骞出使西域，桃随之越天山，历大宛，传入波斯，继而辗转落户世界各地。

【性味归经】

性温，味甘、酸。入肝、大肠经。

【食用方法】

桃子一般以鲜食为主，也可捣汁饮服，或制成果脯、桃片食用。桃子汁还被加工成各种饮料。

【营养成分】

每100克桃子可食用部分含蛋白质0.5～1.7克，脂肪0.1～1.1克，糖类6.6～15.8克，粗纤维4.1克，灰分0.5克，钙7～24毫克，磷20～52毫克，铁0.8～2.5毫克，维生素A 0.02～0.06毫克，维生素B$_1$ 0.01～0.10毫克，维生素B$_2$ 0.7毫克，烟酸0.02～0.07毫克，维生素C 3～26毫克，钾252毫克，钠0.7毫克，镁12.9毫克，氯2.2毫克；还含有胡萝卜素、挥发油、有机酸等。

【保健功效】

止咳平喘：桃仁中含有苦杏仁苷、苦杏仁酶等物质，水解后对呼吸器官有抑制镇静作用，故能止咳平喘。

防治贫血：桃肉中含铁元素较高，仅次于樱桃，而铁元素是合成血红蛋白的重要物质，可促进血红蛋白的生成。因此，常食桃有益于防治各种原因引起的缺铁性贫血。

养护肝脏：桃仁提取物具有增强肝组织胶原酶活性，促进肝内胶原物质分解，抑制肝纤维组织增生，明显抗肝纤维化及早期肝硬化的作用；它还能扩张肝脏门静脉，改善肝脏血流速度，从而起到降低门静脉压的作用。此外，它还能促进胆汁分泌，利胆退黄。

【功能主治】

解热生津，润肠消积，活血养颜。可治疗肺结核、便秘、食欲不振、老人体虚、妇女瘀血痛经、闭经、肝脾肿大、高血压、缺铁性贫血等病症。

【药用验方】

高血压：鲜桃子1～2个，生食。每日早、晚食。功能：活血降压。

睾丸肿痛：碧桃干（未成熟桃子晒干）30克，芒果1个。水煎服，早、晚各1次。功能：理气止痛。

过度疲劳，喘咳：鲜桃3个去皮、核，加入冰糖适量和水50毫升，盖好盖，隔水蒸熟。1次/日，连服7日。功能：补心润燥。

哮喘：桃仁、杏仁、白胡椒各6克，生糯米10粒。将4味共研为细末，用鸡蛋清调匀。外敷双脚心和双手心。

冠心病：鲜桃2个，黑芝麻20克，杏仁2个，红枣5枚。将4味洗净即可。1次食用，1～2次/日。

【食用宜忌】

肺病、肝病患者食用，会有很好的辅助疗效。

高血压患者，若每日早晚吃一个剥皮的鲜桃，有利于保持血压平稳。

桃仁虽有破血行瘀、滑肠通便之功效，但桃仁含有挥发油和大量脂肪油，泻多补少，所以便溏、咯血及孕妇应该少食或不食。

过量服用桃仁，会导致中毒。

桃虽好吃，但多吃令人生热上火。凡内热偏盛、易生疮疖的人不宜多吃，但食果脯则无此弊。

糖尿病患者慎食。

胃肠功能不良者及老人、小孩不宜多食。

忌与甲鱼同食，忌食烂桃、生桃。

柿 子

柿子，又名秭、米果、猴枣、金镙、红柿、大盖柿等。柿子的故乡在中国，世界各地的柿子品种几乎都来自我国。

柿子营养丰富，全身是宝，制成的柿饼可治吐血、咯血、痔漏等症；柿霜、柿蒂、柿糕有降血压的功效，还有一定的抗病毒功效。在古代柿子有铁杆庄稼之称。所谓铁杆，是指它树大强健、长寿果丰、旱涝保收；庄稼本是粮食的同义语，故又叫它木本粮食。

【性味归经】

味甘、涩，性寒。入心、肺、大肠经。

【食用方法】

可生食，也可加工成柿饼、柿糕，还可用来酿酒、制醋等。

【营养成分】

每100克鲜柿子含蛋白质0.4~0.9克，脂肪0.1~0.2克，糖类10.0~16.2克，粗纤维3.1克，灰分2.9克，钙18~30毫克，磷19~40毫克，铁0.2~1.2毫克，维生素B_1 0.01~0.02毫克，维生素B_2 0.01~0.02毫克，烟酸0.1~0.3毫克，维生素C 11~57毫克；还含有甘露糖、果胶、玉蜀黍黄素、胡萝卜素、番茄红素等。

【保健功效】

治缺碘病：据测定，柿子含有丰富的碘，因此，有益于治疗因缺碘所致的地方性甲状腺肿大。

利尿解酒：柿子具有促进血液中乙醇氧化的作用，并且还含有大量水分和甘露醇等，非常有利于酒精从尿中排泄，从而降低血中酒精浓度，减少酒精对机体的损害，促进清醒。

健胃增食：柿子中含有机酸等成分，能改善胃肠的消化功能，增强食欲。

【功能主治】

清热解毒，润肺止咳，消肿软坚，健脾益气，养胃和中，涩肠止血。可治疗肺热咳嗽、肺结核、咯血、痢疾、口疮肿痛、甲状腺肿等病症。

【药用验方】

带状疱疹：柿子1个压汁，以汁涂患处，3～4次/日。功能：解毒消痘。

小儿痢疾：50克粳米煮粥，将熟时加入干柿子末2～3克，稍煮温食。功能：涩肠止泻。

慢性溃疡：柿子1个，连肉撕皮贴患处。功能：清热去肿。

哮喘：柿叶30克，蚕沙、炙甘草各10克，3味入锅，加适量水煎汤即可。2次/日，饮汤。

寒温腹泻：柿子皮9克，升麻6克，冬瓜皮30克，干姜6克。将上4味入锅，加适量水，煎汤。1剂/日，分2次服饮。

【食用宜忌】

食用蛋白质丰富的螃蟹后，不宜马上吃柿子，以防出现结石，造成消化道梗阻；柿子还不能和红薯、海产品同食。

产后胃寒者忌食。

柿子含糖量高，多吃对牙齿、口腔等不利，并会影响食欲。

柿子未成熟时，单宁酸主要存在于柿肉中，而成熟后单宁酸则集中于柿皮中，所以柿子皮不宜吃。

香 蕉

香蕉，又名焦子、蕉果、甘蕉，果实长而弯，果肉绵软，味道香甜。

【性味归经】

性寒，味甘。入肺、大肠经。

【食用方法】

香蕉一般生食，也可炖熟食用，还可以加工成罐头、蕉干、蕉粉、蕉汁和香蕉酒等。

【营养成分】

每100克香蕉可食用部分含蛋白质1.2克，脂肪0.6克，糖类

19.5克，粗纤维0.9克，灰分0.7克，钙9毫克，磷31毫克，铁0.6毫克，胡萝卜素0.73毫克，维生素B_1 0.06毫克，维生素B_2 0.15毫克，维生素C 17毫克，烟酸0.7毫克，还含有果胶、5-羧色胺、去甲肾上腺素等。

【保健功效】

润肠通便： 香蕉性寒味甘，寒可清肠热，甘能润肠通便，故民间常用于热病烦渴、大便秘结、习惯性便秘的治疗。

治脂肪痢： 香蕉果糖与葡萄糖1：1共食，可治疗脂肪痢。

保护胃黏膜： 未成熟的香蕉中存在一种化学物质，能增强胃壁的抗酸能力，从而保护胃黏膜不受胃酸的侵蚀，并能促进胃黏膜生长，修复胃壁。

抑菌解毒： 香蕉果肉甲醇提取物的水溶性部分，对细菌、真菌有抑制作用，对人体具有消炎解毒之功。

降低尿糖： 糖尿病患者常食香蕉，可使尿糖相对降低。

【功能主治】

清热润肺，止渴除烦，润肠通便，通脉降压。可治疗热性便秘、痔疮出血、烦渴咳嗽、高血压等症。

【药用验方】

心力衰竭： 香蕉2个去皮，焙干研末。每次服3克，2次/日。功能：降血钠，利尿。

原发性高血压： 玉米须、西瓜皮各30克，加水500毫升，煎半小时去渣，再将香蕉3个（去皮）切段同煎至香蕉熟。分2次食香蕉，喝汤。功能：利尿降压。

体虚便秘： 香蕉（去皮）2个，冰糖（捣碎）25克，加水250毫升，隔水蒸熟。分1～2次食蕉，喝汤。功能：润肠补虚。

牙痛： 香蕉汁250毫升，煎热含嗽。功能：消炎止痛。

胃溃疡： 青香蕉去皮干燥后研为细末，5～10克/次，饭后服。功能：和胃止痛。

手足皲裂： 香蕉放炉旁焙热，睡前热水洗手脚，用热香蕉少许擦患处。功能：润肤防裂。

【食用宜忌】

香蕉性寒，脾胃虚寒、胃疼腹泻、食欲减退者均不宜食。

患关节炎、肌肉疼痛、肾炎、心力衰竭和水肿的人，亦不宜吃香蕉。

需做尿液中吲哚或儿茶酚胺检测时，忌食香蕉。

风寒感冒咳嗽者忌食。

女子月经来潮期间及有痛经者忌食。

草 莓

草莓，又叫大草莓、洋莓果、野草莓、凤梨草莓、麝香草莓、红莓、杨梅、地莓等，属蔷薇科植物。草莓是世界上七大水果之一，它繁殖快，生长周期短，色泽鲜红，形如心脏，香气清新，味美甘甜，可谓色、香、味俱全，是水果中难得的三者和谐统一的珍品，因此素有果中皇后的美誉。

【性味归经】

性凉，味甘。入脾、胃、肺经。

【食用方法】

草莓的吃法很多。草莓拌奶油或与鲜奶共食，其味极佳；将洗净的草莓加糖、奶油捣烂成草莓泥，冷冻后是冷甜、香软、可口的夏令食品；草莓酱可做元宵、馒头、面饼的馅心，更是绝妙的食品。

草莓还可加工成果汁、果酒和罐头等。

【营养成分】

每100克鲜草莓可食用部分含脂肪0.6克，糖类5.7克，蛋白质1克，粗纤维1.4克，灰分0.6克，胡萝卜素0.01毫克，钙32毫克，磷41毫克，铁1.1毫克，维生素B_1 0.02毫克，维生素B_2 0.02毫克，烟酸0.3毫克；还含有柠檬酸、苹果酸等。其中维生素C最为丰富（35毫克），是西瓜、苹果、葡萄的10倍，且果糖、蔗糖、葡萄糖、有机酸和矿物质的含量比例较为均衡。

【保健功效】

健胃消食： 饭前食用草莓可刺激胃液大量分泌，增进食欲；饭后食草莓则可消除餐后腹胀等症状，促进消化。

养血补血：草莓中含有大量的营养物质，如各种糖类、柠檬酸、苹果酸、氨基酸等，且矿物质含量比例均衡，易被人体吸收，故常食草莓有养血和补血的作用。

解毒疗疮：草莓含有多种有机酸、维生素和矿物质，有凉血解毒，排脓生肌之功。

明目养肝：草莓所含的胡萝卜素是合成维生素A的重要物质，具有明目养肝的作用。

【功能主治】

生津润肺，健脾和胃，醒酒解毒，利尿止泻，利咽止咳。可治疗烦热干渴、声音嘶哑、咳嗽无痰、胃腹胀痛、风热咳嗽、咽喉肿痛、剧烈腹泻、鼻咽癌、肺癌、扁桃体癌、喉癌等症。

【药用验方】

咯血，吐血：草莓草100克，洗净捣烂取汁，加入冰糖适量，顿服。功能：清热凉血。

夏季腹泻：草莓50克，水煎，饮服。功能：解毒消炎。

小便短赤，牙龈出血：鲜草莓100克洗净捣烂，用冷开水冲泡调匀。2~3次/日。功能：清热解毒，凉血止血。

暑热烦渴，食欲不振：草莓250克洗净，与白糖50克搅拌成烂泥，加入牛奶250毫升调匀冷藏。代茶服食。功能：生津止渴，健脾开胃。

消瘦，贫血，久病体虚，营养不良：鲜草莓500克洗净捣烂，用纱布滤取其汁；再将果汁与米酒400毫升同盛入罐中，密封7日后饮用。20毫升/次，3次/日。功能：补气养血。

【食用宜忌】

草莓是寒凉之物，不宜多食。

草莓中含有的草酸钙较多，草酸钙可引起的尿路结石病，不宜多食。

柚 子

柚子，又名文旦、臭橙、抛、雪柚、胡柑、朱奕、香奕等，属常绿果树乔木，一般在10～11月份果实成熟时采摘。它的果实小者如柑或橘，大者如瓜，黄色的外皮很厚，果肉较粗，味道甜酸可口，也有略带苦味的。

【性味归经】

性寒，味甘。入脾、肺、胃经。

【食用方法】

生食，绞汁，或取瓤汁煎汤、熬膏。

【营养成分】

每100克鲜柚可食用部分含蛋白质0.7克，脂肪0.6克，糖类

12.2克，粗纤维0.8克，灰分0.9克，钙41毫克，磷43毫克，铁0.9毫克，胡萝卜素0.12毫克，维生素B_1 0.07毫克，维生素B_2 0.02毫克，烟酸0.5毫克，维生素C 41毫克，钾257毫克，钠0.8毫克，镁16.1毫克；还含有丰富的有机酸、柚皮苷、橙皮苷、挥发油等。

【保健功效】

降低血糖：柚子中含有胰岛素样成分，具有降低血糖和治疗糖尿病作用。

治疗白内障：柚子中的某些成分能抑制眼醛糖还原酶，对治疗白内障有作用。

祛痰止咳：柚子皮含柠檬烯和蒎烯，可使呼吸道分泌物变稀而易于由痰液排出，具有良好的祛痰镇咳效果。

【功能主治】

宽中理气，化痰止咳，健胃消食，解酒毒。治老年喘咳、咳嗽痰多、胸闷食少、气滞胃痛等。

【药用验方】

消化不良，口淡乏味：取柚子1个剥皮取肉，60克/次，3次/日。功能：健脾宽中，增进食欲。

肺虚咳嗽，发作性哮喘：公鸡1只去杂，柚子1个（隔年越冬者佳）去皮取肉，放入鸡肚内，加水适量，隔水蒸熟。饮汤吃鸡，1次/周，连服3次。功能：温中益气补肺，下气消痰，润肺止咳。

咳嗽痰多：柚子果肉90克，米酒15毫升，蜜糖30克。将3味入锅，加适量水，炖熟。1次/日。

肺热咳嗽：柚子100克，梨100克，冰糖适量。将前2味同煮烂，然后入冰糖调匀。饮汤，2～3次/日。

腹痛：柚子1个（经霜的更好），仔鸡1个，黄酒、红糖各适量。将柚子切碎，仔鸡去内脏，4味同放锅中，加适量水蒸至烂熟。每日分2次吃完。

【食用宜忌】

酒醉、口臭或乘车船昏眩呕吐，慢慢嚼服柚肉可以缓解症状。

大便干燥多食柚子，能收到理想的疗效。柚子有滑肠之效，故腹部寒冷、常患腹泻者少食。

西 瓜

西瓜，又名寒瓜、水瓜、伏瓜、夏瓜、青登瓜等，属草本植物。西瓜甘甜多汁、清爽解渴，深受人们喜爱；加之成熟于暑夏之际，自然成为夏季主要消渴品之一。它性寒，清热去火，素有天生白虎汤（白虎汤乃是中医清热的名方）之称。

【性味归经】

性寒，味甘。入心、胃、膀胱经。

【食用方法】

西瓜多鲜食，或挤汁饮服；西瓜子可炒食，瓜皮可制作菜吃。

【营养成分】

每100克西瓜可食用部分含蛋白质1.2克，脂肪0.4克，糖类6.1克，粗纤维0.3克，灰分0.2克，钙83毫克，磷34毫克，铁7.0毫克，胡萝卜素0.17毫克，维生素A 0.41毫克，维生素B_1 0.09毫克，维生素B_2 0.09毫克，烟酸0.2毫克，维生素C 7毫克；还含钾盐等成分。

【保健功效】

补充热能：西瓜果汁含有糖分和多种氨基酸等营养物质，能为机体补充一定的热能。

止渴降温：西瓜含有大量水分，能补充水分，改善缺水口渴症状，并且对发热者有降温作用。

利尿降压：西瓜含有瓜氨酸和精氨酸物质，可促进肝脏合成尿素从尿中排出，起到利尿作用；西瓜中含钠量极少，因而可促使肾脏减少对水的重吸收，亦有利尿效果。此外，西瓜含有配糖体物质，能利尿降血压。

【功能主治】

清热解暑，止渴除烦，利尿解酒，降压美容。可治疗暑热烦渴、热盛伤津、小便不利、喉痹、口疮、高血压、膀胱炎等。

【药用验方】

暑热伤津：将西瓜汁、梨汁、生地汁、甘蔗汁各250毫升混合搅匀，分4次饮用。功能：生津解暑。

高血压，动脉硬化：将西瓜1个从瓜蒂部切盖，塞入葡萄干100克，盖好，用竹签紧口，瓜外用黄泥糊严冷藏，2日后饮汁。100毫升/次，2次/日。功能：除烦利尿，息风降血压。

萎缩性鼻炎：西瓜藤30克，加水适量，煎服，1剂/日。功能：祛湿消炎。

慢性支气管炎：西瓜1个，生姜60克。瓜开一口，姜放瓜中，隔水蒸2小时即成。连汁带瓜分数次吃下。

肾炎：西瓜皮、白茅根各60克。将2味入锅，加适量水煎汤即成。饮汤。

【食用宜忌】

全身水肿、排尿功能障碍、中满湿盛者，应忌食西瓜。

抵抗力下降。尤其是肾功能不完全者，切记不可多吃西瓜，以保健康。

西瓜性寒，婴幼儿不宜多食，因为孩子正处在发育阶段，抵抗力差。

小便量多以及平常有慢性肠炎、胃炎及十二指肠溃疡等属于虚冷体质的人均不宜多吃。

西瓜变质后不可以吃，否则容易引起胃肠病。

柠 檬

柠檬，又名黎檬子、宜母子、宜母果、里木子、药果、柠果等，属常绿小乔木。果实长椭圆形或卵形、两端稍尖，果皮黄色，可提取柠檬油；果肉极酸，深受孕妇青睐，故有宜母果或宜母子之称。

柠檬中的柠檬酸，是制作柠檬香脂、润肤霜和洗发剂的重要原料；柠檬酸还可制成柠檬汽水，也颇受人们喜爱。此外，它还做烹饪调料，营养丰富，具有很高的食疗价值。

【性味归经】

性微寒，味酸。入肺、胃经。

【食用方法】

较少生食，多加工成饮料、果汁、蛋糕、果酱、蜜饯、罐头等食用。

【营养成分】

每100克柠檬可食用部分含蛋白质1.0克，脂肪0.7克，糖类8.5克，灰分0.5克，钙24毫克，磷18毫克，铁2.8毫克，维生素B_1 0.02毫克，维生素B_2 0.02毫克，烟酸0.2毫克，维生素C 40毫克，钾130毫克，钠1.0毫克，镁5.0毫克，氯2.0毫克；还含有柠檬酸、苹果酸、奎宁酸、橙波苷、井由皮苷、圣草次苷、香豆精类、固醇、挥发油等物质。

【保健功效】

降压护心：柠檬中的柠檬酸可与体内的钙离子结合形成一种可溶性物质，阻止或减轻钙离子参与血液凝固，故有预防高血压和心肌梗死的作用。

促进消化：柠檬可以促进蛋白质分解酶的分泌，增加胃肠蠕动，促进消化。

【功能主治】

解热祛暑，生津止渴，开胃消食，安胎。可治疗暑热烦渴、妊娠呕吐、胃热呕哕、胎动不安、食欲不振、百日咳、维生素C缺乏症、疝气痛、睾丸炎等病症。

【药用验方】

消化不良：腌柠檬1～2个，送稀米粥食。早、晚各1次，连用2日。功能：消食开胃。

小儿百日咳：鲜柠檬1个，冰糖适量，隔水炖烂熟。每日早、晚各1次。功能：生津润喉，清肺止咳。

胃痛嗳气，食欲不振：取陈柠檬（愈陈愈好）1个切成小丁放于碗中，加入蜂蜜适量拌匀，分2～3次食完。功能：和胃降逆。

皮肤枯涩，体弱乏力：将柠檬半个与蛋黄1个同放入搅拌器中搅成汁，加葡萄酒150毫升和蜜糖20毫升拌匀。分1～2次饮之。功能：润肤消斑，增强活力。

【食用宜忌】

柠檬味酸，易伤筋损齿，不宜过食。

胃溃疡、十二指肠溃疡或胃酸过多者忌食。

糖尿患者忌食。

乌 梅

乌梅，又名梅实、青梅、酸梅、梅子、红梅、千枝梅、熏梅等，是我国特有的果类植物，其历史十分悠久，可上溯到4000多年前。梅树在我国南北各地均有栽种，长江以南尤盛。其花多为红色、粉红或白色，深受人们喜爱，尤其是它盛开于百花凋零的严寒季节，凌寒独自开，历来为文人墨客所称颂；其果梅子也是尤物，味虽酸却偏偏以酸闻名。乌梅就是未成熟的梅子的干燥制品，它保留了鲜梅的大部分营养，并可以入药，具有很高的食疗价值。

【性味归经】

性平，味酸。入脾、肺、大肠经。

【食用方法】

可煎汤饮用，或入丸散使用。

【营养成分】

每100克乌梅可食用部分含蛋白质0.9克，脂肪0.9克，糖类5.2克，钙11毫克，磷36毫克，铁1.8毫克；并含有柠檬酸、苹果酸、琥珀酸，以及维生素C、维生素B_1、维生素B_2等成分。

【保健功效】

抑菌抗菌：乌梅中含有琥珀酸、柠檬酸、苹果酸等成分，对炭疽杆菌、白喉和类白喉杆菌、葡萄球菌、肺炎球菌、大肠杆菌、痢疾杆菌、变形杆菌、伤寒和副伤寒杆菌、绿脓杆菌、霍乱弧菌等致病菌均有抑制作用，尤其是乌梅乙醇浸液对部分革兰阳性和阴性细菌及人型结核杆菌等抑制效果明显；乌梅水煎液对须疮癣菌、絮状表皮癣菌、石膏样小芽孢菌等皮肤真菌也有一定抑制效果。

分泌胆汁：乌梅煎剂有轻度收缩胆囊的作用，因此，在一定程度上能促进胆汁的分泌和排泄；对肠道结石等病症的治疗有一定的效果。

【功能主治】

敛肺止咳，清热除烦，生津止渴，驱蛔止痛。可治暑热烦渴、食欲不振、胆道蛔虫症、肠道蛔虫症等病症。

【药用验方】

病毒性肝炎：乌梅40～50克，加水500毫升，煎至250毫升，顿服或分2次服。功能：味酸柔肝，开胃消食。

蛔虫腹痛：将乌梅30克用开水洗净消毒，4～5个/次，2～3次/日，生食。功能：驱蛔止痛。

胆结石，胆囊炎：乌梅6克，川楝子12克，虎杖20克，金钱草60克，土大黄30克，煎服。1剂/日，10日为1个疗程。功能：抗菌消炎，解毒止痛。

神经性皮炎：乌梅60克，苦参100克，加适量醋浸泡7～10日，外搽患处，2～3次/日。功能：解毒祛湿，消炎止痒。

阴虚盗汗：乌梅10个，红枣10枚，加水适量煎汁，取汁加冰糖适量，分1～2次饮服。功能：滋阴收敛。

妊娠呕吐：乌梅肉20克，生姜20克切片，加水400毫升煎至250毫升，加红糖适量，分2次服。功能：降逆止呕。

【食用宜忌】

妇女月经期间及产妇忌食。

胃酸过多者慎用。

梅对牙齿不好，不宜多食。

梅具有较强的酸敛性，内有湿热积滞者不宜食用。

樱 桃

樱桃，又名含桃、荆桃、宋樱、朱果、樱珠、家樱桃、朱桃、莺桃等，属落叶乔木。叶子长卵圆形，开白色或粉红色花，果实小而圆，如同樱珠一般，故称樱桃。樱桃素有春果第一枝之称，因为它是一年中较早成熟的果实。

　　　　樱桃个头虽小，营养价值却特别高。它的含铁量竟高居众果之首，是等量苹果的20多倍。

【性味归经】

性热，味甘。入脾、胃经。

【食用方法】

可鲜果生食，还可制成果酱、罐头、果酒等，亦常用作各种佳肴的装饰品。

【营养成分】

每100克樱桃可食用部分含蛋白质1.2～1.6克，脂肪0.3克，糖类14.4～29.6克，粗纤维0.4克，灰分0.5克，钙6～29毫克，磷18～31毫克，铁1.0～5.9毫克，维生素A 0.1～0.33毫克，维生素B_1 0.02～0.05毫克，维生素B_2 0.04～0.08毫克，烟酸0.3～0.7毫克，胡萝卜素0.15毫克，钾258毫克，钠0.7毫克，镁10.6毫克。

【保健功效】

防治贫血：铁是合成人体血红蛋白、肌红蛋白的重要原料，它在人体免疫、蛋白质合成和能量代谢等过程中均有重要作用，与大脑及神经功能、衰老过程等也有着密切关系。樱桃含铁量极丰富，常食对防治缺铁性贫血，增强体质，健脑益智等均有益处。

杀虫祛湿：樱桃树根含有驱虫及杀虫的成分，对驱杀蛔虫、蛲虫和绦虫等均有强效。此外，樱桃性热，具有补中益气，祛风除湿之功，对风湿、腰腿疼痛等均有良效。

收涩止痛：樱桃对治疗烧烫有一定的收敛止痛和防止伤处起泡化脓的作用，对治疗轻度、重度冻伤也有疗效。

【功能主治】

温胃健脾，调中益气，滋润皮肤，透疹软坚。可预防麻疹，疹出不透，治疗胃寒食积、气滞腹泻、风湿腰腿痛、烧伤、花斑癣、汗斑、甲状腺肿等病症。

【药用验方】

麻疹不透：樱桃1000克洗净绞汁，用纱布过滤，调入白糖适量加热煮溶。1剂/日，分3次饮服，连用2日。功能：清热润燥，祛风透疹。

烧烫伤：取樱桃水涂患处，每日多次。当即止痛，还能防止起泡化脓。

肾虚腰痛，智力减退：龙眼肉和枸杞子各10克，加樱桃30克和冰糖适量，加水500毫升煮沸。1剂/日，分1~2次连渣服。功能：补肾健腰，益智安神。

皮肤暗疮，疤痕：樱桃80克去核，加冷开水榨成樱桃汁，饮用时加适量白糖调味。3次/日。功能：润泽皮肤。

厌食症，腹泻，腰腿痛：将薏米100克用水浸泡30分钟。锅加水煮沸，加入樱桃50克、薏米、白糖30克同煮成粥，调入玫瑰汁5毫升。1剂/日，分2次服食。功能：调中益气，祛风除湿。

胃寒气痛：樱桃枝适量，热黄酒少许。将樱桃枝烧灰为末，以热黄酒吞服。

睾丸胀痛：樱桃核60克，醋少许。将樱桃核用醋炒，研末。开水送服，每次服15克。

【食用宜忌】

樱桃性热，不宜多吃。

缺铁者宜食樱桃。

大便干燥、口臭、鼻出血，以及患热证者忌食，糖尿患者亦忌食。

荔 枝

荔枝，又名丽枝、丹荔、离枝、火山荔、勒荔等，属亚热带植物，果实多为球形和卵形，外皮有瘤状突起，成熟时呈紫红色，果肉为白色，甘甜多汁，肉质软嫩，十分美味，是人们非常喜爱的水果。

【性味归经】

性温，味甘、酸。入脾、胃、肝经。

【食用方法】

荔枝可鲜食，亦可煎汤服用，还可加工成罐头或晒干食用。

139

【营养成分】

每100克鲜荔枝可食用部分含蛋白质0.7克，脂肪0.1克，糖类15克，粗纤维0.2克，灰分0.4克，钙4毫克，磷32毫克，铁0.7毫克，维生素B_1 0.02毫克，维生素B_2 0.07毫克，烟酸1.1毫克，维生素C 15毫克，钾193毫克，钠0.6毫克，镁17.8毫克；还含有少量胡萝卜素等。

【保健功效】

健脑安神：荔枝肉含较多的葡萄糖和蔗糖，能为大脑补充能量，有利于大脑发挥正常生理功能；此外荔枝中还含有色氨酸，能抑制大脑的过度兴奋，帮助睡眠，常食能显著改善失眠、健忘、神疲等症状。

降低血糖：荔枝中含有一种物质，可使血糖降低，因此，适当进食荔枝对糖尿病患者颇有裨益。

【功能主治】

生津益气，养血健脾，理气益血。可治疗气血亏虚、体倦乏力、烦渴、呃逆、瘰疬、牙痛、脾虚久泻、外伤出血、疔肿等病症。

【药用验方】

风火牙痛：荔枝1个剔开，填盐满壳，煅研成末搽之。功能：消炎止痛。

外伤出血：荔枝晒干研末，取适量撒患处。功能：消痛止血。

脾胃虚弱，五更泄泻：粳米50克洗净，加水800毫升煮沸，入荔枝肉50克，山药、莲子肉各20克慢熬至粥将成时，调冰糖。1剂/日，每晚服食。功能：补脾益气。

口臭，五更泄泻：糯米50克，加水700毫升煮沸后，入干荔枝肉30克和冰糖适量，慢熬成粥。1次/日，晚餐食用。功能：补脾止泻。

妇女脾肾亏虚：鸡肉250克切块，加水700毫升，大火煮沸后加荔枝、龙眼肉各30克及红枣10枚，小火炖至酥烂调味。1剂/日，分2次食。功能：补中益气，养血生精。

【食用宜忌】

荔枝对乙型肝炎病毒表面抗原有抑制作用，该病患者宜食。

过食荔枝会得荔枝病（即低血糖症），并且易发热；老年人过食荔枝会加重便秘。

阴虚火旺者忌食。

红　枣

红枣，又名大枣、干枣、姜枣、刺枣、良枣等。枣树为落叶乔木，幼枝上有刺。枣树结果早，受益快，寿命长，易管理；发芽开花季节较晚，遮阴少，既能充分利用土地，又能做到枣粮双丰收，是名副其实的铁杆粮食；而且，红枣的营养十分丰富，素有活维生素丸、天然维生素丸的美誉。

【性味归经】

性温，味甘。入脾、胃、心经。

【食用方法】

煎汤10～15克或捣烂做丸内服，可煎水或烧存性研末调敷，可鲜食或晒干后做干品，也可将其烤煳冲水当茶喝。

【营养成分】

每100克红枣可食用部分含蛋白质3.3克，脂肪0.4克，糖类72.8克，粗纤维3.1克，灰分1.4克，钙61毫克，磷55毫克，铁1.6毫克，胡萝卜素0.01毫克，维生素B_1 0.06毫克，维生素B_2 0.15毫克，烟酸1.2毫克，维生素C 512毫克；并含钾245毫克，钠6.4毫克，镁13.8毫克，氯30毫克。

【保健功效】

增强免疫力：红枣含有丰富的葡萄糖、果糖、蔗糖、低聚糖、阿拉伯聚糖、半乳醛聚糖、维生素、微量元素等，能增强机体免疫力和抗过敏反应功能。

静神安眠：红枣中含有黄酮-双-葡萄糖苷A成分，有镇静、催眠和降压作用。

滋补养体：红枣具有补虚益气、养血安神、健脾和胃等功效，是脾胃虚弱、气血不足、倦怠无力、失眠等患者良好的保健营养品。

【功能主治】

益气健脾，调和营卫，养血安神，和解百药。可治脾虚泄泻、过敏性紫癜、贫血、尿血、肝炎、倦怠乏力、血虚萎黄、神志不安、心悸怔忡、妇人脏躁等症。

【药用验方】

夜盲症：青葙子100克煎煮20分钟，取煎液，连煎取3次汁液合并，放黑枣500克煮烂，加500毫升蜂蜜调匀，冷后装瓶。20毫升/次，1次/日。功能：养血明目。

脾虚咳嗽，面色苍白：麦芽糖60克，红枣15～20枚，加清水适量煮熟服食。功能：滋养补虚，健脾润肺。

冬天咳喘：取黑枣250克，放入姜汁内，在烈日下晒干至硬，置玻璃瓶内密封，到冬至日起，天天食之。功能：补中益气，润肺止咳。

慢性肝炎，慢性肾炎：红枣8枚温水浸泡。赤小豆50克，花生仁（连衣）30克，加水1000毫升，小火慢炖1.5小时，再加红枣与红糖20克，续炖半小时至酥烂离火。400毫升/次，2次/日，食粥。功能：补血益肝，健脾利湿，清热消肿，行水解毒。

食欲不振，短气乏力：将红枣10枚、粳米100克洗净入锅，加人参粉3克和水适量，武火煮沸，文火煮至熟烂，加冰糖适量。1剂/日，分2～3次服。功能：益气补中，健脾养胃。

【食用宜忌】

红枣中含有丰富的糖类和维生素C，能减轻各种化学药物对肝脏的损害，并有促进蛋白合成，增加血清总蛋白含量的作用。但是红枣有时却不能与食物相伴。

腐烂的红枣在微生物的作用下会产生果酸和果醇，人吃了会出现头晕、视力障碍等中毒反应，重者会危及生命，所以忌食发霉或腐烂的红枣。

凡有湿痰、积滞、齿病、虫病者均不宜食，小儿疳病、痰热病患者亦不宜食。

龋齿疼痛者不宜食用。

龙 眼

龙眼，又名桂圆、龙目、比目、荔枝奴、乡木团、亚荔枝、圆眼、木弹、益智海珠丛等，属常绿乔木，原产于我国海南、云南等地，已有2000多年种植历史。

龙眼的果实形状浑圆，有圆球形的果壳，肉如弹丸大小，内含果浆。果肉鲜时乳白色，饱含水分，味甜如蜜；干后变成暗绿色，质柔韧，称为龙眼肉。

【性味归经】

性温，味甘。入心、脾经。

【食用方法】

鲜食或烘干后嚼食，也可水煎或入药。

【营养成分】

每100克干品龙眼可食用部分含蛋白质5克，脂肪0.2克，糖类65.4克，粗纤维0.6克，灰分1.9克，钙30毫克，磷118毫克，铁4.4毫克，维生素B_1 0.01毫克，维生素B_2 0.6毫克，烟酸2.5毫克，维生素C 34毫克，钾392毫克，钠10毫克，镁98毫克。

【保健功效】

降压降脂：龙眼肉有降血脂、增加冠状动脉血流量等作用，有利于高血压、冠心病患者的康复治疗。

滋补养体：民间常以龙眼肉配党参煎服，用于治气血亏损症。产妇分娩后服此汤剂，可补气血、恢复元气；老弱多病者在冬季常服此汤，可补气血、抵御风寒。

【功能主治】

补气血，益心脾，安神益智，生津润燥。可治疗平素体弱、惊悸、怔忡、健忘、失眠、口燥咽干、产后水肿、自汗盗汗、脾虚腹泻等病症。

【药用验方】

气血两虚，夜卧不宁：龙眼肉250克，白糖100克，隔水蒸至酥烂。每日早、晚各取15克，用温开水调服。功能：补血养心。

近视：龙眼肉15克，枸杞子15克，山萸肉15克，猪（或牛、羊）目1对，加水适量隔水炖熟。调味食服，1次／日。功能：清肝明目。

呃逆：先将煅赭石15克加水适量煎汤；另取龙眼肉7个放入火中煅烧存性，研为细末，分成4份。1份／次，2次／日，以赭石汤送服。功能：降逆上呕。

神经衰弱，失眠：龙眼肉200克，高度白酒400毫升。将龙眼肉浸泡于白酒中，每日摇动1次，15天后食用。2次/日，10~20毫升/次。

牙痛：龙眼肉1个，红枣30克，葱子9克，精盐适量。将3味共捣烂，与精盐一起调匀即可。1剂/日，外搽患牙处数次。功能：消炎止痛。

【食用宜忌】

虚火偏旺，风寒感冒，消化不良者忌食。

孕妇在进补时，一定要明白清热保胎的道理，切勿滥食龙眼。

患有腹泻、胃胀腹泻、内热旺盛者，不宜食用。

龙眼过食易引起气滞、腹胀、食欲减退等症状，尤其虚火内热者不可多食。

木 瓜

木瓜，又名楙、木瓜实、海棠梨、铁脚梨。营养丰富，有百益之果的美誉。

【性味归经】

性温，味酸。入肺、脾、肝经。

【食用方法】

可以生吃，也可作为蔬菜和肉类一起炖煮食用。

【营养成分】

每100克木瓜含糖类7克，脂肪0.3克，异亮氨酸14毫克，亮氨酸20毫克，赖氨酸9毫克，苯丙氨酸19毫克，酪氨酸6毫克，苏氨酸11毫克，缬氨酸17毫克，天冬氨酸157毫克，谷氨酸38毫克，甘氨酸17毫克，精氨酸6毫克，组氨酸18毫克，丙氨酸17毫克，脯氨酸9毫克，丝氨酸12毫克。还含有木瓜蛋白酶、凝乳酶、番木瓜碱，以及B族维生素、维生素C、维生素D、维生素E和过氧化氢酶等。

【保健功效】

促进消化：木瓜中含木瓜蛋白酶，能将脂肪分解为脂肪酸；它还含有酵素，有利于蛋白质食物的消化吸收，常食可促进消化吸收，增强肠胃功能。

催通乳汁：木瓜中含凝乳酶等物质，具有通乳功能。

抑菌杀虫：木瓜中含番木瓜碱和木瓜蛋白酶等，对结核杆菌、绦虫蛔虫、鞭虫和阿米巴原虫等有明显抑制作用。

【功能主治】

理脾和胃，平肝舒筋，抗菌消炎。可治腰脚酸痛，麻木，呕吐，腹泻，腹痛吐酸，关节不利，四肢抽搐，下肢水肿，痢疾，肝炎，术后肠粘连等。

【药用验方】

急性黄疸型肝炎：服木瓜冲剂15～30克（相当生药5～10克），3次／日。功能：利湿退黄。

急性菌痢：木瓜10克，水煎服，3次／日。功能：杀菌止痢。

扭挫损伤：鲜木瓜适量烤熟，捣烂趁温敷于患处，2次／日。功能：散肿消瘀。

腹泻不止：木瓜10克，干姜9克，甘草6克加水适量煎汁，取汁温饮，2次／日。功能：散寒祛湿。

脚气：木瓜12克，紫苏9克，吴茱萸9克，槟榔12克，陈皮6克，加水适量煎汁。温热服之，2次／日。功能：祛湿、行气、散寒。

腹部绞痛：干木瓜20克切片，红枣5枚去核，桑叶10克洗净，加水400毫升煎至200毫升。分1～2次食枣喝汤。功能：舒筋止痉。

核 桃

核桃，又名胡桃，与扁桃、腰果、榛子一起被列为世界四大干果。核桃的原产地是伊朗，目前广泛分布在美洲、欧洲和亚洲很多地区，美国的核桃产量最高，其次为中国。

核桃有着明显的健脑效果和丰富的营养价值，在国外被称为大力士食品、营养丰富的坚果、益智果，在国内也享有万岁子、长寿果、养人之宝的美称。

【性味归经】

性温，味甘。归肾、肺、肝、大肠经。

【食用方法】

可生食，炒食，榨油，制作糕点、糖果等。

【营养成分】

每100克核桃仁中含脂肪（主要为不饱和脂肪酸）58～74克，蛋白质约18克，糖类10克，以及维生素B_1、维生素B_2、维生素C、维生素E和钙，磷，铁，锌，镁等微量元素，同时富含大量的磷脂和赖氨酸。

【保健功效】

抗衰养脑：核桃所含不饱和脂肪酸和优质蛋白质、磷等，是提供大脑营养的主要物质，可增强记忆力、健脑、抗衰老，尤适于老年体虚引起的头晕耳鸣、健忘失眠等病症。

健胃安神：核桃的药用价值很高，有健胃、补血、润肺、养神、延年益寿等功效，可广泛用于治疗神经衰弱、高血压、冠心病、肺气肿、胃痛等症。

养护动脉：核桃油含有不饱和脂肪酸，有防治动脉硬化的功效。

【功能主治】

补肾固精，温肺定喘，润肠通便，利尿消石。

可治疗肾虚腰痛、阳痿遗精、须发早白、头晕耳鸣、肺虚久喘、肠燥便秘、尿路结石等症。

【药用验方】

神经衰弱：每日早晚各吃核桃仁2枚；或核桃仁、黑芝麻各30克，桑叶60克，共捣烂如泥为丸（每丸重3克），3丸/次，2次/日；或核桃仁10克，黑芝麻10克，桑叶60克，共搅成泥状，加适量糖，临睡前服。

脾肾虚弱，咳喘：核桃仁10克，五味子5克，党参10克，水煎汤服，2次/日。

肾炎：核桃仁9克，蛇蜕1条，共焙干研末，用黄酒冲服，3次/日。

肾虚尿频：核桃煨熟，临睡前剥壳嚼食，用温米酒送服。

偏头痛：核桃仁15克水煎，加适量白糖冲服。2次/日，连服数日。

菌痢：核桃仁20克，枳壳20克，皂角3个，用新瓦焙干存性，共研细末。每次服6克，3次/日，茶水送服。

核桃油多，多食会影响脾胃消化；便溏、腹泻、痰热咳喘、阴虚火旺者忌食。

鼻出血、肺脓疡、支气管扩张和咯血者同样忌食。

忌与野鸡肉同食。

哈密瓜

哈密瓜，又称甘瓜，是生产于我国新疆哈密地区的一种甜瓜，维吾尔语称库洪。其果实较大，呈卵圆形，果皮黄色或青色，有网纹，果肉绵软香甜。

【性味归经】

性寒，味甘。入心、胃经。

【食用方法】

切开生食，或制成水果罐头和饮料食用。

可鲜食。若加工成哈密瓜干冷却后食用，甜度会增加数倍，但是如果长时间冷藏，反而会破坏哈密瓜的甜度。因此放在冰箱内不宜太久，最好不要超过2天。瓜子可以生食，其味不亚于其他瓜子，晒干炒熟，味道更佳。

【营养成分】

每100克哈密瓜可食用部分含蛋白质0.5克，脂肪0.1克，糖类7.7克，膳食纤维0.2克，钙、铁、磷等矿物质190毫克，维生素153毫克。

【保健功效】

止渴补血：食用哈密瓜对人体造血机能有显著的促进作用。据《本草纲目》中记载，哈密瓜具有止渴、除烦热、利小便、治口鼻疮之功效。

【功能主治】

贫血：鲜哈密瓜捣烂挤汁，每次服1茶杯，每日早晚各服1次。

失眠：哈密瓜250克，乌梅9克，红枣15克，水煎服。

溃疡胃痛：每晚食哈密瓜250克。

大便秘结：哈密瓜250克，每日早晚空腹，连籽食用。

咳嗽：哈密瓜250克连皮洗净，切碎，川贝粉9克，陈皮3克，3味水煎服。

杨　桃

杨桃，又名羊桃、阳桃、洋桃、山敛、五敛子、五棱子、鬼桃、木踏子等，外形呈五棱型，横切面犹如星星，十分美观。其果皮光滑且颜色鲜艳（一般成熟的杨桃果皮为金色），果肉黄亮脆嫩，爽甜多汁，香味馥郁。

【性味归经】

性寒，味甘、酸。入肺、脾经。

【食用方法】

鲜果生食，或加工成果酱、饮料和蜜饯食用。

【营养成分】

每100克杨桃可食用部分含蛋白质0.6～0.7克，脂肪0.2～0.3克，糖类5.3～5.8克，纤维1.1克，灰分0.4克，钙5毫克，磷10～15毫克，铁0.7～0.8毫克，胡萝卜素20微克，维生素B_1 0.1～0.5毫克，维生素B_2 0.2～0.4毫克，烟酸0.4毫克，维生素C 8～18毫克，钾126毫克，钠0.7毫克，镁6毫克，硒0.84微克。

【保健功效】

生津利尿： 杨桃中糖类、维生素C及有机酸含量较丰富，而且果汁充沛，酸甜爽口，使人食后顿感渴止多尿，体内热毒或酒毒也就随尿而消。

清热利咽： 杨桃果实中含有丰富的挥发油、胡萝卜素、糖类、有机酸和B族维生素、维生素C等成分，对口腔溃疡、咽喉炎症、风火牙痛等均有治疗作用。

消食除胀： 杨桃果汁中含大量草酸、柠檬酸、苹果酸等成分，能提高胃液酸度，帮助食物消化吸收，消除腹胀。

降低血脂： 杨桃可减少机体对脂肪的吸收，有降血脂、降胆固醇的作用，对高血压、动脉硬化等心血管疾病有预防作用。

【功能主治】

清热解毒，生津止渴，润肺化痰，下气和中，利尿通淋。可治疗身热烦渴、风热咳嗽、口腔糜烂、咽喉痛、牙痛、骨节风痛、小便不利、脾脏肿大、妇女白带、石淋、痈疽肿毒、跌打肿痛等病症，对疟虫亦有抗生作用。

【药用验方】

咽喉疼痛： 将杨桃3个用冷开水洗净，生食，1～2个/次，2～3次/日。功能：消炎润喉。

脾脏肿大，尿路结石： 杨桃250克洗净绞汁，取汁用小火慢熬，直至液汁浓稠成膏时离火待凉，加入白糖适量混匀烘干，碾碎装瓶。10克/次，2～3次/日，温开水送服。功能：清热，化痰，消积。

腹泻： 新鲜杨桃100克洗净切成两半摆入盘中，将白糖50克撒在杨桃上，腌30分钟后慢慢嚼服。功能：消暑利水。

【食用宜忌】

杨桃解内脏积热，清燥润肠通大便，肺、胃热者最宜食用。

肺弱、胃寒、易患腹泻者，以及肾脏病患者，皆不宜多吃杨桃。

糖尿病患者忌食。

健康饮食养生宝典

水果蔬菜养生宝典

杨晓华 / 主编

江西科学技术出版社

图书在版编目（CIP）数据

健康饮食养生宝典．3，水果蔬菜养生宝典／杨晓华
主编．—南昌：江西科学技术出版社，2020.12
ISBN 978-7-5390-7518-1

Ⅰ．①健… Ⅱ．①杨… Ⅲ．①水果—食物养生②蔬菜
—食物养生 Ⅳ．① R247.1

中国版本图书馆 CIP 数据核字（2020）第 175790 号

国际互联网（Internet）地址：http://www.jxkjcbs.com
选题序号：ZK2020275
图书代码：B20291-101

责任编辑　宋　涛
责任印制　夏至寰
封面设计　书心瞬意

健康饮食养生宝典．3，水果蔬菜养生宝典　　　　　　杨晓华　主编
JIANKANG YINSHI YANGSHENG BAODIAN.3, SHUIGUO SHUCAI YANGSHENG BAODIAN

出版 发行	江西科学技术出版社
社址	江西省南昌市蓼洲街 2 号附 1 号
	邮编：330009　电话：（0791）86623491　86639342（传真）
印刷	北京一鑫印务有限责任公司
经销	全国各地新华书店
开本	880mm×1230mm　1/32
字数	96 千字
印张	5
版次	2020 年 12 月第 1 版　2020 年 12 月第 1 次印刷
书号	ISBN 978-7-5390-7518-1
定价	168.00 元（全 5 册）

赣版权登字 -03-2020-311

前/言

　　每个人都希望拥有快乐的人生，可实现这一目标的必要条件就是要有一个健康的身体。而维持生命健康的就是一些微量元素，而这些微量元素来自哪里呢？对，微量元素就是来自我们的日常饮食，科技的发展可以分析出我们的身体需要哪些微量元素，缺少了就会出现诸多不良症状。这就让我们的"吃"变得更有意义，而不仅仅是为了生存。

　　平日里我们喜爱的水果蔬菜不仅仅是为了满足我们味觉上的享受，更是因为它们拥有的营养元素在维护着我们的身体健康。现代医学的发展，可以把每种水果蔬菜所含的微量元素明确解析出来，这样我们就可以针对我们身体所表现出来的某种元素缺乏现象，合理选择果蔬进食。

　　中华医学讲究药食同源，这可以从古老的医学典籍中得到答案。而本书更是将现代医学文明与古老中医养生学完美地结合在一起，将不同的水果蔬菜与中药材进行了合理的配伍，同时给出最简便的操作方法，让每种食材所含的营养物质发挥最大的效用。

为了方便读者针对自己的体质有目的地阅读，本书分为水果和蔬菜两大篇，每篇对每种水果、蔬菜的性味、营养都给出了详细的解释，而对一些常见病的食疗方法给出了明晰的操作步骤。读者可以通过食用美味健康的食品达到健康养生的目的。

目／录

水果养生篇

杧　果

　　杧果，又名望果、檬果、庵罗果、蜜望子、沙果梨，果实椭圆滑润，有圆形、肾形、心形；皮色初时也有浅绿色、黄色、深红色之分，成熟后却呈柠檬黄色。它味道甘醇，形色美艳，令人赏心悦目，充满温馨和亲切之感。

【性味归经】

　　性凉，味甘酸。归肺、脾、胃经。

【食用方法】

　　鲜果生食，或做成蜜饯、果干、罐头及饮料。

【营养成分】

每100克杧果食部含水分85.2克，蛋白质0.6克，脂肪0.3克，糖类13.1克，钙11毫克，磷14毫克，铁0.8毫克，胡萝卜素5.7毫克，维生素A原3.81毫克，维生素B_1 0.06毫克，维生素B_2 0.06毫克，烟酸1.6毫克，维生素C 76.8毫克，钾304毫克，能产热量297千焦。另外，杧果还含有杧果酮酸、没食子酸、杧果苷、杧果醇酸、异杧果醇酸、阿波酮酸、阿波醇酸、槲皮素等酚类化合物。

【保健功效】

化痰止咳：杧果含杧果苷成分，具有祛痰止咳作用。

抗菌杀毒：据研究，青杧果、杧果树叶及皮的提取物对葡萄球菌、大肠杆菌、绿脓杆菌等细菌均有抑制作用。此外，它对流感病毒也有抑制效果。

降脂养心：由于杧果肉和杧果叶中均含有大量的维生素C成分，并且加热不容易破坏，因此，常食杧果可为机体补充大量的天然维生素C成分，有利于降低血清胆固醇和三酰甘油，防治心血管病。

防癌抗癌：据研究，杧果肉中含杧果酮酸、异杧果醇酸等三萜酸和多酚类化合物，具有一定的防癌和抗癌作用。

养眼护眼：杧果富含糖类及多种维生素，尤其是维生素A含量居水果之冠，因此，有利于保护视力。

【功能主治】

生津止渴，镇咳祛痰，开胃利尿，止晕止呕。可治疗烦热口渴，肺热咳嗽，消化不良，瘀血，经闭，少尿，眩晕症，梅尼埃病，高血压病，头晕，牙龈出血，气喘，癌症，性功能减退，恶心欲吐等症。

【药用验方】

晕船呕吐： 鲜熟杧果1～2个，生食，或加水煎汁饮。功能：解渴止晕。

牙龈出血： 鲜杧果2个，取果皮及果肉吃，1次/日。功能：凉血止血。

慢性咽喉炎： 将杧果2个去皮切块，加水适量煎煮，取汁，代茶频饮，1次/日。功能：生津润燥，清热止咳。

肺热咳喘： 杧果10个洗净去皮，食杧果肉。1个/次，3次/日。功能：生津解暑，化痰止咳。

疝气： （1）杧果1个洗净切碎，碧桃干（桃子未成熟的幼果晒干）30克，加水500毫升煎至250毫升，去渣留汁。1剂/日，分1～2次饮服。（2）杧果核50克，柴胡9克，川楝子9克，白芍30克，枳实9克，荔枝核30克，水煎服，2剂/日。功能：解郁止痛。

皮肤水肿： 杧果皮15克，核仁30克，水煎服，1次/日。功能：利尿消肿。

脾胃虚弱： 杧果肉250克切片；锅加油炒鱿鱼100克、虾肉25克至八成熟；原锅入葱、姜爆炒，放入鱿鱼、虾片和杧果片同炒，烹入黄酒、精盐、白糖和少许清水，加盖稍焖，用鸡蛋1

个和水淀粉调薄芡翻炒，调味，佐餐食之。功能：健脾益胃。

血亏消渴：青杧果250克去皮切片，洋葱和番茄各1个切块；鸡肉500克切块放入碗内加入生粉拌匀；锅加花生油烧热，入洋葱稍炒，放鸡肉炒匀，加适量白兰地酒、白糖、蚝油、胡椒粉、精盐，倒入杧果、番茄，加适量水，炒熟后倒入盘内。佐餐食之。功能：补脾胃，益气血，生津液。

消化不良：鲜杧果3个去皮核榨汁，每次口服20毫升，2次/日。功能：益胃，消食，止呕。

肺部脓肿：青杧果2～3个切开晒干，与陈皮半个、猪精瘦肉150克慢火煲3小时。1剂/日，分2～3次服食。功能：清肺化痰，解毒排脓。

气逆呕吐：杧果片30克，生姜5片，加水适量煎汁。代茶饮，或杧果1个生食。功能：降逆止呕。

声音嘶哑：杧果2个去皮核切片放入锅内，加水煮沸15分钟，入白糖适量搅匀，代茶频饮。功能：生津、止渴、开音。

慢性支气管炎，咽峡炎：琼脂3克用开水泡软煮化，杧果2个榨汁；将牛奶100毫升煮开后加白糖30克溶化，离火凉凉，加琼脂液、杧果汁搅匀，置冰箱冷却。当点心食。功能：清热益胃，化痰止咳。

闭经：杧果片20克，桃仁9克，红花9克，当归9克，赤芍9克，熟地黄30克，加水适量煎汁。1剂/日，代茶温饮。功能：行经化瘀，益气活血。

湿疹皮疹：杧果皮150克，加水煎汁，洗患处，3次/日。功能：利尿祛湿。

【食用宜忌】

选购杧果时，长形的较甜，圆形的较香，果皮油润的味道最为鲜美。

杧果性带湿毒，皮肤病或肿瘤患者忌食；杧果含糖分高，糖尿病患者忌食；肾炎患者应该少食。

不宜与大蒜、胡椒、辣椒等辛辣食物同食，饱餐后不宜食用，过敏体质者亦应慎食。

梨

梨，又称雪梨、鸭梨、白梨、黄梨、快果、果宗、玉乳、蜜父等，树开白花，果实多汁，既可食用，又可入药。梨的品种很多，我国原产名优品种有鸭梨、雪花梨、砀山酥梨、苹果梨、南果梨、库尔勒香梨等，国外引进的优良品种有巴梨、茄梨、红茄梨、伏茄梨、幸水等。

【性味归经】

性凉，味甘，微酸。入肺、胃经。

【食用方法】

果肉脆嫩多汁、香甜可口，生食最佳，也常采用煮、蒸、烤、冻、冰糖炖等方法来吃，这可削减梨之冷利，对人体更为有益。此外，还可加工制成罐头、梨汁、梨干、梨酒、梨醋等。

【营养成分】

每100克梨食部含水分83.6克，蛋白质0.1克，脂肪0.1克，糖类9.0克，粗纤维1.3克，灰分0.2克，钙5.0毫克，磷6毫克，铁0.2毫克，维生素A 0.01毫克，维生素B_1 0.02毫克，维生素B_2 0.01毫克，烟酸0.2毫克，胡萝卜素0.01毫克，维生素C 4毫克，钾135毫克，钠0.7毫克，镁10.2毫克，能产热量155千焦。另外，梨还含苹果酸、柠檬酸等成分。

【保健功效】

祛痰止咳：梨中含有苷、鞣酸等成分，具有祛痰止咳的作用，尤其对肺结核咳嗽有效。此外，它还有润喉清爽功能。

清热降压：据研究，梨可软化血管壁，降低血压。中医认为，梨乃凉性果，尤其对于肝阳上亢或肝火上炎型高血压者能清热镇静，改善头晕目眩，有助于降低血压。

养肝护肝：梨中含有大量的糖类（以果糖为主）和多种维生素等成分，易被人体吸收，促进食欲，并且能利尿退黄，有利于保护肝脏，促进黄疸消退和肝功能恢复。

降压强心：梨中维生素尤其维生素B_1，维生素B_2，维生素B_3以及叶酸等成分含量丰富，能保护心脏，减轻疲劳，增强心肌活力，降低血压。

助谢通便：梨中含果胶丰富，有助于胃肠的消化，促进大便的排泄。

【功能主治】

清热解酒，润肺生津，止咳化痰。可治疗热病伤津烦渴，肺热咳嗽，急、慢性支气管炎，肺结核，糖尿病，高血压，习惯性便秘，传染性肝炎，酒精中毒等病症。

【药用验方】

肺结核虚弱，脑血管意外后遗偏瘫：鲜梨洗净榨汁100毫升，加入人乳100毫升，放炖盅内隔水炖，至沸腾后饮用。功能：补虚生血，养阴润燥。

感冒咳嗽，急性气管炎：生梨1个，切碎，加冰糖适量，炖水服。功能：清肺止咳。

周身水肿：沙梨皮50克，五加皮13克，陈皮10克，桑白皮15克，茯苓皮20克，水煎服。功能：利尿消肿。

慢性咽炎：雪梨干30克，罗汉果半个，乌梅13克，水煎20分钟后，候温饮汁。功能：利咽润喉。

支气管炎：梨2个，生萝卜250克，鲜藕250克，洗净切碎绞汁，与250毫升蜂蜜调匀，分3次饮服。功能：顺气润肺，化痰止咳。

咳嗽痰稠，咽干，便结：大鸭梨1个洗净，从蒂处切开挖去梨核，放入川贝粉5克和冰糖适量，盖好蒂盖，加水100毫升，隔水蒸熟。每日食梨1个。功能：润燥化痰。

慢性气管炎，习惯性便秘：雪梨500克去皮除核切碎，百合250克浸泡捞出切碎，同放入盆中加冰糖200克，隔水炖至膏状。20克/次，温开水送饮，2次/日。功能：清热润肺，止咳化痰。

秋燥干咳，肠燥便秘：雪梨1个去皮核切片，加入蜂蜜适量和清水50毫升，隔水蒸熟。分1～2次食梨喝汤。功能：润燥通便。

肺阴亏虚，大便干结：雪梨1个去皮、核后切成菱形块，百合、麦冬各10克，胖大海5枚，加水400毫升，大火烧开，加冰糖适量，小火再煮15分钟。分1～2次食梨、胖大海，喝汤。功能：滋阴润肺，润肠通便。

慢性气管炎：雪梨3个去皮核洗净，萝卜250克洗净切碎，莲藕250克洗净切片，共捣碎绞汁，加入蜂蜜适量调匀。1剂/日，分2～3次饮服。功能：生津润燥，化痰止咳。

妊娠呕吐，反胃：雪梨1个去皮及核仁，酿入丁香15粒并上盖，装于碗中，隔水蒸熟。1个/日，连食3～4日。功能：养胃止呕。

口舌生疮，口腔糜烂：雪梨250克去皮、核后切片，白萝卜200克切片，加水500毫升，大火烧开加冰糖20克，煮至酥烂。分2次食梨、萝卜，喝汤。功能：清热降火。

风热咳嗽：雪梨150克去皮、核后切片，白萝卜150克切片，胡椒7粒捣碎，加蜂蜜200毫升和水200毫升，隔水蒸熟。热服。功能：疏风散热，润肺止咳。

小儿哮喘痰多：梨1个洗净除去皮核，半夏6克填入梨中放于大瓷碗，加冰糖25克和水200毫升，盖好隔水蒸熟，去半夏。1剂/日，分1～2次食梨喝汤，连服6～8日。功能：润肺湿燥，化痰止咳。

肺热咳嗽，肾虚腰痛：黑豆60克洗净用清水泡胀沥干，雪梨2个去皮切盖，挖出梨核，将黑豆和适量冰糖分别放入梨空腔，盖好，隔水蒸至酥烂。1剂/日，分2次食完。功能：化痰止咳，益气补肾。

虚劳咳嗽，热病伤津：将梨1个去皮切块，与甜杏仁10克（去皮尖打碎）加水适量同煮，调入冰糖适量。1次/日。功能：润肺平喘，清热化痰。

支气管哮喘，溃疡性结肠炎，贫血：将雪梨2个去皮核切成薄片，加凉开水淹没梨片半天，与西红柿500克（切片）同榨汁。1剂/日，分2次服。功能：清热除烦，滋阴养血。

中风偏瘫，语言不利：雪梨2个，去皮榨汁，1~2次/日。功能：散郁热，通肺气。

中暑，习惯性便秘：将雪梨250克、生荸荠100克洗净去皮，西瓜500克取瓤，共捣烂取汁。1剂/日，分2次饮。功能：清热解暑，生津养胃。

痔疮出血：梨2个洗净切片，生地黄15克，加水煎汁，取汁与粳米100克同熬煮成粥。1剂/日，分2次服。功能：清热生津，凉血止血。

胃及十二指肠溃疡，痔疮出血：梨2个，鲜藕250克，生荸荠100克，白茅根15克，白糖适量，煎煮成汤，调入白糖。1剂/日，分2次食。功能：清热泻火，凉血止血。

病毒性肝炎：雪梨2个，荸荠、瘦猪肉各100克，食盐适量。将雪梨洗净，去皮，切片，荸荠洗净，去蒂，去皮，切片；瘦猪肉洗净，切成小块，三味一起加适量水煮熟，加入食盐调味，饮汤食肉。1剂/日，分2次食用，连服30日为1个疗程。功能：滋肝补肾，清热利湿。

儿童咳嗽：大梨1个，贝母2克。将梨挖心，加入贝母（蜂蜜60毫升亦可），再放在碗中隔水蒸1小时左右即成。吃梨饮汤。功能：润肺止咳。

【食用宜忌】

饭后吃梨能促进胃酸分泌，帮助消化，增进食欲。

梨的热量和脂肪低，适于喜甜又想减肥者食用。

多吃伤脾胃，脾胃虚寒、慢性腹泻者不宜食用；外伤、产后、小儿出痘后尤忌。

苹　果

苹果，又名柰、频婆、平波、天然子、超凡子等，原产于西伯利亚西南部及土耳其，在欧洲经长期种植后，于19世纪末传入我国山东，称为西洋苹果。不过，早在从西方引进苹果的1000多年前，我国的文献资料中就有"柰"，又名"频婆"，此后又有"林檎"，或名"来禽""文林郎果"，这些都是与西洋苹果同类不同名的记载。

【性味归经】

性凉，味甘。归脾、肺、胃、心经。

【食用方法】

苹果可以生吃、捣汁或熬膏，外用可捣汁涂患处；苹果还可以加工成罐头、果干、果脯及苹果酱、苹果酒等。

【营养成分】

每100克苹果食部含蛋白质0.4克，脂肪0.5克，糖类13克，粗纤维1.2克，钙11毫克，磷9毫克，铁0.3毫克，维生素A 0.08毫克，维生素B_1 0.01毫克，维生素B_2 0.01毫克，烟酸0.1毫克，钾110毫克，钠1.4毫克，镁8.1毫克，氯0.8毫克，能产热量242.44千焦；尚含有苹果酸、柠檬酸、酒石酸、鞣酸、芳香醇、果胶、维生素C、胡萝卜素、烟酸、有机酸、纤维素等。

【保健功效】

消除疲劳：因苹果含钾丰富，可影响机体的钾及钠代谢，因此，具有消除和预防疲劳的作用。

降低血压：苹果中的钾还可与体内过量的钠离子交换而促使其排出体外，使血管壁的张力降低，血压下降。

促进消化：苹果可中和胃酸，促进胆汁分泌，增强胆汁酸的功能；对消化不良、腹部胀满者有一定的助消化作用，尤其对因脾胃虚弱引起的消化不良有较好作用。

止泻通便：因为苹果中含有鞣酸、有机酸、果胶和纤维等物质，前二者有收敛作用，后二者能吸收细菌和毒素，从而达到止泻之功效。然而，苹果中的粗纤维又可使大便松软，有机酸成分能刺激肠道平滑肌的蠕动，均可促进排便。因此，苹果对轻度腹泻有止泻效果，对大便秘结者又有治疗作用。

养心降压：据研究，苹果含有维生素C成分，能促进胆固醇的转化，降低血液中胆固醇和三酰甘油的含量。国外的流行病学调查发现，每天吃2个以上苹果的人其血压水平相对较低。

益气补血：孕妇易出现缺铁性贫血，而铁质必须在酸性条件下或在维生素C存在的情况下才能被吸收，故苹果是孕妇很好的补血食品。

降胆固醇：单宁酸及有机酸均有收敛作用，并能吸收细菌及毒素。苹果还可降低血中胆固醇。

【功能主治】

润肺生津，解暑除烦，开胃醒酒，可治疗暑热烦渴、口腔糜烂、大便秘结、面色无华等病症。

【药用验方】

高血压，便秘：苹果1000克洗净绞汁，50～100毫升/次，2～3次/日，饮服。功能：润肠通便，降脂降压。

白内障：苹果皮15克，杏3个，苍术15克，水煎服，1～2次/日。功能：解毒明目。

贫血，心动过速，皮肤干燥症：苹果3个削皮去核切块，用开水烫一下。炒锅加糖适量搅至糖溶化，放入苹果及蜂蜜适量，小火烧5分钟，待汤汁浓稠裹在苹果上。当点心食之。功能：生血补心，养颜美容。

热病初起，口舌生疮，口腔糜烂：苹果250克，胡萝卜200克，洗净绞汁，分2～3次服。功能：润燥敛疮。

痔疮肿痛，大便秘结：苹果300克，芜菁叶2000克，芜菁根

100克，胡萝卜300~400克，橘子100克，同加冷开水榨汁，加蜂蜜适量调匀，分2~3次饮服。功能：消肿止痛，润肠通便。

疲倦烦渴：苹果200克，嫩竹笋、莲藕各150克，绞取汁，1剂/日，分1~2次饮服。功能：生津润燥，除烦止渴。

心脏病，咳嗽，咯血：银耳10克水发去蒂撕碎，加水400毫升煮沸，小火炖至酥烂，加苹果200克（去皮核切片）和白糖适量煮熟。1剂/日，分2次食苹果、喝汤。功能：补心益气，润燥止咳。

慢性腹泻，神经性结肠炎：苹果1000克连皮切块烘干研粉，空腹时用温开水调服。15克/次，2~3次/日，至愈。功能：厚肠止泻。

贫血，痔疮出血，习惯性便秘：苹果、莴苣各200克，胡萝卜60克，洗净去皮同榨汁，加入柠檬汁15毫升调匀。1剂/日，分早、晚饮服。功能：养血润发，生津润肠。

慢性胃炎，胃酸缺乏症，前列腺炎，高血压病，糖尿病：红萝卜1个，苹果1个去皮及核切成片，与芹菜50克同榨汁，柠檬1/4个取汁搅匀。1剂/日，分2次服。功能：利湿降压，润燥养胃。

产后腹痛，孕产期消化不良，高血压病：苹果200克去皮及核切成丝状，与鲜枸杞叶50克、胡萝卜150克同榨汁，取汁加入少量冷开水、蜂蜜30毫升调匀。1次/日，分早、晚饮服。功能：益肾平肝，清热明目。

高脂血症，冠心病：苹果2个洗净去核，连皮切碎如泥糊。锅上火加水适量，调入玉米粉50克，大火煮沸，小火煨成稀糊，倒入苹果泥、红糖（20克）及适量清水拌匀，小火煨煮至沸。1

剂/日，分2次饮服。功能：补中益气，除烦去瘀，活血降脂。

喘息性支气管炎： 大苹果1个，巴豆1粒。将苹果洗净，挖洞，再将巴豆去皮放入苹果中，入锅，加适量水蒸30分钟左右离火，冷后取出巴豆，吃苹果饮汁。轻患者每日睡前吃1个，重患者每日早、晚各吃1个。功能：清热润燥。

嗝食呕吐，急慢性胃肠炎： 苹果2个，蜂蜜20毫升。先将苹果洗净备用，再把蜂蜜蒸20分钟，苹果蘸蜜同吃，1次吃完。功能：养胃止吐。

高血压： 苹果1个，海蜇60克。将苹果洗净、去皮、切块，海蜇洗净，切块入锅，加适量水煎煮即成。1次吃完，2~3次/日。功能：益气降脂。

妊娠呕吐： 新鲜苹果皮60克，大米30克。将大米洗净，苹果皮晾干炒黄，大米、苹果入锅，加适量水煎即成。代茶饮用。功能：益气止吐。

轻度腹泻： 苹果1000克（成熟度较好者），洗净、去皮、去核、捣烂如泥食用，4次/日，100克/次。1周岁以下婴儿，可服苹果汁，半汤匙/次，3次/日。功能：健脾止泻。

【食用宜忌】

食用苹果过量有损心、肾，患有心肌梗死、肾炎、糖尿病的人以及痛经者忌食。

饭后立即吃苹果，不但不会助消化，反而会造成胀气和便秘。因此，吃苹果宜在饭后2小时或饭前1小时。

平时有胃寒觉堵者忌食生冷苹果。

橘

　　橘，又名黄、红、大红蜜、大红袍、朱砂、福。它外表灿烂鲜艳，果肉酸甜可口，广受人们的喜爱。橘子营养丰富，几乎全身是宝。它的外皮阴干之后，就是常用的中药——陈皮；核有行气、散结的作用；瓤表面的白色筋络叫络，可通络、行气、化痰。此外，在我国南方一些地区称为"大"，谐音"大吉"，以图吉祥。誉为宝，可见并不过分。

【性味归经】

　　性凉，味甘酸。入肺、胃经。

【食用方法】

　　鲜果除生食外，还可制成果汁、果酱、果酒等；将鲜橘子用蜜糖渍制而成的"橘饼"不仅好吃，而且还有宽中下气、化痰止咳的功效。

【营养成分】

　　每100克橘子食部含水分85.4克，蛋白质0.9克，脂肪0.3克，糖类12.8克，粗纤维0.4克，灰分0.4克，钙56毫克，磷20毫克，铁2毫克，维生素A原0.55毫克，维生素B_1 0.08毫克，维生素B_2 0.03毫克，烟酸0.3毫克，胡萝卜素0.55毫克，维生素C 34毫克，钾199毫克，钠1.4毫克，镁13.9毫克，能产热量234千焦；还含柠檬酸、苹果酸、叶酸等。

【保健功效】

调节代谢：橘子含有丰富的葡萄糖、果糖、蔗糖、苹果酸、柠檬酸和多种维生素，对调节人体的新陈代谢相当有益。

健胃厚肠：橘含橘皮苷等多种物质，既能抑制肠道平滑肌过分蠕动，起止痛、止呕、止泻作用，又能兴奋减弱了功能的肠道平滑肌，从而促进消化，减轻腹胀等。

祛痰止咳：橘含挥发油、柠檬烯，能促进呼吸道黏膜分泌，缓解支气管痉挛，从而达到排痰、止咳和平喘效果。

醒酒止渴：橘子含有大量的水分、多种维生素和丰富的糖类物质，有利尿、止渴和解酒之功。

【功能主治】

润肺止嗽，化痰镇咳，理气开胃，降逆止痢。可治疗胸膈结气，呕逆，消渴，肺热咳嗽，食欲不振，赤白痢等病症。

【药用验方】

消化不良：取橘子2个剥去皮，生食，2个/日。功能：和胃消食。

秋燥干咳，咽喉痒痛，大便燥结：橘子1个（去外皮捣碎），大枣6枚（去核），竹叶5克，加水400毫升，煮开后加入冰糖20克，小火煮至糖溶化。1剂/日，分1~2次服。功能：生津润燥。

肺热咳嗽，口干舌燥，食欲不振，慢性气管炎，饮酒过多：橘子1000克去皮剥去白衣绞汁去渣。50毫升/次，2次/日。功能：生津止渴，消食开胃，清肺化痰。

慢性胃炎，恶心厌食：将橘子1个和草莓75克绞汁，二汁混匀，加入蜂蜜和葡萄酒各适量搅匀。1剂/日，分早、晚饮。功能：理气开胃，增进食欲。

月经不调，面枯，脱发，更年期综合征：海带20克洗净切丝浸入100毫升凉开水中，橘子1个去皮榨汁，取汁与麻油、海带搅匀。1剂/日，早、晚分食。功能：美发护发，生肌益脾。

暑热证，消化不良，胃肠炎：将牛奶150毫升煮开凉凉，倒入橘汁50毫升、白糖20克拌匀。每日早、晚各服1饮。功能：补益脾胃，生津止渴。

慢性气管炎，冠心病，动脉硬化症：净橘子200克，莲子30克，加水煮开，加大枣10枚、白糖适量煮沸，湿淀粉适量勾芡。1剂/日，分2次服食。功能：健脾养心。

小儿消化不良，消化性溃疡，慢性胃炎：鸡蛋4个去黄取清，加15克白糖、适量水调匀，上笼蒸熟；橘瓣50克摆在鸡蛋清上。炒锅上火，再加15克白糖，熬至白糖溶化浇在橘瓣上，撒上适量青红丝即成。佐餐食。功能：补养脾胃。

肿块疼痛，睾丸肿痛：取橘核30粒与米酒100毫升、水100毫升同煎汁服，2次/日。功能：理气止痛。

感冒：鲜橘皮30克（干品15克），姜片3片，白糖适量。将前2味洗净，然后放入锅内，加适量水煎后，加白糖调匀即成。

趁热喝，每次1剂，3次/日，连服2周。功能：清热通窍。

气管炎：橘子100克，蜂蜜少许。将橘子连皮入锅，煎汤，兑入蜂蜜即成。每次吃橘肉饮汁，每次1剂，2次/日，连服10天为1个疗程。功能：生津理气。

咳嗽痰多，胃寒呕吐：橘皮、生姜、苏叶各6克，红糖适量。将前3味洗净，入锅内，加水煎煮后加红糖调匀。2～3次/日。功能：化痰止咳。

受寒胃疼：橘络3克，生姜6克，红糖适量。将橘络洗净，生姜洗净、切片，入锅，加适量水，煎后加红糖。趁热喝。功能：益血养胃。

胃脘胀痛：红茶、橘花各3克，以沸水冲泡。每日代茶饮。功能：宽中下气。

冠心病：佛手、橘皮各10克。将佛手与橘皮洗净，以沸水冲泡。代茶饮。功能：益气养心。

心脏病：橘子80克，枳实、生姜各15克，丹参10克。将橘子洗净，连皮切块，再将后3味加水煎汤。1剂/日，分早晚2次饭前服完。功能：护脉养心。

眩晕：橘皮9克，薏米30克，红糖适量。将前2味装入布包入锅，加适量水煎，去渣与红糖拌匀备用。1剂/日，连服数日。功能：理气清热。

腰部疼痛：橘核、杜仲各100克，盐、酒各少许。将前2味干燥后研为末，然后用盐、酒送下。2~3次/日。功能：益血补肾。

冻疮：橘皮、萝卜缨各120克。将2味入锅，加水煎煮。频洗患处。功能：活血化瘀。

乳汁不畅：鲜橘叶、青橘皮及鹿角霜各15克，黄酒少许。将上3味入锅，加适量水煎后去渣，兑入黄酒温饮。每日早晚各1剂，连服1周。功能：疏肝行气，散结止痛。

【食用宜忌】

橘子不宜多食，成人日食不超过3个，儿童则不宜超过2个。

橘子味酸，容易聚痰，故风寒咳嗽及有痰饮者不宜食用。

肠胃功能欠佳者，吃太多橘子容易发生胃病。

橘子忌与萝卜、动物肝脏等同食。

在服用西药维生素K、磺胺类药物、女体舒通、氨苯喋啶和补钾药物时，均应忌食橘子。

葡　萄

葡萄，又名蒲桃、山葫芦、草龙珠、菩提子等，果实汁多味美。原产于西域，是2000多年前张骞出使西域时发现并带回我国的。全世界如今有葡萄品种8000余种。我国有1000多个品种，新疆的吐鲁番葡萄分去半壁江山，高达600多种，其中最著名的是以制葡萄干为主的无核白，以鲜食为主的马奶子、红葡萄，以及药用的索索葡萄。

【性味归经】

性平，味甘。归肺、脾、肾、肝、胃经。

【食用方法】

可鲜食，也可煎汤、捣汁或浸酒服食；葡萄还可提炼果汁、晒制干品以及酿酒等。

【营养成分】

每100克葡萄食部含蛋白质0.2克，脂肪0.6克，糖类8.2克，钙4毫克，磷15毫克，铁0.6毫克，胡萝卜素0.04毫克，维生素A原0.4毫克，维生素B_1 0.05毫克，维生素B_2 0.01毫克，烟酸0.1毫克，维生素C 4毫克，钾252毫克，钠2.0毫克，镁6.6毫克，氯2.0毫克，能产热量167千焦；还含有酒石酸、草酸、柠檬酸、苹果酸等。

【保健功效】

抑制病毒：葡萄中含有一种天然的聚合苯酚物质，它能与病毒或细菌蛋白质结合，使其失去致病能力，尤其对肝炎病毒、脊髓灰质炎病毒等有较好的抑制作用。

防治贫血：恶性贫血与维生素B_{12}缺乏或不足有关，而葡萄中含有丰富的维生素B_{12}，能防治恶性贫血的发生。

利尿安胎：葡萄根、藤、叶等均有很好的利尿、消肿和安胎作用，是民间治疗妊娠恶阻、呕哕、水肿等病的常用物。

增强活力：由于葡萄中含有大量的葡萄糖、有机酸、氨基酸、维生素等营养物质，具有营养机体、补益气血和兴奋大脑神经等作用，对神经衰弱和过度疲劳等均有一定疗效。

利肝护胃：葡萄含有维生素P，能降低胃酸对胃黏膜的损伤；葡萄富含铁质、果酸、有机酸，易被人体吸收，以促进肠胃消化，并排除尿酸，保护肝脏不受病毒侵袭。

养护肾脏：葡萄富含钾元素，它能帮助人体积累钙质，以促进肾脏功能，调节心搏次数。

保护骨质：葡萄中硼含量很高，有益于更年期妇女维持体内雌激素水平，预防骨质疏松症。

【功能主治】

补气血，强筋骨，利小便。治气血虚弱，肺虚咳嗽，心悸盗汗，风湿痹痛，小便不畅等。

葡萄对于心性、肾性及营养不良性水肿以及胃炎、肠炎、痢疾、慢性病毒性肝炎、疹、痘、疮有效。

葡萄能补诸虚不足，延长寿命；葡萄干为营养食品，有滋养、健胃、益气功能，适合体质虚弱者食用，并有补虚、止呕、镇痛功效；葡萄制酒富含维生素B_{12}，对恶性贫血有益，有营养滋补功能，并能提高人体功能水平。

葡萄可治疗脾胃虚弱、食欲不振，暑热伤津、心烦口渴，咳嗽、盗汗、醉酒口渴等症。

【药用验方】

妊娠呕吐：葡萄干30克，南瓜蒂5个，加水800毫升，煎至

300毫升，去渣饮汤。1次/日，症减即停。功能：止呕养胃。

病后体弱，慢性胃炎，婴儿厌食：将葡萄500克用冷开水洗净绞汁。15毫升/次，3次/日。功能：和中健胃，补气益血。

营养不良性水肿：将葡萄干30克、生姜皮15克分别洗净，加水300毫升，煎20分钟，每日分1~2次口服，连服2~3日。功能：益气通利。

高血压：将葡萄250克、芹菜500克洗净榨汁，15毫升/次，3次/日。功能：利尿降压。

暑热，疲劳，口渴咽干：鲜葡萄500克去籽，苹果500克去皮核切块，柠檬汁50毫升，同榨汁，加蜂蜜25毫升拌匀。50~100毫升/次，2~3次/日。功能：生津止渴，益气生力。

慢性肾炎，肢体水肿，尿少胀痛：葡萄干30克，赤小豆、薏苡仁各15克，粳米30克，加水适量同煮成粥。1剂/日，分2次服食。功能：健脾益肾，清热利湿。

气血亏损，肺虚咳嗽：将葡萄1000克洗净用竹签去核沥干，清水500毫升及白糖500克煮开后，放入葡萄熬煮搅拌，待水将干时，加入柠檬汁15毫升拌匀待凉。20~30毫升/次，2~3次/日。功能：益气补血。

细菌性痢疾，腹泻：茶叶10克，加水200毫升，以小火煎1小时去渣取汁，加入葡萄汁100毫升、姜汁50毫升和蜂蜜50毫升调匀。1剂/日，分1~2次服。功能：生津补液，收敛止泻。

习惯性流产：葡萄干30克，莲子肉90克，加水500毫升，煮开后加入冰糖适量，以小火煮至莲肉酥烂。1剂/日，分2~3次服，连服3~5日。功能：保胎安神。

眩晕症，疲劳综合征，慢性胃炎：先用沸水冲泡绿茶5克，加入葡萄汁、生姜汁各50毫升和蜂蜜适量。2次/日，随意饮服。功能：补益气血，健脾和胃。

肺结核，淋巴结核，慢性气管炎：葡萄500克去皮籽，白糖250克，以清水250毫升加白糖小火煮沸，调入葡萄，熬煮搅拌收干。15克/次，2次/日。功能：清热止咳。

食欲不振，病后体虚：鲜葡萄汁500毫升，用小火熬浓至稠，加蜂蜜1000毫升，煮沸后凉凉。10～20克/次，2次/日。功能：滋阴养血，和胃止渴。

感冒：鲜葡萄200克，蜂蜜少许。将葡萄捣烂，过滤取汁，以瓦罐熬稠，加入蜂蜜调匀。用适量开水冲服，代茶饮。功能：抗毒杀菌，提高免疫力。

大便干结：粳米、葡萄干各适量。将2味加适量水，共煮粥即成。每日早、晚各服食1次。功能：润肠通便。

神经衰弱：葡萄干50克，枸杞30克。将2味洗净后，加水800毫升，用武火煮沸，再以文火煎煮30分钟，待温后饮汤食葡萄干及枸杞子。2次/日，早晨空腹和夜间临睡时各服用1次。功能：益气补虚。

【食用宜忌】

每日饮少量葡萄酒，对慢性胃炎患者有治疗作用。

葡萄糖多性温，多食会引起内热、便秘或腹泻、烦闷不安等不良反应，故应节食；糖尿病患者忌食。

枇　杷

　　枇杷，古称无忧扇，又名金丸、腊兄、琵琶果、芦、枇杷果等，为蔷薇科乔木植物枇杷的果实，状如民族乐器中的琵琶，故而得名。

　　枇杷果实黄色圆球形，柔甜多汁，甘酸适口，是夏季人们比较喜欢的水果之一。

【性味归经】

　　性平，味甘。入肺、胃经。

【食用方法】

　　枇杷不但可作为水果鲜食，还可以加工成罐头，如糖水枇杷、果酱、果膏和果酒等。饮食业发达的南方，如广东、福建有些名菜，是将枇杷作为菜肴的作料，熟制成枇杷咕噜肉、枇杷炒鸭子等。

【营养成分】

　　每100克枇杷食部含水分90克，蛋白质1.1克，脂肪0.5克，糖类7.2克，钙54毫克，磷28毫克，胡萝卜素1.52毫克，维生素C16毫克，能产热量121千焦；并含有苹果酸、果胶、还原糖、戊聚糖、有机酸、鞣质等。

【保健功效】

祛痰止咳：枇杷核中含有苦杏仁苷成分，具有镇咳祛痰作用，对各种原因引起的咳嗽均有效。

预防流感：枇杷果实及叶中含有抑制流感病毒的成分，可预防流行性感冒及普通感冒。

补充营养：枇杷含有多种营养成分如胡萝卜素、维生素C、多聚糖等，能为机体提供适当的营养物质，增强机体的抗病能力。

降逆止呕：枇杷叶泄热苦降，下气降逆，对各种呕吐呃逆均有作用。

【功能主治】

具有生津止渴、清肺止咳、和胃除逆的功效，主要用于治疗肺热咳嗽、食欲不振、盗汗醉酒、久咳不愈、咽干口渴、胃气不足、吐血衄血、燥泻呕逆等病症。

【药用验方】

急、慢性咽喉炎，咯血：鲜枇杷150克去皮及核，加入冰糖适量和水200毫升，隔水蒸熟。1剂/日，分1~2次食果喝汤。功能：清肺止咳。

肺热咳嗽，痰多，咯血：鲜枇杷250克，洗净生食。3~4个/次，2~3次/日。功能：润肺止咳，下气退热。

肺虚久咳：枇杷200克（去皮核），甜杏仁20克（去皮尖），加水500毫升，煎至300毫升，调入蜂蜜适量。1剂/日，分

2次连渣服。功能：润肺，清热止咳。

肺结核，热伤肺阴，吐痰无力：银耳10克用温水泡发洗净，加水蒸熟；新鲜枇杷150克去皮核切小片。锅加水煮沸，下银耳、枇杷片和白糖30克。1剂/日，分2次饮服。功能：滋补润肺，生津止咳。

慢性气管炎，慢性胃炎：将枇杷200克去皮核，黄瓜500克切片，同榨取汁，加柠檬汁及白糖适量搅匀。1剂/日，分2次饮服。功能：润肺止咳，和胃生津。

流行性感冒：枇杷叶15克。将枇杷叶去毛，洗净，入锅，加适量水煎煮即成。连服3天。功能：疏肝理气。

痰多咳嗽：枇杷30克，冰糖适量。将枇杷核去外壳，晒干，捣碎，入锅，加适量水煎煮10~15分钟，去渣，加冰糖即成。2次/日。功能：润肺止咳。

风湿性关节炎：鲜枇杷根120~200克，猪蹄1个，黄酒250毫升。将3味入锅，加适量水文火炖熟即成。饮汤吃肉。功能：消胀止痛。

淋巴结核：枇杷适量，酒少许。将枇杷研为末，然后调酒即可。外敷。功能：生津泻热。

疝气：枇杷核10~20克。将枇杷核杵碎，入锅，加适量水，以文火煎汤。2次/日，服之。功能：消胀理气。

回乳时乳房胀痛：枇杷叶5片，土牛膝9克。将枇杷叶去毛洗净，和土牛膝一同放入锅内，加适量水煎汤。代茶饮。功能：理气止痛。

小儿麻疹后热咳不止：枇杷叶、桑白皮、生石膏各15克，冰糖适量。先将前1味去毛,洗净,再将后2味一同入锅,加适量水煎煮,然后去渣,加冰糖即成。1日2~3次分服。功能:清热止咳。

声音嘶哑:枇杷叶50克,淡竹叶25克。先将枇杷叶去毛,再与淡竹叶一同放入锅内,加适量水煎汤。饮用,连服数日。功能:生津润肺。

鼻血不止:枇杷叶50克。将枇杷叶去毛焙干,研为末即可。用茶水送服,5~10克/次,早、晚各服1次。功能:清热止血。

【食用宜忌】

肺痿咳嗽、胸闷多痰以及劳作吐血之人宜食,坏血病患者食用亦佳。

糖尿病患者忌食。

脾虚、腹泻者忌食。

枇杷仁含氢氰酸,有毒,故忌食。

忌食未成熟的枇杷。

菠 萝

菠萝,又名凤梨、地菠萝、番梨、露兜子、王梨、婆那娑、天婆罗、树婆罗、优珠昙等,夏季开紫色花,果实密集在一起,外部呈鳞片状,是热带和亚热带地区的著名水果。菠萝果形美观,汁多味甜,有特殊香味,是深受人们喜爱的水果。菠萝树是一种原产于中、南美洲的热带果树，我国台湾、广东、广西、福建均有种植。

【性味归经】

性平，味甘微涩。入脾、肾经。

【食用方法】

菠萝除生吃外，主要加工成罐头，亦可制成果酱、果酒、果汁等；除供食外，也有食疗功效。此外，菠萝的树叶可用来治疗溃疡。

【营养成分】

每100克菠萝食部含水分87.1克，蛋白质0.5克，脂肪0.1克，纤维1.2克，灰分0.3克，糖类8.5毫克，磷6毫克，铁0.2毫克，胡萝卜素0.08毫克，维生素B_1 0.21毫克，维生素B_2 0.25毫克，维生素C 18毫克，烟酸0.5毫克，钾126毫克，钠1.2毫克，锌0.08毫克，还含有菠萝蛋白酶、氨基酸、有机酸等成分。

【保健功效】

健胃助消：菠萝果皮中富含菠萝朊酶和菠萝蛋白酶，能帮助胃分解和消化蛋白质，尤其是进食过多的肉类和油腻食物之后吃菠萝较有益处。此外，它还有消除局部炎症和促进组织愈合的作用。

补水止渴：菠萝富含维生素C、糖类、水分、无机盐和各种有机酸等成分，可为机体补充足量的水分、电解质和营养物质，且清香可口，清热消渴。

防止血栓：菠萝中含有菠萝蛋白酶，能溶解导致心脏病发作的血栓，能防止血栓的形成。此外，菠萝还有加速溶解组织中纤维蛋白和蛋白凝块的功能，从而改善局部血液循环，起到消炎、消肿的作用。

【功能主治】

清暑解渴，祛湿消肿，消食止泻。可治疗暑热烦渴，消化不良，脘中痞满，小便不利，支气管炎，肠炎，头昏目暗等症。

【药用验方】

消化不良，食欲不振：菠萝1个，去皮捣汁。15～20毫升/次，3次/日。功能：消食开胃。

急性肾炎：菠萝肉100克，鲜白茅根50克。水煎服，2次/日。功能：利尿消肿。

虚热烦渴，消化不良：菠萝1个，削皮绞汁，取汁100毫升/次，加冷开水400毫升，调精盐少许，分2次食。功能：生津止渴。

眩晕无力：菠萝肉250克，鸡脯肉100克，切成片，锅上油，加鸡脯肉和盐炒至半熟，再放菠萝片同炒，加适量水焖至熟透调味。佐餐食之。功能：生津醒脑，益气活血。

中暑：菠萝1个剥去皮，捣烂绞汁。100毫升/次，加凉开水冲服。功能：生津解暑。

肾炎水肿：菠萝肉100克用盐水稍泡切片，白茅根100克切段，车前子15克（纱布包），加水800毫升煎至400毫升，去渣留汁。1剂/日，分2次饮服。功能：利尿消肿。

急性支气管炎：菠萝肉100克用盐水稍泡切片，白茅根50克切段，加水600毫升煎至300毫升去渣，调蜂蜜适量，煮沸。1剂/日，分2次饮汤。功能：清热消炎。

单纯性肥胖症，高脂血症，脂肪肝：菠萝150克去皮洗净榨汁，加入鸡蛋1个及少量清水，搅拌均匀后，再加柠檬汁、苏打水适量搅匀。每日分2次饮食。功能：补气降脂。

慢性肾炎：菠萝肉60克，鲜茅根30克。将菠萝肉、鲜茅根分别洗净，放入砂锅内，加适量水，先武火煮沸，再用文水慢熬至菠萝肉烂熟，去渣取药汁。饮药汁，2次/日，连服15日为1个疗程。功能：滋阴清热，凉血止血。

慢性肝炎：菠萝罐头250克，白醋少许，冻粉（泡发好的）200克，白糖250克。将菠萝切成片，分摆在10个小茶碗内，将白糖、醋、水、冻粉和罐头汤上笼蒸溶化，稍凉，分倒茶碗内，然后入冰箱冷冻。食时取出，每次服食10~15克，2~3次/日。功能：润肺消炎。

肠炎腹泻：菠萝叶30克。将菠萝叶入锅，加适量水煎汤。饮汤。功能：消食止泻。

脾肾气虚：菠萝、蜂蜜各适量。将菠萝去皮，切碎，加蜂蜜调均匀，然后加适量水文火熬成膏。分早晚服食。功能：健脾益气。

菌痢：菠萝种子仁、米汤各适量。将菠萝种子仁炒干后磨粉，用米汤调匀。每次服15克，2~3次/日。功能：固元益气止泻。

【食用宜忌】

由于菠萝蛋白酶能溶解纤维蛋白和酪蛋白，故胃溃疡患者、肾病患者和血液凝血功能不全的人，不宜多吃菠萝。

一些对菠萝过敏的人，食用菠萝后会得"菠萝病"。用盐水浸泡菠萝，使菠萝蛋白酶的活性被破坏，就可避免这种病的发生。

没有经过处理的生菠萝，因含一种苷类而有刺激性，会使口腔发痒，但对健康无害。

菠萝最适宜饭后食用。

有胃寒、寒咳、虚咳者，不宜生食或生饮菠萝汁，可煎煮后食用。有皮肤湿疹、疮疖者忌食。

甜　橙

甜橙，又名橙子、广柑、雪柑、印子柑、黄果、金球等，果实为圆球形，外形整齐漂亮，颜色鲜艳，酸甜可口；果皮又名黄果皮、理陈皮，富含维生素A及果酸，有香气。甜橙原产于我国，栽培历史悠久，现主要产于我国南方各省。甜橙被称为"疗疾佳果"，是深受人们喜爱的水果。甜橙种类繁多，备受青睐的主要有脐橙、冰糖橙、血橙和美国新奇士橙。

【性味归经】

性凉，味酸甘。入脾、胃经。

【食用方法】

可鲜食或绞汁饮用，也可加工成果汁、罐头、果酒及橙皮制品以供食用。

【营养成分】

每100克甜橙食部含蛋白质0.6～0.7克，脂肪0.1～0.2克，糖类9.8～12.2克，钙41～58毫克，磷15～19毫克，铁0.2～0.5毫克，维生素A 0.05～0.1毫克，维生素B_1 0.08～0.09毫克，维生素B_2 0.02～0.03毫克，烟酸0.2～0.3毫克，胡萝卜素0.11毫克，维生素C 37～54毫克，钾182毫克，钠0.9毫克，镁10.8毫克，氯1.0毫克，能产热量184～218千焦；还含有橙皮苷、柠檬酸、苹果酸、琥珀酸、果胶、黄酮苷、内酯、生物碱、挥发油等成分。

【保健功效】

保护血管：鲜橙果实中含有较多量的橙皮苷成分，能降低毛细血管脆性，保护毛细血管，防止微血管出血。

调节代谢：鲜甜橙中含有大量的维生素C、维生素P及有机酸等成分，具有调节机体新陈代谢，增强机体免疫功能。

疏肝通乳：甜橙具有疏肝理气、促进乳汁分泌的作用，可作为乳汁不通、乳腺红肿胀痛者之食疗佳品。

止痛停泻：甜橙果皮煎剂能抑制胃肠道平滑肌蠕动，具有止痛、止呕和止泻作用。

和胃促消：橙皮中含有果胶成分，能促进肠蠕动，加速肠道中的粪质及胆固醇类物质排泄；同时还能减少外源性胆固醇的吸收，消除胃肠胀气和促进消化。

止咳化痰：橙皮中含0.93%～1.95%的橙皮油和那可汀等成分，具有止咳化痰作用，对慢性支气管炎、肺炎等均有较好的辅助疗效。

【功能主治】

可治疗痔疮肿痛、肝气郁结、疮疖肿痛、疝气、淋病、腰痛、慢性支气管炎、咽喉炎、胸腹胀满、食欲减退、大小便不畅、胃气不和、妇女乳腺红肿及维生素缺乏症等病症，可以辅助治疗高血压。

【药用验方】

大小便困难，维生素C缺乏症：生甜橙2500克，每月食3～4次，每次食1/2～1个。功能：清热生津。

胃滞纳少：甜橙1个洗净，带皮切成4瓣，加水300毫升，烧开后加蜂蜜30毫升，小火煮至熟去渣。当茶饮。功能：消食开胃。

急、慢性支气管炎，咳嗽痰多：甜橙1个洗净，带皮切成4瓣，加入冰糖适量和水200毫升，盖好，隔水蒸熟。每日早、晚各服1次，连皮食橙喝汤。功能：润肺化痰，降气和胃。

咳嗽咳痰，恶心纳少，咽干口燥：鲜橙子500克用刀划棱，放入水中浸去酸涩味（每日换水），待软（1～2日）后取出挤去核，再浸1～2日取出。将三棱针插入棱缝，触碎内瓤，入锅加水煮七八分烂时趁热拌白糖500克晾晒，待糖溶尽，晒干压扁。每日食1个。功能：宽胸理气，和中开胃，生津止渴。

胸闷脘胀，饮酒过多：橙子1500克划破去核切成片，生姜250克去皮切片，将二者捣烂如泥，加炙甘草末10克、檀香末25克揉成饼，焙干研为细末。3～5克/次，加盐少许，开水冲服。功能：宽胸顺气，生津止渴。

乳房肿痛，乳汁不通：将新鲜甜橙2个划破去核，连皮榨汁，调入米酒15～20毫升饮用。每日1～2次服完。功能：理气消肿，通乳止痛。

痔疮肿痛：将橙子（隔年风干者为佳）10个置于桶内，烧烟熏之至熟。0.5个/次，4次/日。功能：消炎止血，消肿定痛。

慢性胃炎，咽峡炎，吸收不良综合征：鲜橙子250克在沸水中稍烫，绞汁。1剂/日，分2次饮。功能：生津止渴，帮助消化。

暑热证，神经衰弱，健忘：甜橙250克，柠檬15克，均去皮核，加凉开水250毫升、白糖25克、冰块100克搅拌1分钟，过滤取汁。1剂/日，分2次饮。功能：清热解暑，生津健脑。

暑热证，咽峡炎：橙子150克压汁，加白糖25克，放入冰箱冷却。1剂/日，分早、晚饮服。功能：消暑解毒。

慢性气管炎：橙子1个去皮核榨汁，加鸡蛋黄1个搅匀。锅上火，将牛奶150毫升、白糖25克煮沸，倒入橙汁、鸡蛋黄搅匀稍煮。1次/日，随早餐饮用。功能：止咳化痰。

月经不调，更年期综合征：牛奶100毫升煮沸，加白糖适量待凉。鲜橙子1个切盖，挖出橙子瓤，置高脚圆口杯中，加入牛奶、橙肉，盖上盖，入冰箱冷却。1次/日，随早餐饮用。功能：和胃补虚。

乳腺炎早期：甜橙4个去皮，用纱布绞取汁，将汁兑入30毫升黄酒中混匀饮下。1剂/日，连饮1周。功能：理气散结。

【食用宜忌】

橙中含较多鞣质，能与铁结合，妨碍铁的吸收和利用，因此，贫血患者不宜多吃。

忌食皮厚或底部发霉的橙子。

甜橙性偏凉，体寒者不宜多食。

糖尿患者忌食。

饭前或空腹不宜食用，否则橙子中的有机酸会刺激胃黏膜，对胃不利。

橙子味美，却不可多吃，多食易伤肝气。

桃 子

桃子，又名桃实、蜜桃、毛桃、寿桃、仙桃、白桃、圣桃等；桃树属蔷薇科落叶小乔木，果实有核，汁多味美。桃子原产于我国西部，迄今已有三千年以上的栽培历史。汉武帝时，张骞出使西域，桃随之越天山，历大宛，传入波斯，继而辗转落户世界各地。

【性味归经】

性温，味甘酸。入肝、大肠经。

【食用方法】

桃子一般以鲜食为主，也可捣汁饮服，或制成果脯、桃片食用。桃子汁还被加工成各种饮料。

【营养成分】

· 每100克桃子食部含蛋白质0.5～1.7克，脂肪0.1～1.1克，糖类6.6～15.8克，粗纤维4.1克，灰分0.5克，钙7～24毫克，磷20～52毫克，铁0.8～2.5毫克，维生素A 0.02～0.06毫克，维生素B_1 0.01～0.10毫克，维生素B_2 0.7毫克，烟酸0.02～0.07毫克，维生素C 3～26毫克，钾252毫克，钠0.7毫克，镁12.9毫克，氯2.2毫克，能产热量147～335千焦；还含有胡萝卜素（0.01毫克）、挥发油、有机酸、多种糖类等。

【保健功效】

止咳平喘：桃仁中含有苦杏仁苷、苦杏仁酶等物质，水解后对呼吸器官有抑制镇静作用，故能止咳平喘。

防治贫血：桃肉中含铁元素较高，仅次于樱桃，而铁元素是合成血红蛋白的重要物质，可促进血红蛋白的生成。因此，常食桃有益于防治各种原因引起的缺铁性贫血。

养护肝脏：桃仁提取物具有增强肝组织胶原酶活性，促进肝内胶原物质分解，抑制肝纤维组织增生，有明显抗肝纤维化及早期肝硬化的作用；它还能扩张肝脏门静脉，改善肝脏血流速度，从而起到降低门静脉压的作用。此外，它还能促进胆汁分泌，利胆退黄。

利尿消肿：桃花中含有萘酚，具有利尿作用，能消肿满，医治黄疸、淋证等；同时它还能导泻，且对肠壁无刺激作用。

活血化瘀：桃有缓和活血化瘀作用，对因过食生冷食物而引起的痛经很有效，并可辅助治疗女性闭经。

滑肠通便：桃肉富含果胶，经常食用可预防便秘。

【功能主治】

解热生津，润肠消积，活血养颜。可治疗肺结核，便秘，食欲不振，老人体虚，妇女瘀血痛经，闭经，肝脾肿大，高血压，缺铁性贫血等病症。

【药用验方】

高血压：鲜桃子1～2个，生食。每日早、晚食。功能：活血降压。

睾丸肿痛：碧桃干（未成熟桃子晒干）30克，杞果1个。水煎服，早、晚各1次。功能：理气止痛。

遗精过频，自汗盗汗：鲜桃子250克，生食；或取碧桃干30克，炒至外壳开始变焦，加水适量，入大枣30克煎汁，每晚睡前服1次。功能：止遗、固肾、敛汗。

脾胃虚弱，食欲不振：鲜桃300克洗净去皮核切片，加入白糖适量拌匀，腌渍2小时。1剂/日，分1～2次饭后食。功能：消积润肠。

肠燥便秘，食欲不振：鲜桃500克去皮核切块，加入白糖100克和水100毫升，碗口用纱布包好，薄荷叶适量堆放在纱布上蒸20分钟，出笼去薄荷叶，凉后随意食之。功能：生津润燥，消积通便。

过度疲劳，喘咳：鲜桃3个削去皮核，加入冰糖适量和水50毫升，盖好盖，隔水蒸熟。1次/日，连服7日。功能：补心润燥。

妇女经闭，月经量少：鲜桃子2个削皮去核，桃仁15克去红皮捣碎，加冰糖适量和水200毫升盖好，隔水蒸熟。1剂/日，分1~2次食桃肉喝汤。功能：活血祛瘀。

肺虚气短，咳喘盗汗：鲜桃子1个洗净去核捣烂，取粳米50克煮成粥，加白糖适量调匀。1剂/日，早、晚食用。功能：补虚益气，润燥止咳。

习惯性便秘，脂肪肝，肝脾肿大：琼脂5克泡软切碎，加白糖30克、水适量拌匀，上笼蒸20分钟。鲜桃子500克去核，上笼蒸至熟烂，去桃皮压成泥，与琼脂拌匀，撒上糖汁，当点心食。功能：生津润肺，和肝消积。

血滞经闭，贫血：桃仁10克，墨鱼200克洗净切片，加水适量同煮汤，调味。食墨鱼饮汤。功能：活血祛瘀，滋阴养血。

哮喘：桃仁、杏仁、白胡椒各6克，生糯米10粒。将4味共研为细末，用鸡蛋清调匀。外敷双脚心和双手心。功能：止咳平喘。

遗精过多：碧桃干（未成熟的桃干果）30克，大枣30克。将上味炒至外表裂开，若变焦，立即加水，与大枣共煎。每晚睡前食1次。功能：止遗固肾。

膀胱炎：桃仁8克，滑石25克，2味共研为细末。开水送服。功能：理气利尿。

淋巴腺炎：桃叶适量，黄酒少许。将桃叶捣烂，加黄酒炖热。敷于患处。功能：消炎益气。

皮肤瘙痒，痔疮：取桃树叶适量洗净，加适量水入锅，煎汤。熏洗患处，1~2次/日。功能：消肿止痒。

产后恶露不畅：桃仁10克，莲藕250克，食盐少许。将桃仁、莲藕洗净切成小块，加清水煮汤，然后以食盐调味。饮汤食藕。功能：益血消炎。

【食用宜忌】

肺病、肝病患者食用，会有很好的辅助疗效。

高血压患者，若每日早晚吃一个剥皮的鲜桃，有利于保持血压平稳。

桃仁虽有破血行瘀、滑肠通便之功效，但桃仁含有挥发油和大量脂肪油，泻多补少，所以便溏者、咯血者及孕妇应该少食或不食。

过量服用桃仁，会导致中毒。

桃虽好吃，但多吃令人生热上火。凡内热偏盛，易生疮疖的人不宜多吃，但食果脯则无此弊。

糖尿病患者慎食。

胃肠功能不良者及老人、小孩不宜多食。

忌与甲鱼同食，忌食烂桃、生桃。

柿　子

　　柿子，又名秭、米果、猴枣、金镙、红柿、大盖柿等。柿子的故乡在中国，世界各地的柿子品种几乎都来自我国。我国栽种柿子的历史已有3000多年。

　　柿子营养丰富，全身是宝，制成的柿饼可治吐血、咯血、痔漏等症；柿霜、柿蒂、柿糕有降血压的功效，还有一定的抗病毒功效。在古代柿子有"铁杆庄稼"之称。所谓"铁杆"，是指它树大强健、长寿果丰，旱涝保收；"庄稼"本是粮食的同义语，故又叫它"木本粮食"。

【性味归经】

　　性寒，味甘、涩。入心、肺、大肠经。

【食用方法】

　　可生食，也可加工成柿饼、柿糕，还可用来酿酒、制醋等。

【营养成分】

　　每100克鲜柿含水分82.4克，蛋白质0.4～0.9克，脂肪0.1～0.2克，糖类10.0～16.2克，粗纤维3.1克，灰分2.9克，钙18～30毫克，磷19～40毫克，铁0.2～1.2毫克，维生素A原0.10～0.85毫克，维生素B_1 0.01～0.02毫克，维生素B_2 0.01～0.02

毫克，烟酸0.1～0.3毫克，维生素C 11～57毫克，能产热量197～322千焦；尚含有甘露糖、果胶、鞣质、玉蜀黍黄素、胡萝卜素、番茄红素等。

【保健功效】

治缺碘病：据测定，柿子含有丰富的碘，因此，有益于治疗因缺碘所致的地方性甲状腺肿大。

利尿解酒：柿子具有促进血液中乙醇氧化的作用，并且还含有大量水分和甘露醇等，非常有利于酒精从尿中排泄，从而降低血中酒精浓度，减少酒精对机体的损害，促进清醒。

健胃增食：柿子中含有机酸等成分，能改善胃肠的消化功能，增强食欲。

护佑心脏：柿子含黄酮苷物质，能降低血压，软化血管，改善冠状动脉血流量，有益于改善心功能和防治心血管病。

补充营养：柿子中含有大量的水分、糖类、维生素C、蛋白质、氨基酸等物质，能为机体补充水分和多种营养物质。

【功能主治】

清热解毒，润肺止咳，消肿软坚，健脾益气，养胃和中，涩肠止血。可治疗肺热咳嗽、肺结核、咯血、痢疾、口疮肿痛、甲状腺肿大等病症。

【药用验方】

慢性胃炎，慢性肝炎，肝硬化：柿子3个，加水适量煮沸，再放入白梅花3克、白糖适量，煮开。服1次/日。功能：生津润肝。

带状疱疹： 柿子1个压汁，以汁涂患处，3～4次/日。功能：解毒消痘。

小儿痢疾： 50克粳米煮粥，将熟时加入干柿子末2～3克，稍煮温食。功能：涩肠止泻。

咯血吐血： 未成熟青柿子2个洗净剖成4瓣，加入黄酒适量，以小火煮至柿子熟。弃酒食柿，分2日服完。功能：润肺止血。

酒精中毒： 鲜柿子2～4个，去皮食肉。功能：生津止渴，利尿排毒。

慢性溃疡： 柿子1个，连肉撕皮贴患处。功能：清热去肿。

肺结核，虚热咳嗽： 鲜柿子500克洗净去核切片，冰糖200克敲碎，同浸泡于2000毫升醋中，密封15日。食2片/次，2次/日，饮醋20毫升。功能：润肺止咳，软结消肿。

咽喉热痛，咳嗽痰多，干咳带血： 粳米100克，加水1000毫升煮沸，加入柿饼4个（切成小粒），小火慢熬至粥将成时，加入红糖适量。分2次空腹服。功能：润燥生津，化痰止咳。

高血压病，动脉硬化症： 柿子2个连蒂及皮切碎去核捣烂，搅成糊状，用纱布滤汁，兑入已煮沸凉凉的新鲜牛奶200毫升。1剂/日，每日早、晚分饮。功能：清热止渴，降低血压。

湿疹： 熟柿子1个，茶叶细末3克，共捣成膏状，涂患处。1～2次/日。功能：祛湿止痒。

尿路感染： 柿饼2个，灯芯草6克，白砂糖适量。将柿饼洗净，去柄，灯芯草洗净，共放入锅内，加适量水用文火煎煮20分钟，加白糖调味饮用。1剂/日，分2次服用，连服3～7日。功能：清心泻火，通利小便。

胃寒呃逆：茶叶10克，柿蒂3个，2味加开水浸泡即可。
2~3次/日，温饮顿服。功能：健胃生津。

反复呕吐：柿饼200克，黄酒少许。将柿饼烧存性，研末，
黄酒送下。服6克/次。功能：健脾益胃。

乳房硬块：柿叶10克，瓜蒌30克，枣仁15克，薄荷3克。将
上4味加适量水煎汤。饮汤，1~2次/日。功能：清热消炎。

产后出血，恶露不尽：柿饼10个，老黄酒适量。将柿饼烧
灰存性，以老黄酒冲服。2~3次/日。功能：益气止血。

小儿腹泻：米糠50克，柿干50克，2味炒黄，研为细末。以
温开水冲服，2~3克/次，2~3次/日。功能：涩肠止泻。

淋巴结核：青柿子1个捣烂，敷患处，1次/日。功能：消炎
去肿。

冻疮溃烂：柿子皮50克。将柿子皮烧存性，研为细末，用
熟猪油调匀即可。涂患处。功能：消肿软坚。

口舌生疮：柿霜适量涂患处，3次/日。功能：清热消炎。

久咳不愈：柿饼2个，川贝母90克。先将柿饼挖开去核，纳
入川贝母后放在饭上蒸熟。1次服完，2次/日。还可取柿子3个，
水煎，入蜂蜜服用。功能：润肺止咳。

【食用宜忌】

　　食用蛋白质丰富的螃蟹后，不宜马上吃柿子，以
防出现结石，造成消化道梗阻；柿子还不能和红薯、
海产品同食。

产后胃寒者忌食。

柿子含糖量高，多吃对牙齿、口腔等不利，并会影响食欲。

柿子含有大量的鞣酸、树胶和果胶，鞣酸在胃内经胃酸的作用，会沉淀凝结成块，留在胃中，形成"胃柿结石"。"胃柿结石"会越结越牢，不易粉碎，会引起胃黏膜充血、水肿、糜烂、溃疡，严重者可引起胃穿孔。故忌与酸性食物同食。

柿子中含有大量的单宁，具有较强的收敛性，这就是吃柿子时感到口涩、舌麻的原因。单宁物质到了肠里，会刺激肠壁收缩，造成肠液分泌减少，消化吸收功能降低。因此柿子吃多了会大便干燥。

柿子未成熟时，鞣酸主要存在于柿肉中，而成熟后鞣酸则集中于柿皮中，所以柿子皮不宜吃。

香 蕉

香蕉，又名焦子、蕉果、甘蕉，果实长而弯，果肉绵软，味道香甜。

【性味归经】

性寒，味甘。入肺、大肠经。

【食用方法】

香蕉一般生食，也可炖熟食用，还可以加工成罐头、蕉干、蕉粉、蕉汁和香蕉酒等。

【营养成分】

每100克香蕉食部含水分77.1克，蛋白质1.2克，脂肪0.6克，糖类19.5克，粗纤维0.9克，灰分0.7克，钙9毫克，磷31毫克，铁0.6毫克，胡萝卜素0.73毫克，维生素B_1 0.06毫克，维生素B_2 0.15毫克，维生素C 17毫克，烟酸0.7毫克，还含有果胶、少量5-羟色胺、去甲肾上腺素等。

【保健功效】

润肠通便：香蕉性寒味甘，寒可清肠热，甘能润肠通便，故民间常用于热病烦渴、大便秘结、习惯性便秘的治疗。

治脂肪痢：香蕉果糖与葡萄糖1∶1共食，可治疗脂肪痢。

保护胃黏膜：未成熟的香蕉中存在一种化学物质，能增强胃壁的抗酸能力，从而保护胃黏膜不受胃酸的侵蚀，并能促进胃黏膜生长，修复胃壁。

抑菌解毒：香蕉果肉甲醇提取物的水溶性部分，对细菌、真菌有抑制作用，对人体具有消炎解毒之功。

调节心情：据现代研究发现，香蕉中含有一种能协助人脑产生羟色胺的物质，它能将化学"信号"传达给大脑的神经末梢，使人的心情变得愉快和安宁，甚至有助于缓解疼痛。

降低尿糖：糖尿病患者常食香蕉，可使尿糖相对降低。

【功能主治】

清热润肺，止渴除烦，润肠通便，通脉降压。可治疗热性便秘，痔疮出血，烦渴咳嗽，高血压等症。

【药用验方】

心力衰竭：香蕉2个去皮，焙干研为末。每次服3克，2次/日。功能：降血钠，利尿。

痔疮便血：香蕉2个，加水适量小火炖熟。1次/日，于清晨或临睡前连皮食完，连用3日。功能：清热润肠。

肠胃不适，痤疮：香蕉（去皮切段）2个，荷叶（剪小块）1张，山楂30克，加水500毫升煎至300毫升。分2次食香蕉、喝汤。功能：解暑，消积，清热解毒。

肺热咳嗽，大便秘结：香蕉（去皮切块）2个，川贝母（捣碎）10克，放于大瓷碗中，加蜂蜜和水200毫升，隔水蒸熟。分1~2次食香蕉喝汤。功能：润肺通便。

体虚便秘：香蕉（去皮）2个，冰糖（捣碎）25克，加水250毫升，隔水蒸熟。分1~2次食蕉喝汤。功能：润肠补虚。

高热烦渴，咽喉肿痛：鲜熟香蕉1~2个剥皮吃，3次/日。功能：生津润燥。

饮酒过多：香蕉皮60克加水煎汤服用。功能：生津解酒。

习惯性便秘，神经衰弱：将香蕉200克去皮切成小段。取牛奶240毫升，打入鸡蛋2个，搅打均匀入锅煮沸，加香蕉和蜂蜜30毫升搅匀。分2次饮服。功能：润肠通便，强身健体。

慢性气管炎，慢性咽炎，习惯性便秘：香蕉250克去皮切块，加白糖适量拌匀煮软。取2个鸡蛋加精盐适量搅匀，上火蒸熟，放入香蕉拌匀。当点心食用。功能：清热润肺，生津通便。

眩晕症，神经衰弱，皮肤干燥症，月经不调：香蕉3个去皮捣泥，柠檬3个榨汁倒入香蕉泥中，加白糖30克搅匀，兑入凉开水搅拌，入冰箱冷却。当点心食用。功能：润肤补气。

口臭便秘，消化性溃疡：香蕉2个洗净。锅上火，加水及香蕉炖熟，取出去皮，蘸白糖食用。功能：润燥清肠。

胃溃疡：青香蕉去皮干燥后研为细末，5～10克/次，饭后服。功能：护胃止痛。

手足皲裂：香蕉放炉旁焙热，睡前热水洗手脚，用热香蕉少许擦患处。功能：润肤防裂。

消化性溃疡：香蕉200克，贝壳30克。将香蕉去皮晒干，与贝壳研末。每次饭前服2～3克，3次/日。功能：生津养胃。

咯血：香蕉皮、野菊花各30克，冰糖20克。将3味入锅，加适量水文火煎汤。代茶饮。功能：清热消炎。

眩晕：香蕉肉200克，绿茶0.5克，食盐0.3克，蜂蜜25毫升。将上4味共置于大碗中搅拌，再加开水300毫升泡5分钟。代茶饮，1次/日。功能：清热补气。

老年性便秘：香蕉、菠菜各250克，粳米100克。先将粳米和菠菜洗净，一同下锅煮粥，待米开花时加入香蕉，稍煮即成。1剂/日，分2~3次食用，连服3日。功能：润肠通便。

妊娠高血压：香蕉根适量。将香蕉根洗净，入锅，加适量水煎煮即可。代茶饮用。功能：清热降压。

烫伤，疖肿：香蕉1个，去皮，捣烂。挤汁涂敷患处，2次/

日。功能：消肿止痛。

风火牙痛：香蕉皮1个，冰糖适量。将香蕉皮洗净，加冰糖入锅，加适量水煎炖。饮汤。2次/日。功能：清热止痛。

白喉：香蕉皮60克。将香蕉皮洗净，加水煎汤。3次/日。功能：抑菌解毒。

高血压，动脉硬化，冠心病：每日吃香蕉3～5个；或饮香蕉茶（将50克香蕉研碎，加入等量的茶汁中，再加适量糖），每次服1小杯，每日饮3次；或取香蕉梗25克，白菜根1个，水煎，加适量冰糖服用；也可取香蕉皮（或果柄）30~65克水煎服，2次/日。功能：清热降压。

【食用宜忌】

香蕉性寒，脾胃虚寒、胃疼腹泻、食欲减退者均不宜食。

患关节炎、肌肉疼痛、肾炎、心力衰竭和水肿的人，亦不宜吃香蕉。

空腹时不宜大量吃香蕉，因为它含有大量的镁，可造成体液中镁与钙的比值改变，使血中的镁大幅度增加，对心血管系统产生抑制作用，引起明显的麻木、嗜睡乏力等症状。

需做尿液中吲哚或儿茶酚胺检测时，忌食香蕉。

风寒感冒咳嗽者忌食。

女子月经来潮期间及有痛经者忌食。

草　莓

　　草莓，又叫大草莓、洋莓果、野草莓、凤梨草莓、麝香草莓、红莓、杨梅、地莓等，属蔷薇科植物。草莓是世界上七大水果之一，它繁殖快，生长周期短，色泽鲜红，形如心脏，香气清新，味美甘甜，可谓色、香、味俱全，是水果中难得的三者和谐统一的珍品，因此素有"果中皇后"的美誉。

【性味归经】

　　性凉，味甘。入脾、胃、肺经。

【食用方法】

　　草莓的吃法很多。草莓拌奶油或与鲜奶共食，其味极佳；将洗净的草莓加糖、奶油捣烂成草莓泥，冷冻后是冷甜、香软、可口的夏令食品；草莓酱可做元宵、馒头、面饼的馅心，更是绝妙的食品。

　　草莓还可加工成果汁、果酒和罐头等。

【营养成分】

　　每100克鲜草莓食部含水分90.7克，脂肪0.6克，糖类5.7克，蛋白质1克，粗纤维1.4克，灰分0.6克，胡萝卜素0.01毫克，钙32毫克，磷41毫克，铁1.1毫克，维生素B$_1$ 0.02毫克，维生素

B₂ 0.02毫克，烟酸0.3毫克，还含有柠檬酸、苹果酸、多种氨基酸等。其中维生素C最为丰富（35毫克），是西瓜、苹果、葡萄的10倍，且果糖、蔗糖、葡萄糖、有机酸和矿物质的含量比例较为均衡。

【保健功效】

健胃消食：饭前食用草莓可刺激胃液大量分泌，促进消化，增进食欲，消除餐后腹胀等症状。

养血补血：草莓中含有大量的营养物质，如各种糖类、柠檬酸、苹果酸、氨基酸及有机酸，且矿物质含量比例均衡，易被人体吸收，故常食草莓有养血和补血作用。

解毒疗疮：草莓含有多种有机酸、维生素和矿物质，有凉血解毒、排脓生肌之功。

降胆固醇：草莓所含丰富的纤维素有消除便秘、降低胆固醇的作用。

明目养肝：草莓所含的胡萝卜素是合成维生素A的重要物质，具有明目养肝作用。

【功能主治】

生津润肺，健脾和胃，醒酒解毒，利尿止泻，利咽止咳。可治疗烦热干渴，声音嘶哑，咳嗽无痰，胃腹胀痛，风热咳嗽，咽喉肿痛，剧烈腹泻，鼻咽癌，肺癌，扁桃体癌，喉癌等症。

【药用验方】

毒虫咬伤，小面积烧伤，脓疱疮：草莓全草30～60克洗净捣烂如糊状，外敷患处。功能：清热解毒，凉血消肿。

伤暑，痢疾，淋巴结肿大，癌症：草莓草10～30克，洗净加水适量煎汁，1剂/日，温服。功能：清热解毒，凉血止痢。

咯血吐血：草莓草100克，洗净捣烂取汁，加入冰糖适量，顿服。功能：清热凉血。

夏季腹泻：草莓50克，水煎，饮服。功能：解毒消炎。

慢性胃炎，慢性咽炎，坏血病：新鲜草莓100克洗净去蒂研成稀糊状。粳米100克洗净加水适量，煨煮成粥，加入糖20克、草莓糊拌匀煮沸。1剂/日，分2次食。功能：健脾和胃，养血益心。

小便短赤，牙龈出血：鲜草莓100克洗净捣烂，用冷开水冲泡调匀。2～3次/日。功能：清热解毒，凉血止血。

干咳无痰，烦渴：鲜草莓500克捣烂。白糖500克加水溶化，调入捣烂的草莓，煮沸后慢熬浓缩。当点心食。功能：生津止渴，润喉止咳。

咽喉肿痛，声音嘶哑：鲜草莓500克榨汁，30毫升/次，2次/日，早晚各服1次。功能：生津润喉。

脾胃不和，食欲不振：鲜草莓200克洗净，鲜橘子100克剥去外皮，加白糖100克及水500毫升，用旺火煮沸3分钟，代茶饮用。功能：生津和胃。

消瘦，贫血，久病体虚，营养不良：鲜草莓500克洗净捣烂，用纱布滤取其汁；再将果汁与米酒400毫升同盛入罐中，密封7日后饮用。20毫升/次，3次/日。功能：补气养血。

胃肠炎，习惯性便秘：酵母适量用水稀释。草莓500克洗净挤汁放入锅中，置火上煮15分钟，冷却去渣。取汁加白糖（250克）、酵母搅匀，置冰箱内冷却。1剂/日，分2次饮服。功能：和胃行气。

高血压病，冠心病，动脉硬化症：将草莓250克去柄蒂，芹菜30克洗净切碎，橘子1个、西红柿1个和菠萝100克去皮，同榨汁。1剂/日，分2次饮服。功能：平肝降压。

大便秘结：草莓50克，麻油适量。将草莓捣烂与麻油混合调匀，空腹口服。功能：行气通便。

糖尿病：鲜草莓适量洗净，频频食之。功能：生津益气。

气血不足：草莓250克，葡萄干100克，白糖100克。将3味入锅，加水800毫升，煮沸后改文火烧5分钟，离火浸泡10小时后食用。饮汤，吃草莓、葡萄干。功能：补血益气。

气虚贫血：草莓100克，红枣50克，荔枝干30克，糯米150克，4味入锅，加适量水熬粥食之。功能：补血益气。

高血脂：草莓100克，山楂30克，荷叶15克，冬瓜皮、子各15克。将5味入锅，加适量水煎汤。饮汤。功能：清热凉血。

【食用宜忌】

草莓是寒凉之物，不宜多食。

草莓中含有的草酸钙较多，由草酸钙引起的尿路结石患者不宜吃得过多。

柚

　　柚，又名文旦、臭橙、抛、雪柚、胡柑、朱奕、香奕等，属常绿果树乔木，一般在10～11月份果实成熟时采摘。它的果实小者如柑，大者如瓜，黄色的外皮很厚，果肉较粗，味道甜酸可口，也有略带苦味的。

【性味归经】

　　性寒，味甘。入脾、肺、胃经。

【食用方法】

　　生食，绞汁，或取瓤汁煎汤、熬膏。

【营养成分】

　　每100克鲜柚食部含水分84.8克，蛋白质0.7克，脂肪0.6克，糖类12.2克，粗纤维0.8克，灰分0.9克，钙41毫克，磷43毫克，铁0.9毫克，胡萝卜素0.12毫克，维生素B_1 0.07毫克，维生素B_2 0.02毫克，烟酸0.5毫克，抗坏血酸41毫克，钾257毫克，钠0.8毫克，镁16.1毫克，能产热量238千焦；还含有丰富的有机酸、柚皮苷、新橙皮苷、挥发油等。

【保健功效】

　　抗菌消炎：柚中的柚皮苷元和橙皮素能抑制金黄色葡萄球

菌、大肠杆菌、痢疾杆菌、伤寒杆菌等细菌的生长，橙皮苷对真菌和某些病毒感染也有一定的预防作用。

降低血糖：柚子中含有胰岛素样成分，具有降低血糖和治疗糖尿病的作用。

祛痰止咳：柚子皮含柠檬烯和蒎烯，可使呼吸道分泌物变稀而易于由痰液排出，具有良好的祛痰镇咳效果。

醒酒解毒：柚子能解酒毒，除去酒后口中的异味。酒后食鲜柚子，可使人唇液生香，不至于酒气熏天。

【功能主治】

宽中理气，化痰止咳，健胃消食，解酒毒。治老年喘咳，咳嗽痰多，胸闷食少，气滞胃痛等。

【药用验方】

消化不良，口淡乏味：取柚子1个剥皮取肉，60克/次，3次/日。功能：健脾宽中，增进食欲。

饮酒过多：取柚子肉150克，慢慢嚼食，顿食。功能：健胃醒酒。

老年喘咳，咳嗽痰多：柚子1个，除外皮和内层白瓣，取净肉切碎，加黄酒15毫升腌浸，隔水蒸烂，加入蜂蜜30毫升调匀。2～3次/日，含咽。功能：润肺止咳，清热化痰。

顽固性头痛，恶心欲呕，胸闷食少，咳嗽痰多：柚子肉500克切碎放入瓷罐中，加白糖25克，封罐口浸泡1夜。将柚子肉倒入铝锅中，小火熬至浓稠时，加蜂蜜250毫升拌匀，凉凉。5～10

克/次，3次/日，用温开水冲服。功能：理气降逆，化痰宽膈。

支气管哮喘：柚子肉200克切片，加百合20克，水600毫升，同煮沸，小火炖2小时，加白糖20克调匀。1剂/日，分2次连渣服。功能：润肺化痰，行气宽胸。

皮肤过敏，不明原因疹块、瘙痒：酸柚子1个，皮肉同切碎，加水煎汁，外洗患处，3次/日。同时，食酸柚子肉60克，3次/日。功能：祛风理气，消疹止痒。

肺燥咳嗽：柚子肉100克，猪瘦肉片200克，黄芪片10克，加水500毫升煮至猪肉熟透，去黄芪，下精盐、味精调味。1剂/日，分2次食柚、肉，喝汤。功能：润肺化痰。

寒冷腹痛，胃痛，积食不化，慢性支气管炎：柚肉250克切碎，净母鸡1只切块，同放于大瓷碗中，加姜片、精盐和水400毫升，盖好隔水蒸至酥烂，调味精，淋麻油。分2次食肉喝汤。功能：散寒理气，化痰消炎。

哮喘不愈，身体虚弱：未熟青柚1个，切去顶盖挖出肉瓣。母鸡1只切块纳入青柚空腔中，加黄酒、姜丝、精盐和味精，加水少许盖好，隔水蒸至酥烂。分1～2次食鸡肉喝汤。功能：化痰止咳，补虚益气。

恶心呕吐，胃脘疼痛：柚子5～8个去皮核绞取汁，文火煎浓稠后，加蜂蜜500毫升、冰糖100克和姜汁10毫升，同熬成膏状冷却装瓶。20毫升/次，2次/日，沸水冲服。功能：温中理气，和胃止呕。

肝胃不和，妊娠呕吐，腹胀嗳逆：将柚皮15克洗净切碎，加水700毫升，煮熟去渣取汁约500毫升，加橄榄30克，用旺火蒸至橄榄熟透，随意服食。1次/日，7日为1个疗程。功能：和中安胃，降逆止呕。

病毒性肝炎：柚子皮、茵陈各适量。将柚子皮去白，再将2味共研细末，温开水送下。1日3次，每次服6克。功能：散寒燥湿。

睾丸胀痛：柚核、小茴香、荔枝核各15克。将3味入锅，加适量水煎汤。饮汤，2~3次/日。功能：消炎利湿。

关节痛：柚叶、生姜各适量，共捣烂，加适量桐油敷患处。功能：消炎止痛。

冻疮：柚皮50克入锅，加适量水煎汤。浸泡冻疮部位，每日数次。功能：散寒燥湿。

【食用宜忌】

酒醉、口臭或乘车船昏眩呕吐，慢慢嚼服柚肉可以缓解症状。

大便干燥多食柚子，能收到理想的疗效。

柚子有滑肠之效，故腹部寒冷、常患腹泻者少食。

西　瓜

西瓜，又名寒瓜、水瓜、伏瓜、夏瓜、青登瓜等，属草本植物。西瓜甘甜多汁、清爽解渴，深受人们喜爱；加之成熟于伏夏盛暑之际，自然成为夏季主要消渴品之一。它性寒，清热去火，素有"天生白虎汤"（"白虎汤"是中医清热的名方）之称。

【性味归经】

性寒，味甘。入心、胃、膀胱经。

【食用方法】

西瓜多鲜食，或挤汁饮服；西瓜子可炒食，瓜皮可腌渍做菜吃。

【营养成分】

每100克西瓜食部含水分94.1克，蛋白质1.2克，脂肪0.4克，糖类6.1克，粗纤维0.3克，灰分0.2克，钙83毫克，磷34毫克，铁7.0毫克，胡萝卜素0.17毫克，维生素A 0.41毫克，维生素B$_1$ 0.09毫克，维生素B$_2$ 0.09毫克，烟酸0.2毫克，维生素C 7毫克，能产热量113千焦；还含钾盐和多种氨基酸。

【保健功效】

补充热量： 西瓜果汁含有糖分和多种氨基酸等营养物质，能为机体补充一定的热量。

止渴降温： 西瓜含有大量水分，能补充水分，改善缺水口渴症状，并且对发热者有降温作用。

利尿降压： 西瓜含有瓜氨酸和精氨酸物质，可促进肝脏合成尿素从尿中排出，起到渗透性利尿作用；西瓜中含钠量极少，因而可促使肾脏减少对水的重吸收，亦有利尿效果。此外，西瓜含有配糖体物质，能利尿降压。

平衡血压： 常食适量西瓜，可以降低血压和胆固醇，促进新陈代谢，有软化及扩张血管的功能；西瓜所富含的多种维生素，使它具有平衡血压、调节心脏功能、预防癌症的作用；西瓜种子含一种皂苷成分，有降血压作用，还能缓解急性膀胱炎。

【功能主治】

清热解暑，止渴除烦，利尿解酒，降压美容。可治疗暑热烦渴，热盛伤津，小便不利，喉痹，口疮，高血压，膀胱炎等。

【药用验方】

暑热伤津：将西瓜汁、梨汁、生地汁、甘蔗汁各250毫升混合搅匀，分4次饮用。功能：生津解暑。

腹水，下肢水肿：西瓜250克，大蒜50克，加水500毫升，煎至250毫升。分2次服。功能：利尿消肿。

肾炎血尿，小便短赤：西瓜100克连皮切片，白茅根30克洗净切段，加水400毫升煎至200毫升。分1～2次服，连服5～7日。功能：清热解暑，凉血止血。

咳嗽少痰，痰黏难吐：新鲜西瓜1个，取出部分瓜瓤，放入冰糖50克，以瓜皮封口，隔水蒸90分钟。凉后吃瓜、饮汁，1个/日。功能：清热润肺。

高血压病，动脉硬化症，中风：芹菜150克洗净，连根、叶、茎切碎。西瓜1个洗净取瓤，同芹菜榨取汁。每日早、晚分饮。功能：清热祛风，除烦降压。

暑热：西瓜1个切口，伸入筷子将瓤搅成汁，再放入蜂蜜30毫升搅匀封口，放入冰箱冷却。分2次饮。功能：止渴解暑。

中暑，慢性咽炎：西瓜取瓤1000克榨汁，与白糖30克、蜂蜜30毫升煮沸，凉凉，装入开水洗净的坛子封口冷藏，7日后饮用。功能：清暑解热。

萎缩性鼻炎：西瓜藤30克，加水适量，煎服，1剂/日。功能：祛湿消炎。

慢性支气管炎：西瓜1个，生姜60克。瓜开一口，姜放瓜中，隔水蒸2小时即成。连汁带瓜分数次吃下。功能：清热消炎。

血痢：西瓜汁1杯，红糖少许，将2味调匀冲服。1日3次。功能：凉血止血。

胆囊炎：西瓜皮100克，白芥子3克，白萝卜子5克，3味入锅，加适量水煎汤即可。2次/日。功能：清热消炎。

高血脂：西瓜叶60克，花生皮30克。将上2味入锅，加适量水煎汤即成。2~3次/日。功能：降血脂，促代谢。

慢性肾炎：葫芦壳50克，冬瓜皮、西瓜皮各30克，红枣10克。将4味加水400毫升，煎至150毫升去渣即成。1剂/日，分2次饮服。功能：消炎利尿。

小便短赤：西瓜皮60克（干品30克），加适量水煎10分钟，去渣取汁即成。每日代茶常饮。功能：清热利尿。

前列腺炎：蒲公英、紫花地丁各12克，西瓜皮10克。将3味入锅，加适量水煎汤。1剂/日，代茶饮。功能：利尿消炎。

子宫脱垂：西瓜秧30克，五倍子，山茱萸各10克。将3味入锅，加适量水煎汤即可。1~2次/日。功能：清热止血。

百日咳：花生米、西瓜子仁各15克，大枣90克，红花15克，冰糖200克。将前4味烘干，与冰糖一起制成糖块。3次/日，

2～6块/次。功能：消炎止咳。

【食用宜忌】

全身水肿、排尿功能障碍、中满湿盛者，应忌食西瓜。

食用西瓜不宜过量，否则身体摄入水分过多，就会冲淡胃液而引起消化不良或肠道抵抗力下降。尤其是肾功能不完全者，切记不可多吃西瓜，以保健康。

应该注意的是，对患暑热、身体虚弱或久咳痰多的人，不宜食用冰镇西瓜。

小便量多以及平常有慢性肠炎、胃炎及十二指肠溃疡等属于虚冷体质的人均不宜多吃。

西瓜变质后不可以吃，否则容易引起胃肠病而下痢。

椰 子

椰子，又名胥余、胥耶、越王头等，属常绿乔木。核果椭圆形，外果皮黄褐色，中果皮为厚纤维层，内果皮为角质的硬壳，果肉白色多汁，含脂肪，可吃亦可榨油，其汁可提炼为饮料。

【性味归经】

性平，味甘。入肺、胃经。

【食用方法】

椰肉可鲜食，亦可做蜜饯、椰丝、椰蓉食用。

【营养成分】

每100克椰子食部含水分51.8克，蛋白质4克，脂肪12.7克，糖类26克，纤维4.7克，灰分0.8克，维生素B$_1$ 0.01毫克，维生素B$_2$ 0.01毫克，烟酸0.5毫克，维生素C 10毫克，钾475毫克，钠556毫克，钙2毫克，镁65毫克，磷90毫克，铁1.8毫克，硒6.21微克，锌0.92毫克，铜0.19毫克，锰0.06毫克；椰油中含游离脂肪酸、羊油酸、羊脂酸、棕榈酸、油酸、桂酸及多种甾体物质，以及少量的生长激素等。

【保健功效】

促进发育：椰子中除含有糖类、脂肪、蛋白质、B族维生素、维生素C及微量元素钾、镁、磷等之外，还有少量的生长激素，有利于促进人体的生长发育和强壮体质。

杀虫消疳：椰肉有杀绦虫作用，与汁同食具有驱除肠道寄生虫的效果。

利尿消肿：椰汁含有丰富的钾、镁等矿物质，其成分与细胞内液相似，能调整机体脱水和水电解质失衡，具有利尿消肿效果。

【功能主治】

补益强壮，健胃润肺，杀虫消疳。可治疗面黄肌瘦，食欲不振，小儿疳积，绦虫病，姜片虫病，暑热烦渴，吐泻伤津，少尿水肿，心力衰竭等病症。

【药用验方】

脾胃虚弱，食欲减退：①用清汤150毫升调精盐、味精、白糖、椰子汁煮开，加鸡块500克和椰子肉250克，小火焖至酥烂，出锅加梨片100克、杧果片25克拌匀。佐餐食。功能：健脾益气。②糯米100克洗净，加水1000毫升慢熬至粥将成时，放椰肉粒250克和冰糖20克，熬至椰肉熟透粥成。分2次空腹服。功能：健脾补胃，促进食欲。

肾虚阳痿，腰膝酸软，性功能减退：椰肉200克洗净切块，淫羊藿20克，二者用纱布袋扎紧。羊肉500克洗净用开水氽沥干切块，与扎好的纱布袋一齐入锅，加水600毫升，煮沸后撇去浮沫，入姜片和黄酒，小火炖至羊肉酥烂。去药袋，调味。分2次食肉饮汤。功能：温肾壮阳。

慢性肝炎：鲜椰子汁、生地黄汁各50毫升，加沸水500毫升摇匀。代茶饮，1～2次/日。功能：滋阴养肝。

呕吐，腹泻脱水：取椰汁100毫升，白糖30克，粗盐3克摇匀溶解。3次/日，连服3天。功能：补液消炎。

年老体弱，四肢乏力：椰肉500克切成小块装于大口瓶中，入白糖适量（以盖过果肉为度）腌渍15日。每日早、晚各服2～3块。功能：补脾益气。

暑热证，慢性胃炎，习惯性便秘：将2个鸡蛋和白糖适量放入碗中拌匀，琼脂适量用水泡软上火煮化。牛奶150毫升煮沸倒入已搅匀的鸡蛋液中，再加琼脂搅匀，趁热过滤，凉凉后加入椰汁100毫升搅匀，制成冰淇淋。每日上午、下午食。功能：益气生津，补虚健脾，润肠通便。

慢性胃炎，慢性气管炎，中暑：将鱼肉300克划深纹切块，用2个鸡蛋及干淀粉50克拌匀，入油锅炸至色呈金黄。再将椰汁100毫升及黄酒、麻油适量稍烹，浇在鱼块上。佐餐食。功能：补气养阴，生津开胃。

【食用宜忌】

糖尿病患者忌食。

体热内盛者不宜常食。

樱　桃

樱桃，又名含桃、荆桃、宋樱、朱果、樱珠、家樱桃、朱桃、莺桃等，属落叶乔木。叶子长卵圆形，开白色或粉红色花，果实小而圆，如同樱珠一般，故称"樱桃"。樱桃素有"春果第一枝"之称，因为它是一年中最早成熟的果实。

樱桃个头虽小，营养价值却特别高。它的含铁量竟高居众果之首，几乎是等量苹果的20多倍。

【性味归经】

性热，味甘。入脾、胃经。

【食用方法】

可鲜果生食，还可制成果酱、罐头、果酒等，亦常用作各种佳肴的装饰品。

【营养成分】

每100克樱桃食部含水分83克，蛋白质1.2~1.6克，脂肪0.3克，糖8克，糖类14.4~29.6克，粗纤维0.4克，灰分0.5克，钙6~29毫克，磷18~31毫克，铁1.0~5.9毫克，维生素A 0.1~0.33毫克，维生素B_1 0.02~0.05毫克，维生素B_2 0.04~0.08毫克，烟酸0.3~0.7毫克，胡萝卜素0.15毫克，钾258毫克，钠0.7毫克，镁10.6毫克；其含铁量为百果之冠，比苹果、橘子、梨等要高20倍以上，维生素A原也比苹果、橘子、葡萄多4~5倍。能产热量142~276千焦。

【保健功效】

防治贫血：铁是合成人体血红蛋白、肌红蛋白的重要原料，它在人体免疫、蛋白质合成和能量代谢等过程中均有重要作用，与大脑及神经功能、衰老过程等也有着密切关系。樱桃含铁量极丰富，常食对防治缺铁性贫血、增强体质、健脑益智等均有益处。

杀虫祛湿：樱桃树根含有驱虫及杀虫的成分，对驱杀蛔虫、蛲虫和绦虫等均有强效。此外，樱桃性温热，具有补中益气、祛风除湿之功，对风湿、腰腿疼痛等均有良效。

防治麻疹：樱桃核有发汗透疹解毒的作用，在麻疹流行时，给小儿饮用樱桃汁能够预防感染。

收涩止痛：樱桃对治疗烧烫有一定的收敛止痛和防止伤处起泡化脓的作用，对治疗轻、重度冻伤也有疗效。

【功能主治】

温胃健脾，调中益气，滋润皮肤，透疹软坚。可治疗胃寒食积，气滞腹泻，风湿腰腿痛，预防麻疹，疹出不透，烧伤，花斑癣，汗斑，甲状腺肿大等病症。

【药用验方】

烧烫伤：取樱桃水涂患处，每日多次。当即止痛，还能防止起泡化脓。功能：收敛止痛。

肌肤干燥，黑斑多皱：锅加油，煸炒香菇片80克，加姜汁和水，煮沸后用小火煮10分钟，下豌豆菜50克煮熟调味，放入樱桃50粒。佐餐食。功能：润燥祛斑，泽肌美容。

贫血，身体虚弱，病后虚弱：鲜樱桃1000克，加水300毫升煮烂去渣，加入白糖适量，慢熬浓缩成膏。15～30毫升/次，早、晚各服1次。功能：益气补血，补脾调中。

风湿腰腿痛，关节麻木，瘫痪：鲜樱桃200克浸入白酒1000毫升中，密封10日。15～20毫升/次，2次/日，饮服。功能：祛风湿，活经络。

肌肤枯黄，花斑癣：将鲜樱桃150克洗净榨汁，用药棉蘸樱桃汁轻涂面部，每日早、晚各1次。功能：养颜美容。

风湿腰腿疼痛，屈伸不利，冻疮：鲜樱桃500克，放入米酒

1000毫升浸泡密封15～20日，每2～3日搅动1次。每日早、晚各饮50毫升（含樱桃8～10枚）。功能：祛风胜湿，活血止痛。

风湿腰膝疼痛，四肢麻木，消渴烦热：樱桃1000克，每个樱桃切一小口，剥皮去子。加砂糖适量同煮沸，中火煮至黏稠状，加柠檬汁15毫升，离火凉凉。20克/次，3次/日，冲服。功能：调中益气，生津止渴。

皮肤暗疮，疤痕：樱桃80克去核，加冷开水榨成樱桃汁，饮用时加适量白糖调味。3次/日。功能：润泽皮肤。

慢性胃炎，贫血，消化不良，皮肤干燥：蚕豆150克煮熟。锅加水、冰糖50克、糖桂花适量煮溶，放入樱桃100克和熟蚕豆。每日早、晚佐餐食。功能：健脾美容，和胃补血。

厌食症，腹泻，腰腿痛：将薏苡仁100克用水浸泡30分钟。锅加水煮沸，加入樱桃50克、薏苡仁、白糖30克同煮成粥，调入玫瑰汁5毫升。1剂/日，分2次服食。功能：调中益气，祛风除湿。

月经不调，贫血：龙眼肉50克、枸杞30克洗净，上锅加水同煮沸，再用小火炖20分钟，加入樱桃50克、白糖20克，当点心食用。功能：滋补养血。

胃寒气痛：樱桃枝适量，热黄酒少许。将樱桃枝烧灰研为末，以热黄酒吞服。功能：补脾和胃。

睾丸胀痛：樱桃核60克，醋少许。将樱桃核用醋炒，研为末。开水送服，每次服15克。功能：散瘀止痛。

阴道滴虫症：樱桃叶500克煎汤。温时坐浴，常洗有效。功能：杀虫祛湿。

黄褐斑：樱桃5个，大枣10个。将樱桃洗净，大枣去核洗净，加水500毫升，煎沸30分钟后备用。1剂/日，在临睡前洗脸，15日为1个疗程。养血，祛斑，养颜。功能：养颜美容。

尿道结石：每天吃5粒樱桃子，可以通过排尿排出尿道里的有毒物质，或使其溶解。功能：活血散瘀。

【食用宜忌】

樱桃性热，不宜多吃。

缺铁者宜食樱桃。

大便干燥、口臭、鼻衄以及患热证者忌食，糖尿患者亦忌食。

荔　枝

荔枝，又名丽枝、丹荔、离枝、火山荔、勒荔等，属亚热带植物，果实多为球形和卵形，外皮有瘤状突起，成熟时呈紫红色，果肉为白色，甘甜多汁，肉质软嫩，十分美味，是人们非常喜爱的水果。

【性味归经】

性温，味甘、酸。入脾、胃、肝经。

【食用方法】

荔枝可鲜食，亦可煎汤服用，还可加工成罐头或晒干食用。

【营养成分】

每100克鲜荔枝食部含水分83.6克，蛋白质0.7克，脂肪0.1克，糖类15克，粗纤维0.2克，灰分0.4克，钙4毫克，磷32毫克，铁0.7毫克，维生素B_1 0.02毫克，维生素B_2 0.07毫克，烟酸1.1毫克，抗坏血酸15毫克，钾193毫克，钠0.6毫克，镁17.8毫克，能产热量267.5千焦；还含有少量胡萝卜素、色氨酸、精氨酸等。

【保健功效】

健脑安神：荔枝肉含较多的葡萄糖和蔗糖，能为大脑补充能量，有利于大脑发挥正常生理功能；此外荔枝中还含有色氨酸，能抑制大脑的过度兴奋，帮助睡眠，常食能显著改善失眠、健忘、神疲等症状。

降低血糖：荔枝中含有一种称为α-次甲基丙环基甘氨酸的物质，可使血糖降低，因此，适当进食荔枝对糖尿病治疗颇有裨益。

【功能主治】

生津益气，养血健脾，理气益血。可治疗气血亏虚，体倦乏力，烦渴，呃逆，瘰疬，牙痛，脾虚久泻，外伤出血，疔肿等病症。

【药用验方】

睾丸胀痛，淋巴结炎，淋巴结结核：荔枝干果50克，海藻、海带各15克，黄酒20毫升，加水同煎汁。1剂/日，15日为1个疗程，饮汤食荔枝、海带。功能：软坚散结，行气消肿。

疔疮恶肿：将荔枝肉、白梅各3个捣成糊饼状，贴于疮上。功能：消瘤治疮。

胃寒腹痛：荔枝核30克，生姜6克，加水煎汤。1剂/日，温饮，连服5日。功能：散寒止痛。

风火牙痛：大荔枝1个剔开，填盐满壳，煅研成末擦之。功能：消炎止痛。

外伤出血：荔枝晒干研末，取适量撒患处。功能：消痛止血。

支气管哮喘：荔枝肉120克，加水200毫升，煮沸后调入蜂蜜适量，1剂/日，分1~2次代茶饮。功能：理气降逆。

气血亏虚，体倦乏力：净鸡肉300克切块，鸡蛋1个去黄取清，和湿淀粉混匀，另将清汤、湿淀粉、麻油、胡椒调成芡汁。先将鸡块炒熟，再将炒锅下油，倒入葱、姜、香菇（30克）、荔枝肉（20克）、熟鸡块和黄酒炒匀。佐餐食。功能：补气益血。

眩晕症，贫血，暑热证：鲜荔枝汁100毫升和西瓜汁100毫升放入杯中搅匀，加蜂蜜20毫升拌匀。1剂/日，分2次饮服。功能：养血生津，理气止痛，悦色润肤。

月经不调，贫血：锅加水大火煮沸，调入白糖、荔枝肉100克（切丁），用藕粉勾芡起锅。分2次食。功能：养血止血。

冠心病，失眠，眩晕症：当归20克冷水浸泡切片，煎煮30分钟取汁；荔枝50克去核。粳米100克淘净后大火煮沸，加当归汁、荔枝肉，小火煨煮至粥稠，调入红糖20克。1剂/日，分2次服。功能：补血安神，健脑益智。

慢性结肠炎，急性胃肠炎，贫血，月经不调：干荔枝肉、大枣、黑枣各15克，大火煮沸，小火煎煮60分钟至3味熟烂。1剂/日，分2次服。功能：补脾止泻，养血补血。

上呼吸道感染，慢性气管炎，冠心病：将荔枝肉5枚加黄酒适量煮沸，当点心食用。功能：解表理气。

麻疹透发不畅，小儿痘疹不出：荔枝肉500克用黄酒500毫升浸泡1周。2次/日，每次食荔枝肉5枚。功能：透发痘疮。

消化性溃疡，慢性结肠炎，贫血：荔枝20枚去壳核，莲子50克用水浸泡去莲心。取碗放莲子、荔枝、水适量，隔水炖熟。分2次食。功能：养血止血，健脾润肠。

高血压病，慢性胃炎，慢性肝炎，脂肪肝：锅加水、30克白糖，再加荔枝片、菠萝片、香蕉片各100克，煮沸调味随意食。功能：养胃生津，降压润肝。

淋巴结核溃烂：取荔枝肉适量捣烂外敷患处。功能：补血益气。

支气管哮喘：红茶1克，荔枝干肉25克（鲜品50克），2味加开水300毫升泡5分钟即可。分3次服。功能：生津益气。

胃痛：荔枝5个，白酒50毫升。将荔枝去皮后浸入白酒中，加水1碗，煮沸10分钟即成。1剂/日，分2~3次服。功能：健胃止痛。

胃溃疡：荔枝核100克，广木香50克，2味焙干研为细末调匀即成。每日早、晚各1次，3~6克/次，用温开水送服。功能：消炎健胃。

呃逆：7个荔枝连壳焙干研为细末。1次/日，用温开水送服。功能：行气散结。

慢性结肠炎：荔枝干30克，炒扁豆20克。将2味放入锅中，加300毫升水，先用武火煮沸10分钟后，再用文火煎至100毫升即可。饮汤，1剂/日，分2次服，连服15天为1个疗程。功能：补血益气。

阳痿：鲜荔枝肉（连核）800克，陈米酒1000毫升。将鲜荔枝肉连核放入大瓶内，加入酒中密封瓶口，浸泡7天后饮用。2次/日，15～20毫升/次。功能：理气健脾。

前列腺炎：橘核、荔枝核、当归各15克，羊肉50克。将4味入锅，加适量水，炖至羊肉熟烂即成。1剂/日，食肉饮汤。功能：理气消炎。

前列腺肥大：龙胆草15～25克，橘皮、荔枝核各10克。将3味入锅，加适量水煎汤。1剂/日，代茶饮。功能：益气消炎。

眩晕症：荔枝干15克，当归10克，共入锅，加适量水煎汤。1剂/次，2次/日。功能：补血益气。

小儿遗尿：荔枝10个，大枣12克。将荔枝去皮核，大枣煮熟去皮核，捣成枣泥，然后加水半碗熬汤至浓稠即成。1剂/日，连服1个月。功能：健脾益气。

慢性肥厚型鼻炎：荔枝壳10克，煅枯，研为细末。将细末吸入鼻中，2~3次/日。功能：理气散结。

【食用宜忌】

荔枝对乙型肝炎病毒表面抗原有抑制作用，该病患者宜食。

过食荔枝会得"荔枝病"（即低血糖症），并且易发热；老年人过食荔枝会加重便秘。

阴虚火旺者忌食。

大　枣

大枣，又名红枣、干枣、姜枣、刺枣、良枣等，落叶乔木，幼枝上有刺。枣树结果早，受益快，寿命长，易管理；发芽开花季节较晚，遮阴少，既能充分利用土地，又能做到枣粮双丰收，是名副其实的"铁杆粮食"；而且，枣的营养十分丰富，素有"活维生素丸""天然维生素丸"的美誉。

【性味归经】

性温，味甘。入脾、胃、心经。

【食用方法】

煎汤10～15克或捣烂做丸内服，可煎水或烧存性研为末调敷，可鲜食或晒干后做干品，也可将其烤煳冲水当茶喝。

【营养成分】

每100克大枣食部含水分19克，蛋白质3.3克，脂肪0.4克，糖类72.8克，粗纤维3.1克，灰分1.4克，钙61毫克，磷55毫克，铁1.6毫克，胡萝卜素0.01毫克，维生素B_1 0.06毫克，维生素

B$_2$ 0.15毫克，烟酸1.2毫克，抗坏血酸512毫克，能产热量979千焦；并含钾245毫克，钠6.4毫克，镁13.8毫克，氯30毫克以及维生素B$_1$、维生素B$_2$、维生素C和胡萝卜素。

【保健功效】

增强免疫力：大枣含有丰富的葡萄糖、果糖、蔗糖、低聚糖、阿拉伯聚糖、半乳醛聚糖、维生素、微量元素等，能增强机体免疫力和抗变态反应功能。

养肝护肝：大枣煎剂对四氯化碳所致的肝损伤有明显保护作用，能降低血清谷丙转氨酶水平；能提高慢性肝炎和肝硬化患者的血清红蛋白和白蛋白水平。

静神安眠：大枣中含有黄酮-双-葡萄糖苷A成分，有镇静、催眠和降压作用。

滋补养体：大枣具有补虚益气、养血安神、健脾和胃等功效，是脾胃虚弱、气血不足、倦怠无力、失眠等患者良好的保健营养品。

恢复创伤：用带蒂的小枣煮熟服用，可治疗创伤、灼伤。

【功能主治】

益气健脾，调和营卫，养血安神，和解百药。可治脾虚泄泻，过敏性紫癜，贫血，尿血，肝炎，倦怠乏力，血虚萎黄，神志不安，心悸怔忡，妇人脏躁等症。

【药用验方】

夜盲症：青葙子100克煎煮20分钟，取煎液1次，连煎取3次汁液合并，放黑枣500克煮烂，加500毫升蜂蜜调匀，冷后装瓶。20克/次，1次/日。功能：养血明目。

支气管炎干咳，肺燥咳嗽，胃热肠燥，大便干结：白菜干100克，腐皮50克，大枣10个，加清水适量煲汤，用油、盐调味，佐膳食。功能：清热润肺，养胃湿肠。

血虚心悸，思虑过度，烦躁不安：羊心1个洗净切块，大枣10～15枚，加水适量煲汤，食盐调味服食。功能：补心安神，养血止惊。

支气管哮喘，老人慢性支气管炎：鲜南瓜约500克去皮，大枣15～20枚去核，红糖适量，加水煮烂服食。功能：补中益气，敛肺润喉。

月经过多，痔疮出血，贫血：黑木耳15～30克，大枣20～30枚，煎汤服食。1次/日，连服10日。功能：养血止血。

脾虚咳嗽，面色苍白：麦芽糖60克，大枣15～20枚，加清水适量煮熟服食。功能：滋养补虚，健脾润肺。

病后脾虚，四肢乏力，贫血，心悸：党参15～30克，大枣5～10枚，煎汤，代茶饮用。功能：补中益气，养血安神。

冬天咳喘：取黑枣250克，放入姜汁内，在烈日下晒干至硬，置玻璃瓶内密封，到冬至日起，天天食之。功能：补中益气，润肺止咳。

血清胆固醇升高，冠心病，高血压：大枣（去核）、芹菜根各50克，加水500毫升煎至300毫升。1剂／日，分1～2次食枣喝汤。功能：降脂降压。

脾胃虚寒气滞，久泻不愈：大枣（去核）30克加水400毫升，煮至酥烂时再将木香10克用纱布包好放入，再煮沸取出。1剂／日，分1~2次食枣喝汤。功能：健脾温中，行气止泻。

自汗，盗汗：大枣（去核）、乌梅各30克，桑叶、浮小麦各10克，同煎2次（每次用水400毫升煎半小时），2次煎液混合，去渣取汁。1剂／日，分2次服。功能：收敛止汗。

急性肝炎，低热烦躁，脾胃虚弱，食欲不振：大枣（去核）50克，鲜垂盆草500克，加水1000毫升，煎至500毫升时取汁加白糖适量调溶。1剂／日，分3次食枣饮汁。功能：解毒利胆，护肝消炎。

神经性皮炎：大枣30个，土茯苓30克，水煎服，1~2次／日。功能：补气益血，解毒止痒。

寒温腹泻：栗子肉30克，大枣10个，茯苓12克，大米60克，4味加适量水共煮粥即成。3次／日，服食时可加入白糖。功能：健胃理气。

糖尿病：大枣50克，蚕茧7个，2味洗净放在锅中，加适量水煮熟即成。1剂/日，吃枣饮汤。功能：活血降脂。

失眠，头晕心悸：党参15克，糯米250克，大枣30克，白糖50克。将党参、大枣煎煮取汁备用；将糯米淘净置瓷碗中，加适量水煮熟加白糖，煎成浓汁即成。3次/日，空腹代茶饮。功能：安神催眠。

蛔虫病：花椒3~9克，大枣10克，醋20毫升。3味入锅，加水400毫升，煎至150毫升，然后再煎1沸即可。1剂/日，1次温服，小儿酌情减少。（注：凡是阴虚有火、大便秘结者不宜食用）功能：行气利浊。

视力减弱：取南枣、乌枣各10枚（或单用南枣20枚），加猪肉或羊肉少许冲开水炖服，连服1周以上。功能：强身健体，益气安神。

【食用宜忌】

大枣可配毒药，一方面，其性甘温，有补脾和胃、益气养血之功；另一方面，可以缓解毒药剧烈之性，减少毒药对胃肠道的刺激。

大枣虽可与毒药为伍，但有时却不能与食物相伴。

古人认为："大枣与鱼同食，令人腰腹作痛。"

腐烂的大枣在微生物的作用下会产生果酸和果醇，人吃了会出现头晕、视力障碍等中毒反应，重者会危及生命，所以忌食发霉或腐烂的大枣。

凡有湿痰、积滞、齿病、虫病者均不宜食，小儿疳病、痰热病患者亦不宜食。

龋齿疼痛者不宜食用。

龙 眼

龙眼，又名桂圆、龙目、比目、荔枝奴、乡木团、亚荔枝、圆眼、木弹、益智海珠丛等，属常绿乔木，原产于我国海南、云南等地，已有2000多年种植历史。

龙眼的果实形状浑圆，有圆球形的果壳，肉如弹丸大小，内含果浆。果肉鲜时乳白色，饱含水分，味甜如蜜；干后变成暗绿色，质柔韧，称为龙眼肉。

龙眼的果实是果中珍品，含有多种对人体有益的营养成分，既可供鲜果生食，亦可供焙干制罐头，或加工成珍贵补品——龙眼膏。

【性味归经】

性温，味甘。入心、脾经。

【食用方法】

鲜食或烘干后嚼食，也可水煎或入药。

【营养成分】

每100克干品龙眼食部含水分26.9克，蛋白质5克，脂肪0.2克，糖类65.4克，粗纤维0.6克，灰分1.9克，钙30毫克，磷118毫克，铁4.4毫克，维生素B_1 0.01毫克，维生素B_2 0.6毫克，烟酸2.5毫克，抗坏血酸34毫克，钾392毫克，钠10毫克，镁98毫克，能产热量1182.9千焦；还含有胡萝卜素、维生素B_1、维生素B_2、维生素P、腺嘌呤、胆碱、有机酸、多种氨基酸等成分。

【保健功效】

安神益智：龙眼含丰富的葡萄糖、蔗糖、蛋白质以及铁元素和多种维生素等物质，既可补充热量，又能补充机体合成血红蛋白的原料，因而有补血生血作用；常食龙眼肉，还有增强大脑的记忆功能，消除疲劳，改善睡眠。

增强免疫力：龙眼肉提取液具有促进生长发育、增加体重和提高免疫功能的作用。

降压降脂：龙眼肉有降血脂、增加冠状动脉血流量等作用，有利于高血压、冠心病患者的康复治疗。

滋补养体：民间常以龙眼干配党参煎服，用于治气血亏损症。产妇分娩后服此汤剂，可补气血，恢复元气；老弱多病者在冬季常服此汤，可补气血、抵御风寒。

【功能主治】

补气血，益心脾，安神益智，生津润燥。可治疗平素体弱，惊悸，怔忡，健忘，失眠，口燥咽干，产后水肿，自汗盗汗，脾虚腹泻等病症。

【药用验方】

心悸，怔忡，贫血，失眠：粳米100克，加水1000毫升煮沸，加龙眼肉30克、大枣10枚，小火熬粥，调白糖20克。1剂／日，分2～3次空腹食。功能：养血安神。

贫血：将龙眼肉15克、桑葚子30克、蜂蜜20毫升加水适量同煎，1剂／日，炖服。功能：补血益肾。

神经衰弱，睡眠欠佳：龙眼肉、百合各30克加水500毫升，煮沸下冰糖适量，小火煎10分钟。1剂／日，分1～2次食渣喝汤。功能：补心安神。

脾虚泄泻，体乏无力：龙眼肉（干品）40粒，生姜3片，加水300毫升煎半小时。1剂／日，分1～2次食龙眼肉饮汤。功能：健脾补心，温中散寒。

产后血虚水肿，手足乏力，头晕目眩：龙眼肉15克，大枣15克，红糖30克，生姜6克，加水适量煎汁，1次／日，温饮。功能：补血益气。

白癜风：龙眼肉50克，大黄50克，冰片3克，共研为末，蜂蜜调成膏敷患处，外用布包，每2日换药1次。功能：补肾解毒，活血祛斑。

胃炎：大枣、龙眼、蜂蜜各300克，生姜汁10毫升。将前2味洗净，入锅，加适量水，用旺火烧开，再用文火煎熬至七成熟，加入蜂蜜及生姜汁，一边拌均匀，一边用文火煮，待熟且冷却后装瓶。每次食用大枣、龙眼各5个，2次/日。功能：益脾健胃。

急性胃肠炎：龙眼核不拘量焙干研为细末，用温开水送服，2次/日，每次服25克。功能：补血消炎。

失眠：龙眼肉10克，百合15克，鸡蛋1个，冰糖适量。将4味入锅，加适量水煎煮，蛋熟去壳稍煮即成。1剂/日，趁温热服食。功能：安神益智。

妊娠杂症：龙眼肉30克，桑葚30克，百合10克，红糖20克，入锅，加适量水共煮成膏状。每次服2~3克，2次/日。功能：益气安神。

产后体虚：龙眼、当归各15克，鸡半只。先将鸡炖半熟，再入龙眼、当归，共炖至熟。3剂/日，食肉饮汤。功能：补血益气。

足癣：龙眼果核30克煅呈炭状，研成细末。敷患处。功能：解毒祛斑。

鼻炎：龙眼核30克研成细末。每次用少许吹鼻内，3次/日。功能：活血解毒。

牙痛：龙眼肉1个，大枣30克，葱子9克，精盐适量。将3味共捣烂，与精盐一起调匀即可。1剂/日，外擦患牙处数次。功能：消炎止痛。

【食用宜忌】

虚火偏旺，风寒感冒，消化不良者忌食。

孕妇在进补时，一定要明白清热保胎的道理，切勿滥食龙眼。

患有腹泻、胃胀、内热旺盛者，不宜食用。

龙眼过食易引起气滞、腹胀、食欲减退等症状，尤其虚火内热者不可多食。

枸 杞

枸杞，又名枸棘、枸椎，是茄科小灌木枸杞的成熟籽实，既可作为坚果食用，又是功效卓著的传统中药材，自古就是滋补养人的上品，有延衰抗老的功效，所以又名"却老子"。

春天枸杞的嫩茎梢及嫩叶称为枸杞头，既是一种蔬菜，也是一种营养丰富的保健品。枸杞中含有14种氨基酸，并含甜菜碱、玉蜀黄素，酸浆果红素等特殊营养成分，具有不同凡响的保健功效。

【性味归经】

性平，味甘。入肝、肾经。

【食用方法】

煎汤（10～20克／次），或浸酒饮，入丸剂。

【营养成分】

含甜菜碱、多糖、粗脂肪、粗蛋白、维生素B_1、胡萝卜素、维生素B_1、维生素B_2、维生素C、维生素B_2、烟酸以及钙、磷、铁、锌等元素，还含有 β-谷甾醇、亚油酸、多种游离氨基酸等。

【保健功效】

增强免疫力：枸杞能显著提高机体网状内皮系统的吞噬能力，增强细胞和体液免疫力；能提高正常人的淋巴细胞转化率，使因放疗或恶性肿瘤所致免疫功能低下者的免疫力增强。另外，对造血功能也有促进作用。

降脂养肝：长期进食枸杞可明显减轻肝细胞的脂质沉积，促进肝细胞再生，降低血中胆固醇，阻止动脉粥样硬化的形成，产生抗脂肪肝作用。

抗菌消炎：枸杞根皮煎剂对伤寒杆菌、金黄色葡萄球菌、副伤寒杆菌、福氏痢疾杆菌等均有较强的抑制作用。

养眼明目：枸杞含有丰富的胡萝卜素，维生素A、维生素B_1、维生素B_2、维生素C和钙、铁等眼睛所必需的营养物质，能够明目，所以也俗称"明眼子"。

【功能主治】

补肾益肝，填精明目。可治疗肝肾亏虚，头晕目眩，神经衰弱，耳鸣，视力减退，虚劳咳嗽，腰背酸痛，遗精，糖尿病，高血压等病症。

【药用验方】

肥胖症：枸杞30克，用沸水冲泡代茶饮，1剂／日。功能：消脂减肥。

肝肾不足，腰膝酸软，视物模糊：粳米100克淘净，加水1000毫升，熬至粥将成时，加枸杞25克和冰糖适量稍煮。1剂／日，分2次空腹服。功能：补肝益肾。

慢性萎缩性胃炎：枸杞适量洗净烘干碾碎。10克／次，2次／日，空腹嚼服。功能：养胃消炎。

气血两亏，肝肾不足：枸杞20克，党参15克，水煎2次（每次用水300毫升煎半小时），2次汁混合，去渣留汁，当茶饮。功能：补气益血。

乳腺癌：枸杞10克，2次／日，嚼食。功能：增强免疫力，补气抗癌。

肾虚梦遗，早泄阳痿，性欲减退：猪瘦肉150克切丝用味料腌渍，冬笋60克切丝。猛火起锅，先倒入冬笋丝翻炒入味，再放肉丝共炒，加适量清水加盖焖10分钟，入枸杞30克炒至熟透。佐餐食。功能：补肾固精。

慢性肝炎：枸杞30克，大枣20克，鸡蛋2个，加水500毫升，同煮至蛋熟，去蛋壳，再与红糖适量同煮至糖溶。1剂／日，食蛋喝汤，连服3日。功能：消炎护肝。

肾虚精少，妇女体弱，久不受孕：枸杞、覆盆子、菟丝子、五味子、车前子各10克用纱布包好，胎盘1具漂洗干净切块，生姜拍裂，上物加水600毫升同炖至酥烂，去除纱布包和姜块。分1～2次食肉喝汤。功能：补肾涩精。

肝肾不足，腰膝酸软，早生白发：枸杞、何首乌各250克洗净沥干，浸入白酒2500毫升中密封1个月。20～40毫升／次，2次／日。功能：补肾强腰。

高血压，糖尿病：枸杞、夏枯草各10克，加水适量煎汁2次（每次用水250毫升），2次煎液混合，去渣取汁，当茶饮。功能：滋肝养肾，减压降糖。

癌症发热：枸杞根、青蒿、白薇、黄芩各15克，白花蛇舌草30～60克，水煎服，1剂／日。功能：益气，抗癌，退热。

肝炎恢复，肝炎乏力：枸杞、丹参各250克，山楂125克，水煎2次（每次用水500毫升煎半小时），2次混合，加蜂蜜800毫升和冰糖50克，小火浓缩至稠，离火装瓶。20克／次，3次／日，3个月为1个疗程，饭后温开水送服。功能：补虚益肝。

肝虚目暗，精神倦怠：枸杞10克，加水500毫升，煮沸倒入大茶盅内，加菊花10克、绿茶5克盖好，浸泡半小时。当茶饮。功能：补肝明目。

消渴：枸杞100克煮熟嚼食，10克／次，3次／日。功能：生津止渴。

妊娠恶阻：枸杞50克，黄芩50克，用沸水冲泡，代茶温服。功能：解毒祛湿，养肝益血。

脑血管意外后遗症：枸杞、麦冬各30克，水煎2次（每次用水400毫升煎半小时），2次煎液混合，去渣取汁，当茶饮。功能：滋养肝肾。

心律失常：枸杞30克，龙眼肉、大枣各10克，加水400毫升，同煮半小时，加红糖适量，分2次服汁。功能：养血强心。

心肌病：枸杞60克，黄酒20毫升，水煎服。功能：通经活络，滋养心肌。

月经量少：枸杞15克，陈皮6克，党参15克，水煎服，2～3次／日。功能：益气补血，补肾行血。

白内障早期：枸杞500克，加酒适量浸泡1周后饮服，20～30毫升／次，2次／日；并用枸杞和糯米煮粥吃。功能：补肝明目。

【食用宜忌】

有酒味的枸杞已经变质，忌食。

不宜和过多药性温热的补品如龙眼、红参、大枣等同食。

蔬菜养生篇

韭 菜

韭菜又名扁菜、起阳草、钟乳草、草钟乳、懒人草、懒人菜、长生韭、壮阳草。原产于亚洲东部，我国栽培历史悠久，最早见于《夏小正》有"正月囿有见韭"的记载，春秋时期，《诗经》亦有"献羔祭韭"的诗句。

在北方，韭菜是过年包饺子的主角。

其颜色碧绿、味道浓郁，无论用于制作荤菜还是素菜都十分提味。

【性味归经】

性温，味辛、微甘。入心、肝、胃、肾经。

【食用方法】

捣汁饮，或炒熟做菜食。

【营养成分】

每100克韭菜中，含水分90.8克，蛋白质2.4克，脂肪0.4克，糖类3.2克，粗纤维1.4克，灰分0.8克，钾247毫克，钠8.1毫克，钙42毫克，磷38毫克，镁25毫克，铁1.6毫克，锰0.43毫克，锌0.43毫克，铜0.08毫克，硒1.38微克，胡萝卜素1.41毫克，维生素B_1 0.02毫克，维生素B_2 0.09毫克，烟酸0.8毫克，抗坏血酸24毫克。并含有具有降脂作用的挥发性精油、含硫化合物及杀菌物质甲基蒜素类。

【保健功效】

温阳行气：韭菜比较突出的药用功能是温阳补肾起阳，行气散血化瘀，中医将其作为治疗肾阳虚衰、性功能低下的常用药物。

活血散瘀：韭菜叶微酸，酸敛固涩，可用治阳虚自汗、遗精等，并可用于多种血瘀之症，某些农村常给产妇食用韭菜，即取其活血散瘀，行气导滞的功能，还适用于跌打损伤，反胃，肠炎，吐血，胸痛等。

兴奋子宫：韭菜对子宫有兴奋作用。

助泄排便：韭菜含有大量维生素，故可增进胃肠蠕动，增加排便，治疗便秘，预防肠癌（民间常用治误吞金属，对于金属较小者，可收到一定疗效）。

降压降脂：韭菜对高血脂及冠心病患者有好处，其中除了纤维素发挥作用之外，挥发性精油及含硫化合物等特殊成分散发出一种独特的辛香气味，有助于疏调肝气，增进食欲，增强消化功能，更有降血脂作用。

【功能主治】

补肾益胃，和中开胃，温阳下气，宣痹止痛，润肠通便，行血散瘀，止汗固涩，解毒降脂，安五脏，充肺气。主治阳痿，早泄，遗精，多尿，经闭，白浊，白带，腰膝痛，胸痹，噎膈，反胃，胃中虚热，腹中冷痛，吐血，衄血，尿血，产后出血，痢疾，消渴，痔瘘，脱肛，虫、蝎蜇伤，跌打损伤。

【药用验方】

子宫脱垂：韭菜250克，煎汤熏洗外阴部。**小儿化脓性中耳炎：**①耳出脓者，以韭汁滴，3次／日。②鲜韭菜250克捣汁，每10毫升药汁加0.1克冰片粉，装入玻璃瓶。先用棉签拭净耳内脓液，用双氧水洗患耳2～3次，再用消毒棉签吸干耳内洗液，然后滴入上述药2～3滴，每日上、中、下午各1次，连治1周。功能：益气涩宫

小儿腹胀：韭根捣汁，和猪脂煎，慢服。功能：消积化瘀。

支气管炎，咳嗽：韭菜根、红枣各250克，水煎后去韭菜根，食枣饮汤。功能：抗菌消炎。

失眠，健忘，疲劳综合征：核桃仁60克下锅炸黄，入韭菜段150克炒熟，调精盐、味精食。功能：补肾助阳，益智强身。

习惯性便秘，自主神经功能紊乱：韭菜250克切段，蛤蜊肉150克切片。锅上火，放麻油烧热，入生姜末、黄酒、精盐，投蛤蜊肉爆炒熟透；再下韭菜，快速翻炒至熟，调味精。功能：滋阴健骨，生津止渴。

皮肤瘙痒：韭菜500克绞汁，兑醋调匀擦患处，然后以螃蟹捣烂敷患处。功能：行血化瘀。

神经衰弱，单纯性消瘦：嫩韭菜150克入沸水锅烫熟捞出沥水，切3厘米长段，入精盐适量拌匀，再滗去精盐水放盘中；鸡蛋2个磕入碗，入精盐适量搅匀。炒锅上火，放少许麻油滑锅，倒入蛋液摊成蛋皮，取出切丝放韭菜上，加味精、白糖、麻油拌匀食。功能：温中行气，益精养血。

胃脘痛：韭菜叶捣汁50毫升，加同等量牛奶，每日饮数次。功能：和中开胃。

胃寒疼痛，手足发凉，便秘等：新鲜韭菜250克切碎末。陈粟米100克入砂锅加水，大火煮沸后改小火煨30分钟，待粟米熟烂，入韭菜碎末拌匀，继续用小火煨沸。每日早、晚分食。功能：温中行气，助阳散寒。

胆囊炎：生韭菜或根500克捣汁温服，50毫升／次，2次／日。功能：排毒益气。

荨麻疹：①韭菜、甘草各25克煎服，或用韭菜炒食。②新鲜韭菜1把去根切碎，热锅中放植物油25毫升，油熟后加大米饭1碗炒热，再入韭菜食。功能：消炎化瘀。

骨质疏松症，阳痿，早泄：虾皮50克用温开水洗净后沥水；韭菜500克切碎段装碗，入葱花、姜末、精盐、味精、植物油、酱油、虾皮拌做饺子馅。面粉500克用凉水调和，做圆皮，入馅心，捏成饺子煮熟食。功能：益肾壮阳，补充钙质。

眩晕，腰腿痛，性欲低下等：韭黄200克切3厘米长段，开水略烫，摊开凉透；五香豆腐干100克切与韭黄一样长的丝，入碗。将精盐、香醋、味精、麻油倒入盛装韭黄和豆腐干的碗内拌匀食。功能：清热解毒，健胃益气，生津润燥，补肾壮阳。

脂肪肝：粳米100克煮粥沸后，入切细的新鲜韭菜30～60克（或韭菜籽5～10克研为细末）、精盐，同煮成稀粥食。功能：疏肝理气，降压降脂。

痔疮作痛：①盆盛沸汤，以器盖之，留1孔，用韭菜1把泡汤中，趁热坐孔上，先熏后洗，数次自然脱体。②鲜韭菜50克捣烂，加2克枯矾粉拌匀后，用纱布卷成药栓，外涂花生油滑润，每晚解净大便，临睡前轻轻放置肛内，1次／日，连用7~10日。功能：温阳化瘀。

腰膝无力，阳痿遗精：锅烧热，入食油烧七成热，下韭菜400克、鲜虾仁200克略煸炒，调适量白酒、食盐等。功能：温阳固涩，强壮机体。

踝关节扭伤：新鲜韭菜（视伤处范围大小定量）捣烂不去汁，入适量面粉，用黄酒或白酒调糊，敷扭伤部位，厚1～1.5厘米，然后用纱布覆盖，绷带包好，每日换药1次。功能：散瘀活血，行气导滞。

糖尿病，性欲低下：淡菜50克用热水浸30分钟，韭菜250克切3厘米长段。炒锅上火加植物油，大火烧七成热时入淡菜急火略炒，烹料酒，再入韭菜段翻炒，淡菜熟烂、韭菜变色熟软时调精盐、味精拌匀食。功能：补益肝肾，益精养血，补虚降糖。

【食用宜忌】

胃虚内热、下焦有水、消化不良者不宜食用，疮疖、疔肿、疟疾、目疾患者，均应忌食。

苦　菜

苦菜又名荼、芑、野苣、褊苣、荼草、青菜、苦荬、苦苣菜、苦苣、苦马菜、苦荬菜、节节花、拒马菜、小鹅菜、野苦马、野苦荬、紫苦菜、荼苦荬、甘马菜、老颧菜、天香菜。二年生草本植物。基生叶有锯齿，叶腋生蓝色花。常为蔬菜种植。

苦菜是一种野生蔬菜，我国人们将其作为蔬菜食用已有2000多年历史，其味虽苦，但苦中有甘。

【性味归经】

味苦，性寒，无毒。入心、脾、胃、大肠、小肠经。

【食用方法】

内服煎汤、煮熟食或捣汁、研末。

【营养成分】

每100克苦菜嫩幼苗中，含水分83.3克，蛋白质2.8克，脂肪0.6克，糖类3.6克，粗纤维5.4克，灰分1.3克，钾180毫克，钠8.7毫克，钙66毫克，镁37毫克，磷41毫克，铁9.4毫克，锰1.53毫克，锌0.86毫克，铜0.17毫克，硒0.5微克，胡萝卜素0.54毫克，维生素B_1 0.09毫克，维生素B_2 0.11毫克，烟酸0.6毫克，抗坏血酸19毫克，维生素E 2.93毫克。还含有17种氨基酸，其中精氨酸、组氨酸、谷氨酸含量最高，占氨基酸总量的43％。也含蒲公英甾醇、甘露醇、蜡醇、胆碱、酒石酸等。

【保健功效】

补血消暑：苦菜含丰富的胡萝卜素、维生素C及钾盐、钙盐等，可预防和治疗贫血病，维持人体正常生理活动，促进生长发育，消暑保健。

抗菌消炎：苦菜含蒲公英甾醇、胆碱等成分，对金黄色葡萄球菌耐药菌株、溶血性链球菌有较强的杀菌作用，对肺炎双球菌、脑膜炎球菌、白喉杆菌、绿脓杆菌、痢疾杆菌等亦有杀伤作用，故对黄疸型肝炎、咽喉炎、细菌性痢疾、感冒发热及慢性气管炎、扁桃体炎等均有疗效。

【功能主治】

凉血止痢，清热解毒。主治黄疸，血淋，痢疾，痔瘘，痈肿，疔疮，蛇咬伤等。

【药用验方】

对口恶疮：野苦菜擂汁1盅，入姜汁1匙，和酒服，再以滓外敷，1～2次即愈。功能：清热解毒。

产褥感染：①苦菜、炒山楂各30克，水煎服，2～3次／日。②苦菜、薏苡仁各20克，桃仁10克，水煎服，2次／日。功能：抗菌消炎。

妇人乳结红肿疼痛：紫苦菜捣汁水煎，点水酒服。功能：清热凉血。

血脉不调：苦菜晒干研为末，10克／次，温酒下服。功能：清热补血。

阴虚咳嗽，消渴，痢疾，黄疸，痔瘘，便秘等：苦菜250克入沸水锅略焯，捞出洗去苦味后切段；猪肉150克切片；料酒、精盐、味精、酱油以及葱花、姜末各10克同放碗内调芡汁。锅烧热，下猪肉煸炒，入芡汁烧至肉熟入味，再投苦菜烧至入味食。功能：清热解毒，滋阴润燥。

盆腔炎：苦菜15克，黑木耳、桃仁各10克，加水共煎服，2次／日。功能：消炎凉血。

流行性腮腺炎：苦菜10克，夏枯草12克，加水共煎服，2次／日。功能：凉血消炎。

病毒性肝炎：①苦菜18克，佛手6克，水煎服。②苦菜60~90克用水一大碗煎成一半，取汁去滓，将汁与豆腐2～3块同煮30分钟，1～2次服下，连服3日。功能：抗菌消炎。

痔瘘：苦菜（鲜或干）煮熟烂，连汤置器皿中，横安一板凳坐之，先熏后洗，冷即止，每日数次，屡用有效。功能：凉血解毒。

喉痹肿痛：野苦菜捣汁半盏，灯芯汤浸，挤汁半盏，和服。功能：消肿止痛。

湿重腰痛：苦菜（连根）7棵，红枣7颗，葱白（连须）7棵，黄酒500毫升，捣汁去滓，和酒共煮，放置瓶中，随饮。功能：清热除湿。

脾胃呆滞，消化不良，血淋：苦菜200克切段，香菜10克切细末。炒勺内加水、姜末5克烧开，再入白醋、食盐、胡椒粉、糖煮沸，下苦菜，加麻油、料酒、味精，湿淀粉勾薄芡，撒香菜、葱末5克可食。功能：开胃助食，清热解毒。

【食用宜忌】

苦菜性寒，脾胃虚寒者忌食；不可与蜂蜜同食。

苦菜味虽苦，但苦度适中，苦里回甘。然苦寒之品，脾胃虚弱、消化不良者，不宜食用。其干品入药，一般只需文火轻煮，不宜久煎，以免破坏其有效成分。

菠　菜

菠菜又名菠薐、波斯草、赤根菜、鹦鹉菜，属藜科植物一二年生草本。菠菜光滑柔嫩，主根粗长呈赤色，茎中空柔脆，叶柄长而肉质，叶椭圆或箭形，绿腻柔厚。菠菜内原生质胶着度较大，低温下水分不易渗入细胞间隙内结冰，故耐寒耐冻。菠菜原产于波斯国，阿拉伯人誉之为"蔬中之王"，初唐时由尼泊尔传入我国。现在我国各地普遍种植，是冬春时节少有的绿叶蔬菜之一。

【性味归经】

性凉，味甘、辛。入胃、大肠、小肠二经。

【食用方法】

凉拌热炒均可，生食尤佳。

【营养成分】

每100克菠菜的可食部分中，含水分90.8克，蛋白质2.0克，脂肪0.3克，糖类2.1克，粗纤维1.7克，灰分1.4克，钾311毫克，钠85.2毫克，钙66毫克，镁58毫克，磷47毫克，铁2.9毫克，锰0.66毫克，锌0.85毫克，铜0.1毫克，硒0.97微克，氯200毫克，胡萝卜素2.92毫克，维生素B_1 0.04毫克，维生素B_2 0.11毫克，烟酸0.6毫克，抗坏血酸32毫克，草酸超过0.1克，芦丁17毫克；并含多量α-生育酚、6-羟甲基喋啶二酮、叶酸、氨基酸、叶绿素、叶黄素等，又含多种甾醇类物质和万寿菊素物质2-乙酰基-3-对羟基苯丙烯酰基内消旋酒石酸等；根含菠菜皂苷A和B。

【保健功效】

营养滋补：菠菜味甘性凉，为一种作用温和的补血滋阴品，对"虚不受补"者尤宜。菠菜含丰富的胡萝卜素、维生素C、钙、磷及一定量的铁、维生素E、芦丁、辅酶Q10等有益成分，能供给人体多种营养物质。

补血助便：菠菜所含铁质对缺铁性贫血有较好的辅助治疗作用；菠菜所含酶对胃和胰腺的分泌消化功能起良好作用，可滑肠导便；所含的大量植物粗纤维，可促进肠的蠕动，利于排便，且能促进胰腺分泌，帮助消化，防治痔疮、慢性胰腺炎、便秘、肛裂等病症。

护眼养眼：菠菜中维生素A和维生素C的含量高于一般蔬菜，能维护上皮细胞的健康，增加预防传染病的能力，常食可维持眼睛的正常视力，促进儿童生长发育，防止夜盲症。

【功能主治】

敛阴解渴，润燥通便，养血止血，清热除烦，滋阴平肝，利五脏，通血脉，助消化。主治高血压，目眩，头痛，风火赤眼，便血，坏血病，衄血，消渴（糖尿病）引饮，大便涩滞等。

【药用验方】

久病虚弱，痔疮等：新鲜菠菜200克留根，入沸水锅余1~2分钟后捞出沥水，剁糜糊，装碗内。嫩豆腐100克切小方丁，入沸水锅煮10分钟，待豆腐丁漂浮于水面，入菠菜糊，加精盐、葱花、味精，湿淀粉勾芡呈糊状食。功能：补血润肤，敛阴润燥，疏通血脉。

白发早衰：菠菜根、茄子皮各20克，黑豆30克，水煎服，

1～2次／日。功能：补血养颜。

血虚便秘，便血，衄血：菠菜250克切段煮汤，调少许食油、酱油和盐食。功能：补血止血。

妊娠便秘：菠菜、芹菜各50克，切碎，开水浸，沥水，加食盐少许食，1次／日。功能：利湿助便。

迎风流泪：菠菜、羊肝各30克，五味子6克，水煎服，喝汤，吃羊肝、菠菜，1~2次／日。功能：养眼护眼。

缺铁性贫血，疲劳综合征：菠菜500克用开水略烫捞出过凉，轻轻控水，切3厘米长段，放盘里；胡萝卜15克切细丝，用开水略烫，过凉沥水，放菠菜段上；香菜15克切末，放菠菜段上；猪肉100克切细丝。炒锅上火，放植物油烧热后下入肉丝快速煸炒，同时入花椒粉、酱油，出锅后倒入盘中，再入精盐、味精、米醋、大蒜泥调匀可食。功能：健脾开胃，补中益气，养血润燥。

贫血，眩晕，便秘：菠菜150克入沸水锅略汆捞出，连根切碎。粳米100克入锅，加水适量，小火煨成稠粥，粥将成时入菠菜拌匀，加精盐、味精再煮至沸。每日早、晚分食。功能：养血止血，敛阴润燥，抗衰美容。

咳嗽气喘：菠菜籽文火炒黄研为细末，2次／日，15克／次，温水送服。功能：润燥止咳。

急性腰扭伤，跌打损伤：菠菜挤汁，黄酒冲服，每次半杯，2~3次／日。功能：滋补健身。

高血压，中风先兆：海蜇皮50克切丝，用开水烫过控水，入用开水焯过并挤干水分的菠菜100克，投调料拌匀食。功能：

祛风平肝，清热降血压。

【食用宜忌】

多食发疮。体虚便溏者不宜多食。

菠菜所含草酸与钙盐能结合成草酸钙结晶，使肾炎患者的尿色混浊，管型及盐类结晶增多，故肾炎与肾结石患者不宜食用。

菠菜所含的铁和钙虽较多，但人体吸收率并不高，因其含草酸较多，易与蔬菜中的钙结合成草酸钙而影响钙的吸收，故宜在开水中略焯后再与含钙较高的菜（例如豆腐等）合烹。

茼　蒿

茼蒿又名蓬蒿、同蒿、菊花菜、蒿菜，为菊科一二年生草本。

其茎直立，高达一米，光滑柔软富肉质。叶互生无柄，椭圆形，淡绿色，边缘有不规则深齿裂。头状花序单生枝顶，开黄色或白色小花。茼蒿原产于我国，唐代以前已普遍种植。

【性味归经】

性平，味辛、甘。入脾、胃、肺、肝、肾经。

【食用方法】

凉拌热炒均可，一般作蔬菜煮食。

【营养成分】

每100克茼蒿可食部位中，含水分91克，蛋白质1.9克，脂肪0.3克，糖类2.3克，粗纤维1.2克，灰分0.9克，钾220毫克，钠161.3毫克，钙73毫克，镁20毫克，磷36毫克，铁2.5毫克，锰0.28毫克，锌0.35毫克，铜0.06毫克，硒0.6毫克，胡萝卜素1.51毫克，维生素B_1 0.04毫克，维生素B_2 0.09毫克，烟酸0.6毫克，抗坏血酸18毫克，并含丝氨酸、天冬素、苏氨酸、丙氨酸、谷氨酰胺、缬氨酸、亮氨酸、脯氨酸、酪氨酸、谷氨酸、β–丁氨酸、苯丙氨酸等氨基酸，以及挥发性精油、胆碱等。

【保健功效】

通利避秽： 茼蒿嫩叶可消痰开郁，避秽化浊。它含多种氨基酸、脂肪、蛋白质及较多的钠、钾等矿物质，能调节体内水液代谢，通利小便，消除水肿。

开胃健脾： 茼蒿含有特殊香味的挥发性的芳香精油及胆碱等物质，有开胃健脾、降血压补脑、宽中理气、消食等功效（但此芳香精油遇热易挥发而减弱健胃作用，故勿烹久），入汤或凉拌可较好地保存其有效营养成分；且所含粗纤维有助于肠的蠕动，促进排便，通腑利肠。

养心安神： 茼蒿中尤以胡萝卜素、维生素及多种氨基酸含量较多，性平味甘，可养心安神，润肺补肝，稳定情绪，防止记忆力减退。与肉、蛋等荤菜共炒，可提高其维生素A的利用率。

健体强身：常食茼蒿，对咳嗽痰多、脾胃不和、记忆力减退、习惯性便秘等均有裨益。

【功能主治】

宽中理气，调和脾胃，平补肝肾，利二便、消痰饮，止咳降血压。主治脾胃不和，夜尿频数，腹泻脘胀，腹痛寒疝，痰热咳嗽，饮食减少，失眠多梦，心悸怔忡，心烦不安等。

【药用验方】

心烦不安，便秘口臭：新鲜茼蒿250克剁碎捣汁，汁水拌生豆粉勾稀芡；火腿肉、笋、香菇各50克切小丁。清水煮沸后下火腿丁、笋丁、香菇丁，改小火烧10分钟加盐，入茼蒿汁勾稀的豆粉，使成浅腻状，再浇熟精油食。功能：安心神，养脾胃。

心悸，烦躁不安，头昏失眠，神经衰弱等：茼蒿350克去梗后切段，猪心250克切片。锅中放植物油烧热，放葱花煸香，投猪心片煸炒至水干，入精盐、料酒、白糖煸炒至熟，入茼蒿续煸炒至猪心片熟、茼蒿入味，调味精可食。功能：开胃健脾，降血压补脑。

便秘：茼蒿300克切4厘米长的段，豆腐3块切长条。豆腐过油烧成金黄色后入茼蒿炒3分钟，调盐、糖等调味品，淋麻油食。功能：健脾通利。

咳嗽痰稠：①芝麻过油，捞出沥油；茼蒿400克切寸段，用开水略焯捞出，沥水入盘，调过油芝麻、精盐等，淋麻油食。②痰热咳嗽者，单用茼蒿做菜食，或同萝卜、白菜等煎汤绞汁服。③鲜茼蒿150克，水煎去滓，溶入冰糖后服。功能：宽中理气。

胃脘痞塞，食欲不振：茼蒿250克入滚开水焯过，再拌麻油、精盐、醋食。功能：健脾胃，助消化。

高血压，头昏脑涨：①咳嗽咳痰及睡眠不安者，鲜茼蒿250克加清水适量煮汤，汤将好时，取鸡蛋白适量入煮片刻，调油、盐食。功能：降血压，止咳，安神。②鲜茼蒿1把切碎捣汁，每次1酒杯，温开水冲服，2次／日。③鲜茼蒿500克切好，调味炒食；或捣烂绞汁，60毫升／次，2次／日，连服10日。功能：安神健脾，止咳降压。

【食用宜忌】

茼蒿辛香滑利，胃虚泄泻者禁用。

香 菜

　　香菜原名胡荽，又称芫荽、香荽、胡菜，莛葛草，属伞形科一年生草本。主根细呈纺锤形，具多数支根。茎直立中空，具细条棱。基生叶单回或二回羽状复叶，小叶卵形或扇形；茎生叶二回或三回羽状复叶，小叶线形。春夏季开花，花白或淡紫色，复伞形花序顶生，或与叶对生。双悬果近球形，光滑有棱。香菜原产于地中海沿岸，唐朝《博物志》记载，汉朝

张骞出使西域引种入中原，初名胡荽。北朝后赵的石
勒是胡人，为避讳将胡荽改作芫荽，又因有特殊香味
而称香荽。现在我国各地均有栽培，以华北最多，喜
冷凉气候而忌炎热。

【性味归经】

味辛，性温。入肺、胃、脾三经。

【食用方法】

香菜为芳香开胃的蔬菜，常用于调味，一般将其洗净后切
碎，撒在菜或汤里，还可用于盐渍、凉拌、清炒、做馅料等。

【营养成分】

每100克香菜中，含水分88.5克，蛋白质1.8克，脂肪0.4
克，糖类5克，粗纤维1.2克，灰分1.1克，钾272毫克，钠48.5
毫克，钙101毫克，镁33毫克，磷49毫克，铁2.9毫克，锰0.28
毫克，锌0.45毫克，铜0.21毫克，硒0.53微克，胡萝卜素1.16毫
克，维生素B_1 0.04毫克，维生素B_2 0.14毫克，烟酸2.2毫克，抗
坏血酸48毫克，还含旋甘露糖醇、二氢芫香豆精、黄酮苷、正
癸醛、壬醛、异香豆酮A、异香豆酮B、香柑内酯、芳香醇等。

【保健功效】

开胃活血：香菜辛香升散，能促进胃肠蠕动，开胃醒
脾，调和中焦。其提取液可显著地发汗清热透疹、祛风解

毒；其特殊香味能刺激汗腺分泌，促使机体发汗透疹，促进周身血液循环。

防治糖尿病：香菜籽可降低糖尿病高血糖水平，降低体重消失率，它不影响血浆胰岛素的降低，能有效阻止糖尿病的发展。

【功能主治】

发汗透疹，消食下气，醒脾和中，清热利尿。主治感冒；小儿麻疹或风疹初期，透发不出；食物积滞，胃口不开，消化不良；脱肛等。

【药用验方】

小肠积热，小便不通：葵根1大把，香菜60克，滑石30克（研为末）。前2味细锉，以水2升煎取1升，入滑石末，分3次温服。功能：消食下气。

伤风咳嗽：香菜捣汁1小杯炖热和糖服，服后应静卧片刻，可连服2～3日；或香菜9克，鲜生姜3片，红糖少许，煎服取汗。功能：祛风解毒。

虫蛇咬伤：①香菜苗、合口椒各等份，捣涂。②香菜根捣烂，取汁外涂。功能：清热解毒。

乳石热气结滞，经年数发：香菜（五月五日采，预收阴干，春夏叶、秋冬根茎并可用）250克，以水700毫升煮取150毫升，去滓，每次服1盏，3次／日，不拘时。功能：清热活血。

痢疾泻血：香菜籽100克捣碎，赤者用糖水调，白者用生姜自然汁调，温服，用酒送下。功能：醒脾和中，清热止泻。

感冒：黄豆10克浸后加适量水煎煮15分钟，再加香菜30克（干者6克）继续煎15分钟，每日服1剂。功能：辛温解表，健脾益胃。可预防和辅助治疗流感。

【食用宜忌】

疹疹（麻疹）已透或虽未透而热毒壅滞，非风寒外束者忌服。

患有胃溃疡者不宜多食，脚软、脚气、金疮口臭、狐臭患者忌食。

油　菜

油菜又名芸苔、青菜、胡菜、寒菜、台菜、苔菜、苔芥、菜节、芸苔菜、红油菜、油菜心、油菜薹。原产于我国，如今各地均有种植。油菜颜色深绿，帮如白菜，是十字花科植物。油菜的营养成分含量及其食疗价值可称得上诸种蔬菜中的佼佼者。据专家测定，油菜中含多种营养素，其中所含的维生素C比大白菜高1倍多。

【性味归经】

性凉，味辛、甘，无毒。入肺、肝、脾经。

【食用方法】

适于炒、煮、烧、烩、煨等烹调方法，可做主料单炒或配荤菜素料，也可做汤或腌制小菜。烹制青菜时调味宜清淡，尽量不用酱或酱油，以突出其清新口味和翠绿色泽。

【营养成分】

每100克油菜茎叶中，含水分91.9克，蛋白质1.8克，脂肪0.5克，糖类2.3克，粗纤维1.1克，灰分1克，钾210毫克，钠55.8毫克，钙108毫克，镁22毫克，磷39毫克，铁1.2毫克，锰0.23毫克，锌0.33毫克，铜0.06毫克，硒0.79微克，胡萝卜素0.62毫克，维生素B_1 0.04毫克，维生素B_2 0.11毫克，烟酸0.7毫克，抗坏血酸36毫克，并含少量槲皮苷和维生素K，还能分离出淀粉样蛋白和一种有高度分支结构的多糖、一种球蛋白。油菜种子含脂肪40%～50%，蛋白质23%，种子油中含甾醇类物质0.5%，并含生育酚约0.08%。

【保健功效】

降脂解毒：油菜是一种能治多种疾病的妙药。油菜为低脂肪蔬菜，且含膳食纤维，能与胆酸盐和食物中的胆固醇及三酰甘油结合，并从粪便中排出，从而减少脂类的吸收，故可用来降血脂。其鲜菜、腌菜都有清热解毒的作用。中医认为该品能辛散行血，活血化瘀，作用缓和，可用治血滞诸疾及疖肿、丹毒。

防癌排毒：油菜中所含的植物激素能够增加酶的形成，对进入人体内的致癌物质有吸附排斥作用，故有防癌功能。此外，亦可增强肝脏的排毒机制，对皮肤疮疖、乳痈有治疗作用。油菜中含大量的植物纤维素，能促进肠的蠕动，增加粪便体积，缩短粪便在肠腔停留的时间，从而有宽肠通便之功效，可治疗多种便秘，预防肠道肿瘤。

增强免疫力：油菜中含大量胡萝卜素和维生素C，有助于增强机体免疫能力，强身健体。其所含钙量在绿叶蔬菜中为最高，一个成年人每天吃500克油菜，其所含钙、铁、维生素A和维生素C均能满足生理需求。

【功能主治】

行瘀散血，破气散结，消肿解毒，宽肠通便，强身健体。主治产后血气腹痛，血痢腹痛，肿毒，痔瘘，习惯性便秘，老年人缺钙。油菜茎、叶散血，消肿；主治劳伤吐血，血痢，游风丹毒，热毒疮，手足疖肿，乳痈。

【药用验方】

习惯性便秘：油菜500克切6厘米长段。锅烧热，放鸡油100克烧五成热时，投油菜煸炒，再加黄油、鲜汤，八成热时放鲜蘑菇100克、细盐、糖、味精；再烧1分钟后，用湿淀粉勾芡，浇鸡油可食。功能：宽肠通便，解毒消肿。亦可作为感染性疾病患者的食疗蔬菜。

中风口噤：油菜籽25克，磁石（煅，醋淬10遍，研）0.5克，石硫黄（研细）5克，干莴苣根15克，蓖麻籽15枚（去皮，研），共研为末，以醋面糊为丸，手心内安之，左安右手，右安左手。候口正即去之。功能：清热祛风。

丹毒：油菜叶捣敷局部，亦可捣汁服。或油菜汁服100毫升，滓敷患处。功能：解毒排毒。

风热肿毒：油菜苗叶根、蔓菁根（或商陆根）各150克，研为末，和鸡蛋清，贴之即消。功能：解毒消肿。

血痢不止，腹中疼痛：油菜叶捣汁200毫升，入蜜100毫升，温服。功能：活血化瘀、散血消肿。

肺结核咳嗽：猪肺1个切块，油菜500克切条，与甜杏仁15个置锅中同煮，1剂／日，分2次服完。功能：行瘀散结。

高血压，高血脂：油菜500克切3厘米长段。锅烧热，下菜油以旺火烧七成热，下油菜旺火煸炒，酌加精盐，熟食。功能：活血化瘀，降低血脂。

糖尿病，便秘：嫩油菜500克梗、叶分开，切3厘米长段，沥水，入滚水煮熟，捞出沥水装盘，以麻油、精盐拌食。功能：宽肠通便，降糖。

【食用宜忌】

麻疹后、疮疥、产后、目疾、狐臭及慢性病患者不宜食。

油菜在多种本草书上均载为发物。

青菜不宜久存，否则营养成分易失，还会受细菌作用而产生亚硝酸盐，食之过多往往引起中毒。又因其性偏寒，凡脾胃虚寒、消化不良者不宜多食。

芋　头

芋头又名芋艿、毛芋、芋魁、芋根、蹲鸱、土芝、槟榔芋头、大头芋艿。芋头口感细软，绵甜香糯，营养价值近似于土豆，又不含龙葵素，易于消化而不会引起中毒，是一种很好的碱性食物。它既可作为主食蒸熟蘸糖食用，又可用来制作菜肴、点心，是人们喜爱的根茎类食品。在广东等地，中秋节吃芋头是源远流长的一种习俗。

【性味归经】

性平滑，有小毒，味甘、辛。入脾、胃、大肠、小肠经。

【食用方法】

可制成魔芋豆腐，也可加工成各种糕、丝、片类食品，还可酿酒饮用。

【营养成分】

每100克芋头中，含水分77.6克，蛋白质2.2克，脂肪0.2克，糖类15.1克，粗纤维1克，灰分0.9克，钾378毫克，钠33.1毫克，钙36毫克，镁23毫克，磷55毫克，铁1.0毫克，锰0.3毫克，锌0.49毫克，铜0.37毫克，硒1.45微克，胡萝卜素160微克，维生素B$_1$0.06毫克，维生素B$_2$0.05毫克，烟酸0.7毫克，抗坏血酸6毫克，还含黏液皂素等。

【保健功效】

润燥活血：芋头富含淀粉，叶柄可做菜，全株皆可入药。芋头性滑，有补益润燥、活血散结的功效。

消毒解毒：芋头含一种黏液蛋白，被人体吸收后能产生免疫球蛋白，或称抗体球蛋白，可提高机体的抵抗力，故对人体的痈肿毒痛包括癌毒有抑制消解作用，可用以防治肿瘤及淋巴结核等。

调节功能：芋头含丰富的黏液皂素及多种微量元素，可帮助机体纠正微量元素缺乏导致的生理异常，同时能增食欲，助消化，补益中气。芋头少量食用可化痰和胃，帮助治疗消化不良，解毒解酒。

【功能主治】

消瘰软坚，解毒散结，化痰和胃，补中健脾，止痛。主治已溃未溃之瘰疬痰核，肿毒，腹中痞块，牛皮癣，烫火伤，慢性肾炎，消化不良，便秘等。

【药用验方】

大便秘结：鲜芋头200克剥皮切块，加大米50克及油、盐适量，煲粥食。功能：宽肠通便。

头上软疖，牛皮癣：①大芋头、生大蒜，共捣敷患处。②鲜芋头捣烂，加食盐少许，再捣泥敷患处，早、晚更换。功能：解毒消肿。

脾胃虚弱，肠胃不和，虚劳乏力：①芋头、籼米各60克，煮粥食。②鲜芋头250克，鲫鱼或鲤鱼500克，加水同煮至烂熟，放调料食。功能：益胃健脾，补中益气。

跌打损伤，扭伤，腰肌劳损，腰痛，肢体关节痛等：鲜芋头、生姜各适量捣烂，以适量面粉拌匀，制芋姜糊敷于患处，2次／日。功能：添精益髓。

慢性肾炎：鲜芋头1000克，红糖250克。芋头切片，放锅内炒炭研为末，与红糖拌匀，3次／日，每次服30～50克。功能：补中益肾。

赘疣，鸡眼：生芋头切片擦患处（注意不要擦健康皮肤），3次／日，10分钟／次。功能：解毒散结，消肿止痛。

癌肿，淋巴结核等：生芋头3000克晒干研细，陈海蜇300克去盐。海蜇、荸荠（300克）煮烂去滓，和入芋头粉制丸，如绿豆大，温水送服，2~3次／日，3～6克／次。功能：化痰软坚，解毒消肿。

【食用宜忌】

生芋汁易引起局部皮肤过敏，可用姜汁擦拭以解之。

芋头生食有小毒，麻舌，故食时必须熟透；熟亦不可多食，多食滞气困脾。食滞胃痛及肠胃湿热者忌食。

山　药

　　山药又名薯蓣、怀山药、延草、玉延、野山薯，为薯蓣科多年生缠绕草本植物的块茎。地上茎蔓生细长，紫色棱。叶片形状多变，通常为三角状卵形，叶腋间有珠芽。夏季开乳白色小花，穗状花序。种子扁卵圆形，周围有栗壳色薄翅。肉质块茎呈现圆柱形，弯曲而稍扁，表面黄白或棕黄色，有明显纵皱及未除尽之栓皮，并有少数根痕。质较坚硬，断面白色有颗粒状粉质。

【性味归经】

　　性平，无毒，味甘。入肺、脾、肾经。

【食用方法】

　　炒食或煮食。也可配制成滋补食品。

【营养成分】

　　每100克山药块根中，含水分83.8克，蛋白质1.9克，脂肪0.2克，糖类9.6克，粗纤维0.8克，灰分0.7克，钾213毫克，钠18.6毫克，钙16毫克，镁20毫克，磷34毫克，铁0.3毫克，锰0.12毫克，锌0.27毫克，铜0.24毫克，硒0.55微克，胡萝卜素0.02毫克，维生素B_1 0.05毫克，维生素B_2 0.02毫克，烟酸0.3毫克，抗坏血酸5毫克，并含皂苷、胆碱、精蛋白、游离氨基酸、多酚氧化酶、3，4-二羟基苯乙胺、黏液质甘露聚糖与植酸。

【保健功效】

平补脾胃：山药的块根及叶腋间的珠芽（零余子）供食用，为蔬菜中的佳品，烹可为肴，碾粉可蒸为糕，多做甜食；既可切片煎汁代茶饮，又可轧细过罗煮粥喝。它还是常用补益药品，其补而不腻，香而不燥，作用缓和，历代医家称之为"理虚之要药"，乃平补脾胃之佳品。

滋肾益精：山药含多种营养素，能强健机体、滋肾益精，大凡肾亏遗精，妇女白带多，小便频数等皆可服；山药所含皂苷、黏液质有润滑滋润作用，故可益肺气，养肺阴，治疗肺虚痰嗽久咳，防止肺、肾等的结缔组织萎缩，预防胶原病的发生。

益志安神：山药含大量的黏液蛋白、维生素及微量元素，能有效阻止血脂在血管壁的沉淀，预防心血管疾病，益志安神而延年益寿。

【功能主治】

健脾益胃，补肺止渴，益精固肾，聪耳明目，助五脏，强筋骨，益志安神，延年益寿。主治脾胃虚弱之食少便溏，倦怠无力，久泻久痢，食欲不振，肺气虚燥，痰喘咳嗽，肾气亏耗，固摄无权，腰膝酸软，下肢痿弱，消渴，遗精早泄，带下白浊，小便频数，皮肤赤肿，肥胖等。

【药用验方】

习惯性流产：山药30克，炒黄芩25克，杜仲炭18克，水3碗，煎成八分，2次／日，空腹服。功能：热燥湿，凉血安胎。

小儿厌食症：山药、鸡内金各60克，山楂40克，炒麦芽、炒谷芽各30克。上药共研为细末，和面粉500克加水和匀，再加麻油、白糖各30克，芝麻15克，轧成如荷叶大的面饼，30克／个，放锅内烙焦食。功能：健脾益胃。

小便频数，瘦损无力：①山药、红糖各30克，何首乌10克，水煎服，2次／日。②山药于砂盆内研细，入碗，以酒1大匙熬令香，旋添酒1盏搅令匀，空心饮，每晨1次。功能：固精益肾。

心悸：山药100克，羊肉50克，红糖30克，黄酒30毫升，水煮，喝汤吃山药、羊肉，1～2次／日。功能：益心安神。

心腹痞胀，手足厥逆：山药4份（研为末），米6份，煮粥食。功能：补下元，固肠止泻。

肺阴亏，虚热劳嗽者：山药75克，牛蒡子（炒）20克水煎服，柿饼霜30克冲服。功能：补中益气。

肺结核：山药1500克，芡实、薏苡仁各400克，糯米500克，人参、茯苓各150克，莲子、白糖各250克，上药研为末，50克／次，白开水调服；或以水为丸，煮汤丸服亦可，上、下午各服1丸。功能：补益肺肾。

肺虚久咳，肾虚遗精：鲜山药60克捣烂，加甘蔗汁半杯和匀，炖热服。亦可单用山药大量煮汁饮服。功能：益心安神，宁咳定喘。

胃寒疼痛：山药30克，干姜3~5克，远志3克，水煎服，1~2次／日。功能：健脾益胃。

烫伤，烧伤：生山药不拘量，去皮，研烂成膏，涂患处，疼痛立止，不留疤痕。功能：消炎止痛。

高血压，骨质疏松，冠心病：家山药250克去皮切碎，剁糜糊状入碗。锅上火，加清水以中火煮沸，入小虾皮50克、料酒、葱花、姜末继续煨10分钟，入山药糜糊拌匀煨沸，加精盐、味精、五香粉搅和可食。功能：滋润血脉，补钙降血压。

脾虚腹泻，慢性肠炎，消化及吸收不良：山药250克，莲子、芡实各200克，共研细粉，加白糖蒸熟吃，2~3汤匙／次，1次／日，连续服用。功能：强健机体，滋肾益精。

遗精，月经不调，吸收不良综合征：生山药60克切片捣糊，与粳米100克同入锅，加清水以大火煮沸，改用小火煮30分钟至熟烂。早、晚分食。功能：健脾补肺，益肾固精。

糖尿病，慢性肠炎腹泻，单纯性肥胖：鲜山药100克去皮切片，与小米100克同入锅，加水500毫升以旺火烧开，转小火煮稀粥。每日早、晚分食。功能：健脾止泻，消食减肥。

【食用宜忌】

鲜品多用于虚劳咳嗽及消渴病，炒熟时用治脾胃、肾气亏虚。

便秘腹胀和有实邪者不宜服。

萝卜

　　萝卜又名莱菔、芦菔、荠根、土酥，属十字花科一年或二年生草本的根。其肉质肥厚，形状有长、圆二类，呈白或红色。叶琴形羽状，疏生细毛。总状花序生于分枝顶端，淡紫色或粉红色。

【性味归经】

　　块茎：性凉，味辛、甘；入肺、胃、脾经。籽：性平，味辛、甘；入肺、胃经。叶：性平，味辛、苦；入脾、胃经。

【食用方法】

　　炒烹炖皆可，常用来生食、凉拌或制成腌制食品。

【营养成分】

　　每100克白萝卜中，含水分91.4克，蛋白质0.9克，脂肪0.1克，糖类3克，粗纤维1克，灰分0.6克，钾173毫克，钠61.8毫克，钙36毫克，镁16毫克，磷26毫克，铁0.5毫克，锰0.09毫克，锌0.3毫克，铜0.04毫克，硒0.61微克，胡萝卜素0.02毫克，维生素B_1 0.02毫克，维生素B_2 0.03毫克，烟酸0.3毫克，抗坏血酸21毫克。糖分主要是葡萄糖、蔗糖和果糖。还含淀粉酶、氧化酶腺素、苷酶、胆碱、香豆酸、咖啡酸、阿魏酸、苯丙酮酸、龙胆酸、羟基甲酸和多种氨基酸、芥子油、木质素等成分。鲜根中含甲硫醇、莱菔苷。

【保健功效】

清热祛毒：白萝卜甜脆多汁，冬季生火取暖烟熏火烤时，生食之既能清热生津防燥，又可消除烟火毒气。

生津止渴：其性清凉，味甘，能生津止渴，有"土人参""十月萝卜小人参"之称，可用来治疗消渴口干、衄血、咯血等。

行气消食，开胃通便，化痰止咳，消胀止泻：白萝卜含芥子油和淀粉酶，其味辛可行气消食，增进食欲，帮助消化，促进胃肠蠕动，通利大便，又能化痰止咳，可用于食积胀满，咳喘泻痢，咽痛失音等。

增强功能，免疫抗病：白萝卜含丰富的维生素C和微量元素锌，能增强机体的免疫功能，提高抗病能力。

缓解中毒：萝卜能缓解煤气中毒患者症状。

止痢疗疮：可治细菌性痢疾，外用还可治疗冻疮、偏头痛等。

【功能主治】

下气宽中，消积滞，化痰热，解毒。主治食积胀满，痰嗽失音，吐血，衄血，消渴，痢疾，肿瘤，便秘，偏头痛，胸膈痞满作呃，喉痛，妇女乳肿，乳汁不通。

【药用验方】

中风：①口噤者，白萝卜籽、牙皂荚各10克，水煎服。②

不语者，生白萝卜、韭菜、菖蒲各等份，共捣汁，调白矾水和蜜糖水灌入。功能：除疾润肺、解毒生津。

手足皲裂：大白萝卜掏空（能容25～50克柏油），灌入25～50克柏油放炉上烤（勿漏柏油），油沸后倒出放冷装瓶，外敷患处。功能：除温清热。

支气管炎：①白萝卜叶50克，桑枝30克，蚯蚓15克，水煎服，2次／日。②支气管哮喘，慢性气管炎、胃炎等，白萝卜500克榨汁；苦杏仁20克、龟板30克同入锅，加适量清水煎煮2次，取浓汁，合并2次煎液，入白萝卜汁，小火煮开后饮用，3次／日，20毫升／次。功能：滋阴补肾，宽中下气，降逆止喘。

牙痛：萝卜籽14粒，去赤皮细研，以人乳和。左边牙痛，即于右鼻中点少许；右边牙痛，即于左鼻中点之。功能：清热祛毒。

风湿性关节炎，慢性关节炎，腰腿痛等：白萝卜300克切块，大蒜苗50克切末，羊肉250克切丝，羊杂碎250克切碎，红茶5克用纱布包裹。羊肉、羊杂碎、白萝卜、红茶入锅，加清水适量，大火烧沸后加料酒，煨至羊肉熟烂后调精盐、味精、辣油、大蒜苗，烧1~2沸后食。功能：补气养血，祛风化湿，温经散寒。

体虚（气血不足，脾胃虚弱）：羊肉200克切小块，放砂锅内，加水煮沸除沫。白萝卜300克切块，与豌豆100克同入羊肉汤，大火烧开改小火煨，入食盐、胡椒稍煨一下，再放香菜于汤内。功能：益气养血，补中强体。

乳头红肿疼痛，乳汁不通：鲜红萝卜茎、叶不拘量，捣汁1

杯，煨好，点水酒或烧酒服。功能：行气通络。

肝炎（病毒性）：①干萝卜叶（或鲜品）适量，水煎加糖服。②萝卜1个，鲜鸡肾1个，陈皮1片，生姜2片，共入砂锅炖，汤滓共食，1次／日。功能：清热祛毒。

肠炎，腹泻：①白萝卜叶60克，葱须15克，生姜10克，水煎服，2次／日。②萝卜菜放瓦屋上，日晒夜露1个月，用时每次取30～60克，煎水代茶饮。功能：行气止泻。

癌症术后放疗、化疗康复期：海带30克用冷水浸12小时，其间换水数次，切菱形片。白萝卜250克放冷水中浸片刻，连皮及根须切细条状，与海带菱形片同入砂锅，加水足量，大火煮沸后，改小火煨至萝卜条酥烂，加精盐、味精、蒜末拌匀，淋麻油食。功能：软坚散结，防癌抗癌。

肺结核，矽肺，低热，虚劳久咳不止等：鸭梨、白萝卜各1000克，生姜、炼乳、蜂蜜各250克。鸭梨、白萝卜和生姜分别切碎绞汁。梨汁、萝卜汁入锅，先大火、后小火煎熬浓缩如膏状，入姜汁、炼乳和蜂蜜搅匀，加热至沸停火装瓶。1汤匙／次，沸水冲化，或加黄酒少许顿饮，2次／日。功能：清热生津、凉血宽中。

胃切除手术后部分肠粘连：粳米100克，白萝卜丝200克，精肉末、山楂片各50克，加水1000毫升煮熟，温热服。功能：行气通络。

高血压，动脉硬化：新鲜大萝卜切丝绞汁500毫升，入蜂蜜50毫升搅匀，频饮。功能：平肝降逆，常饮可缓慢降低血压和血脂。若在萝卜蜂蜜汁中入数滴生姜汁，亦可治疗呕吐、呃逆。

麻疹： ①白萝卜叶15克，蓖麻籽8粒，共捣烂，用药搓曲池、委中、膻中等穴，连搓数次，麻疹可出。②初热期，白萝卜适量煎水，加白糖调服，2～3次／日，连服3～5日。功能：解毒疗疮。

黄褐斑： 萝卜籽置锅内文火炒至微鼓起略见丝斑，闻有香气时取出略冷，去皮取仁碾碎，每次饭前冲服，2～3次／日，6～9克／次，1个月为一个疗程，连服2～3个疗程，患者尽量避光。功能：清热祛毒。

脾胃虚弱，腹胀，呕吐： 白萝卜400克去皮切丝，沸水中略焯捞出过凉；豆腐200克切粗条。炒锅加油烧热，入葱末炸锅，随即添汤，放萝卜丝、豆腐条，用旺火烧沸，待萝卜熟透，入精盐、味精，小火炖至入味，撒胡椒粉、香菜末食。功能：健脾养胃，消食除胀。

腹水，腹泻： ①白萝卜、扁豆根、小茴香、生姜各120克，共捣碎取汁，另加红糖120克，煎熬2次，1次服完。若泄泻次数多，用米汤饮。服此药期间饮食应以淡盐为主。②冬萝卜30克，木通、泽泻各15克，水煎服。功能：消胀止泻。

慢性肝炎，贫血： 猪肝500克切片，白萝卜1个切块，与陈皮1片、生姜2片、茵陈10克共入砂锅，加清水大火煮沸，改小火煮30分钟，加精盐、味精调味食。功能：清热利湿，补益肝脾。

慢性胃炎、气管炎，佝偻病： 白萝卜200克切丝。炒锅烧热入油烧至七成热，入萝卜丝翻炒，再入虾皮20克，翻炒数下后加水，煮出虾皮味时加精盐、味精，萝卜煮至极烂食。功能：消食顺气，化痰止咳，补充钙质。

118

【食用宜忌】

服人参、地黄时，一般不宜食萝卜，以免影响药力。

萝卜性偏寒凉而利肠，脾胃虚寒而弱、大便溏薄者不宜多食、生食。

萝卜种类繁多，生吃以汁多辣味少者为佳。平日不爱吃凉性食物者，以熟食为宜。脾胃虚寒、吃而不化者勿食。

马铃薯

马铃薯又名土豆、洋芋、阳芋、地蛋、山药蛋、浑番薯、洋番薯、洋山芋、山洋芋。它是一种粮菜兼用型的蔬菜，与稻、麦、玉米、高粱一起被称为全球五大农作物。马铃薯营养成分齐全，且易消化吸收。原产于南美洲，16世纪传到印度，继而传到我国，如今大部分地区均有栽培。喜冷凉干燥气候，适应性较强，以疏松肥沃沙质土为宜，生长期短而产量高。

【性味归经】

性平，味甘。入胃、大肠经。

【食用方法】

蒸煮烹炸、凉拌腌渍均可。

【营养成分】

每100克马铃薯块茎中，含水分77.8克，蛋白质2克，脂肪0.2克，糖类6.7克，粗纤维素0.7克，灰分0.8克，钾190毫克，钠71.4毫克，钙32毫克，镁14毫克，磷27毫克，铁1毫克，锰0.24毫克，锌0.23毫克，铜0.03毫克，硒0.63微克，胡萝卜素4.13毫克，维生素B_1 0.04毫克，维生素B_2 0.03毫克，烟酸0.6毫克，抗坏血酸13毫克，以及胶质等。每1000克马铃薯中，含龙葵碱几十至数百毫克。

【保健功效】

健脾养胃：马铃薯含大量淀粉、蛋白质、维生素C、B族维生素等，能促进脾胃的功能。

缓解胃痛：所含少量龙葵素能减少胃液分泌，缓解痉挛，对胃痛有一定治疗作用。

宽肠通便，排毒止秘：所含大量膳食纤维能宽肠通便，帮助机体及时排泄毒素，防止便秘，预防肠道疾病的发生。

润滑组织，舒血化瘀：马铃薯能供给人体大量有特殊保护作用的黏液蛋白，能保持消化道、呼吸道、关节腔、浆膜腔的润滑，预防心血管系统脂肪沉积，保持血管弹性，有利于预防动脉粥样硬化。

【功能主治】

调中和胃，利湿通便，益气健脾，消炎解毒，降糖降脂。主治胃火牙痛，脾虚纳少，吐泻，习惯性便秘，胃及十二指肠疼痛，小儿水痘，腮腺炎，烫伤，高血脂，高血压等。

【药用验方】

心悸：马铃薯50克，山药30克，大麦芽15克，陈皮10克，用水煮熟，喝汤吃马铃薯，1～2次／日。功能：加强肌肉的兴奋性，维持心跳节律。

皮肤烫伤、烧伤、湿疹：马铃薯碾碎敷患处，纱布包扎，或马铃薯磨汁涂患处。功能：消炎去疾。

畏寒喜暖，消化不良，腹痛：马铃薯400克去皮切块，猪肉500克切象眼块，同入砂锅小火炖至八成熟，入葱、姜、精盐、桂皮等，至猪肉炖烂后食。功能：和中健脾，养胃除湿。

胃及十二指肠溃疡疼痛，习惯性便秘：新鲜（未发芽的）马铃薯（不去皮）切碎，加开水捣汁，每日早晨空腹服1～2匙（亦可加适量蜂蜜同服），连服15~20日。服药期间，禁忌刺激性食物。功能：缓急止痛，通利大便。

营养不良性水肿，单纯性肥胖：马铃薯150克、胡萝卜150克、冬瓜300克分别挖成或切成圆球形，入沸水锅略焯。锅上火，放花椒油烧热，烹鲜汤，入胡萝卜球、马铃薯球和精盐，烧几分钟后入冬瓜球烧熟烂，湿淀粉勾芡，调味精，淋麻油。冬瓜球摆盘中，围以胡萝卜球，最外围摆马铃薯球，浇余汁食。功能：利水消肿，润肤减肥。

病后体虚，老年人体弱：马铃薯500克去皮，入沸水煮透，熟后去汤，将马铃薯摇动，待热气散发，撒精盐食。功能：宽肠通便，健脾开胃，降糖降脂。

病后脾胃虚寒，气短乏力：牛腹筋150克，马铃薯100克，酱油15毫升，糖5克，葱、姜各2.5克，文火煮烂，至肉、马铃薯皆酥而入味后食。功能：益气调中，健脾和胃。

慢性胃炎，吸收不良综合征：马铃薯200克去皮切薄片，再切细丝，入沸水中焯过，捞出凉凉后入碗，撒少许精盐拌匀。嫩黄瓜2条切细丝，放马铃薯丝上，浇番茄汁15克拌匀后扣盘中，再将火腿末均匀地撒在盘内马铃薯丝上即可。功能：健胃和中，消食开胃。

睾丸红肿，有积液：抽出积液后将马铃薯片贴于红肿处，对单纯睾丸炎疗效更佳。功能：舒血化瘀。

静脉穿刺瘀血，肌注后局部出现硬结：马铃薯切片，外敷患处，胶布固定，早、晚各换1次。功能：解毒消肿。

【食用宜忌】

由于马铃薯的芽与块茎皮中均含龙葵碱（红皮者含龙葵碱比黄皮者多），过量食用能破坏血红细胞，引起恶心、呕吐、头晕、腹泻，严重者可导致脑充血、脑水肿及胃肠黏膜发炎、眼结膜炎，甚至死亡。

龙葵碱主要分布在皮部及芽中，故马铃薯发芽，须深挖及削去芽及其附近的皮层，再用水浸，然后充分煮熟，以清除和破坏龙葵碱，防止多食中毒。马铃薯不宜长时间存放，否则会产生大量的龙葵素。

莲　藕

　　莲藕又名藕、莲、荷梗、灵根、光旁。微甜而脆，十分爽口，可生食也可做菜，而且药用价值相当高，是老幼妇孺、体弱者上好的食品和滋补佳珍。在清咸丰年间，莲藕就被钦定为御膳贡品了。

【性味归经】

　　性寒，无毒，味甘、涩。入心、肺、脾、胃经。

【食用方法】

　　藕营养丰富，吃法很多。藕的顶端一节叫荷花头，肉质脆嫩，甜凉爽口，最宜生食。唐人韩愈诗云："冷比雪霜甘比蜜，一片入口沉疴痊。"第二节稍老点，第三节比第二节略老些，这两节茎体粗壮，肉质肥厚，最宜熟食，若在藕孔中填塞糯米，煨酥切片，佐以白糖蘸食甚佳；或在两藕片之间夹入肉糜，放入湿面粉内一糊，入油锅炸成金黄色藕饼，其味不逊猪排；或糖渍蜜饯，做成糖藕片，制成藕脯罐头，人人皆爱食。从第四节往下各节，茎体逐渐细小，肉质渐薄，纤维质亦增多，宜烹调多种美味菜肴，或切丝煮粥，清香开胃；或碾成藕粉调羹，老幼体弱者食之易消化。

【营养成分】

每100克鲜藕中，含水分78克，蛋白质1.9克，脂肪0.2克，糖类15.2克，粗纤维1.2克，灰分1克，钾243毫克，钠44.2毫克，钙39毫克，磷58毫克，镁19毫克，铁1.4毫克，锰1.3毫克，锌0.23毫克，铜0.11毫克，硒0.39微克，胡萝卜素0.02毫克，维生素B_1 0.09毫克，维生素B_2 0.03毫克，烟酸0.3毫克，抗坏血酸44毫克，并含天冬素、焦性儿茶酚、新绿原酸、无色矢车菊素等多酚化合物及过氧化物酶等。

【保健功效】

解热生津，凉血散瘀：莲藕为消暑生津佳品，能凉血散血，对热病及其病后均宜，对各种出血症（包括妇科出血）更宜。

止血补气：生食味甘多液，清热生津而不滑腻，凉血止血而不留瘀，可用治热性病症，对热病口渴、衄血、咯血、下血者尤为有益。

排除多脂：所含黏液蛋白和膳食纤维，能与人体内胆酸盐、食物中的胆固醇及三酰甘油结合，使其从粪便中排出，从而减少脂类吸收。

【功能主治】

清热润肺生津，凉血散瘀祛肿，健脾开胃，益血生肌，止泻固精。主治热病烦渴，吐血，衄血，热淋及脾虚久泻，久痢或病后食欲不佳。

【药用验方】

子宫复旧不全： 鲜藕100克切碎绞汁过滤。鲜鸡冠花30克切碎，入砂锅，加水煎煮2次，30分钟／次，合并2次滤汁，与鲜藕汁混匀入锅，加红糖20克微火煮沸，湿淀粉勾兑成羹。每日早、晚分食。功能：活血化瘀，止血复归。

心脾两虚，阴虚肝旺，内热血少，失血症： 粗壮鲜老藕500克去皮去节，切厚片，入砂锅加清水，旺火烧沸后，改小火煨至藕极烂，调以白糖进食。功能：方中重用莲藕，浓煮汤进食，大能补益心脾，兼可疏郁清热，用治心脾两虚及出血症功效显著。不宜用嫩藕及铁器炊具烹制。

支气管哮喘，慢性咽喉炎，支气管扩张，肺结核： 大萝卜250克、带节鲜藕200克切片绞汁，加研成细末的冰糖适量调匀服，3次／日，50毫升／次。功能：清热解毒，行气化滞，化痰止喘。

发热口渴，肺热咳嗽，咯血，便血： 鲜藕500克去节，面粉50克加水调成糊，封住藕下头，再从孔中灌满蜂蜜150毫升，竖放笼中蒸熟，然后去藕下端面糊，泄去孔中蜜，削去藕皮，切片食。功能：开胃健脾，凉血清热。

出血症： 鸡蛋1个打入小碗，加清水、三七末5克、藕汁1小杯、食盐、素油调匀，蒸蛋羹食。功能：止血。

厌食，脾虚腹泻，便溏： 新鲜莲藕1000克去皮、节后入锅煮，煮至烂熟时捞起，捣如泥；糯米500克煮成烂米饭，捣黏成粑，拌入藕泥做丸子。锅中加油烧五成热，入丸子炸至呈金黄色时捞起沥油，然后锅中加白糖水煮沸，将丸子投入糖水中，小火煨片刻，糖水收干即可食。功能：健脾开胃，增进食欲。

贫血，消化性溃疡，慢性腹泻：鲜藕200克切小块，与红糖和糯米100克同入锅，加水用大火烧开，转小火煨稀粥。每日早、晚分食，温热食用。功能：健脾开胃，养血止泻。

贫血，慢性胃炎、腹泻：鲜嫩藕1段（约250克）去两端，剖薄片入砂锅，加水适量，中火煨30分钟，调入红糖20克拌匀。每日早、晚分饮。功能：健脾开胃，益血止泻。

神经衰弱，高血压，高血脂：鲜藕100克切碎捣烂，与决明子15克同入锅，加水适量煎煮45分钟，用洁净纱布过滤，取滤汁回入锅，小火煮沸，当茶频饮。功能：宁心明目，降脂降血压。

胃下垂，肺结核，贫血：嫩藕250克去节、头，由切口处将糯米50克灌入嫩藕孔，其上盖干净荷叶，用大火蒸至熟烂，去外皮，蘸白糖食。功能：补中益气，健脾养血。

轻度中暑，厌食，鼻出血：嫩藕250克去皮，切半圆形片，浸冷开水中；酸梅25克去核剁碎，放锅中，入清水、白糖，中火熬至汤汁稍稠时冷却。藕片捞起沥水，蘸酸梅汁食。功能：清暑止渴，凉血行瘀，促进食欲。

骨质疏松症，神经衰弱，失眠：猪脊骨1具剁碎，放沸水锅内略焯捞出；藕250克去节和表皮切片。猪脊骨入锅，加清水适量，大火煮沸撇沫，入精盐、黄酒、葱段、生姜片，转小火炖至肉离骨，捞出骨头拆去肉，捅出脊髓，然后将脊髓、藕片入汤炖至熟而入味，拣去葱、生姜，入味精食。功能：益肾填髓，补充钙质，健脑强身。

慢性气管炎、胃炎，咽喉炎：鲜藕400克去皮、节，切细丝，入水中略漂洗，捞出沥水后加精盐略腌。炒锅上火，放植物油烧七成热，下藕丝炸至呈淡黄色捞出控油。炒锅内留少许油烧四成热，入番茄酱10克炒散，然后入水、白糖、醋，汤沸撇沫，湿淀粉勾芡，入藕丝颠翻均匀食。功能：醒脾开胃，生津解渴。

慢性肠炎，眩晕，腰腿痛，失眠：藕400克去皮后，切1厘米见方的丁；鲜莲子100克去皮抽心，入沸水略烫捞出；鲜核桃仁100克放水中略煮，捞出去皮；京糕切丁。大碗入藕丁、莲子、核桃仁、白糖拌匀，取出入盘撒京糕丁食。功能：健脾止泻，益心补肾。

【食用宜忌】

藕性寒，生吃清脆爽口，但碍脾胃，故脾胃消化功能低下、大便溏泻者不宜生食。忌铁器加工。

藕做药治病时，中满痞胀及大便燥结者，忌服莲子；服用莲须时，忌食地黄、葱、蒜，小便不利者勿服；上焦邪盛或体虚者，不可服用莲叶，且畏茯苓、桐油。

竹 笋

竹笋又名笋、毛笋、毛竹、竹芽、竹肉、竹胎、竹萌。竹笋一年四季皆有，但唯有春笋、冬笋味道最佳。

烹调时无论是凉拌、煎炒还是熬汤，均鲜嫩清香，是人们喜欢的佳肴之一。

【性味归经】

性微寒，无毒，味甘。入胃、大肠、肺经。

【食用方法】

可与肉、禽、鱼、蛋等荤料合烹，也可以与豆制品、食用菌、叶菜类等素菜同食，还可醋渍成酸菜，或做笋脯、笋干、熏笋干。单独烹调则味道不够鲜美，且带有涩味和麻舌感。

【营养成分】

每100克鲜竹笋可食部分中，含水分88.1克，蛋白质2.6克，脂肪0.2克，糖类0.1克，粗纤维6.6克，灰分0.6克，钾379毫克，钙17毫克，镁13毫克，磷49毫克，铁2.5毫克，锰0.69毫克，锌0.64毫克，铜0.08毫克，硒0.04微克，维生素B_1 0.05毫克，维生素B_2 0.09毫克，烟酸0.5毫克，抗坏血酸7毫克，并含抗小鼠艾氏癌和肉瘤的多糖类物质（主要为五碳糖和六碳糖）。

【保健功效】

清香开胃，增进食欲，有助消化：竹笋含一种白色的含氮物质亚斯普拉金，构成其独有的清香，能开胃，促消化，增食欲，可用治消化不良、脘痞纳呆之症。

低糖低脂，消脂轻体，祛痰爽胃，滑利大肠，活血化瘀，

防治癌症：竹笋有低糖低脂的特点，富含植物纤维，可消脂减肥，祛痰爽胃，滑利大肠，化瘀滞，可用治高血压、高血脂、高血糖、肥胖病等，且对消化道癌肿及乳腺癌有一定的预防作用。

甘寒通利，通肠排便，止泻去痢：竹笋甘寒通利，所含植物纤维可增加肠道水分的储留量，促进胃肠蠕动，降低肠内压力，减少粪便黏度，使粪便变软而有利于排出，可用治便秘，预防肠癌。

【功能主治】

和中滑肠，解毒透疹，清热祛痰，利尿消肿，通肠排便，消食解酒，健脾益气，发痘疹，止泻痢，美容。主治热毒痰火内蕴，胃热嘈杂口干，肺热咳嗽痰多吐血，食欲不振，脘痞胸闷，食积不化，小儿麻疹不出，疮疡，形体肥胖，大小便不利，酒醉恶心等。

【药用验方】

蝴蝶斑（黄褐斑）：鲜笋尖或嫩笋200克切片，与佛手20克、生姜10克同放砂锅中加水煮透，入盐调匀，在锅内冷腌24小时，常食。功能：解毒透疹。

肥胖症，高血脂，高血糖，痰多，醉酒：小冬笋500克去皮蔸，切薄片。锅置旺火上，下麻油，烧热后炒冬笋片，入酱油、酒、盐等烧熟食。功能：刮油消腻，解酒利膈，清热化痰。

体弱多病，消化不良，大便不利：鲜笋衣300克与鸡皮200克、蒜30克均切细丝。锅烧热，下熟猪油烧五成热，投笋衣丝、鸡皮丝、蒜丝略煸炒，加料酒、精盐、酱油拌匀后入碗蒸熟食。功能：补虚开胃，通便利肠。

高血压，高血脂，脂肪肝，糖尿病：嫩春笋尖500克切片，轻轻拍松。炒锅上火，放植物油烧四成热，下笋片炸熟，捞出控油。炒锅内留少许油，入鲜汤、干虾仁、葱姜汁、精盐、黄酒、笋片烧入味，调味精，湿淀粉勾芡略炒食。功能：健脾消食，益气减肥，祛脂降血压。

厌食症，食腻：小春笋500克去皮蔸，制如参形，入沸水汆过，微拌蜂蜜食。功能：开胃健脾，利气除胀，排积通便。

慢性关节炎，单纯性水肿：竹笋300克剥壳后入沸水汆2沸，捞出后切细丁；龙须草250克入沸水汆1沸，捞出后挤干水剁末；生姜皮10克切细末；茯苓100克烘干后研粉，加清水适量，与面粉500克、猪油80克、笋丁、龙须草末、生姜皮末、红花3克、白糖150克等搅成馅。将发酵调碱后的软面与馅包成包子，蒸熟食。功能：清热利湿，通络除痹。

慢性胃炎、气管炎：鲜笋500克去老根，留笋尖，切小滚刀块。炒锅上火，加植物油烧三成热，投笋尖滑熟，捞出沥油装盘。另起锅加麻油烧热，投葱花、精盐、味精调成葱油汁，浇笋尖上食。也可用治习惯性便秘，麻疹透发不畅等。功能：健胃消食，润肺透疹。

【食用宜忌】

竹笋的粗纤维素含量多而难以消化，故不适宜小孩和脾虚患者；其中难溶性草酸钙多，亦不利于尿路结石患者。另外，因其含生物碱，鲜品食时有涩味，若在烹调时适当加食醋或与酸菜同炒，或在沸水中略煮一下，则可去掉涩味并使其味道更美。

食用竹笋对健康有一定的益处，但因竹笋是寒凉之品，脾虚便溏及消化道溃疡者忌食。另外，竹笋中含有较多的草酸钙，肾炎、泌尿系结石患者不宜食用。而儿童处于生长期，如果缺钙，会造成骨骼畸形，而竹笋中的草酸易与钙结合形成难溶性的草酸钙，从而妨碍人体对钙的吸收利用，因此，儿童不宜多吃竹笋。除此之外，草酸也妨碍锌的吸收利用，而儿童缺锌会影响生长发育，造成智力低下。

荸 荠

荸荠又名乌芋、地栗、马蹄、凫茨、凫茈、红慈姑，为莎草科多年生水生草本植物。地上茎管状直立丛生，浓绿有节，节上生膜状退化叶，穗状花序，花褐色。侧生地下匍匐茎，先端膨大为球茎。呈扁球形，表面光滑，初生时白色，老熟后呈深栗色或枣红色，有三至五圈环节，下端中央凹入，上部顶端有短喙状顶芽及聚生侧芽，由枯黄色鳞片包裹。

【性味归经】

性寒，味甘。入肺、胃、脾经。

【食用方法】

生食、煮炖皆可。

【营养成分】

每100克荸荠中，含水分82.6克，蛋白质1.2克，脂肪0.2克，糖类11.1克，粗纤维1.1克，灰分0.8克，钾306毫克，钠15.7毫克，钙4毫克，磷44毫克，镁12毫克，铁0.6毫克，锰0.11毫克，锌0.34毫克，铜0.07毫克，硒0.7微克，胡萝卜素0.02毫克，维生素B_1 0.02毫克，维生素B_2 0.02毫克，烟酸0.7毫克，抗坏血酸7毫克。

【保健功效】

清肺解热，生津化痰：荸荠甘寒，能清肺热，又富含黏液质，有生津润肺化痰作用，故能清化痰热，治疗肺热咳嗽、咳吐黄黏脓痰等。

润肠通便，止秘除积：荸荠所含粗蛋白、淀粉能促进大肠蠕动；所含粗脂肪有滑肠通便作用，可用治便秘、痞积等。

止渴降糖：荸荠质嫩多津，可治热病津伤口渴症，对糖尿病有一定辅助治疗作用。

利尿排淋：其水煎汤汁能利尿排淋，对小便淋沥涩痛者有一定治疗作用，可作为尿路感染患者的食疗佳品。

【功能主治】

消积利肠，清热化痰，通淋利尿，生津止渴，消痈解毒。主治热病消渴，黄疸，热淋，小便赤热短少，痞积，目赤，咽喉肿痛，外感风热，赘疣等。

【药用验方】

寻常疣：荸荠掰开，用白色果肉摩擦疣体，3～4次／日，每次摩擦至疣体角质层软化脱掉，微有痛感并露出针尖大小的点状出血，连用7～10日。功能：凉血解毒。

百日咳：①荸荠3500克去皮，用沸水略烫，每日早、晚各食250克，连食7日。②鲜荸荠500克捣汁，加蜂蜜50毫升，再加水少许煮沸，每次服2汤匙。功能：清肺止咳。

肝经热厥，少腹攻冲作痛：大荸荠4个，海蛇（漂去石灰碱性）50克，水2盅煎八分服。功能：清热利湿。

乳头裂痛：荸荠3～5个，捣汁涂擦患处。于汁中入少许冰片调敷，止痛效果更好。功能：清热止痛。

肾炎水肿，小便不利：荸荠苗干品50克或鲜品100～150克，鲜芦根30克，水煎服。功能：利尿排淋。

前列腺炎，小便涩痛：荸荠150克切碎捣烂，加温水250毫升，充分拌匀后去滓饮汁，2次／日，连服2周。功能：清热利尿。

透疹：①荸荠150克，柽柳25克（嫩枝叶50克），水煎服。②鲜荸荠10个去皮切片，酒酿100克，水煮熟食。功能：清热消炎。

鼻出血：鲜荸荠90克（干品30克），蜜枣5～6颗，加水

1500毫升煎至500毫升服食。功能：解热止血。

【食用宜忌】

荸荠性寒滑，且不易消化，食之过量令人腹胀，故小儿及消化力弱者不宜多食；脾肾虚寒而无热者宜少食；血虚者慎服。

荸荠最好煮熟食，生吃应用开水先略烫，以防感染姜片虫病。

百　合

百合又名重迈、中庭、重箱、摩罗、强瞿、百合蒜、白百合、菜百合、蒜脑薯、中逢花、夜合花、白衣百合。它是著名的保健食品和常用中药，因其鳞茎瓣片紧抱，"数十片相摞"，状如白莲花，故名百合。

【性味归经】

性平，味甘、微苦。入心、肺经。

【食用方法】

蒸、煮、炖、煨食皆可。

【营养成分】

每100克百合鲜品鳞茎中，含水分55.3克，蛋白质3.2克，脂肪0.1克，糖类34.1克，粗纤维1.7克，灰分1.2克，钾510毫克，钠6.7毫克，钙11毫克，磷61毫克，铁1毫克，锰0.35毫克，锌0.5毫克，铜0.24毫克，硒0.2微克，维生素B_1 0.02毫克，维生素B_2 0.04毫克，烟酸0.7毫克，抗坏血酸18毫克，还含水解秋水仙碱等生物碱。

【保健功效】

补益清润，凉血祛热：百合营养丰富，补益而兼清润，补无助火，清不伤正，是老幼皆宜的药食佳品（内有虚火之衰弱症最宜）。

清心除烦，宁心安神：百合入心经，性微寒，能清心除烦，宁心安神，用于热病后余热未消，神思恍惚，失眠多梦，心情抑郁，悲伤欲哭等病症。

润燥清热：鲜百合富含黏液质，可润燥清热，中医用治肺燥或肺热咳嗽等常能奏效。

改善血液：百合所含秋水仙碱等生物碱能预防免疫抑制剂环磷酰胺引起的白细胞减少症，升高血细胞数量。

【功能主治】

清心除烦，润肺止咳，美容养颜，宁心安神，凉血。主治心肺阴虚，肺虚久咳，肺热肺燥，热病后余热未清，痰血，虚烦失眠，肺痨咯血，心烦口渴，惊悸，神志恍惚等。

【药用验方】

干咳久咳，失眠心烦等： 鲜百合500克瓣开成片置盘中，加白糖适量蒸熟食。功能：润肺止咳，清心安神。

白血病： 猪脾500克烘干研粉，加百合粉500克混匀，装入胶囊，每次服2粒，3次／日。功能：改善血液。

皮肤溃疡： 百合碾粉适量，调麻油，患处以生理盐水清洗后，涂上百合粉，1次／日，5日一个疗程，共3个疗程。功能：清热润肤。

百日咳： ①百合15克，水煎，加白糖少许，冲鸡苦胆汁服，2~3次／日（1周岁以下患儿用鸡苦胆每3日1个，2岁以下每2日1个，2岁以上每日1个）。②炙百合12克，1次／日，水煎服。功能：润肺止咳。

呃逆： ①百合15克，大枣5颗，水煎服，2次／日。②百合30克，小茴香6克，五味子3克，水煎服。功能：清热止呃。

妊娠呕吐： 百合、紫菜各15克，小麦30克，加水共煎服，2次／日。功能：宁心安神，清热止吐。

肺病吐血： ①百合9克，藕节6克，水煎服。②鲜百合捣汁，和水饮，亦可煮食。功能：润肺止血。

肺痈： ①白衣百合，煮或蒸均可，频食，拌蜜蒸更好。②百合、刺儿菜各30克，白僵蚕10克，水煎服，2次／日。功能：清肺润燥。

慢性咽炎： ①百合、蜜炙桑白皮各15克，水煎，分3次服。②百合15克，去皮香蕉2个，冰糖适量，加水同炖，服食之。③绿豆20克，百合15克，冰糖适量，加水同煮，饮汤食百合、绿豆，1次／日，连服数日。功能：清咽利喉。

【食用宜忌】

百合性寒黏腻，风寒咳嗽、脾胃虚寒、湿浊内阻、大便稀溏者不宜多食。

洋 葱

洋葱又名葱头、玉葱、球葱、圆葱、胡葱、洋葱头。为百合科草本植物，是一种很普通的廉价家常菜。

国人常惧怕其特有的辛辣香气，而在国外它却被誉为"菜中皇后"，营养价值很高。

【性味归经】

性温，味辛。入脾、胃、心、肺经。

【食用方法】

生食或烹食。

【营养成分】

每100克洋葱头中，含水分86.2克，蛋白质1.1克，脂肪0.2克，糖类6.1克，粗纤维0.9克，灰分0.5克，钾147毫克，钠4.4毫克，钙24毫克，镁15毫克，磷39毫克，铁0.8毫克，锰0.14毫克，锌0.23毫克，铜0.05毫克，硒0.92微克，胡萝卜素0.02毫克，维生素B$_1$ 0.03毫克，维生素B$_2$ 0.03毫克，抗坏血酸8毫克，烟酸0.3毫克，并含气味物质如葱蒜辣素、硫醇、二烯丙基二硫化物与二烯丙基硫醚、三硫化物和少量柠檬酸盐、苹果酸盐、多种氨基酸等；在其精油中，含可降低胆固醇的含硫化合物的混合物。

【保健功效】

降胆固醇，软化血管： 油煎洋葱能抑制高脂肪饮食引起的血浆胆固醇升高，并使纤维蛋白溶解活性下降，故可用治动脉硬化。

益胃利肠，增加分泌： 对胃肠道能提高张力，增加分泌，可试用于治疗肠无力症及非痢疾性肠炎。

抗寒杀菌，抑制病毒： 洋葱鳞茎和叶子所含辛香辣味油脂性挥发物硫化丙烯能抗寒、抵御流感病毒，有较强的杀菌作用，水剂可杀灭金黄色葡萄球菌、白喉杆菌、滴虫等。

平衡营养： 洋葱富含维生素，可用治多种维生素缺乏症。

【功能主治】

理气和胃，清热化痰，健脾消食，温中通阳，发散风寒，散瘀解毒，提神健体。主治食积纳呆，腹胀腹泻，饮食减少，溃疡，创伤，妇女滴虫性阴道炎，外感风寒无汗，鼻塞，高血脂，高血压等。

【药用验方】

高血压，高血脂，动脉硬化：洋葱200克切丝，鸡蛋3个磕碗中调匀。豆油入铁锅烧热，下鸡蛋炒至结块盛出。锅中再放豆油入洋葱炒熟，然后入鸡蛋及精盐，加少许清水焖烧5分钟，撒入味精，烧沸后食。功能：化痰祛瘀，降血压降脂。

心血管病，糖尿病，癌症：洋葱300克去老皮切碎，与粳米500克共入砂锅煮粥，粥熟时酌调精盐等。功能：降血压降脂，止泻止痢，提高机体免疫能力，防癌抗癌。

外感风寒，头痛鼻塞，食欲不振等：洋葱400克去老皮，切薄片，入沸水略焯，捞起淋冷，沥水装盘；用冷开水溶化精盐，浇洋葱上，加麻油、醋调匀食。功能：疏解肌表，醒脾悦胃。

创伤，挫伤，烧灼伤：①洋葱头捣碎置碗中，将伤处置于洋葱之上，以洋葱气味熏伤口，可促进愈合。②新鲜洋葱去外皮，磨汁外擦。功能：散瘀解毒。

胃虚，厌食症：洋葱300克、精猪肉200克切细丝，肉丝内加少许生粉拌匀。锅烧热入油，下肉丝爆炒断生后盛盘中；洋葱入油锅煸出香味，下肉丝略翻炒，酌调味，洋葱九成熟时可食。功能：温中健体，辛香开胃。

感冒：洋葱500克去老皮切片，干辣椒数根切1.8厘米长的节，用碗将盐、白糖、醋、酱油、味精、湿淀粉兑成味汁。炒锅上火，放菜油烧六成热，下辣椒节和花椒适量炸成棕色，入洋葱片炒1~2分钟，烹味汁，汁收浓熟食。功能：发散风寒。

洋葱的香辣味对眼睛有刺激作用，多食易目糊和发病；洋葱辛温，热病患者及热病后不宜进食。

冬 瓜

冬瓜又名白瓜、水芝、地芝、枕瓜，属一年生攀缘草本，为葫芦科植物。其果实呈圆、扁圆、长圆筒形。

嫩瓜绿色或间有淡绿色花斑，密生刺毛，老熟时刺毛脱落，表面有一层白色蜡质粉末，肉质白色肥厚。我国各地均有栽培，夏末秋初果实成熟时采摘。去皮、子、瓜瓤，洗净食用，是夏秋两季的家常瓜蔬。

【性味归经】

性凉，味甘、淡。入肺、大肠、小肠、膀胱经。

【食用方法】

冬瓜味淡，可配以肉类及火腿、虾米、干贝等鲜香原料，一般应先刮去外皮，挖去瓤、子，再切成块、片或整形烹制，适宜于炒、蒸、煎、炸、烩等烹调方法，并可用作食品雕刻的原料。

【营养成分】

每100克冬瓜中，含水分94.6克，蛋白质0.4克，脂肪0.2

克，糖类1.6克，灰分0.2克，粗纤维0.7克，钾78毫克，钠1.8毫克，钙19毫克，镁8毫克，磷12毫克，铁0.2毫克，锰0.03毫克，锌0.07毫克，铜0.07毫克，硒0.22微克，胡萝卜素80微克，维生素B_1 0.01毫克，维生素B_2 0.01毫克，烟酸0.3毫克，抗坏血酸18毫克。

【保健功效】

利尿消肿，生津解暑，去痱止痒，清心除烦：冬瓜性凉味甘，瓜瓤略带甜味，部分地区将其生熟两吃，因其滋润多液，水分含量较多，能清热利尿消肿，解暑生津除烦，疗痱子，故最适合于夏日食用。

利尿健脾，减肥轻身，低糖消肿，和中益气：冬瓜不含脂肪，热量不高，维生素C和钾盐含量较高，含糖量和含钠盐量亦极低，所含丙醇二酸能有效抑制糖类转化为脂肪，又利尿健脾，故常吃冬瓜可减肥轻身。此外，对需要补充食物的肾脏病、水肿病、糖尿病、冠心病、动脉硬化、高血压及肥胖患者亦有良效，能消肿而不伤正气。

【功能主治】

利水消肿，润肺化痰，下气解毒，清热祛暑，生津止渴除烦。主治腹泻，胀满，水肿，淋病，小便不利，脚气，痰热喘咳或哮喘，暑热烦闷，消渴，热毒痈肿，痔瘘，还可解毒、醒酒。

【药用验方】

　　中暑：新鲜上好的冬瓜1000克去皮，除瓤、子，再将其切4~5厘米厚的长方块，入沸水中烫5～10分钟，至冬瓜肉质透明时捞出，用清水冲，压除水分，置日光下晒至半干时，用白糖拌匀，浸渍半日后，再晒3日。功能：清热生津止渴。

　　水肿，肾炎，小便不利，全身水肿：带皮冬瓜500克，加水1500毫升、盐少许，文火煮汤，1剂／日，分3次服。或冬瓜300克，赤豆30克，加水煮汤，不加盐或少加盐，每天食2次。功能：利水消肿。

　　肺中有痰，咳嗽气喘：蒜苗100克切2厘米长段，冬瓜300克去皮、瓤后切块。炒锅上火，加植物油50毫升烧至六成热，投入蒜苗略炒，再放冬瓜块，炒熟后加调料，淀粉勾芡，调味精。功能：利肺化痰。

　　高血压，动脉硬化：冬瓜200克，牛奶或羊奶250毫升，同煮至冬瓜烂熟食，1次／日，可入少量盐、味精。

　　高血压，高血脂：冬瓜汁250毫升，鲜牛奶200毫升，绵白糖、红糖各15克。冬瓜汁、红糖、白糖置容器中，入牛奶，慢速边倒边搅，充分混匀，收集在杯中，加盖置冰箱内。每日早、晚分饮。功能：清热祛风，滋阴降血压。

　　营养不良性水肿，高血压：冬瓜250克去皮、子、瓤，切薄片，与鲤鱼1条（约300克，去鳃、内脏）同入锅，加水适量，先大火煮沸，加料酒、葱花、姜末，改小火煨至鱼肉熟烂、汤稠白。功能：利水消痰，清热降血压。

　　暑热：冬瓜500克去皮、瓤切片。炒锅上火，放植物油烧热，下葱花、生姜末稍炒，随即入鲜汤100毫升，烧开后入冬瓜片、精盐等，待冬瓜熟时撒香菜，淋麻油。功能：祛暑除烦，清热解毒。

【食用宜忌】

冬瓜性偏凉，凡属脾胃虚寒者、久病者或阳虚肢冷者忌食。

黄 瓜

黄瓜又名胡瓜、王瓜、刺瓜，属葫芦科一年生攀缘状草本。基蔓生有刚毛，卷须不分杈。叶五角状心脏形，两面有粗毛，浓绿或黄绿色。花冠黄色，椭圆状披针形。瓜果柱形，幼嫩者青绿色，表皮疏生短刺，刺基有瘤状突起，老则变黄。黄瓜原产于印度，西汉张骞出使西域引进国内培植，最初称之为胡瓜。不过羯族人赵国君王反对呼北方少数民族为胡民，因此杜宝的《拾遗录》云："隋大业四年避讳，改胡瓜为黄瓜。"

【性味归经】

性寒，味甘。入肺、胃、脾、大肠、小肠经。

【食用方法】

黄瓜肉嫩多汁，芳香脆甜，生吃、凉拌、炒食、腌渍、酱制均宜。

【营养成分】

每100克新鲜黄瓜中，含水分92.8克，蛋白质0.8克，糖类2.4克，灰分0.3克，脂肪0.2克，粗纤维0.5克，钾102毫克，钠4.9毫克，钙24毫克，镁15毫克，铁0.5毫克，锰0.06毫克，锌0.18毫克，铜0.05毫克，磷24毫克，硒0.38微克，胡萝卜素90微克，维生素B_1 0.02毫克，维生素B_2 0.03毫克，烟酸0.2毫克，抗坏血酸9毫克，并含葡萄糖、鼠李糖、半乳糖、甘露糖、木米糖、果糖、咖啡酸、绿原酸、多种游离氨基酸、苷类、挥发油、葫芦素、黄瓜酶等。种子含脂肪油、亚油酸、棕榈酸、硬脂酸。黄瓜头部苦味部分成分为葫芦素A、葫芦素B、葫芦素C和葫芦素D。

【保健功效】

减肥强体，降血脂，降胆固醇：黄瓜所含丙醇二酸可抑制糖类转变为脂肪，故多吃黄瓜可减肥、预防冠心病、扩张血管、减慢心率、降血压。黄瓜中细嫩纤维素能促进胃肠蠕动，促进人体肠道内腐败物质排泄，降低胆固醇，强身健体。

健脑安神：黄瓜含维生素B1，对改善大脑、神经系统功能有利，能安神定志，治疗失眠。

降血糖：黄瓜所含葡萄苷、果糖等不参与通常的糖代谢，

144

故糖尿病患者以黄瓜代淀粉类食物充饥，血糖非但不会升高，甚至会降低。

【功能主治】

消肿止渴，除热生津，利水解毒。主治热病烦渴，咽喉肿痛，目赤火眼，小便不利，湿热黄疸，水火伤等。

【药用验方】

小儿夏季发热，口渴，多饮：黄瓜250克，豆腐500克，煎汤代茶饮。功能：清热止渴。

支气管哮喘，咽喉炎，结膜干燥：生姜15克切薄片；葱适量切葱花；蒜15克切片；金针菜15克水涨发，去蒂头；鲜黄瓜400克去两端，剁成花刀，盐腌10分钟，滗干水分；鸡蛋1个打散；酱油、醋、糖、黄酒15毫升、味精调汁。锅上火，加油烧七成热，黄瓜蘸蛋液入锅炸至黄色时捞出。锅上火，入油少许，油热时下姜片、蒜片炸出香味，再下金针菜和调味汁，烧开后下炸黄瓜片，煮入味时用湿淀粉勾芡。功能：养阴清热，利咽明目。

水火伤灼肿痛：①5月5日摘黄瓜入瓶，封住挂檐下，用时取水刷伤处。②老黄瓜1条，去子、瓤，用纱布包后挤压过滤，取原汁装瓶，用时棉花蘸之涂患处，3～5次／日，黄瓜汁以当日配用为宜。功能：止痛消肿。

水肿：①四肢水肿者，老黄瓜皮30克，加水2碗煎至1碗，2～3次／日，连续服用。或黄瓜1条，劈成两半，不去子，以醋煮一半，水煎一半，至俱烂合并一处，空心1次服完，须臾下水。②遍身黄肿者，黄瓜50克，地龙50克，共研为细末，10克／次，黄酒或茶清调下。③老黄瓜不拘量，煎水服。功能：除湿利水。

动脉粥样硬化，高血压，肥胖：黄瓜1条，西红柿1个，切片加适量盐和糖醋凉拌食。功能：降压减肥。

妇女更年期肾虚烦热：黄瓜150克，切菱形片状；紫菜15克，海米适量。锅入清汤，烧沸后投入黄瓜、海米、精盐、酱油，沸后撇沫，下紫菜，淋麻油，撒味精调匀。功能：清热益肾。

汗斑：黄瓜100克，硼砂10克。黄瓜剖开，去瓤切块，与硼砂一起水煎沸，再文火煎20分钟，取汤汁外擦患处，3次／日，3日一个疗程。功能：清热解毒。

扁桃体炎，鼻出血，慢性胃炎：黄瓜2条，花生米250克，精盐、味精、花椒油、麻油各适量。花生米煮熟，捞出后用冷水浸凉，沥尽水。黄瓜切似花生米大小的丁块，同煮熟的花生米掺在一起，入盐、味精、花椒油、麻油拌匀。功能：润肺和胃，清热止血。

咽喉炎，疮疖病，单纯性肥胖：嫩黄瓜1000克，蜂蜜250毫升。黄瓜（乳黄瓜佳）切手指粗长条状，入开水锅煮1～2沸，去锅中水，加蜂蜜后以小火边煎煮边翻炒，收去部分水汽后离火，冷却后装瓶。功能：清热解毒，消肿利水，减肥美颜。

消化性溃疡，慢性胃炎、前列腺炎：黄瓜250克，生姜100克，白酱油、醋、味精、精盐、麻油各适量。黄瓜顺长剖为两半，去瓜瓤，切条盐腌。姜去皮，剁蓉取汁，入酱油、醋、味精、盐、麻油调匀，再入黄瓜和匀。功能：利水解毒，和胃止呕。

【食用宜忌】

黄瓜性寒凉，胃寒者多食易腹痛泄泻；老年慢性支气管炎患者发作期忌食。

黄瓜诚然益处多，但脾胃虚寒或腹痛吐泻者则不宜多吃。又黄瓜生长、采摘、运输、出售过程易受大肠杆菌、痢疾杆菌、蛔虫卵等病菌污染，故生吃或凉拌前，务必洗净用开水烫过。还应注意不与含维生素较多的菠菜、辣椒、油菜混炒或与水果同吃，因为黄瓜所含维生素C分解酶会使这些果蔬中的维生素C被分解损失。高温又会使黄瓜里的维生素损耗过半，故最佳吃法为凉拌或生吃。若调入醋或蒜泥，既调味又消毒灭菌。

南　瓜

南瓜又名番瓜、倭瓜、饭瓜、北瓜、窝瓜，属葫芦科一年生藤本。茎中空五棱形，卷须分权。叶五裂似心脏形，生有稍硬茸毛，边缘略呈波状弯曲，且有小齿，叶脉间有白斑。花黄色呈漏斗形。瓜果扁圆或长圆形，表皮暗绿或绿白相间，老熟后有白粉，黄褐或赭色，有波状网纹。

【性味归经】

性温，味甘。入脾、胃经。

【食用方法】

如今，南瓜可烹饪多种菜肴，或捣烂拌入面粉等辅料制成各式糕点，风味殊美。若将南瓜削皮挖瓤，切块以油盐炒，同大米煮饭，食之香甜油润。瓜花清炒或煮汤，鲜嫩爽口。瓜子炒食，清脆香糯。

【营养成分】

每100克南瓜新鲜果肉中，含水分91.5克，蛋白质0.6克，脂肪0.1克，糖类3.5克，粗纤维0.8克，灰分0.4克，钾145毫克，钠0.8毫克，钙16毫克，磷24毫克，镁8毫克，铁0.4毫克，锰0.08毫克，锌0.14毫克，铜0.03毫克，硒0.46微克，胡萝卜素0.89毫克，维生素B_1 0.03毫克，维生素B_2 0.04毫克，烟酸0.4毫克，抗坏血酸8毫克，并含甘露醇、葡萄糖、戊聚糖、蔗糖、果胶等成分。嫩南瓜维生素C及葡萄糖较为丰富。

【保健功效】

消除毒素：南瓜含维生素和果胶，果胶有很好的吸附性，能黏结和消除体内细菌毒素及其他有害物质（如重金属中的铅、汞和放射性元素）。

保胃护胃： 南瓜中的果胶可保护胃肠道黏膜免受粗糙食品刺激，促进溃疡面愈合，适宜于胃病患者。

促进分泌，帮助消化： 南瓜所含成分能促进胆汁分泌，加强胃肠蠕动，帮助食物消化。

活跃代谢，促进造血，降低血糖： 南瓜在各类蔬菜中含钴量居首位，而钴能活跃人体的新陈代谢，促进造血功能，并参与人体内维生素B_{12}的合成，是人体胰岛细胞必需的微量元素，能增强胰岛素受体的敏感性，促进胰岛素的分泌，故可降低血糖，防治糖尿病。

【功能主治】

补中益气平喘，杀虫解毒，消炎祛痛，降糖止渴。

主治气短倦怠，久病气虚，脾胃虚弱，营养不良，便溏，哮喘，肺痈，消渴，水火伤，下肢溃疡，虫疾等。

【药用验方】

水火烫伤： ①生南瓜捣敷患处；或用老南瓜连子装瓶内，越久越佳，敷患处。②南瓜瓤贴伤口，纱布包扎。③新鲜南瓜瓤去子，浸于等量麻油内（麻油越陈越好），涂敷伤处。功能：清热解毒。

肝肾功能不全： 紫菜10克水泡，鸡蛋1个磕碗内搅匀，虾皮20克用黄酒浸，老南瓜100克去皮、瓤后切块。锅放火上，入猪油，烧热后入酱油炝锅，加适量清水，投入虾皮、南瓜块，煮约30分钟，再入紫菜，10分钟后把搅好的蛋液倒锅中，入作料调匀。功能：护肝补肾强体。

乳腺炎：南瓜（新鲜嫩者更佳）切（2~3）厘米×（1~2）厘米×0.7厘米的片3~4片，沸水中焯后立即捞起（防过熟），抖掉水珠，轻轻用1片瓜片敷于患处，待瓜变温时，如上法换1片，共敷5~10分钟，2次／日，病程短者1~2日，长者3~4日可获痊愈。若已破溃，则应在破溃处做常规换药。功能：消炎益气。

夜盲症：南瓜250克去皮、瓤后切块，猪肝250克切片，同入锅，加水1000毫升，煮至瓜烂肉熟，入作料调匀。功能：健脾养肝明目。

肺痈：南瓜500克，牛肉250克，共煮熟后食（不加油、盐），连服数次后，再服六味地黄汤5~6剂。忌肥腻。功能：补中益气。

毒蛇咬伤：小南瓜1个（约500克），白矾30克，雄黄15克，香椿叶60克，共捣泥糊，敷患处。功能：消炎祛痛。

撞伤：南瓜晒干研为细末，5~7克／次，温酒调服，肚脐以上受伤饭后服，肚脐以下受伤饭前服，全身受伤饭后2小时服。功能：活跃代谢，益血健身。

糖尿病：①南瓜250克去皮、瓤后切小块，入锅加水500毫升，煮至瓜熟，入调料。饮汤食瓜，每日早、晚各吃1次。②南瓜干燥后制成粉剂，50克／次，2次／日，开水调服，连服2~3个月。功能：降血糖，止消渴，缓解症状。

【食用宜忌】

南瓜性偏壅滞，故不宜多食，否则易生湿发黄，令人腹胀。凡患气滞中满湿阻者忌服。

《随息居饮食谱》："凡时病疳症，疸痢胀满，脚气痞闷，产后痧痘，皆忌之。"

诸瓜皆寒而南瓜独温，故对于脾胃虚寒之人，南瓜更为适宜，但因其太甜，食后容易壅气，故在煮熟起锅时加些葱花，可起到预防作用。胃热炽盛者少食。

丝　瓜

丝瓜又名蛮瓜、绵瓜、天罗瓜、倒阳菜，属一年生攀缘草本。茎有棱角，最长可达10米，卷须分权。叶掌状分裂，幼时疏生刺毛，先端渐尖，边缘具细齿。花披针形，淡黄色或黄色。瓜果下垂，呈长圆柱形，幼时表皮绿中泛粉白色，有深绿色纵纹，老熟时皮变黄绿色，瓜肉形成网状纤维。种子黑扁呈长方卵形，边缘有翅。丝瓜原产于印度尼西亚，大约宋代时引种于我国南方，如今全国各地均有栽培。二月播种，喜高温潮湿，夏秋采摘为蔬，嫩丝瓜与鸡蛋、肉片、虾仁拼配，做汤或炒食，堪称美味佳肴，清香适口。

【性味归经】

性凉，味甘。入肝、肺、胃经。

【食用方法】

丝瓜鲜绿细嫩，热天用丝瓜煲汤做菜，既能清暑解热，又能补充汗液耗损。丝瓜还适宜于炒、熬、炖、煮、拌等烹调方法，可做主料单用，亦可用配料，皆具清香鲜美之味。

【营养成分】

每100克新鲜丝瓜中，含水分92.3克，蛋白质1克，脂肪0.2克，糖类2.6克，粗纤维0.6克，灰分0.3克，钾115毫克，钠2.6毫克，钙14毫克，镁11毫克，磷29毫克，铁0.4毫克，锰0.06毫克，锌0.21毫克，铜0.06毫克，硒0.86微克，胡萝卜素90微克，维生素B_1 0.02毫克，维生素B_2 0.04毫克，烟酸0.4毫克，抗坏血酸5毫克，并含丝瓜苦味素、多量黏液、瓜氨酸、皂苷、木聚糖等。

【保健功效】

平衡营养：丝瓜中维生素C含量较高，可用于抗坏血病和预防各种维生素C缺乏症。

益智健脑：丝瓜中维生素B1等的含量高，有利于小儿大脑发育及中老年人保持大脑健康。

抗炎抑癌，驱虫清肠，化痰排脓：丝瓜子中所含葫芦素有抗肝炎功能，并对鼻咽癌KB细胞或Hela细胞有抑制细胞毒活性的作用，且可驱肠虫、化痰排脓。

降低脂质，延缓衰老：丝瓜叶可降低血清、心肌的过氧化脂质，故能抗衰老。其藤茎汁液可保持皮肤弹性，能美容去皱。

润喉止咳，化痰平喘：丝瓜藤煎剂能止咳、化痰、平喘。

【功能主治】

凉血解毒，清热化痰，止咳平喘，通经活络，祛暑除烦。主治热病身热烦渴，肠风痔漏，痰喘咳嗽，血淋，崩带，疔疮痈肿，妇女乳汁不下。丝瓜子有利水除热之效。

【药用验方】

小儿百日咳：生丝瓜1000克，切丝绞汁，按10∶1比例入蜂蜜搅匀服。功能：清热化痰止咳。

小儿痘疹：老丝瓜近蒂取10厘米，砂瓶内固济，桑柴火烧存性研为末，如数配砂糖捣饼，时时吃，食尽为佳。功能：清热凉血。

中暑，痃夏，慢性气管炎，支气管哮喘：丝瓜500克，白糖、精盐、麻油、味精、醋、葱花、生姜丝各适量。丝瓜刮去外皮，用清水冲洗，加盐、葱、姜入味后，捞出晾干或晒干。然后丝瓜切片，加白糖，中火蒸至糖溶化，加醋、味精、麻油等拌匀食。功能：祛暑解毒，通络行血。

心慌心悸，心跳过速，神经衰弱：丝瓜藤往根上量33厘米处切断，把断头入玻璃瓶内，用胶布或布包好（固定），1晚可接1瓶藤汁，入100克冰糖或白糖，2次／日，1汤匙／次，空腹时服。功能：清凉安神。

水肿，腹水，水蛊腹胀：①老丝瓜（去皮）1条剪碎，与巴豆14粒同炒，豆黄去豆，瓜同陈仓米再炒熟，去瓜，研米为末，糊丸如梧桐子大，100丸／次，白汤送下。②丝瓜络100克，水煎服。功能：通络行血。

头痛：鲜丝瓜根100~150克（干品200克，秋季挖出阴干），剁成小段；瘦猪肉200克切薄片。丝瓜根加水煮沸20分钟后捞起，入瘦猪肉，加少许食盐，趁热吃肉喝汤。功能：抗病抑菌。

胆结石：丝瓜络煅存性，研为细末；金钱草30~60克，煎后加酒数滴。上药汁送服丝瓜络末，9克／次，2次／日。功能：通络活血。

酒痢便血，腹痛：①干丝瓜（烧存性）、槐花各等份，研为末，10克／次，饭饮调服。②干丝瓜1条，连皮烧存性研为末，空心酒调服10克。功能：清热凉血。

【食用宜忌】

丝瓜性寒滑，多服能滑肠致泻，脾虚便溏者不宜食；另不可生食。

粤丝瓜全植物有杀昆虫作用，果实含氢氰酸，对鱼毒性很大。

健康饮食养生宝典

杂粮野菜养生宝典

杨晓华 / 主编

江西科学技术出版社

图书在版编目（CIP）数据

健康饮食养生宝典 . 4，杂粮野菜养生宝典 / 杨晓华
主编 . — 南昌：江西科学技术出版社，2020.12

ISBN 978-7-5390-7518-1

Ⅰ . ①健… Ⅱ . ①杨… Ⅲ . ①杂粮－食物养生②野生
植物－蔬菜－食物养生 Ⅳ . ① R247.1

中国版本图书馆 CIP 数据核字（2020）第 175789 号

国际互联网（Internet）地址：http://www.jxkjcbs.com
选题序号：ZK2020275
图书代码：B20291-101

责任编辑　宋　涛
责任印制　夏至寰
封面设计　书心瞬意

健康饮食养生宝典 . 4，杂粮野菜养生宝典　　　　　　　　杨晓华　主编

JIANKANG YINSHI YANGSHENG BAODIAN.4，ZALIANG YECAI YANGSHENG BAODIAN

出版 发行	江西科学技术出版社
社址	江西省南昌市蓼洲街 2 号附 1 号
	邮编：330009　电话：（0791）86623491　86639342（传真）
印刷	北京一鑫印务有限责任公司
经销	全国各地新华书店
开本	880mm×1230mm　1/32
字数	96 千字
印张	5
版次	2020 年 12 月第 1 版　2020 年 12 月第 1 次印刷
书号	ISBN 978-7-5390-7518-1
定价	168.00 元（全 5 册）

赣版权登字 -03-2020-311

前／言

  在中国历代医学名著中，无论是《本草纲目》《黄帝内经》，还是现代的《中国居民平衡膳食宝塔》都一致认为，杂粮是饮食的基础、养生的根本。而野菜，则被认为是大自然的美妙馈赠，其营养价值比蔬菜要高出许多倍，而且很多野菜都具有药用价值，可以防治疾病。

  然而，由于人们现在的生活水平与日提高，越来越多的人更注重食物的美味，而不是营养，于是"高血压""高血脂""糖尿病"等一系列"富贵病"也由此产生。退一步讲，即便是没有生病，人们长期食用精米、精面，对身体的健康损害也已显而易见，如缺乏营养、亚健康等。目前，已经有一部分人开始注意调整饮食结构，将杂粮和野菜搬上餐桌，但仍有大部分人对于杂粮野菜对身体的重要意义缺乏了解，针对这种情况，我们编写了本书。

  本书以养生为宗旨，分别选取了多类杂粮和多种野菜，对它们的性味、营养、食用方法、功效等进行了一一介绍。需要提出的是，本书所选的无论是药方还是食谱，都以便于运用、功效显著为基础，因而本书中没有高深的医学理论，也没有枯燥的病症罗列，书中所述内容均为实用而存在。可以这么说，如果你是一个注重养生的人，那么本书无疑是你最佳的选择。

　　当然，由于编者水平有限，书中难免有不尽或不当之处，希望广大读者和医界同仁不吝赐教，多多批评指正。

目／录

杂粮篇

小 麦

　　小麦又名麸、淮小麦，为禾本科植物小麦的种子。有普通小麦、密穗小麦、硬粒小麦、东方小麦等品种。是我国北方人的主要食物，自古就是滋养人体的重要食物。

【性味归经】
　　性凉，味甘。入心、脾、肾经。

【食用方法】
　　小麦可磨粉，即俗称的面粉。可制作多种面制品。将小麦淘洗，漂于水面上的叫"浮小麦"，沉于水底的叫"全麦"，全麦食品营养价值高，因此，应多食用全麦食品。

【营养成分】

每100克可食部分含蛋白质7.2克，脂肪1.3克，糖类77.8克，粗纤维0.2克，钙20毫克，磷101毫克，铁2.7毫克，维生素B_1 0.06毫克，维生素B_2 0.07毫克，烟酸1.1毫克。

【保健功效】

小麦有养心益肾、生津止汗、除热止渴、镇静益气、健脾厚肠的功效，适用于舌燥口干、心烦失眠、体虚多汗等症。

【食疗验方】

虚烦不眠，夜寐盗汗，神疲乏力，记忆力减退，健忘症：浮小麦30克，黑豆30克，莲子、黑枣各7枚，冰糖少许。将上述四味原料同煮汁、滤渣，放入冰糖少许，溶解后当茶饮用。功能：疏通心肾。

糖尿病，单纯性肥胖症，脂肪肝，高脂血症，高血压：麦麸50克，玉竹10克，甘草2克。先将玉竹去杂，洗净后切片，晒干或烘干，研为细末，与麦麸充分混匀，一分为二，装入袋中。每日2次，每次取1袋，用沸水冲泡后当茶饮用，一般每袋可连续冲泡3~5次。功能：补虚健脾，生津止渴，降糖降脂。

慢性腹泻，失眠症，癔症，乳腺炎：小麦100克，红枣20枚，桂圆肉20克，糯米100克，白糖适量。将小麦淘洗干净，加热水浸涨，倒入锅中，加水煮熟，取汁水，加入淘洗干净的糯米、洗净去核的红枣和切碎的桂圆肉，用大火烧开后转用小火煮成稀粥，调入白糖即成。每日早、晚两次食用。功能：清热除烦，利尿止渴。

糖尿病，失眠症，癔症，冠心病，慢性胃炎，习惯性便秘：小麦100克，红枣15枚，糯米50克。将小麦、红枣、糯米分别洗净，一同入锅，加水适量，先用大火烧开，再转用小火煮成稀粥。每日早、晚两次食用。功能：养心安神，除烦止渴。

心烦失眠者：小麦30克，莲子心10克，粟米50克。将小麦放入锅内，加水适量，煎汤去渣，留汁，再下入莲心加适量水，加入粟米用小火煮粥，煮至米烂粥熟，出锅即成。功能：养血安神，除烦养心。

神经衰弱，失眠症，贫血，慢性胃炎，鼻出血，痔疮出血：面条200克，菠菜150克，猪排骨汤250毫升，精盐、味精、胡椒粉各适量。将猪排骨汤煮开后加入精盐、味精和胡椒粉调好味，待用。锅内放水，烧开后下入面条，用筷子拨散，煮熟后捞出，装入碗内，浇上调好味的猪排骨汤。将菠菜择洗干净，放入开水锅中烫熟，捞出后控净水，切段后分放在每碗面条上即成。功能：养血安神，通利肠胃。

【食用禁忌】

糖尿病患者忌多食。

制作面食时忌放面碱过多或吃面条及水饺时弃汤不饮，否则可损失面食中维生素、无机盐等营养成分。

忌过食精细面粉。小麦粒由表皮、糊粉层、胚乳和胚4部分构成，麦粒外层表皮、糊粉层、胚含丰富的蛋白质、脂肪，而B族维生素含量少。加工时外层富含营养成分是淀粉，其他营养成分甚少，尤其是B族维生素含量更少。加工时外层富含营养的成分往往被破坏掉，加工越细则损失越多。精粉主含的是胚乳层的成分，长期食用会导致食欲减退、四肢无力，甚至皮肤干燥、脚气等营养缺乏性疾病。

忌泡食。馒头泡食将使还没有来得及咀嚼就形成的食糜团入胃，对消化不利，且泡食的汤水还冲淡了胃液而影响消化吸收。

荞　麦

荞麦又名乌麦、花荞、甜荞、荞子、三角麦、净肠草、鹿蹄草等。荞麦能比其他谷类提供更全面的蛋白质，是素食者的极佳选择。全国各地均有栽培。

【性味归经】

性凉，味甘、微酸。归脾、胃、大肠经。

【食用方法】

荞麦像小麦一样，多磨成粉食用。荞麦可以熬粥，可以做成面饼、面包、菜团子、扒糕等。有些地方用荞麦面包饺子，也很有特色。此外，荞麦面看起来色泽不佳，但用它做成扒糕或面条佐以麻酱或羊肉汤时，别具一番风味。

【营养成分】

每100克可食部分含蛋白质9.3克，脂肪2.3克，食物纤维6.5克，糖类66.5克，维生素B_1 3毫克，维生素B_2 0.16毫克，烟酸2.2毫克，钙47毫克，磷297毫克，铁6.2毫克，钾4.1毫克，钠4.7毫克。

【保健功效】

荞麦能促进人体葡萄糖代谢，是预防、治疗糖尿病的极好的天然食品。

荞麦秧叶中含多量芦丁，煮水常服可预防高血压引起的脑出血。此外还含有烟酸，能降低血脂，防止高血压和心脏病的发生。荞麦纤维素含量高，有利便作用，并能预防各种癌症，具有开胃宽肠、下气消积的作用。荞麦适用于肠胃积滞、慢性泄泻、痢疾、糖尿病、瘰疬等症。

【食疗验方】

肠胃不适：荞麦面500克，猪油适量，白菜500克，其他调料适量。白菜去杂洗净，剁碎，挤去部分水分，放回盆内，加入精盐、味精、葱花、姜末拌匀成馅。将荞麦面放入盆内，加水和成面团，做成饺皮，包入馅成饺坯，入笼蒸熟，出笼即成。功能：润燥温胃。

神经衰弱，疲劳综合征：荞麦面250克，红糖适量，将荞麦面加水拌匀，放在案板上揉匀，搓成长条，切成面剂，擀成圆面包，包入红糖成饼。将锅烧热，放入荞麦饼坯，烙至熟透，出锅即成。功能：滋阴润燥。

高脂血症，脂肪肝，动脉硬化症，糖尿病，慢性前列腺炎，阳痿，早泄，习惯性便秘：荞麦面400克，韭菜200克，精盐、味精、胡椒粉、植物油各适量。将韭菜洗净，切成细末。荞麦面加入适量水拌匀成糊状，加入韭菜末、精盐、味精、胡椒粉拌匀。锅上火烧热，用植物油擦锅后，倒入荞麦韭菜糊摊平，翻动，至两面焦黄、香熟，盛盘即成。功能：消积行气，活血散瘀。

暑热症，疰夏，糖尿病，麻疹透发不畅，疔疮疮肿，慢性皮炎，自汗，盗汗：荞麦100克，绿豆100克，大米50克，小茴香、精盐、味精各适量。荞麦、绿豆、大米、小茴香分别去杂，洗净，晒干或烘干，研成细末。将全部用料一齐放入砂锅内，加水适量，用大火煮沸后，改小火煮成粥，加入精盐、味精拌匀，再稍煮片刻即成。每日早、晚两次食用。功能：清热消暑，健脾除湿。

慢性前列腺炎，习惯性便秘，阳痿，早泄：荞麦面250克，蒜泥汁等调料适量，将荞麦面用冰水调成稀糊状，盛在大碗中，上笼蒸熟，凉凉，扣出。用小刀削成面鱼，码在碗上，上面拌些蒜泥汁、酱油、醋、辣椒油、芥末等。功能：补肾益精。

【食用禁忌】

脾胃虚寒者忌服。《得配本草》："脾胃虚寒者禁用。"《本草纲目》："若脾胃虚寒人食之，则大脱元气而落须眉，非所宜矣。"

体虚气弱者忌久食、多食。《千金要方》："荞麦食之难消。"《本草图经》："荞麦忌多食，亦能动风气，令人昏眩。"《医林纂要探源》："荞麦，春后食之动寒气，发痼疾。"

肿瘤患者慎食。

忌与平胃散同食。

过敏体质者慎用。荞麦含大量蛋白质和其他致敏物质，可诱发或加重过敏者的过敏反应。荞麦花含红色荧花色素，部分人食后易产生光敏感症（即荞麦病），表现为耳、鼻等缺乏色素部位发炎、肿胀，还可发生结膜炎、咽喉炎、支气管炎、眼部黏膜发炎等，有时还会出现肠道、泌尿系统的刺激症状等。

大　麦

大麦是禾本科一二年生或越年生草本植物。又名倮麦、裸麦、牟麦、饭麦。大麦分有稃和无稃两种。有稃大麦就是通常所指的大麦，无稃大麦指的是青稞（裸大麦）。我国是世界上最早栽培大麦的国家之一，青藏高原是大麦的发祥地。

【性味归经】

性凉，味甘、咸。入肠、胃、肾、膀胱经。

【食用方法】

大麦可用于煮粥、糊，磨面制成饼、糕，或做酱、酿酒亦可。

【营养成分】

每100克可食部分含蛋白质10.2克，脂肪1.4克，糖类63.4克，膳食纤维9.9克，钙66毫克，磷381毫克，铁6.4毫克。此外，还含有维生素B_1 0.43毫克，维生素B_2 0.14毫克，烟酸3.9毫克。大麦胚芽中，维生素B_1的含量较小麦更多。

【保健功效】

具有益气补中、补充营养、开胃宽肠、疏肝理气、下气消积的作用。大麦含尿囊素，以0.4%~4%的溶液局部应用能促进化脓性创伤、顽固性溃疡的愈合，可用于治疗慢性骨髓炎、胃溃疡。

【食疗验方】

厌食症，吸收不良综合征，小儿伤食症，慢性胃炎：大麦芽30克，谷芽20克，神曲15克。将大麦芽、谷芽、神曲同入锅中，加水适量，大火煮沸，改用小火煎煮30分钟，去渣，取汁即成。每日早、晚两次分饮。功能：健脾开胃，消食和中。

慢性胃炎，消化性溃疡，溃疡性结肠炎，口腔溃疡，痔疮出血：大麦仁100克，红糖适量。将大麦仁研碎，入锅加水煮成粥后，放入适量红糖，搅匀食用。每日早、晚两次食用。功能：益气和胃，消积宽肠。

肝郁气滞，横逆犯胃的两胁胀满，饮食无味：大麦芽30克，青皮10克。两种材料同煎，取汁，去渣。代茶饮用，不拘时温服。功能：疏肝理气，和胃。

　　口腔溃疡，口腔炎，慢性气管炎，高脂血症，动脉硬化症：大麦仁270克，糯米、红糖各30克。将大麦仁淘洗干净，用水泡2小时备用。将锅置火上，加入水，下入大麦仁，用大火熬煮；待大麦仁开花，放入糯米，锅开一会儿，转小火熬煮至米烂粥稠。分盛碗内，撒上红糖拌匀即成。每日早、晚两次食用。功能：健脾益气，和胃宽肠，润肺生津。

　　脂肪肝，高脂血症，高血压：大麦仁500克，黄豆200克。将大麦仁、黄豆分别去杂，洗净，磨成稀糊后混匀。煎锅烧热，用勺盛稀糊入锅，摊成一张张很薄的煎饼即成，当点心食用，量随意。功能：宽中化积，活血化瘀。

　　哺乳期产妇用于断奶回乳：炒大麦芽30~60克。将炒大麦芽加水适量，煎煮1小碗。每日1剂，不拘时，当茶温饮。功能：退奶回乳。

　　回乳消胀，乳汁难回：大麦芽100克。将大麦芽洗净，入锅，加水适量，大火煮沸，改小火煎煮30分钟，去渣取汁即成。每日早、晚两次分饮。功能：回乳消胀。

【食用禁忌】

　　忌久食炒熟的大麦。大麦炒熟后性温热，久食易助热化火，故素有内热者不宜食。

　　体虚寒、大便溏薄者少食或不食。

薏 米

薏米又名薏苡仁、苡米、米仁、玉秋、起实、解蠡、药玉米、六谷米、菩提珠等。为禾本科一年生或多年生草本植物薏苡的成熟种仁。薏米在我国栽培历史悠久，是我国古老的药食皆佳的粮食之一。薏米营养价值很高，被誉为"世界禾本科植物之王"；

【性味归经】

性微寒，味甘、淡。入脾、胃、肾、大肠经。

【食用方法】

薏米可以当粮食吃，是一种很好的杂粮。薏米煮熟后，味道与普通大米相似，又容易消化吸收。煮粥既可充饥，又有滋补作用。薏米为清补利湿之品，具有健脾渗湿、抗疲劳的作用，故在养生保健食疗中常被应用。

【营养成分】

每100克可食部分含蛋白质12.8克，脂肪3.3克，膳食纤维2克，糖类69.1克，钙42毫克，磷217毫克，铁3.6毫克。此外，还含有维生素B_1 0.22毫克，维生素B_2 0.15毫克，烟酸2毫克，以及薏米脂、薏米油谷固醇、生物碱等。

【保健功效】

薏米具有利水渗湿、健脾止泻、解热、镇静、镇痛、抑制骨骼肌收缩、补肺、清热、除痹、排脓等功效，用于治疗泄泻、湿痹、水肿、慢性肠炎、阑尾炎、风湿性关节痛、尿路感染、肠痈、肺痈、淋浊、白带等病症，常用于久病体虚及病后恢复期，是老人、儿童较好的药用食物，还可美容健肤、治扁平疣等。薏米还有抗癌作用，以薏米煮粥食，可作为防治癌症的辅助性食疗法。薏米宜与粳米煮粥食用，经常食用有益于解除风湿、手足麻木等症，并有利于皮肤健美。《本草纲目》谓其"健脾益胃，补肺清热，去风散湿。炒饭食，治冷气；煎饮，利小便热淋"。《本草经疏》说"薏苡仁性燥能除湿，味甘能入脾，并补益其脾，尚有止泄之功效"。

【食疗验方】

贫血：薏米50克，黑豆30克，红糖适量。将黑豆与薏米洗净后同煮成粥，加红糖调味。每日两次，温热食用。功能：益气补血。

慢性胃炎，消化道癌症：薏米200克，菱角300克。将薏米、菱角洗净（菱角去壳），晒干或烘干，研为极细粉末，瓶装，备用。注意防潮。用沸水冲泡后，放小火上炖3~5分钟，即可饮用。每日两次，每次50克。功能：益气健脾，清热抗癌。

慢性腰腿痛，风湿性关节炎，尿路结石，营养不良性水肿：薏米150克，糯米500克，酒曲适量。将薏米煮成稠米粥，糯米煮成干米饭，然后二者混合，待冷，加酒曲拌匀，发酵成为酒酿即可。每日两次，每次50克。功能：健脾祛湿，强筋壮骨。

肺脓肿，肺癌，肠癌： 薏米300克。将薏米淘洗净，杵碎，加水3000毫升，煎煮至1000毫升。每日3次，每次50毫升，温饮。功能：清热排毒，防癌抗癌。

食欲不振，自汗，盗汗，肺脓肿，肺结核，尿路感染： 薏米30克，大米100克，红糖适量。将薏米、大米洗净加水共煮粥，待粥熟时加红糖调匀即成。每日早、晚两次食用。功能：健脾和胃，清热利水。

热证，慢性腹泻，自汗，盗汗，肺结核，颈淋巴结核，尿路感染，月经不调： 薏米50克，去芯莲子30克，百合20克，大米60克，红糖适量。将薏米、莲子、百合洗净，放入锅中，加水煮烂，再与大米一同煮粥，加入红糖调味即可。每日早、晚两次食用。功能：滋阴补虚，健脾止泻。

【食用禁忌】

忌放面碱煮食，否则会破坏薏米所含维生素，降低营养价值。

脾虚无湿者，汗少者，孕妇（早期）慎服，因其涩肠。《本草经疏》："凡病大便燥，小水短少，脾虚无湿者忌之，妊娠禁用。"《随息居饮食谱》："脾弱便艰，忌多食，性专下达，孕妇忌之。"《饮食须知》："因寒筋急，不可食，以其性善者下也。妊妇食之坠胎。"

形体瘦弱者忌多食。因薏米甘淡渗利，可竭阴耗液。形体瘦弱者阴常不足，食之可躁动浮火，出现阴虚火旺的症状。

滑精、精液不足、尿多者忌服。《本草通玄》："下利虚而下陷者，非其宜也。"《得配本草》："肾水不足、脾阴不足、气虚下陷、妊娠，四者禁用。"

糯　米

糯米又名元米、江米、稻米，为禾本科一年生草本植物糯稻的种仁，是家中常用粮之一。因其香、糯、滑，常被用来制成风味小吃，深受人们喜爱。比如逢年过节，很多地方都有吃年糕的习俗，而年糕正是用糯米做成的。

【性味归经】

性温，味甘。入脾、胃、肺经。

【食用方法】

糯米几乎不含直链淀粉，故最易变性而糊化，煮熟后黏性很强，光泽明亮，不易回生，口感油润滑腻。常用于制作糕点、小吃等。烹调应用中，可作为糯米鸭之类的填料，以及珍珠丸子的滚粘料。此外，糯米还可用于酿酒等。

【营养成分】

糯米中含有蛋白质、脂肪、糖类、钙、磷、铁、维生素B₁、维生素B₂、淀粉等营养成分，可煮粥、酿酒，常食对人体有滋补作用。每100克可食部分含蛋白质6.7克，脂肪1.4克，糖类76.3克，粗纤维0.2克，钙19毫克，铁6.7毫克，维生素B_1 0.19毫克，维生素B_2 0.03毫克，烟酸2.0毫克。

【保健功效】

糯米有补中益气、养胃健脾、固表止汗、止泻、安胎、解毒疗疮等功效。可用于虚寒性胃痛、胃及十二指肠溃疡、糖尿病消渴多尿、气虚自汗、脾虚泄泻、妊娠胎动、痘疹痈疖诸疮等症状。《本草纲目》说："糯米暖脾胃，止虚寒泄痢。"唐代名医孙思邈称："糯米，脾病宜食，益气止泄。"糯米用来煮粥、酿酒、熬汤、做糕点或粽子食用，具有补脾温胃、活血补血、通乳的功效。

【食疗验方】

月经不调：阿胶30克，黑糯米100克，红糖适量。将黑糯米淘洗干净，阿胶捣碎。将锅上火，加水适量，放入黑糯米煮粥，待粥煮至将熟时，放入阿胶，边煮边搅匀，再煮开两三次，加入红糖，稍煮即成。功能：滋阴补虚，养血止血。

湿疹，瘙痒：初开莲花5朵，糯米100克，冰糖适量。将莲花用水洗净，掰成单片；糯米淘洗干净；冰糖用温水化开。将锅上火，加水，放入糯米煮粥，煮至粥快熟时，放入莲花瓣及冰糖，再煮片刻即成。功能：活血止血，祛湿消风。

呕吐水泻，胃腹绞痛：高良姜30克，糯米60克。姜切片，糯米淘洗干净。将锅上火，加水约600毫升，放入姜片，熬汁，去渣，加入糯米，用小火煮粥。功能：养胃止泻。

慢性胃炎：豆浆1碗，糯米50克，白糖适量。糯米去杂，洗净，放入锅内，加水适量，煮至米将熟时，加入豆浆、白糖，煮沸后再稍煮一段时间，出锅即成。功能：养胃和脾，清肺润燥。

功能性子宫出血：小蓟炭30克，糯米锅巴50克。将以上两种材料共加水煎汤，取汁。代茶饮用，每日1剂。功能：凉血止血。

胎动不安：糯米30克，黄芪15克，川芎5克。将以上材料同入锅，加水1000毫升，煎至500毫升，去渣即成。每日两次，温热饮服。功能：调气血，安胎。

虚寒久痢：糯米稻谷500克，姜适量。糯米稻谷炒出白花，去壳，用姜榨汁拌湿，再炒为细末，然后用汤水连服3次。功能：养胃驱寒。

萎缩性胃炎，胃酸缺乏症，糖尿病，咽喉炎：糯米200克，绿豆50克，杨梅90克。将绿豆淘洗干净，用水浸泡4小时。杨梅洗净。糯米淘洗干净后与泡好的绿豆一并放入锅内，加入适量水，用大火烧开，转小火熬至熟烂时，加入杨梅搅匀即成。每日早、晚两次食用。功能：健脾消食，生津解渴。

【食用禁忌】

　　发热，湿热痰火，咳嗽痰黄，黄疸，脾滞腹胀者忌

食。《名医别录》：“温中，令人多热，大便坚。”

忌多食。《饮食须知》：“多食发热，壅经络之气，令身软筋缓，久食发心悸及痈疽疮疖中痛。同酒食之，令醉难醒。”《得配本草》：“多食昏五脏，缓筋骨，发风气，生湿热，素有痰热风病及脾病不能转输者食之最能发病成积，患者及小儿最忌之。”

糖尿病患者忌多食。

婴幼儿、老年人、病后脾胃虚弱、消化力弱者忌食。糯米黏腻难化，做糕饼更难消化。《本草求真》：“凡老人、小儿、病后均忌。”

忌食冷自来水所煮的饭，因冷自来水含大量氯气，它在煮饭过程中会破坏粮食中的维生素B_1；若用烧沸的水煮饭，则氯气可随水汽蒸发而避免维生素的损失。

玉　米

玉米又名苞谷、玉蜀黍、玉麦、苞米、番麦、御米、玉高粱、红须麦等，为禾本科植物玉蜀黍的种子。部分地区以玉米作为主食。玉米是粗粮中的保健佳品，多食玉米对人体的健康非常有利。全国各地均有栽培。

【性味归经】

性平，味甘。入胃、脾、膀胱、大肠经。

【食用方法】

嫩玉米可整个煮熟食用。干玉米可磨碎煮粥或做面饼、蒸糕。玉米经过加工后，可制作罐头、面包、饼干、糕点、饮料等美味可口的食品。玉米亦可做成爆米花食用。

【营养成分】

每100克可食部分含蛋白质8.7克，脂肪3.8克，食物纤维6.4克，糖类66.6克，维生素B_1 0.21毫克，维生素B_2 0.13毫克，烟酸2.5毫克，钙14毫克，磷218毫克，铁2.4毫克，锌1.7毫克，钾300毫克，钠3.3毫克。还含有生物碱、玉蜀黍黄素等类胡萝卜素、槲皮素、异槲皮苷、果胶、硫脂等。

【保健功效】

调中开胃，益肺宁心，止血降压，清利湿热，利尿利胆。对治疗食欲不振、肝炎水肿、尿道感染、高血压、糖尿病、咯血、鼻衄、肝炎等病有较强的疗效。玉米中富含维生素E、卵磷脂及谷氨酸，对健脑、抗衰老有良好的作用。玉米含有较多的维生素A，对视力十分有益。富含的纤维素，可吸收人体内的胆固醇，将其排出体外，可防止动脉硬化，还可加快肠壁蠕动，防止便秘，预防直肠癌的发生。玉米含的镁元素，可舒张血管，防止缺血性心脏病，维持心肌正常功能，是高血压、冠心病、脂肪肝患者的首选食品。玉米内含有的赖氨酸、谷胱甘肽、硒等成分有较好的抗癌作用。玉米须有平肝利胆、泄热利尿的功效，对治疗高血压、糖尿病、胆结石、肾炎水肿、黄疸型肝炎等症有较好的疗效。

【食疗验方】

单纯性肥胖症，颈淋巴结肿大，单纯性甲状腺肿大：玉米须100克，虾皮30克，豆腐400克，紫菜5克，黄酒、精盐、麻油、味精各适量。将玉米须加水煮20分钟，去渣留汁。虾皮用黄酒浸发后加水煮5分钟，再投入用沸水烫过的豆腐块，倒入玉米须汁，撒上撕碎的紫菜，调入精盐、味精、麻油即成。功能：清热利湿，补碘，补钙。

肥胖症，脂肪肝，动脉硬化，慢性胃炎，高脂血症：鲜嫩紫色玉米棒250克。将玉米棒洗净，放入砂锅中，加足量水，大火煮沸后，改用小火煨煮1小时，待玉米用竹筷触之即凹陷即成。每日早、晚两次食用。功能：健脾和胃，补虚降脂。

胆囊炎，胆结石，糖尿病，高血压，肾炎水肿：玉米须100克。将玉米须放入砂锅中，加适量水，煎煮片刻，即可饮用。功能：泄热，利尿，利胆平肝。

慢性胃炎，动脉硬化，高血压，习惯性便秘，痔疮出血：玉米粉500克，黄油100克，白糖50克，鸡蛋250克，泡打粉5克，香草片1片，植物油适量。将黄油溶化后，加入白糖搅匀，打入鸡蛋，再搅匀，放入泡打粉、玉米粉、香草片，搅拌均匀成面糊。将烤盘放上不同形状的模子，在模子内抹上一层植物油，倒入面糊，放进烤箱，烤至香熟即成。功能：健脾和胃，补虚降压。

动脉硬化，高血压，冠心病，心肌梗死：玉米粉200克，粳米200克，将玉米粉加适量冷水，调成糊状；粳米淘洗干净。将锅上火，加入适量水烧热，下入粳米烧沸，粳米将熟后，放入玉米糊，再用小火烧煮，煮至粳米烂熟成粥即成。

肾炎，泻痢，糖尿病：玉米面150克，绿豆100克。将绿豆去杂洗净，玉米面用凉水浸透和成玉米面糊。将锅上火，加水适量，放入绿豆，煮熟后，徐徐下入玉米面糊，不断搅动，防止煳锅，烧沸后，再改用小火煮至成粥。功能：清热解毒，调中开胃。

尿道结石，肾结石，肝胆结石：玉米须60克，金钱草60克，绿茶5克。同入锅，加水浸过以上3种材料，煮沸15分钟即可饮用。功能：清热化湿，利尿便石。

习惯性流产：玉米嫩衣1只。将玉米嫩衣切碎，煎水饮用。从孕后开始饮用，流产月份（上次流产时期）将用量加倍，一直饮用至足月为止。功能：清热利尿，固胎。

产后虚汗症：玉米心30克，白糖适量。将玉米心切碎，加水煎汤加白糖适量即可。每日饮用1~2剂。功能：益气健脾，止汗。

【食用禁忌】

禁食变质玉米。玉米受潮霉坏变质会产生黄曲霉素，可致癌。

忌单独长期食用。玉米所含维生素PP为结合型，普通食用方法不易分解，很难为人体所利用。若不加处理，长期以玉米为主食者易患癞皮病（即维生素PP缺乏病，典型表现为皮炎、腹泻、痴呆等），而在煮玉米时适量加些小苏打食用即可避免。《药性切用》："久食则助湿损胃。鲜者助湿生虫，尤忌多食。"

脾胃虚弱者忌食，否则易致腹泻。

阴虚火旺型干燥综合征、糖尿病、更年期综合征患者忌食爆玉米花，否则易助火伤阴。

高　粱

高粱又名蜀秫、木稷、荻粱、芦粟，为禾本科植物蜀黍的种仁，是人类最早培育的作物之一。我国是世界上栽培高粱最早的国家之一。高粱米的营养价值高于粳米，为我国北方居民的主食之一。

【性味归经】

性温，味甘、涩。入肺、脾、胃、大肠经。

【食用方法】

多煮粥或饭食用，亦可磨成粉后食用。还可炒食、做糕。高粱籽粒除了供食用外，还是制粉、酿酒的重要原料。著名的贵州茅台酒、山西汾酒、竹叶青等，都是由优质的高粱酿制的。

【营养成分】

每100克红高粱米含蛋白质8.4克，脂肪2.7克，糖类75.6克，粗纤维0.6克，灰分1.3克，钙7毫克，磷188毫克，铁4.1毫克，维生素$B_1$2.26毫克，维生素$B_2$0.09毫克，维生素B_3（烟酸）1.5毫克。

【保健功效】

温中，利气，止泻，和阴阳，补脾胃，止霍乱。适用于下痢及小便湿热不利。高粱糠皮含大量鞣酸、鞣酸蛋白，能较好地收敛止泻，可治消化不良。

【食疗验方】

甲状腺功能亢进：高粱酒500毫升，紫菜60克，黄药子30克，把紫菜、黄药子放入瓶中，渗入高粱酒，浸泡7~10日即成。功能：清热解毒，消瘿散结。

肾气不足，营养失调，小儿遗尿，小便频数：桑螵蛸20克，高粱米50~100克。将桑螵蛸用水煎熬3次，过滤后收集其汁液500毫升。将高粱米淘洗干净，放入锅内，掺入桑螵蛸汁，置火上煮成粥，至高粱米煮烂即成。功能：健脾补肾，止遗尿。

老年前列腺炎，小便淋痛：车前子60克，绿豆50克，橘皮15克，通草10克，高粱米100克。将车前子、橘皮、通草用纱布包好，煮汁去渣，入绿豆和高粱米共煮粥。

骨折，脱位：高粱酒2500毫升，当归、枸杞子各45克，三七、杜仲、熟地黄、虎骨、木瓜、五加皮各30克，续断23

克，沉香7.5克，黄芪22克，白人参、何首乌、羌活、独活各15克，西红花4.5克，冰糖250克。将上药捣碎，与高粱酒同置入容器中，密封浸泡15日以上，加入冰糖溶化后即可服用。中午、晚上各1次，每次饮服30毫升。功能：养血舒筋，补肾壮骨，祛风利湿。

小儿消化不良：红高粱50~100克，红枣10~25克。先把红枣剖开去核，把枣肉放入锅内炒焦。把红高粱炒黄后，同红枣一并研成细粉。把细粉加水和匀后，按常法做成小饼10~20块，蒸熟即可。每次当点心细细嚼食1~2块，也可研粉后，用开水冲服。2岁以内儿童每次10克；3~5岁儿童每次15克，连用7~10天。功能：益气，温中，健脾。

【食用禁忌】

糖尿病、便秘患者慎用。

忌加面碱煮食。食物中的维生素B_1在酸性环境中稳定，在碱性环境中易破坏。煮食时放面碱，则可使食物所含的维生素B170%以上遭到破坏。

禁生嚼高粱苗，因其有毒。

忌常食加热后放置的高粱米饭或煮剩的高粱米饭。煮饭时，当温度达到糊化温度时淀粉分子就会熟化，刚熟化后松软可口适合食用。若置空气中缓慢冷却，已经糊化的淀粉分子会自动组合成不易再糊化的结构（淀粉的老化），会降低营养价值。

燕　麦

　　燕麦又名雀麦、野麦、爵麦、牡姓草、野小麦、野大麦等，是禾本科一年生草本植物，是重要的饲草、饲料及粮食兼用作物。按其外性状分为两大类，即带稃型和裸粒型，前者又称为皮燕麦，后者又称裸燕麦，世界各国栽培的燕麦主要是带稃型，绝大部分用于饲料。我国栽培的燕麦90％以上是裸燕麦，几乎全部是用于食用。裸燕麦在华北称之为莜麦，俗称油麦；西北称之为玉麦；东北称之为铃铛麦（现在也多称莜麦）。

【性味归经】

　　性平，味甘。入脾、胃、肝经。

【食用方法】

　　燕麦可煮饭或煮粥食用。燕麦片是用燕麦的细面加工制成的，可用开水冲服。

【营养成分】

　　每100克可食部分含蛋白质15克，脂肪6.7克，膳食纤维5.3克，糖类61.4克，钙186毫克，磷291毫克，铁7毫克。此外，还含有维生素B_1 0.3毫克，维生素B_2 0.13毫克，维生素B_3（烟酸）

1.2毫克。

【保健功效】

具有益肝和脾、滑肠通便的功效。《本草纲目》载，燕麦"甘平、无毒、滑肠"。食用燕麦片可以预防动脉硬化和降低血脂，控制糖尿病的发展，此外，对老年人增强体力、延年益寿也大有裨益。

【食疗验方】

高脂血症，脂肪肝，肺结核，糖尿病：燕麦面250克，粗麦粉100克，天花粉10克，薏米30克，植物油、麻油、葱花、姜末、精盐、味精各适量。先将天花粉、薏米去杂，洗净，晒干或烘干，共研成粗粉，与燕麦面、粗麦粉充分拌和均匀，放入盆中，加水适量，调拌成糊状，加适量植物油、麻油、葱花、姜末、精盐、味精，拌和均匀，备用。平底煎锅置大火上，加植物油适量，中火烧至六成热时，用小勺将面糊逐个煎成质润松脆的圆饼即成。做主食，量随意。功能：清热解毒，补虚健脾，降脂降糖。

单纯性消瘦症，消化性溃疡，慢性胃炎，胃肠神经官能症，习惯性便秘：燕麦片150克，牛奶250毫升，白糖适量。锅内加适量水，烧沸，倒入燕麦片、牛奶煮沸，用勺不断搅拌，加入白糖，即可出锅。每日早、晚两次食用。功能：补益肺胃，生津润肠。

便秘：燕麦仁150克，豌豆50克。将燕麦仁、豌豆分别去杂，洗净，放入锅内，加水适量，用大火烧沸后，改用小火煮至豌豆熟而开花，燕麦仁烂透，出锅即成。功能：健脾益胃，滑肠利尿。

慢性气管炎，支气管哮喘，咽喉炎，自汗，盗汗，肺结核：燕麦片100克，百合25克。将百合加水煮熟，撒入燕麦片搅匀，煮沸3~5分钟即可食用。每日早、晚两次食用。功能：润肺止咳，补虚敛汗。

慢性肝炎，脂肪肝，高脂血症，动脉硬化，高血压，糖尿病：燕麦面500克，香菜末50克，黄瓜丝、白萝卜丝各100克，蒜蓉10克，酱油、精盐、醋、麻油各适量。将燕麦面倒入盆中，用开水烫面，用筷子向一个方向搅动，和成面团，揪成小一点的剂子，搓成细条，轻轻叠放在屉中，蒸熟。把蒜蓉、酱油、精盐、醋、麻油倒入小碗中，调匀成卤汁。将面条取出，抖散，放入碗中，加黄瓜丝、香菜末、白萝卜丝，浇上卤汁，拌匀即成。功能：补虚健脾，祛瘀降脂，降糖降压。

【食用禁忌】

体虚便溏者及孕妇慎食燕麦。

粳 米

粳米又称大米、白米、稻米、硬米、粳粟米，为禾本科一年生草本植物稻的种仁。我国各地均有栽培，是南方人的主食。

【性味归经】

性平，味甘。入脾、胃、肺经。

【食用方法】

粳米可煮粥、煮饭、蒸饭，也可炒米，磨成面制成糕点。在药膳制作中，粳米常与各种药物配伍煮粥，用于防治各种疾病。

【营养成分】

每100克可食部分中含有蛋白质7.3克，脂肪0.4克，糖类75.3克，膳食纤维0.4克，钙24毫克，磷80毫克，铁0.9毫克。此外，还含有维生素B_1 0.08毫克，维生素B_2 0.04毫克，维生素B_3（烟酸）1.1毫克。

【保健功效】

粳米粥有"世间第一补人之物"的美称，应经常适量食用粳米粥。粳米具有健脾胃、补中气、养阴生津、除烦止渴、固肠止泻等作用。可用于脾胃虚弱、烦渴、营养不良、病后体弱等病症。粳米可抑制腹水型肝癌腹水生成，其水混悬液、水提取液、乙醇提取液均有抗癌作用。粳米粥最上一层粥油，能补液填精，对患者、产妇、老人最适宜。

【食疗验方】

风热感冒：荆芥5~10克，薄荷3~5克，淡豆豉5~10克，粳米100克。将荆芥、薄荷、淡豆豉混合放入锅内，加适量水，煮沸后再煮5分钟，去渣留汁。将粳米淘洗干净，下入锅内加水烧沸，用小火煮至粳米将熟时，加入药汁，共煮成粥。功能：清热去烦，发汗解表，清利咽喉。

前列腺肥大，前列腺炎：茯苓20克，粟米100克，菟丝子15克，莲子15克，蜂蜜适量。将茯苓研成细末；菟丝子、莲子收拾干净；粟米淘洗干净。锅上火，加入水适量，烧热，放入粟米、茯苓、菟丝子、莲子，烧开，用小火煮粥，煮至米烂粥熟时，加入蜂蜜即成。功能：消炎去湿，健脾润燥。

百日咳恢复期：麦冬6克，南沙参9克，百部9克，粳米100克，冰糖适量。将麦冬、南沙参、百部装入纱布袋内；粳米淘洗干净。将纱布药包放入锅内，加入适量水，用温火煮30分钟后，捞出药包不用，将粳米放入药汁内，加水适量，用小火煮至成粥，粥熟后离火，加入冰糖，冰糖化后即可食用。功能：润肺化痰，消烦生津。

腮腺炎初起：牛蒡根（鲜品）若干，粳米60克。先将牛蒡根加水研细，过滤取汁约100毫升；粳米淘洗干净。锅放水适量上火，倒入牛蒡根汁，烧至水沸后，下入粳米，用小火煮粥，米烂粥熟出锅即可食用。功能：清热解毒，和胃驱毒。

小儿腮腺炎：板蓝根30克，夏枯草20克，粳米30克，白糖适量。先将板蓝根、夏枯草放入砂锅中，加水适量，用小火煎汁；粳米淘洗干净。锅上火，放入水适量，下入粳米煮粥，待粥将熟时，加入药汁、白糖，稍煮，即可出锅食用。功能：清热解毒。

神疲，腰痛，遗精，尿频：山药50克，芡实50克，粳米100

克，精盐、味精各适量。先将芡实煮熟；再加入山药、粳米煮至熟烂；加入精盐、味精调味。每日1次，当正餐进食。功能：健脾补肾，养心益智。

慢性肠炎：茶叶15克，生姜3克，粳米30克。先将粳米淘洗干净，再加入生姜及茶叶，并放入适量的水，同煎后即可服用。每日1剂，温饮。功能：清热解毒，健脾利尿。

慢性胃炎：粳米100克，姜水适量。取粳米水浸后用麻纸包5~6层，烧灰，研细末。早晚2次饭前用姜水冲服，重者连用3天可愈。服药后7日内以流食为主，勿食生冷油腻之物。功能：清热解毒，和胃驱寒。

尿道炎，尿路感染，前列腺炎，前列腺肿大：鲜蒲公英60~90克，粳米30~60克。将蒲公英择洗干净，可留根用；粳米淘洗干净。将蒲公英放入锅内，加水煎煮，取汁去渣，将汁倒入锅内，加水适量，烧热，加入粳米煨粥，出锅即可食用。功能：清热解毒，健脾利尿。

月经先期量多色淡、质地清稀：黄芪30克，当归10克，粳米100克，红糖适量。将黄芪切片，同当归下入砂锅内，加水煎汁去渣。锅上火，加入水适量，下入粳米，烧开后，加入黄芪、当归药汁，共煮成粥，加红糖调味，即可出锅食用。功能：益气补血。

小儿百日咳初期：鲜芦根15克，鲜白茅根15克，竹茹15克，生姜2片，粳米100克。将芦根、白茅根、竹茹、生姜洗净后装入纱布袋内，加适量水煎20分钟，捞出药包不用；将粳米淘洗干净。将药煎汁放入锅内，放入粳米，加适量水，烧

028

开，用小火煮粥即成。功能：生津润肺，去痰止咳。

动脉硬化，高血压，高血脂，冠心病：豆浆500毫升，粳米50克，精盐适量。将豆浆放入煮锅内，加入粳米，用旺火烧沸，再改用小火慢煮成粥，煮至粥稠米烂时，加入精盐少许，即可出锅食用。功能：活血通络，降脂安心。

子宫脱垂：粳米150克，海鳗鱼1000克，精盐适量。将鳗鱼收拾干净，取净肉50~60克，切细，与粳米一同放入砂锅内，加水适量，用小火煮，待米烂鱼熟时，加入精盐调味，稍煮片刻即成。功能：温宫暖胃。

便秘，失眠：何首乌30克，粳米100克，精盐等调味品适量。将何首乌用水煎浓汁，去渣后与粳米、水适量共煨粥，调味后服食。每日服2次。功能：安神固肠。

骨质疏松，佝偻病：虾皮30克，粳米100克，精盐适量。将粳米淘洗干净，虾皮冲洗净，两物下锅，加入适量水，共煮成粥，将熟时，加入适量精盐，出锅即成。功能：强身健骨，健胃和脾。

【食用禁忌】

糖尿病患者忌多食。

忌过食、偏食。

忌牛奶与米汤掺和喂养婴儿，否则可损失食物中的维生素A。婴儿长期摄取维生素A不足，可导致发音迟缓、体弱多病。

含铁质丰富的粳米忌与四环素类药物同服。紫色米（"接骨糯"）、黑米、绿米、"血糯"所含铁质和其他矿物质较丰富，与四环素族类药物同食，则会与这些金属离子形成不溶性螯合物而影响药物吸收，降低疗效。

禁食变质发黄米，因其中寄生某种霉菌，对人和动物有害。

禁用铝质锅煮饭，否则会使铝含量增加。铝摄入过多可影响智力。小儿尤忌。

禁放面碱煮食，因粳米所含维生素B_1、维生素C在碱性环境中不稳定，易被破坏。

粟　米

粟米又名小米、粟谷、秫米、黏米、黄米、稞子、硬粟等。为禾本科植物粟的种仁。由于粟米不需精制，所以它保存了许多维生素和无机盐，粟米中的无机盐含量高于大米，但其蛋白质中的赖氨酸含量较低。粟米熬粥营养丰富，有"代参汤"的美称。

【性味归经】

性凉，味甘、咸。入脾、胃、肾经。

【食用方法】

粟米除了作为粮食供人们食用外，还可以用来酿酒、制饴糖及其他糕点或方便食品。

【营养成分】

每100克可食部分含蛋白质9.7克，脂肪3.5克，糖类72.8克，粗纤维1.6克，钙29毫克，磷240毫克，铁4.7毫克，胡萝卜素0.19毫克，维生素B₁ 0.57毫克，维生素B₂ 0.12毫克，维生素B₃（烟酸）1.6毫克。

【保健功效】

粟米具有健脾和中，益肾气，补虚损，清虚热，利小便，治烦渴，除热解毒等功效。粟米煮的焦饭锅巴，别名"黄金粉"，能补中益气，健脾消食，止泻。粟米是治疗脾胃虚热、反胃呕吐、精血受损、产后虚损、食欲不振、消渴泄泻等病的良好的营养食品，另外消化不良、病后体弱的成人及儿童宜经常食用。

【食疗验方】

阴虚不足，虚痨瘦弱，肺痨咳嗽，皮肤及毛发干燥：大羊脊骨1具，粟米100克，精盐适量。先将羊脊骨斩碎，煮沸后捞出羊骨，取汁。再将粟米洗净后，加入羊骨汁煮粥。待粥熟后加适量精盐即可服食。可于早晚佐餐服食。功能：益阴补髓，润肺泽肤。

慢性前列腺炎，尿路感染，腰腿痛，老年性关节炎，阳痿，早泄：鹌鹑3只，粟米30克，荸荠粉15克，葱白2根，精盐适量。将鹌鹑剖杀，去内脏、脚爪，洗净。葱白洗净，切葱花。荸荠粉用水润湿。粟米淘洗净，与鹌鹑肉、葱花一同放入锅内，加水适量，大火煮沸后，小火煲2小时，加入湿荸荠粉搅匀，煮沸后，加精盐调味食用。功能：补虚助阳，温肾强筋。

急性胃炎：粟米150克，绿豆50克。将粟米、绿豆分别去杂，淘洗干净。锅内加水适量，放入绿豆，煮至将熟，再放入粟米，继续用小火煮至绿豆酥烂破开，粟米烂透成稀粥，撇其粥油食用。功能：清热解毒，和胃驱寒。

食欲不振，消化不良，形体消瘦，乏力，消渴，失眠：莲子肉50克，粟米150克。将莲子肉泡发，粟米淘洗干净。锅上火，加入适量水，放入粟米、莲子，烧沸后，改用小火慢煮，煮成粥，出锅装碗即可食用。功能：滋养肾气，健脾胃，清虚热。

暑热症，慢性肠炎，尿路感染，糖尿病：陈粟米60克，薏米、绿豆各30克。将陈粟米、薏米、绿豆分别去杂，洗净后同放入砂锅中，加温开水浸泡片刻，待其浸涨后，用大火煮沸，改用小火煨煮1小时，煮至绿豆酥烂破开，粟米、薏米均酥烂成羹即成。每日早、晚两次食用。功能：清热解毒，润燥止渴，生津降糖。

【食用禁忌】

粟米忌淘洗次数过多或用力搓洗。粟米外层的营养比内层多得多，淘洗或用力搓洗均可使外层的营养损失。

忌食煮后弃汤的捞饭。粟米熬煮时很大一部分营养进入汤中，浓的米汤营养比米还高，煮后弃汤，会使营养成分大量丢失。

煮食时忌放面碱，否则可加速粟米中维生素B_1、维生素C的破坏。

忌用冷自来水煮饭。冷自来水中含大量的氯气，氯气加热到一定程度可随水汽蒸发，若冷水与粟米同煮，则会破坏粟米中的维生素B_1。

黑　米

黑米又名贡米、长寿米、血糯米等。为禾本科植物菰的果实。黑米是稻米中的珍贵品种。用黑米熬制出来的米粥清香油亮、软糯适口，因其含有丰富的营养，具有很好的滋补作用，因此被人们称为"补血米"。

【性味归经】

性凉，味甘。归脾、胃经。

【食用方法】

黑米可煮粥、煮饭、蒸饭，也可炒米，磨成面制成糕点。

【营养成分】

每100克可食部分含蛋白质9.4克，脂肪2.5克，食物纤维3.9克，糖类68.3克，灰分1.6克，钙12毫克，维生素含量共270毫克。

【保健功效】

黑米具有滋阴补肾、益气强身、健脾开胃、补肝明目、养精固涩之功效，适用于心脏病及水肿，是抗衰美容、防病强身的滋补佳品。经常食用黑米，对慢性病患者、康复期患者及幼儿有较好的滋补作用，能明显提高人体血色素和血红蛋白的含量，有利于心血管系统的保健。

【食疗验方】

贫血症：黑米100克，黑豆30克，红糖适量。将黑豆与黑米洗净后同煮成粥，加红糖调味即可。功能：益气补血。

久病体虚：黑米100克，核桃仁30克，芝麻30克，蜂蜜、玫瑰糖各适量。将黑米淘洗净，研磨成细粉，加适量水煮成粥，待粥熟后加入蜂蜜、玫瑰糖、芝麻，稍煮片刻即成。功能：益气补血，补脑健肾。

头发枯黄：黑米50克，黑豆25克，黑芝麻粉15克，红枣10枚，红糖适量。先将黑米、黑豆、红枣洗净，放入2000毫升水中同煮，熟烂为好，再加黑芝麻粉同煮1~2分钟即可。服时加红糖适量。秋、冬季节早晚餐服食最宜。功能：可促进毛发生长，使头发乌黑亮泽。

白癜风：黑米200克，红糖适量。将黑米淘洗干净，放入锅内，加入适量水，先用旺火烧开，再改用小火，煮至米烂粥稠时，加入红糖，出锅即成。功能：补益脾肾、滋阴养血。

月经不调，咯血，衄血，大便出血：黑米150克，阿胶30克，芝麻20克，红糖适量。先将黑米、芝麻煮粥，待粥将熟时，放入捣碎的阿胶，边煮边搅匀，稍煮2~3沸，加入红糖即可。每日分2次，3日为一疗程，间断服用。功能：滋阴补虚，养血止血，安胎，益肺。

须发早白，脱发，老年性高血脂，动脉硬化：何首乌30~60克，核桃仁15克，黑芝麻15~30克，黑米100克，冰糖适量。先将何首乌入砂锅煎取浓汁，去渣取汁，与黑米、黑芝麻、核桃仁同煮成粥。待粥将熟时，加入冰糖，再煮沸1~2次即成。服粥期间，忌吃葱、蒜、萝卜、羊肉。功能：益肝肾，抗衰老，乌须发。

【食用禁忌】

盛热燥者不宜食用黑米。

黄　豆

黄豆又名菽、大豆，为豆科植物大豆的黄色种子。黄豆的嫩荚上长有茸毛，又称毛豆。黄豆原产于我国，现全国各地均有栽培，以西南、华中、华东等地栽培最多。大豆食品种类繁多，如豆芽、豆浆、豆腐、豆腐干、素鸡、素鸭等。

【性味归经】

性平，味甘。归脾、胃、大肠经。

【食用方法】

黄豆可煮食、炒食、油炸食等，经过加工后，可以制出很多食品，是我国人民喜爱的传统食品。但煮大豆的消化率只有65%以上，若加工成豆腐、豆浆等豆制品，易为人体吸收，消化率可达95%以上。此外，黄豆也是重要的油料之一。

【营养成分】

每100克可食部分含蛋白质35.1克，脂肪16克，食物纤维15.5克，糖类18.6克，灰分4.6克，胡萝卜素0.22毫克，维生素B_1 0.41毫克，维生素B_2 0.2毫克，维生素B_3（烟酸）2.1毫克，钙191毫克，磷465毫克，铁8.2毫克，锌3.34毫克。

【保健功效】

黄豆具有健脾益气、润燥消水等作用，可用于脾气虚弱、消化不良、疳积泻痢、腹胀羸瘦、妊娠中毒、疮痈肿毒、外伤出血等症。黄豆中所含的钙、磷对预防小儿佝偻病、老年人易患的骨质疏松症及神经衰弱和体虚者很有益处。黄豆中所含的铁，不仅量多，且容易被人体所吸收，对生长发育的小孩及缺铁性贫血患者很有益处。黄豆中所富含的高密度脂蛋白，有助于去掉人体内多余的胆固醇。因此，经常食用大豆可预防心脏病、冠状动脉硬化。黄豆中所含的异黄酮是抑制肿瘤生长的酶，能阻止肿瘤的生长、防治癌症，尤其是乳腺癌、前列腺癌、结肠癌。黄豆经加工可制作出多种豆制品，是高血压、动脉硬化、心脏病等心血管患者的有益食品。黄豆还含有抗癌症物质，能抑制蛋白酶。此酶在肿瘤的发展中起重要作用，故黄豆能预防癌症或延缓其发展。用黄豆配甘草与化学药物同用，能减轻抗癌药的不良反应，所以黄豆可作为化疗放疗的辅助治疗食品。黄豆中所含的植物雌激素，可以调节更年期妇女体内的激素水平，防止骨骼中钙的流失，还可以缓解更年期综合征、骨质疏松症。黄豆对男性的明显益处是可以帮助克服前列腺疾病。

黄豆中含有的不饱和脂肪酸优于动物脂肪，其中有必需脂肪酸，能降低胆固醇，延缓动脉粥样硬化、预防冠心病和心肌梗死等疾病的发生。此外，大豆所含的磷脂对防治老年性痴呆和记忆力减退有特殊功效。

【食疗验方】

肝炎：泥鳅500克，豆腐250克，精盐、葱段、姜片、黄酒各适量。将泥鳅去肠杂，洗净；豆腐切成小块。锅上火，放入泥鳅、豆腐块，加水适量，放入适量精盐、葱段、姜片，倒入黄酒，用旺火烧开后，改用小火煨炖至熟食用。功能：养肝护肝，健脾理气。

慢性肠炎所致的腹泻历久不愈：豆腐150克，花生油、精盐各适量，米醋60毫升。将豆腐切为3块，用花生油煎至金黄色时，下精盐和米醋，煨煮片刻即成。功能：健脾养血，补虚抗癌

胃肠失和导致的痢疾：豆腐锅巴60克，豆腐皮1张，鸡蛋1个，白糖适量。先用砂锅加水炖煮豆腐锅巴及豆腐皮，水开后将鸡蛋打入锅内，蛋熟加白糖而食。每日1次，以10~15天为一

个疗程。功能：宽中益气，和胃理血。

便秘：豆腐1块，毛豆米100克，虾皮10克，精盐、味精、料酒、麻油、鲜汤各适量。将毛豆米下入沸水锅内，焯至将熟，捞出去掉皮膜；豆腐切成菱形片；虾皮用温水泡一下。炒锅上火，加水烧沸，下入豆腐片焯一下捞出。锅上火，放入鲜汤，加入豆腐片、毛豆米、虾皮、料酒、精盐、味精，调好口味，烧沸后撇去浮沫，起锅盛入大碗内，淋入麻油即成。

产后乳汁不畅，前列腺炎，尿道炎，慢性气管炎：干豆腐皮150克，莴苣丝250克，精盐、味精、白糖、酱油、葱花、生姜末、醋、麻油、辣椒油各适量。将干豆腐皮切成细丝，下沸水锅焯一下，捞起沥干。莴苣丝用精盐拌一下，挤去水分。将干豆腐皮丝、莴苣丝放入盆中，加葱花、生姜末、白糖、醋、酱油、味精、辣椒油、麻油拌匀，装盘即成。功能：清热利尿，健脾通乳。

关节炎，肥胖症，冠心病，动脉硬化，高血压：豆芽菜200克，酱油、植物油、醋、精盐各适量。将豆芽菜拣杂洗净，将锅中油烧热，放入豆芽菜，用大火快炒，将熟时加入酱油、醋、精盐，再急炒几下即成。功能：清热利湿，消肿除痹。

抑郁症，疳积腹胀，发育不良，营养不良性水肿，高脂血症：黄豆100克，干笋200克，精盐、白糖、鲜姜汁各适量。将干笋用水泡发后切成丝。将黄豆、笋丝同入锅，加水用大火煮沸；继续煮至豆皮起皱，加姜汁、精盐、白糖至姜汁收尽即成。功能：补脾健胃，顺气解郁。

眩晕症，记忆力减退，老年痴呆症，动脉硬化：黄豆40

克，黑芝麻粉15克，白糖30克。将黄豆淘洗净，用500毫升水浸泡一夜，然后研磨成浆，用双层纱布过滤，去豆渣，把豆浆烧至沸腾后，改用小火再煮3~5分钟，加入白糖、黑芝麻粉，搅匀后即可饮服。每日早、晚两次分饮。功能：补肾填精，健脾益智。

记忆力减退，疲劳综合征，糖尿病，高脂血症：黄豆50克，粟米100克。先将黄豆去杂洗净，放入水中浸泡过夜，次日淘洗干净，备用。将粟米淘洗干净，与黄豆同入砂锅，加足量水，大火煮沸后，用小火煨煮至黄豆酥烂、粟米熟烂即成。每日早、晚两次食用。功能：益气健脾，活血通脉，降脂降糖。

【食用禁忌】

忌过量食用。黄豆较难消化，食时宜高温煮烂，过多可妨碍消化，导致腹胀。煮食整粒黄豆时很难消化，常有"完谷不化"现象。

血尿酸过高而致痛风者忌多吃豆类食品。

对黄豆过敏者忌食。黄豆富含蛋白质，异性蛋白进入人体易诱发或加重过敏者的过敏反应。

服铁制剂时忌食。服铁制剂时忌食含钙、磷多的食物（黄豆含钙、磷量高），因这些成分能影响铁制剂的吸收。黄豆蛋白质摄入过多，能抑制铁吸收而出现缺铁性贫血，出现不同程度的头晕、疲倦、面色苍白、唇甲色淡等症状。

服四环素类药物时忌食。因黄豆中的钙（黄豆含钙量大）能与药物结合成一种牢固的络合物，破坏食物中的营养，降低药物的杀菌作用。

服左旋多巴时忌食。黄豆等高蛋白食品能影响左旋多巴（防治肝昏迷，促中枢神经递质形成药）的吸收。

胃脘胀痛、腹胀者忌食。

绿　豆

绿豆又名青小豆、官绿、交豆、植豆等，为豆科一年生植物绿豆的种子。绿豆蛋白质的含量几乎是粳米的3倍，维生素、钙、磷、铁等的含量都比粳米多。因此，它不但具有良好的食用价值，还具有非常好的药用价值，有"济世之良谷"之誉。

【性味归经】

性寒，味甘。归心、胃、肝经。

【食用方法】

绿豆可以掺米煮饭做主食，也可直接煮汤，或与谷类配合煮粥食用。其加工制品品种多，如绿豆磨粉可制成绿豆糕、粉丝、凉粉等。

【营养成分】

绿豆含磷脂、胡萝卜素、维生素B_1、维生素B_2、烟酸、维生素C、蛋白质、糖类、钙、铁、磷等营养成分。每100克可食部分含蛋白质22.1克，脂肪0.8克，糖类59克，钙49毫克，磷268毫克，铁3.2毫克，胡萝卜素1.8毫克，还含有维生素B$_1$、维生素B$_2$、烟酸、磷脂等成分。

【保健功效】

绿豆有滋补强身、降压明目、滋润皮肤、补益元气、调和五脏、清热解毒、生津解暑、利水消肿等功效，对葡萄球菌有抑制作用。适用于暑热烦渴、水肿丹毒、痈肿、酒毒、热毒、食物中毒等。对妇人产后脾肾衰弱及小儿先天不足等有良好的调养作用。《食疗本草》介绍绿豆时说："补益元气，和调五脏，行十二经脉，去浮风，润皮肤，止消渴，利肿胀，解诸毒。"《随息居饮食谱》说绿豆："煮食清胆养胃、解暑止渴、润皮肤、消水肿、利小便、止泻痢。"此外，绿豆还有抗炎作用，皮肤感染者煮食绿豆，有美容和治愈皮肤感染的作用。有热证、体质属"热体"者，常吃绿豆，丰肌泽肤作用更显著。有粉刺或脸部感染者，可取绿豆粉适量，用温水调成糊状，晚上睡觉前洗净面部，涂上绿豆糊，第二天晨起用水洗净，同时煮食绿豆。

【食疗验方】

高脂血症，冠心病，心绞痛，动脉硬化：绿豆粉100克，牛奶200毫升，蒲黄10克，湿淀粉适量。将绿豆粉用水调成稀糊状，放入锅中，中火煨煮，边煮边调，成绿豆羹糊状时，对入牛奶并加蒲黄，改用小火煨煮成稀糊状，用湿淀粉勾兑成羹即成。每日早、晚两次食用。功能：补虚通脉，散瘀降脂。

慢性肝炎，贫血，月经不调，更年期综合征，麻疹透发不畅，疔疗疮肿，营养不良性水肿：樱桃30个，绿豆100克，红豆、黑豆各30克。将樱桃洗净入锅，加水煮约1小时后去核，并加入洗净的绿豆、红豆、黑豆，同煮至豆烂成羹为好。当点心食用，量随意。功能：补益肝肾，解毒透疹。

高血压，暑热症，营养不良性水肿：绿豆50克，豌豆50克，蜂蜜30毫升，湿淀粉适量。将绿豆、豌豆分别去杂后洗净，同入砂锅，加水适量，大火煮沸后，改用中火煮至熟烂，再以湿淀粉勾芡成糊，停止加热，兑入蜂蜜，拌和均匀即成。每日早、晚两次食用。功能：益气除烦，利湿降压。

流行性感冒，咽喉肿痛：绿豆50粒，青茶叶1~3克，冰糖15克。先将绿豆洗净，用木器捣碎，带皮与青茶叶、冰糖掺和于一起，用沸水冲泡，盖严闷20分钟即可。功能：清热解毒，疏风解表。

湿疹：绿豆30克，海带20克，鱼腥草15克，白糖适量。先将绿豆洗净，海带泡发好，再把绿豆、海带、鱼腥草共放入锅内，加适量水置火上煮至豆烂、海带软时，即可加糖出锅。

皮肤瘙痒，皮炎，痱子及小疖肿：绿豆100克，干荷叶15克，薄荷叶、甘草各少许，白糖适量。将薄荷叶、甘草同放砂锅中，加水煎汁去渣；荷叶装入布袋中，扎紧口；绿豆洗净。锅上火加水，烧热后，先放入绿豆烧开，再加入荷叶袋用小火与绿豆同煮，煮至绿豆烂熟时，去荷叶袋，对入薄荷甘草汁，加白糖即成。功能：清热解暑，祛湿。

痤疮：海带15克，绿豆15克，甜杏仁9克，玫瑰花6克，红糖适量。先将海带泡软，切丝。再将绿豆去杂洗净，玫瑰花用纱布包好。锅内放入适量水，下入海带丝、绿豆、杏仁、玫瑰花包，同煮1小时左右，取出玫瑰花包，加入红糖，烧沸离火，凉凉即成。功能：清热解毒。

【食用禁忌】

老人、病后体虚者忌多食。绿豆甘寒，养阴清热。热病后气阴两伤，适量食有益于康复；多食则伤阳伐气，反影响健康。

服铁制剂时忌食。食物中的磷（绿豆含丰富的磷）能与铁制剂结合形成不溶性的高合体，降低铁制剂的吸收。

服温热药物时忌食。绿豆寒凉清热，食后可降低温热类药物的疗效。

服西咪替丁、甲硝唑、红霉素时忌食。服西咪替丁时忌食含钙、镁离子多（绿豆含钙离子较多）的食物，否则会延缓或减少药物的吸收。

煮食时忌加面碱，否则可破坏绿豆所含的维生素等物质，降低营养价值。

服四环素类药物时忌食。服该类药物时禁食含钙多的食物绿豆，因钙能与四环素类药物形成不溶性络合物，既影响药物灭菌作用，又会破坏食物的营养。

红 豆

　　红豆又名赤豆、赤小豆、红小豆、朱小豆、米赤豆、红饭豆等，为豆科植物红豆的果实。红豆富含淀粉，因此又被人们称为"饭豆"。它具有律津液、利小便、消胀、除肿、止吐的功能，被李时珍称为"心之谷"。

【性味归经】

　　性平，味甘、酸。归心、脾、大小肠经。

【食用方法】

　　红豆经泡涨后可单味煮汤饮用，也可掺米煮饭，或配合谷类煮粥食用，还可用来制作甜菜，亦可煮烂去皮后加工成红豆泥或红豆沙，作为糕点及甜馅的主要原料。红豆还可磨成粉，与面粉掺和后制成各式糕点。

【营养成分】

　　每100克可食部分含蛋白质20.7克，脂肪0.5克，糖类58克，粗纤维4.9克，灰分3.3克，钙67毫克，磷3.5毫克，铁5.2毫克，维生素B_1 0.31毫克，维生素B_2 0.11毫克，烟酸2.7毫克。

【保健功效】

红豆有滋补强壮、健脾养胃、解毒排脓、利尿、抗菌消炎等作用，适用于水肿胀满、脚气水肿、黄疸尿赤、风湿热痹、痈肿疮毒、肠痈腹痛等症。红豆能增进食欲，促进胃肠消化吸收。民间用红豆与红枣、桂圆同煮来补血。红豆对肾脏病、心脏病所导致的水肿有很好的疗效。红豆因含B族维生素，可用作治疗脚气病，但宜少放糖。

【食疗验方】

暑热症，疰夏，厌食症，醉酒，腹胀，腹泻：红豆50克，桂花2克，白糖少许。将红豆煮烂，加桂花稍煮，再放入白糖即可。每日早、晚两次食用。功能：清热解暑，清心止渴。

黄疸型肝炎，肝硬化，流行性腮腺炎，闭经，慢性盆腔炎，尿路感染：红豆沙馅1000克，面粉500克，鸡蛋3个，白糖100克，植物油、小苏打各适量。将面粉、白糖、植物油、鸡蛋、小苏打和少许水均匀地混合在一起，擀成0.3厘米厚的面片，把红豆沙馅铺在一边，将另一半折起压在馅上，刷上蛋液，装在烤盘内入烤炉烤熟，出炉后切成小块即可。功能：清热解毒，利湿退黄。

慢性肝炎，肝硬化，胃炎，慢性肾炎，贫血：红豆150克，陈皮5克，花生米、薏米各50克，枸杞子、银耳各10克，红枣5枚，桂圆肉5克，白糖适量。将红豆、陈皮、花生米、薏米、枸杞子、红枣、桂圆肉、银耳分别洗净，同放入锅内，加水共煮，等豆烂时加白糖即可食用。每日早、晚两次食用。功能：

健脾益气，养血除湿。

暑热症，厌食症，单纯性消瘦症，贫血，慢性肠炎：红豆150克，鸡内金15克，荷叶1张。将鸡内金研末。荷叶洗净，切碎，备用。红豆放入锅中，加适量水煮粥，待熟时放入鸡内金末和荷叶，煮至熟烂离火。每日早、晚两次食用。功能：健脾养血，清暑开胃。

肾炎水肿，小便不利，尿路感染：红豆30克，冬瓜皮、西瓜皮、玉米须各15克。将红豆、冬瓜皮、西瓜皮分别洗净，捣碎或切成段，同放入砂锅中，加水煎煮两次，每次30分钟，合并两次滤液，冲兑到300毫升即成。功能：清热解毒，利水消肿。

单纯性肥胖症，脂肪肝，高脂血症：大米150克，红豆60克。将大米淘洗干净，放入饭盒中，加入煮至七成熟的红豆，搅匀，盖上盖，用大火蒸约40分钟即成。功能：祛瘀消胀，健脾利湿。

营养不良性水肿，子宫功能性出血，血小板减少性紫癜，痢疾，腹泻，习惯性便秘：红豆100克，大枣15枚，花生100克。3种原料同煮烂食用。每日早、晚两次食用。功能：补益心脾，利水消肿。

颈淋巴结结核，肺结核，肠结核，子宫脱垂，脱肛：红豆60克，甲鱼500克，冬瓜500克。将甲鱼宰杀，取肉切块。冬瓜洗净，切块。红豆淘洗干净。将甲鱼肉入锅，加水煮至半熟，再加入冬瓜和红豆，小火炖1小时，至肉烂、豆熟即成。功能：滋阴清热，利水祛瘀。

【食用禁忌】

形瘦体虚，久病者忌食。红豆渗利损阴伤阳，补益之力不足，形瘦体虚及久病者食则使正气更为耗伤，体质更虚。

忌加面碱煮食。煮食时加面碱虽能使红豆变软，但其中的钙、磷易与铁制剂结合形成不溶性高合体，降低铁制剂的吸收。

服硫酸亚铁时忌食，因红豆中的钙、磷易与铁制剂结合形成不溶性高合体，降低铁制剂的吸收。

服四环素类药物、红霉素、甲硝唑、西咪替丁时忌食，因红豆的含钙量较高。

扁　豆

扁豆又名眉豆、茶豆、树豆、南豆、南扁豆、沿篱豆、蛾眉豆、羊眼豆、膨皮豆、小刀豆等。为豆科植物扁豆的种子。扁豆原产于印度和印度尼西亚，现在，除了高寒地区外，我国各地均有栽培。扁豆的肥厚的嫩荚和种子可供食用。市场上常见的扁豆有白、紫、青三色，其形状为长荚，荚内有种子3~6粒。

【性味归经】

性平，味甘、淡。归脾、胃经。

【食用方法】

立冬后收获成熟的扁豆，去荚取种仁，可以煮食或煮汤，或制成豆泥、豆沙，还能煮粥做糕。嫩扁豆荚可做蔬菜，多用于制作家常菜，以烧、煮为多，可切段单烧，也可配以芋头、土豆等。配荤料时多用猪肉。偶有蒸食，或切丝焯水后拌食，或炒食。亦可制作泡菜或腌、干制品。

【营养成分】

每100克可食部分含蛋白质19克，脂肪0.1克，食物纤维13.4克，糖类42.2克，维生素B_1 0.33毫克，维生素B_2 0.11毫克，烟酸12毫克，钙68毫克，磷340毫克，铁4毫克，锌1.93毫克，钾1.07克，钠1毫克。

【保健功效】

扁豆具有健脾和中，抗菌抗病毒，增强细胞免疫功能，降低血糖、胆固醇，防治肿瘤等功效。适用于暑湿吐泻、脾虚、呕逆、食少久泻、水停消渴、赤白带下、小儿疳积等症。

【食疗验方】

暑热症，厌食症，慢性胃炎，胃窦炎，营养不良性水肿，糖尿病，高血压：扁豆粒50克，红枣15枚，粟米150克，红糖适量。将扁豆粒、红枣、粟米分别洗净，一同入锅，加水适量，用大火烧开后转用小火熬煮成稀粥，加入红糖稍煮即成。每日早、晚两次食用。功能：健脾养血，清暑利湿。

食欲不振，慢性腹泻，呕吐，妇女白带增多，中暑：扁豆粒250克，白糖100克，葡萄干、山楂糕各15克，糖桂花少许。将扁豆粒用米泔水浸发后搓去皮，加水煮至酥软，加入白糖，撒上山楂糕、葡萄干、糖桂花即成。每日早、晚两次食用。功能：健脾化湿，消暑和中。

营养不良性水肿，慢性肾炎，尿道炎，尿路结石，糖尿病：熟扁豆粒25克，玉米粉50克，红枣10枚。将熟扁豆粒、玉米粉、熟红枣一起放入锅中，放入适量水，用小火熬煮至熟透为度。每日早、晚两次食用。功能：健脾利水。

慢性胃炎，慢性肠炎，暑热症，大便次数增多，吸收不良综合征：炒扁豆粒100克，炒薏米50克。将炒扁豆粒与炒薏米同研为细粉，瓶装备用。每日2次，每次15克，温开水送服。功能：益气健脾，祛湿止泻。

糖尿病，暑热症，营养不良性水肿，高血压，动脉硬化，冠心病：扁豆粒30克，葛根粉60克，豆浆200毫升。先将扁豆、葛根粉同入砂锅，加水煎煮两次，每次30分钟，过滤去渣，合并两次滤汁与豆浆充分混合均匀，再倒入砂锅，小火煨煮10分钟即成。每日早、晚两次食用。功能：清暑化湿，生津润燥，止渴降糖。

慢性肝炎，脂肪肝，胃肠神经官能症，贫血，月经不调，产后乳汁不足：扁豆粒50克，红枣15枚，白芍10克，陈皮适量。将扁豆粒、红枣洗净，与白芍、陈皮一同放入砂锅中，加水适量，浓煎两次，每次30分钟，用纱布过滤，合并两次滤汁，混匀即成。每日早、晚两次分饮。功能：健脾和胃，养血护肝。

【食用禁忌】

食积者忌食。食积者应健胃消食，忌补脾，而白扁豆性温热，补脾，能加重食积胀满之症。

脾虚有滞者禁食。扁豆健脾而有壅滞之弊，湿郁中焦兼有气机郁滞者忌单独使用，应适当配伍理气之品，或以扁豆花代之。

忌切碎食。扁豆角较脆，宜用手拉断食，若以刀切食则刀中铁元素会破坏食物中的维生素C。

服潴钾排钠类利尿药（螺内酯等）时禁食，因该类药物与含钾量高的食物相克，影响疗效。

蚕 豆

蚕豆又名胡豆、罗汉豆、佛豆、倭豆、寒豆、川豆、竖豆、仙豆、海豆等，为豆科植物蚕豆的种子。蚕豆中含有大量蛋白质，在日常食用的豆类中仅次于大豆，并且氨基酸种类较为齐全，特别是赖氨酸含量丰富。

【性味归经】

性平，味甘、微辛。归脾、胃经。

【食用方法】

蚕豆是一种食用佳品，爱食者颇多。蚕豆亦粮亦蔬，干蚕豆可以作为主食，或炒或煮或炸，并可以制成许多副食品，如粉丝、豆瓣酱等，也可以制作成糕饼和糖果。还可用作多种风味小吃的原料，例如用蚕豆制作的五香豆、油炸兰花豆及怪味豆等。干蚕豆也可以发芽做菜，味道鲜美。嫩蚕豆可作为新鲜蔬菜食用，既可做主料，又可做辅料，咸甜皆宜，不论拌、炝，还是炒、烩，都能做出适口的佳肴。

【营养成分】

每100克干品的可食部分中含有蛋白质24.6克，脂肪1.1克，糖类49克，膳食纤维10.9克，钙49毫克，磷339毫克，铁219毫克。此外，它还含有维生素A 50微克，维生素B_1 0.13毫克，维生素B_2 0.23毫克，烟酸2.2毫克，维生素C 12毫克，以及多种磷脂、胆碱和微量元素等。

【保健功效】

蚕豆有利尿、止血、补中益气、健脾利湿、涩精实肠、暖胃和腑、补肾的作用，适用于心脏病、肾炎水肿病、水肿，并有止血降压的作用。常食蚕豆，其丰富的植物蛋白可以延缓动脉硬化；富含的粗纤维可以降低血液中的胆固醇，对动脉硬化、抗衰防病有较好的保健作用。蚕豆中所含的磷脂是神经组织及其他膜性组织的组成成分；胆碱是神经细胞传递信息不可缺少的化学物质，常食蚕豆对营养神经组织、增强记忆力有较好的保健作用。蚕豆含有丰富的钙，有利于骨骼对钙的吸收，能促进人体骨骼的生长发育。

【食疗验方】

高血压，动脉硬化，冠心病，肥胖症，糖尿病： 蚕豆250克，冬瓜皮100克。将蚕豆、冬瓜皮洗净后一同放入锅中，加水煮熟即成。每日早、晚两次食用。功能：健脾消肿，清热祛风。

糖尿病，肥胖症，高脂血症，脂肪肝，卒中后遗症： 冬瓜250克，蚕豆100克，绿豆60克，扁豆30克。将冬瓜洗净，去皮切块，同蚕豆、绿豆、扁豆一同放入砂锅中，加水适量煨煮1小时，取汤即成。每日早、晚两次分饮。功能：健脾利湿，清暑消肿。

贫血，单纯性消瘦症，疲劳综合征，慢性前列腺炎，尿路感染： 牛肉250克，鲜蚕豆400克，麻油、精盐、味精各适量。将牛肉洗净，切块，同鲜蚕豆一同放入锅中，加水适量，煨炖熟烂，加精盐、味精、麻油调味即成。功能：清热利湿，益气强筋。

大便溏薄： 蚕豆、红豆各30克，粳米100克。先将蚕豆、红豆用冷水浸泡半日后，同粳米一起煮粥。早餐、晚餐时温热服食。功能：利水消肿，健脾益胃。

须发早白，枯燥： 蚕豆、黑豆、红豆各100克，糯米500克，蜂蜜、糖桂花、青梅丝、果脯料各适量。将蚕豆、黑豆、红豆加水适量，用小火煮烂后碾成泥，加蜂蜜调成泥。糯米上笼蒸熟，将糯米饭和泥馅分层摊放在纱布上，压平后，切成小块即可。也可在米糕中间和上面加入糖桂花、青梅丝、果脯料等。功能：健脾补肾，清热解毒，乌发润发。

单纯性肥胖症，脂肪肝，高脂血症，肾炎水肿，前列腺

炎：蚕豆壳15克，红茶3克。将蚕豆壳、红茶放入茶杯中，用沸水冲泡即成。功能：清热利湿，减肥祛脂。

慢性胃炎，消化性溃疡，肾炎水肿，高脂血症，高血压，肥胖症：蚕豆60克，大米100克。将蚕豆、大米分别淘洗干净，下入锅中，加水适量，熬煮成粥。每日早、晚两次食用。功能：补益脾胃，清热利湿。

【食用禁忌】

脾胃虚寒者忌食。蚕豆性壅滞，服过量易致食积腹胀。《本经逢原》："性滞，中气虚者食之，令人腹胀。"老蚕豆多食易腹胀，需煮烂食。

儿童慎食。蚕豆含0.5%的巢菜碱苷，摄入过量可抑制机体的自然生长。

服帕吉林、痢利灵时忌食，否则可能会诱发血压升高，甚至导致高血压危象、脑出血。

黑　豆

黑豆又名菽、大豆、马料豆、乌豆、冬豆子等。为豆科植物大豆的黑色种子。

【性味归经】

性平，味甘。归脾、肾经。

【营养成分】

每100克可食部分含蛋白质49.8克，脂肪12.1克，糖类18.9克，粗纤维6.8克，钙250毫克，磷450毫克，铁10.5毫克，维生素B_1 0.51毫克，维生素B_2 0.19毫克，烟酸2.5毫克，并含异黄酮类、皂苷、胆碱、叶酸、亚叶酸、生物素等成分。

【食用方法】

黑豆的营养价值很高，食用方法多种多样。可制成豆粉、豆腐、豆浆、腐竹、豆芽、臭豆腐、豆腐干等，还可加工成豆卷、豆豉、黑豆衣等。

【保健功效】

可活血利水，滋养强身，祛风解毒。适用于水肿胀满、风毒脚气、黄疸水肿、风痹痉挛、产后痛风、口禁、痈肿疮毒、药毒、体虚、眩晕、自汗、盗汗等症。黑豆中含有大量的尿激酶，能溶解血管中的血栓，因此，吃豆豉能有效地预防脑血栓的形成，从而起到防治老年性痴呆的作用。

【食疗验方】

白发早生，发枯，脱发：糯米200克，大米150克，黑芝麻75克，黑豆5克，核桃仁75克，绿豆35克，白糖250克，熟猪油350克。将糯米、大米、黑豆、绿豆用温水泡发，炒熟，碾成细粉。黑芝麻炒熟碾细。核桃仁入油锅内炸脆，压碎，三合粉用开水冲调拌匀。炒锅置火上，加入熟猪油，再下三合泥糊，不断翻炒至干，加白糖炒酥起锅，装盘后撒上酥核桃仁末、黑芝麻粉即可。功能：滋养肝肾，补益脾肺，乌发生发。

高脂血症，脂肪肝，单纯性肥胖，慢性肠炎：黑豆50克，山楂、枸杞子各30克，红糖20克。先将山楂、枸杞子去杂，洗净，山楂切碎，去核，两者与洗净的黑豆同入砂锅，加足量水，浸泡1小时。待黑豆泡透，用大火煮沸，改用小火煨煮1小时，待黑豆酥烂时，加红糖拌匀即成。每日早、晚两次分别食豆，饮汤。功能：养心益肾，补虚健脾，化瘀降脂。

青年白发，脱发：何首乌500克，黑芝麻500克，旱莲草500克，黑豆1500克。将以上原料用水浸泡6小时，再以小火煎至豆熟，不煳为度，将豆子拣出。每日早、晚空腹时各服20~30粒，1~2剂即愈。功能：滋阴补血。

贫血：黑豆30克，黑糯米50克，红糖适量。将黑豆与黑糯米洗净后同煮成粥，加红糖调味。每日两次，温热服。功能：益气补血。

血虚气滞型闭经：黑豆50克，红花5克，红糖适量。将黑豆、红花放入锅内，加水适量，置火上煎汤，至黑豆熟烂时，放入红糖，继续烧至红糖熔化即成。功能：滋补脾肾，活血行经。

气血虚弱型痛经：黑豆60克，鸡蛋2个，米酒120毫升。先将黑豆、鸡蛋洗净，放入锅内加水适量，用小火烧煮，煮至鸡蛋熟后，取出鸡蛋，用凉水浸一下，剥去蛋壳，再放入锅内，煮一会儿即成，服用时加米酒。功能：调中，下气，止痛。

神经衰弱，失眠症，老年性痴呆，遗忘综合征，贫血，习惯性便秘：黑豆50克，桂圆肉30克，红枣15枚。将黑豆、桂圆肉、红枣洗净，一同放入锅中，加水适量，煮至黑豆熟烂，拌匀即成。每日早、晚两次分服。功能：补气益脾，宁心安神，生津润燥。

【食用禁忌】

患有脾虚腹胀、肠滑泄泻、消化不良、慢性胃肠炎者慎食。

生黑豆中含血球凝素，可使血液异常凝固，严重者可引起血管的阻塞，加热可破坏血球凝素，因此，黑豆及其制品须经充分加热煮熟后食用。

黑豆中含有大量的嘌呤碱，嘌呤碱能加重肝、肾的中间代谢负担，因此肝、肾器官有疾患时，宜少食或不食黑豆。

豌 豆

豌豆又名麦豆、脾豆、寒豆、雪豆、淮豆、兰豆、回回豆、蜜豆、草豆、青小豆、荷兰豆等，为豆科植物豌豆的种子，豌豆有青、老之分，青者多用于做菜，老者为杂粮。全国各地均有栽培。

【性味归经】

性平，味甘。归脾、胃经。

【食用方法】

青豌豆粒多做配料，可用于炒、煎、熘、蒸、烩等多种烹调方法。此外，青豌豆粒还可以冰冻、腌渍、制罐头。豌豆的新鲜嫩梢豌豆苗、豌豆荚、青豆均是淡季蔬菜市场上的时令佳品，可作为蔬菜食用，味道鲜美。干豆粒可以粮菜兼用，或煮食或熬汤，或煮烂做馅、油炸做成豌豆黄，或加工成酱。干豌豆磨成粉白而细腻，可制糕饼、粉丝、凉粉等。干豌豆还可以用于酿酒和制酱油等。药用时可以煮熟淡食，或配合其他食物和药物服用。豌豆的嫩梢、嫩荚、籽粒均可食用，色翠质嫩，清香可口。豌豆荚有菜用和粮用两种，以前者做菜为佳。一般每荚结籽6~7粒，粒大肉厚，味道鲜美，营养丰富。豌豆嫩荚的食用方法多样，可单独煮食做小菜，味宜清淡，既可爆炒，亦可煮食，还可用开水滚汤数分钟，做汤或拌菜。无论烹制荤素菜，都只需将青荚洗净，撕去两头和两边的老筋，无需将豆粒剥出来，食用方便。豌豆苗荤做素炒皆适宜。

【营养成分】

每100克干品的可食部分中含蛋白质20.3克，脂肪1.1克，膳食纤维10.4克，糖类55.4克，钙97毫克，磷259毫克，铁4.9毫克，维生素A 0.25毫克，维生素B_1 0.49毫克，维生素B_2 0.14毫克，维生素B_3（烟酸）2.4毫克。

每100克鲜品的可食部分中含蛋白质7.4克，脂肪0.3克，膳食纤维3克，糖类18.2克，钙21毫克，磷127毫克，铁1.8毫克，维生素A 0.22毫克，维生素B_1 0.43毫克，维生素B_2 0.09毫克，维生素B$_3$（烟酸）2.3毫克。

【保健功效】

豌豆可生津止渴、清热利尿、催乳消胀、通利大肠、增强机体免疫力，可治疗痈肿、脚气病、糖尿病、产后乳少、霍乱吐痢等病症。豌豆富含的维生素C、胡萝卜素及钾可帮助预防心脏病及多种癌症。豌豆富含的维生素A可预防结肠癌和直肠癌，并降低胆固醇。新鲜豌豆中还含有分解亚硝酸胺的酶，有防癌、抗癌的作用。新鲜豌豆苗富含胡萝卜素、维生素C，能使皮肤柔腻润泽，并能抑制黑色素的形成，有美容功效。

【食疗验方】

慢性胃炎，消化性溃疡，单纯性肥胖症，脂肪肝，高脂血症：干豌豆500克，白糖100克，桂花10克，山楂糕50克。将干豌豆淘洗干净，放锅中加足量水，在大火上烧开，改小火煮烂成稀糊状，离火凉凉，再过筛去豆皮。山楂糕切成碎末。将滤出的豌豆泥放入砂锅内，加白糖，用小火煮30分钟左右，煮至豌豆泥黏稠即成。将山楂糕末和桂花撒在煮好的豌豆泥上，拌匀出锅，倒入干净的方瓷盘中凉凉，吃时切成小块，装入盘中即成。功能：健脾开胃，消食祛瘀。

高脂血症，脂肪肝，动脉硬化，消化性溃疡，产后母乳不足：嫩豌豆250克，豆腐500克，熟瘦火腿50克，精盐、味精、湿淀粉、鲜汤、麻油、熟植物油各适量。将嫩豌豆洗净，沥干。熟瘦火腿切成小方丁。豆腐切成约2厘米见方的丁，放沸水锅内烫去黄浆水，用漏勺捞出沥去水。炒锅上火，放熟油烧热，放入鲜汤，倒入豌豆、豆腐丁及火腿丁，烧沸15分钟，加精盐、味精，用湿淀粉勾芡，淋上麻油，起锅装在汤碗内即成。功能：健脾益气，活血化瘀。

高血压，病后体虚，食欲不振，慢性肠炎，腹泻：豌豆60克，红枣15枚，糯米100克。将豌豆、红枣去杂，洗净后放入温开水中浸泡30分钟，与淘干净的糯米同入砂锅，加水适量，小火煨煮1小时，待豌豆、糯米熟烂，呈开花状即成。每日早、晚两次食用。功能：生津补虚，利湿降压。

产后乳汁不下，肥胖症，尿路感染，高脂血症，高血压：青豌豆250克，核桃仁15克，生粉25克，白糖100克，植物油25毫升。将青豌豆放入锅内煮一下后捞出，除去壳，擦成蓉，盛入碗内。豌豆蓉加白糖、水和匀，再下锅烧沸，加少许生粉，用中火勾芡，起锅盛入容器内，冷透后放进冰箱冷冻室即成。食用时，将核桃仁放入油锅炸脆，捣细，撒在冻豆蓉上。功能：催乳补虚，降压。

单纯性肥胖症，脂肪肝，高脂血症，胃下垂，更年期综合征：豌豆粒500克，泡红辣椒、葱花、蒜蓉各5克，精盐、白糖、醋、麻油、植物油各适量。将豌豆粒放水中泡发2小时后洗净，放在筛子内，右手执刀，在每个豌豆粒上切一刀，刀刃粘上豆粒即可，左手持一根筷子，将豆粒拨在碗内。将葱花、蒜蓉放入碗中，加入麻油、开水拌匀，以免变色。泡红辣椒剁成碎末。炒锅上火，放油烧至六成热，放入豌豆炸酥，捞出沥油，放大盘内。将葱花、蒜蓉、辣椒末、精盐、白糖、醋兑成汁，浇在豌豆上面，拌匀即成。功能：健脾开胃，祛瘀解毒。

慢性气管炎，慢性肝炎，脂肪肝，糖尿病，习惯性便秘： 嫩豌豆250克，茭白300克，精盐、味精、黄酒，鸡汤、湿淀粉、植物油各适量。将嫩豌豆洗净，沥干。茭白去皮壳，削去老根及皮衣，洗净，切成指甲状滚刀块。炒锅上火，放油烧至五成热，放豌豆、茭白块滑油，当豌豆熟时倒入漏勺沥油。锅上火，放油烧热，加入鸡汤，倒入豌豆、茭白块，加精盐、黄酒、味精烧沸，用湿淀粉勾芡，起锅装入盘内。功能：清热解毒，除烦消渴。

【食用禁忌】

多食会腹胀，脾胃弱者应慎用。

豇 豆

豇豆又名羊角、羊豆、浆豆、江豆、带豆、白豆、眉豆、腰豆、豆角、角豆、长豆、饭豆、饭豇豆、豇豆角等，为豆科植物豇豆的种子。属豆科一年生草本植物，是夏秋之际的常见蔬菜。目前全国有80多个品种，供做菜用的主要为长豇豆，现在栽培的豇豆主要有两种：一是地豇豆，又名饭豇豆，其荚短，不用搭架栽培，种子白色，可用于煮粥；另一种是架豆，荚长，紫色或淡绿色，种子紫色或黑色，搭架栽培，常以嫩荚做蔬菜食用。

【性味归经】

性平，味甘、咸。归脾、肾、胃经。

【食用方法】

豇豆的食用方法很多，作为粮食原料可制作豆汤、豆饭等多种粥饭类食品，还可以煮熟捣烂做馅，磨粉可做粉丝和糕点等。嫩豇豆荚可以做蔬菜炒食或凉拌，也可烧、烩，味道鲜美。还可以采用酱、腌、泡或风干等方法保存起来。此外，豇豆的嫩叶也可做汤，清香解暑。

【营养成分】

干品每100克可食部分含蛋白质19.3克，脂肪1.2克，食物纤维7.2克，糖类58.5克，维生素B_1 0.16毫克，维生素B_2 0.08毫克，维生素B_3（烟酸）1.9毫克，钙40毫克，磷344毫克，铁7.1毫克，锌3.04毫克，钾737毫克，钠6.8毫克。

【保健功效】

理中益气，补肾健胃，和五脏，生精髓，助消化，补充营养成分，增强免疫力。适用于脾胃虚弱、泻痢、吐逆、消渴、遗精、白带、白浊、小便频数等症。

【食疗验方】

头晕目眩，目暗耳鸣，发白枯落，面色早枯，腰酸腿软，神经衰弱，肠燥便秘：豇豆50克，天冬30克，糯米60克，黑芝麻20克，冰糖适量。将豇豆、黑芝麻、冰糖、天冬及糯米洗干净，放入砂锅中，加水适量，同煮成粥。功能：益肝补肾，滋阴养血，固齿乌发，延年益寿。

肺燥咳嗽，皮肤干燥，肝肾阴虚，老年便秘：豇豆150克，白糖适量。将豇豆炒香捣碎后，装入瓦罐内备用。每次2汤匙，放入碗中，再加白糖适量，用开水冲服。功能：补阴血，养肝肾，填精髓。

肝胃气滞型溃疡：豇豆25克，粳米60克，白糖适量。将豇豆放入锅内，加入粳米、水同煮粥，服用时加白糖调食。功能：理气和中。

慢性肝炎，营养不良性水肿，贫血，慢性前列腺炎，阳痿，早泄：红豆、红豇豆各30克，红枣20枚。将红豆、红豇豆、红枣分别洗净，一同放入锅中，加入适量水，用大火煮沸后转用小火煮至豆烂即成。每日早、晚两次分食。功能：健脾利湿，补肾生精。

肾虚，健忘：豇豆200克，红茶适量，精盐少许。将红茶放入杯中，用开水冲泡备用。将豇豆炒熟，磨成细末，加精盐及红茶水适量，搅打至稀稠适度即可服用。功能：滋补肝肾，养心健脑。

高血压，冠心病，动脉硬化：黄豆粉3份，绿豆粉2份，豇豆粉2份，面粉3份。将三种豆粉与面粉和好，用擀面杖擀成薄片，切成均匀的细面条，放入开水锅内煮熟。食时配以炸酱、麻酱、浇卤或炒食均可。功能：滋补强身，延年益寿。

【食用禁忌】

忌油炸或加面碱煮食。油炸可造成营养成分散失，加面碱煮食可破坏维生素及其他营养成分。

忌食霉烂变质者。霉烂变质者含细菌或毒素，可致疾病或中毒。

忌切得过碎。鲜豇豆富含汁液，汁液中含维生素、矿物质等，切菜时易使汁液损失，切得越碎则营养成分损失越多。

花　生

花生又名地果、番果、地豆、落地松、落花参、土露子、落花生，为豆科植物落花生的种子。它含有多种营养成分，正由于其营养丰富、全面，因而在民间被誉为"长生果"。

【性味归经】

性平，味甘。归脾、胃、肺经。

【食用方法】

花生的食用方法多种多样，可生食，亦可炸、煮、拌食，此外花生还可用来炼油。

【营养成分】

花生含有蛋白质、脂肪、维生素B_1、烟酸、维生素E、泛酸、维生素B_2、生物素、卵磷脂及矿物质等成分。据研究，包括花生的薄皮在内，所含成分中特别丰富的是亚油酸、卵磷脂、脂酶、维生素E。100克可食部分中含蛋白质27.6克，脂肪41.2克，粗纤维2.7毫克，钙71毫克，磷399毫克，铁2毫克，维生素B_1 0.21毫克，维生素B_2 0.14毫克，维生素B_3（烟酸）13.1毫克。

【保健功效】

降低血脂，补充营养，延年益寿，养血补脾，润肺化痰，止血增乳，润肠通便。可用于脾虚、水肿、反胃、脚气、乳妇奶少、妇女白带增多、贫血、各种出血症及肺燥咳嗽、干咳久咳等症。花生中所含油脂多为不饱和脂肪酸。亚油酸除可防治胆固醇沉淀、预防动脉硬化外，还具有扩张血管、降低血压的作用。卵磷脂可延缓脑功能衰退，防止血栓形成，对于预防动脉硬化、帮助肌肉收缩都有效果，因此花生是防止老化不可缺少的物质。花生含有丰富的脂肪和人体生命活动所需的各种氨基酸，并且极易被人体消化吸收，常食有滋养强壮、延年益寿的功效。花生所含的维生素E可抗衰老，维生素B_1能营养神经纤维。花生纤维组织中可溶性纤维被人体消化吸收时，会像海绵一样吸收液体和其他物质，然后膨胀成胶带体，随粪便排出体外，其经肠道可吸走某些毒素，从而降低有害物质在体内的积存和所产生的毒性作用，降低肠癌的发生率。

【食疗验方】

贫血，牙龈出血，口腔炎，口腔溃疡，鼻出血，血小板减少性紫癜，痔疮出血：花生仁30克，红枣15枚，阿胶10克。将连衣花生去杂，洗净，与洗干净的红枣同入砂锅，加水适量，大火煮沸，改用小火煨煮1小时。阿胶洗净，入另一锅中，加水煮沸，待阿胶完全烊化，调入煨煮连衣花生的砂锅中，拌匀，煨煮至花生熟烂即成。每日早、晚两次食用。功能：补虚健脾，养血止血。

神疲乏力，记忆力减退：花生仁60克，红枣15克。将花生仁、红枣放入锅内，加适量水，小火煮至花生仁、红枣熟烂即可。吃花生仁、红枣，喝汤。功能：健脾补血，养心健脑。

慢性胃炎，消化性溃疡，贫血，溃疡性结肠炎，糖尿病，习惯性便秘：花生仁100克，菠菜250克，粟米150克，精盐、味精各适量。将菠菜洗净，切碎备用。将花生仁用温水泡约1小时备用。将粟米淘洗净，与花生仁同放入锅内，置大火上煮沸后，改小火继续煮至粟米和花生仁熟透时，调入菠菜末，拌匀，继续用小火煮沸，放入精盐、味精调味即成。每日早、晚两次食用。功能：养血止血，润肠通便。

产妇缺乳，贫血，月经不调，早衰，更年期综合征，结缔组织萎缩：花生仁200克，猪爪2只，精盐、葱、姜、黄酒各适量。将猪爪去甲和毛杂，洗净，用刀划口，放入锅内，加花生仁、精盐、葱、姜、黄酒和适量水，用大火烧沸后，改用小火炖至熟烂。功能：养血益阴，通乳补虚。

慢性气管炎，慢性胃炎，消化性溃疡，肺结核，习惯性便秘，痔疮出血：水发银耳200克，花生仁150克，小黄瓜2条，葱花、白糖、精盐、味精、姜丝、麻油、胡椒粉、植物油各适量。将银耳、黄瓜洗净后切成细条。炒锅上火，加植物油烧热，依次下入葱花、姜丝、花生仁、银耳、黄瓜，再调入精盐、白糖、味精、麻油、胡椒粉，不停地拌炒至花生仁熟透，起锅装盘即成。功能：润肺止咳，滋阴生津。

营养不良性水肿，慢性肾炎，贫血：花生仁125克，生蚕豆250克。将生蚕豆去壳，与花生仁一起洗净后放入砂锅内，加入沸水，用小火煮至蚕豆皮破裂、水呈棕色混浊时停火。功能：补脾益气，利尿消肿。

血小板减少性紫癜，贫血，失眠症，各种出血：花生仁25克，桂圆肉10克，红枣15枚。将花生仁、桂圆肉、红枣分别洗净，同放入砂锅中，加水适量，用小火煮烂即成。每日早、晚两次食用。功能：健脾养心，补气益血。

【食用禁忌】

服用花生油治病时，若服后有呕吐现象，则应停止。

寒湿停滞及腹泻者忌服，炒制多食则动火，发霉者勿食。

红 薯

红薯又名山薯、金薯、土瓜、红山药、香薯蓣、甘薯、番薯、山芋、地瓜等。红薯味道甜美，营养丰

富，又易于消化，可提供大量热能。有些地区以红薯
为主食。

【性味归经】

性平，味甘。归脾、胃、大肠、肾经。

【食用方法】

红薯的家常吃法以蒸、煮、熬粥为多。老人吃红薯以熬粥
为宜。

【营养成分】

红薯富含糖类、蛋白质、粗纤维、磷、钙、铁、胡萝卜素
等，特别是红皮黄心薯所含胡萝卜素较多，可治疗夜盲症。

【保健功效】

和血补中，补充营养，增强免疫力，宽肠利便，防治肿
瘤，退黄疸，抗衰老，防止动脉硬化。主治便秘、腹泻、大便
带血等症。红薯含有丰富的胡萝卜素，可降低癌症、心脏病、
中风的发病率。红薯富含钾，可帮助维持细胞内液体和电解质
的平衡，保持心脏功能和血压的正常。《本草求原》中有记
载，认为红薯"凉血活血，宽肠胃，通便秘，去宿瘀脏毒"。

【食疗验方】

维生素A缺乏症，体弱无力：鲜红薯200克，胡萝卜、大米

各100克，白糖适量。鲜红薯、胡萝卜、大米加水同煮粥，粥成时加白糖调味即可。功能：健脾胃，益气力，增强体质，补充维生素A。

便秘，消化不良：红薯100克，粳米150克，红糖适量。将红薯刮去皮，用水洗净，切成小滚刀块。粳米去杂，淘洗干净。锅上火，加入适量水，放入粳米，烧开。再放入红薯块，烧开。改用中小火煮至米烂成粥，加入红糖调味，出锅即可食用。功能：养胃通便。

慢性便秘：鲜红薯叶250克，植物油、精盐各适量。红薯叶加油、精盐炒菜吃。一次吃完，早、晚空腹各吃1次。功能：通便解燥。

目疖：鲜红薯叶120克。将鲜红薯叶用水煮，取其汤饮用。功能：健脾养血。

夜盲症：红薯叶150~200克，羊肝200克。红薯叶洗净，切碎。羊肝切片，加水同煮。食肝饮汤，每日1次，连服3日。功能：补肝养血，清热明目。

便秘，食欲不振，肥胖：红薯50克，粟米30克。将红薯洗净，切成小块。粟米去杂，淘洗干净。锅上火，放入水适量，将粟米和红薯块同放锅中，用旺火烧开，用小火烧煮成粥即可。功能：通便减肥。

习惯性便秘：红薯50克，粟米50克。红薯洗净去皮，切成3厘米长、1.5厘米厚的小块。将淘净的粟米与红薯放入锅内，加水适量，用大火烧沸后，转用小火煮至米烂成粥。每日2次，早、晚餐服用。功能：养胃通便。

脾胃虚弱，夜盲症：新鲜红薯250克，粳米100~150克，白糖适量。将红薯洗净，连皮切成小块，加水与粳米同煮为粥，待粥将熟时，加入适量白糖，再煮沸2~3次即可。功能：健脾养胃，明目亮眼，益气通便。

【食用禁忌】

忌食黑斑红薯。有黑斑的红薯其黑斑病毒不易被高温破坏与杀灭，易中毒，可出现发热、恶心、呕吐、腹泻等症状，严重者会危及生命。

煮熟的红薯忌冷食。煮熟的红薯宜趁热服，否则易诱发泛吐酸水。

糖尿病患者忌食，因甘薯所含的糖分主要是麦芽糖和葡萄糖。

忌与柿子同食。红薯的主要成分是淀粉，进食后会产生大量果酸。若与柿子同食，则果酸可与柿子中的单宁、果胶起凝聚作用，从而形成胃结石。

马铃薯

马铃薯又名土豆、阳芋、地蛋、山药蛋、洋番薯、洋芋头等。在法国，土豆被称作"地下苹果"。土豆营养成分齐全，而且易为人体消化吸收，在欧美素有"第二面包"之称。

【性味归经】

性平，味甘。归脾、胃、大肠经。

【食用方法】

马铃薯吃法多样，适用于炒、烧、炖、煎、炸、煮、烩、蒸、焖等烹调方法，可加工成片、丝、丁、块、泥等形状，既可做主料，又可做配料，能烹制出各种荤素菜肴，还可做馅或制作糕点，亦能加工成薯条、薯丝、薯片、薯泥、果脯等方便食品。

【营养成分】

马铃薯的主要营养成分有蛋白质、脂肪、糖类、钙、磷、钾、铁、镁及维生素B_1、维生素B_2、烟酸、维生素C等。

【保健功效】

补充营养，和中养胃，健脾利湿，降血糖，降血脂，美容养颜，抗衰老，宽肠通便，利水消肿，解水痘毒。可用于神疲乏力、胃肠溃疡、筋骨损伤、烧烫伤、腮腺炎、慢性胃痛、胃寒、习惯性便秘、皮肤湿疹等症。马铃薯中维生素C及钾含量丰富，可预防癌症和心血管疾病。马铃薯中维生素B_6含量丰富，可增强免疫系统功能。

【食疗验方】

胃脘隐痛：新鲜土豆250克，蜂蜜适量。将土豆切碎，用水煮至土豆成粥状即可。服用时加蜂蜜。每日清晨空腹食用，连服半月。功能：缓解疼痛。

老年便秘，动脉粥样硬化：绿豆芽300克，海米30克，青椒1个，姜、精盐、味精、料酒、麻油各适量。青椒切丝，豆芽去壳、根，洗净，一起用沸水焯熟沥干。海米加料酒、水浸发后蒸熟，再拌入豆芽、青椒丝。加入姜丝、精盐、味精，淋上麻油。佐餐食用。功能：滋阴平肝。

脾虚湿盛型湿疹：土豆100克，籼米50克，桂花、白糖各适量。将土豆去皮，洗净，切成小块。籼米淘洗干净。锅上火，放入水烧热，下入籼米烧开，再用小火熬粥，水开时加土豆块，将熟时放入桂花和白糖，煮片刻，即成。功能：消炎解毒，祛湿健脾。

冠心病，心绞痛：土豆150克，蛤蜊肉200克，川芎10克，料酒、精盐各适量。将川芎加水适量煎取约50毫升的药汁，过滤去渣后备用。把土豆切片放入锅中，倒入川芎药汁和适量的水，煮至土豆将熟时，把用盐水洗过的蛤蜊肉放入，煮开后点入料酒即可。功能：强精活血，造血安神。

湿疹：土豆120克，桂花、籼米、白糖各100克。将土豆削皮，洗净，切小块。籼米洗净，入锅加水适量，烧沸后加入土豆块，煮粥，煮熟后加入桂花、白糖调匀。功能：除湿消炎。

胃癌：土豆100克，生姜10克，橘子1个。将土豆、生姜分别洗净切碎，橘子去核。将土豆、生姜、橘子一同用纱布绞汁即成。饭前服1汤匙。功能：健脾胃，化痰止呕。

便秘：土豆250克。取土豆，洗净去皮，捣烂绞汁。每日晨起空腹饮服15毫升。功能：消食排毒。

大便秘结：土豆150克，黑芝麻120克。先将适量土豆洗净，捣烂绞取汁浆。再取黑芝麻数勺，用土豆汁冲服。每日清晨空腹服半杯。功能：养胃利肠。

【食用禁忌】

服螺内酯时忌食马铃薯。螺内酯为潴钾排钠类利尿药，而马铃薯含钾量高，易致钾中毒。

忌与肾上腺素β－受体阻断剂同用。马铃薯所含龙葵碱与肾上腺素β－受体有拮抗作用。

脾胃虚寒易腹泻、糖尿病患者忌食。

忌食加面碱及油炸的马铃薯。制作时若加面碱或油炸，可破坏马铃薯内维生素等营养素，或者会增强马铃薯的毒性反应。

忌食久存马铃薯，否则会导致龙葵碱中毒。

芝 麻

芝麻芝麻，有白芝麻、黑芝麻之分，为胡麻科植物芝麻的种子。芝麻含有大量的脂肪和蛋白质，还有糖类、维生素、矿物质。古代养生学家陶弘景对它的评价是"八谷之中，惟此为良"。

【性味归经】

性平，味甘。归肝、肾、肺、脾经。

【食用方法】

芝麻既是重要的油料，也是优良的食用杂粮。用芝麻加工成的芝麻油，俗称小磨油，其色泽金黄、可口清雅、诱人食欲，是一种高级的营养佳品，也是各种炒、蒸、炖、凉拌菜肴最理想的调味品。

【营养成分】

每100克可食部分含蛋白质21.9克，脂肪61.7克，糖类4.3克，粗纤维6.2克，钙564毫克，磷368毫克，铁50毫克。芝麻所榨之油称香油，又称麻油，主要为油酸和亚油酸的甘油酯，生熟可食，除大便滑泻者外诸病无忌，是调味品中香气浓郁的一种。

【保健功效】

具有补肝肾、润五脏的作用，可用于治疗咳嗽气喘、关节炎、神经衰弱、贫血萎黄、老年体衰眩晕、肝肾精血不足的眩晕、须发早白、腰膝酸软、步履艰难、肠燥便秘、脱发、五脏虚损、高血压以及产妇奶水不足等症。芝麻中含有的铁和维生素E，是预防贫血、活化脑细胞、清除血管堆积物的重要成分。芝麻所含的脂肪中，大多为不饱和脂肪酸，有益寿延年的作用。素食者应多吃芝麻，脑力工作者也应多吃芝麻。黑芝麻有再生黑色素的功能，在人的机体代谢旺盛的情况下，能促进白发变黑。又由于含不饱和脂肪酸等成分，对幼儿脑部发育有重要作用，对延缓脑细胞的老化也有一定功效。

【食疗验方】

高血压，高脂血症，动脉硬化，贫血，习惯性便秘：黑芝麻30克，桑葚子30克，大米100克。将黑芝麻、桑葚子去杂，洗净后晒干或烘干，研成粉备用。将大米淘净，放入砂锅中，加水适量，中火煮至粥将成时调入黑芝麻粉、桑葚子粉，拌匀后改以小火煨煮15分钟即成。每日早、晚两次食用。功能：滋阴养血，补益肝肾，降压降脂。

阴虚火旺型前列腺肥大症：黑芝麻500克，蜂蜜适量。将黑芝麻去杂，放入锅内用小火热锅炒香，出锅凉凉，捣碎，装入瓷罐内。食用时，取两匙黑芝麻粉放入碗内，加蜂蜜适量，用开水冲服即可。功能：清热，通便。

牙齿早脱，须发早白，面色早枯：天冬1000克，黑芝麻100克，黑豆粉500克，蜂蜜50毫升。将天冬加水浓煎，取汁300毫升，加蜂蜜熬炼，再加入黑芝麻、黑豆粉，和匀捏成直径约9厘米、厚约1.5厘米的饼。每日3次，每次食1个饼，嚼烂，温酒送食。功能：固齿，防脱发，益寿延年，常葆青春。

支气管哮喘，慢性胃炎，慢性气管炎：黑芝麻250克，生姜汁50毫升，蜂蜜50毫升，白糖30克。将黑芝麻炒熟，研成粉，加姜汁用小火拌炒，吸尽姜汁，再与蜂蜜、白糖拌匀装瓶备用。功能：补益肺肾，纳气平喘。

眩晕症，贫血，头发干枯，须发早白，便秘：何首乌、黑芝麻各50克。先将何首乌烘干或晒干，研为细末。黑芝麻洗净，烘干，炒熟后研末，与何首乌细末混合，拌匀，瓶装备用。每日2次，每次6克，用沸水冲泡食用。功能：补肾养血，润泽皮肤，乌须黑发。

牙周炎：芝麻秆适量。将芝麻秆切碎熬水。漱口，每日数次，以不痛为度。功能：清热解毒。

润肠通便：黑芝麻6克，粳米50克，蜂蜜少许。烧热锅，放入黑芝麻，用中火炒熟，取出。粳米洗净。粳米放入锅内，加水适量，用大火烧沸后，转用小火煮，至粳米八成熟时，放黑芝麻、蜂蜜，拌匀，继续煮至米烂成粥。每日2次，做早、晚餐服用。

白癜风：黑芝麻25克，粳米100克，白糖或精盐少许。将黑芝麻去杂，洗净，晾干，放入容器内捣碎。粳米去杂，淘洗干净。锅置火上，加适量水，用旺火烧沸后加入粳米、黑芝麻，改用小火煮至粥熟即可出锅。功能：助脾长肌，通血脉，润皮肤，滋补肝肾，益阴润燥，补血增髓。

【食用禁忌】

皮肤疮毒、湿疹、瘙痒、牙痛者忌服。

阴痿遗精、白带多者忌食。《本草求真》："下元不固而见便溏，阳痿、精滑，白带，皆所忌用。"

脾胃虚弱，腹泻便溏，慢性肠炎者勿服。芝麻油润多脂、润燥滑肠。《本草从新》："胡麻服之令人肠滑，精气不固者亦勿宜食。"

葵花子

葵花子又名葵子，天葵子、向日葵子、向阳花子、望日葵子，为菊科植物向日葵的种子。多用来榨油，葵花子油90％是不饱和脂肪酸，其中亚油酸占66％左右，还含有维生素E、植物固醇、磷脂、胡萝卜素等营养成分。

【性味归经】

性平，味甘。归大、小肠经。

【食用方法】

可以作为零食，也可炸油。

【营养成分】

每100克葵花子仁含蛋白质19.1克，脂肪53.4毫克，食物纤维4.5克，糖类12.2克，维生素B_1 1.89毫克，维生素B_2 0.16毫克，维生素B_3（烟酸）4.5毫克，钙1毫克，磷6.4毫克，铁2.9毫克，锌0.5毫克，钾547毫克，钠50毫克。

【保健功效】

具有降血脂，抗脂肪肝，保护心脏，降血压，增强性功能，增强体质，防治肿瘤，镇静催眠，美容抗衰等功效。适用于食欲不振、虚弱头风、血痢、麻疹不透等症。葵花子油所含的亚油酸是人体必需的脂肪酸，它是构成各种细胞的基本成分，具有调节新陈代谢、维持血压平衡、降血中胆固醇的作用。葵花子油含较多的维生素E，可以防止不饱和脂肪酸在体内过分氧化，有助于促进毛细血管的活动，改善循环系统，从而防止动脉硬化及其他血管疾病。葵花子油含有微量的植物固醇和磷脂，这两种物质能防止血清胆固醇升高。

【食疗验方】

小儿麻疹不透：葵花子适量。去壳捣碎，沸水冲服。功能：去湿排毒。

头晕，头痛：①葵花子去壳，和母鸡同炖汤喝。②去壳葵花子微炒、研碎，睡前取6克加白糖沸水冲服，常食有效。功能：补中益气。

慢性肝炎，动脉粥样硬化，高血压：葵花子仁、荞麦各30克与松子仁15克水煎2次（每次用水400毫升，煎半小时），合汁。分2次服。功能：护肝降脂。

妊娠水肿：葵花子30克，茯苓15克，加水400毫升煎至200毫升。分1~2次服，食葵花子、喝汤。功能：消肿利尿。

肠燥便秘，脾胃气虚食少：葵花子50克炒熟，每日2次分食。功能：润肠通便。

乳糜尿：①葵花子10克，红糖适量，加水2800毫升煎至2500毫升，1日内服完。②葵花茎髓10克，水芹菜根60克，用水煎服。每日1剂，连服1周。功能：利尿通淋。

胃痛，腹痛：①葵花盘、猪肚各1个，同加水炖熟。食猪肚，饮汤。功能：祛风止痛。②葵花根、芫荽子、小茴香用水煎服。功能：养胃和脾。

痈肿：葵花子捣烂如泥，敷患处。功能：通气透脓。

糖尿病，动脉硬化，高脂血症，高血压，习惯性便秘：葵花子50克，核桃仁、花生仁各30克，粟米120克。将葵花子剥去外壳，与核桃仁、花生仁分别洗净，晒干后共研为粗末，备用。将粟米淘洗干净，放入砂锅中，加水适量，大火煮沸后，改用小火煮1小时，待粟米熟烂，调入葵子仁、核桃仁、花生仁粗末，搅拌均匀，继续用小火煮沸即成。每日早、晚两次食用。功能：补虚健脾，活血祛瘀。

痈脓不溃：葵花子、金银花、蒲公英各30克，用水煎取汁服，每日2次服用。功能：清热解毒，消肿排脓。

【食用禁忌】

炒后忌多食，脾胃虚弱者忌服。

多味葵花子忌多食。

育龄青年忌多食。葵花子的蛋白质部分含抑制睾丸成分，能诱发睾丸萎缩，影响正常生育功能。

野菜篇

荠　菜

　　荠菜又名荠、荠菜花、护生草、菱角菜、地菜、清明草等，为十字花科荠菜属一二年生草本植物。荠菜根白色，茎直立，株高30厘米左右，有分枝。基生叶塌地丛生，浅绿色，大头羽状分裂；茎生叶，披针形，基部抱茎，顶部叶肥大，叶被茸毛。总状花序，顶生或腋生，花小、白色，两性。短角果扁平呈倒三角形，含种子多数，种子细小，卵圆形，黄色，千粒重0.09克。

【野菜性味】

　　味甘、淡，性凉。

【营养成分】

每100克新鲜荠菜中，含蛋白质2.9克、脂肪0.4克、糖类3克、粗纤维1.7克、灰分1.4克、钾280毫克、钠31.6毫克、钙294毫克、镁37毫克、磷81毫克、铁5.4毫克、锰0.65毫克、锌0.68毫克、铜0.29毫克、硒0.51微克、胡萝卜素2.59毫克、维生素B1 0.04毫克、维生素B2 0.15毫克，烟酸0.6毫克，维生素C 43毫克，还含草酸、酒石酸、苹果酸、丙酮、对氨基苯磺酸等有机酸及多种氨基酸、胆碱、乙酰胆碱、山梨醇、甘露醇等。

【采用方法】

食用：每年3~5月份，采其嫩叶炒食、做汤，气味清香甘甜，与肉做馅，味道极鲜。

药用：内服，每次60~120克，煎汤、炒食或入丸、散剂，鲜品以沸水浸烫后可凉拌食用。外用要适量，研末捣敷或捣汁点眼。

【保健功效】

荠菜煎剂（荠菜酸）可兴奋神经，促进呼吸，一过性降低血压，缩短出血和凝血时间等。

荠菜所含的橙皮苷能消炎抗菌、增强体内维生素C的含量、抗病毒、预防冻伤，并抑制眼晶状体的醛还原酶，对糖尿病性白内障患者有疗效；所含胡萝卜素（维生素A原）的量与胡萝卜相当，是治疗眼干燥症、夜盲症的良好食物；所含的香味木苷可降低毛细血管的渗透性，治疗毛细血管性出血；所含的类似麦角碱的物质，对子宫有催产素样作用，可使子宫显著收缩；所含乙酰胆碱、谷固醇和季胺化合物可降低血中及肝中的胆固醇和三酰甘油含量，利尿，降血压；所含大量的粗纤维，食用后可增强大肠蠕动，促进粪便排泄，从而增进新陈代谢，有助于防治高血脂、高血压、冠心病、肥胖症、糖尿病、肠癌、痔疮等；所含丰富的维生素C可防止硝酸盐和亚硝酸盐在消化道中转变成致癌物质亚硝胺，预防胃癌和食管癌。

荠菜醇对胃溃疡有抑制作用，能加速应激性溃疡愈合。

荠菜中的二硫酚硫酮有抗癌作用。

【药用功效】

和脾止血，利水消肿，清热解毒，平肝明目。主治痢疾，水肿，淋病，乳糜尿，吐血，便血，血崩，月经过多，血友病的出血症，目赤肿痛，高血压，急、慢性肾炎，尿路疾病（尿路感染、尿路结石），前列腺炎等。

【传统验方】

风湿性心脏病： 荠菜60克，苦竹叶20个（去尖），水煎服，代茶饮，每日1剂，连服数月。

风湿性关节炎： 荠菜50克切碎。木瓜10克入锅，加水适量，烧沸10分钟捞出，加荠菜、嫩玉米100克、精盐、味精、胡椒粉，烧2~3沸。每日早、晚分食。

功能性子宫出血： 鲜荠菜、鲜益母草各30克，水煎服，每日1次；或荠菜花50克，生地黄15克，水煎服。

肝硬化：干荠菜根叶、炒荠菜籽各等量，共研细末，和蜜为白果大小的丸剂，每天早、晚各1次，每次2丸，用决明子煎汤送服。

肺热咳嗽：荠菜全草，用鸡蛋煮食。

急性前列腺炎，尿路感染，慢性肠炎：鲜马齿苋、鲜荠菜各500克同入温开水浸30分钟，连根切碎，捣成马齿苋、荠菜汁；榨后的马齿苋、荠菜渣，再用适量温开水浸10分钟，再重复绞榨取汁。合并2次汁，用纱布过滤。将滤后的马齿苋、荠菜汁置锅中，以小火煮沸。每日早、晚分饮。

高血压，尿路感染，痔疮出血：荠菜（全草）30克去杂，保留根、茎晒干切碎。每次7克（相当于鲜荠菜15克），入杯中以沸水冲泡，加盖闷10分钟代茶频饮，饮完可继续加沸水，直至冲淡，每日2次。

高血压，眩晕，单纯性水肿：鸡蛋1个磕入碗中，按顺时针方向搅打50次以上成糊；鲜荠菜200克除根后切段。锅上火，加水煮沸，随即对入鸡蛋糊，成蛋花状散开，加荠菜段，小火煮沸后，调少许精盐，淋麻油食用。

高血压，慢性胃炎，尿血，便血，习惯性便秘：锅内加植物油烧热，投入荠菜250克，急火翻炒至软，加少量冷水，盖好煮3~5分钟，加精盐、黄酒、味精略炒食用。

【食用禁忌】

荠菜能宽肠通便，便溏泄泻者慎食。

马齿苋

马齿苋又名长命菜、五行草、长寿菜等，为马齿苋科马齿苋属一年生肉质草本植物。茎匍匐，先端直立、斜生于地上，高10~15厘米。自基部分枝四散，茎光滑无毛，肉质，圆柱形，淡绿色或淡红色。叶互生或近对生，倒卵形或匙形，长1.5~2.5厘米，宽5~15毫米，叶片肉质，全缘，柄极短，先端钝。两性花，花小、黄色，3~5朵丛生于枝顶叶腋。花期5~9月。蒴果圆锥形，成熟后自然开盖散出种子。种子甚小，扁圆形，黑色表面有细点。果期7~10月，生于田野、荒地、路旁及地边。

【野菜性味】

味酸，性寒。

【营养成分】

每100克马齿苋鲜嫩茎叶中，含蛋白质2.3克、脂肪0.5克、糖类3克、粗纤维0.7克、灰分1.3克、钙85毫克、磷56毫克、铁1.5毫克、胡萝卜素2.23毫克、维生素B1 0.03毫克、维生素B2 0.11毫克、烟酸0.7毫克、维生素C 23毫克。每克干茎叶中，含钾44.8毫克、钙10.7毫克、镁14.57毫克、磷4.43毫克、钠21.77毫克、铁584微克、锰40微克、锌72微克、铜21微克。另全草含大量去甲肾上腺素和多种钾盐，并含丰富的苹果酸、柠檬酸、谷氨酸、天冬氨酸、蒽醌苷、果糖、生物碱等。

【采用方法】

食用： 5~9月份可采摘花期前的嫩茎叶，用开水烫后挤出水分，加上调料拌食或炒食，滑爽可口，营养丰富。或烫后再揉搓以去其酸涩味，晒干制成干菜，煮汤最佳。因含苹果酸、柠檬酸、谷氨酸、天冬氨酸、丙氨酸甚多，因而味鲜又略带酸味，食时不必再多放醋。我国各地均有食用马齿苋的习惯。

药用： 夏、秋两季当茎叶茂盛时采收全草，洗净泥土，用沸水略烫后晒干。

【保健功效】

马齿苋对志贺氏菌、伤寒杆菌、大肠杆菌、金黄色葡萄球菌、费氏痢疾杆菌及其他一些致病性真菌均有不同程度的抑制作用。产妇口服鲜马齿苋汁6~8毫升，能使子宫平滑肌收缩增多，强度增加，可代替麦角新碱。马齿苋能消除尘毒，防止吞噬细胞变性和坏死，亦可防止淋巴管发炎和阻止纤维性变化，杜绝矽结节形成，对白癜风亦有一定的疗效。马齿苋含丰富的维生素A样物质，能促进上皮细胞的生理功能，并促进溃疡的愈合；对血管有显著的收缩作用。马齿苋含大量的钾盐，有良好的利水消肿作用；钾离子亦可直接作用于血管壁上，使血管壁扩张，阻止动脉管壁增厚，从而起到降低血压的作用。口服马齿苋煎剂对外科手术中有些不明原因的低血钾症有稳定血钾的作用。马齿苋含一种丰富的 γ-3脂肪酸，它能抑制人体内血清胆固醇和三酰甘油酸的生成，使血管内皮细胞合成的前列腺素增多，抑制血小板形成血栓素丸，令血液黏度降低，促使血管扩张，可预防血小板聚集、冠状动脉痉挛和血栓形成，从而起到防治心脏病的作用。民间以马齿苋与肉末做馅包馄饨、饺子食用，能清利肠热，止泻止痢。

【药用功效】

清热解毒，祛湿散血，利尿通淋，消肿止痛，除尘杀菌，止血凉血。主治热痢脓血，热淋，血淋，便血，痔疮出血，带下，崩漏，产后子宫出血，痈肿恶疮，痱疮，湿疹，肺痈，肠痈，丹毒，瘰疬，乳疮，乳腺炎，急性肠炎，菌痢，肾炎水肿，小儿腹泻，蛇虫咬伤。该品最善解血分和大肠热毒，为治痢的常用品。

【传统验方】

痢疾：马齿苋120克，侧耳根30克，大蒜30克，捣汁冲服，每日3次。

肠炎：马齿苋、地瓜叶、刺梨根、白头翁各60克，用水煎服，每日3次，连服3剂。

细菌性痢疾：马齿苋25克，铁苋菜50克，用水煎服。

痔疮：鲜马齿苋100克，洗净切碎，装入洗净的猪大肠（约15厘米长）内，两头扎好，放入锅内蒸熟。每日晚饭前1次吃完，连服数次。

阴茎肿痛：马齿苋20克，生甘草3克，用水煎服。

肾炎水肿：马齿苋100克煎水，代茶饮。

肛门肿痛：马齿苋叶、三叶酸草等份，煎汤熏洗，每日2次。

阑尾炎：生马齿苋1把，洗净捣绞汁30毫升，加冷开水100毫升，白糖适量，每日服3次，每次100毫升。

胆囊炎，腹痛：马齿苋100克，白糖适量，用水煎服。

小儿百日咳：马齿苋糖浆100毫克，每日4次，分3日服。

小儿单纯性腹泻：①鲜马齿苋250~500克，煎汤，加适量白糖调味，分次服下，1日服完，连服2~3日。②鲜马齿苋焙干后研末，每次3克，温开水送服，每日3次。

产后血痢，小便不通，脐酸痛：生马齿苋捣汁300毫升，煎1沸，下蜜100毫升调，1次服完。

产后虚汗：马齿苋研汁100毫升服，或以干者煮汁服。

产褥热：马齿苋120克，蒲公英60克，用水煎服。

百日咳：鲜马齿苋200~300克，水煎2次，合并滤液浓缩至100~150毫升，口服，每日3次，年幼者酌减，7日一疗程。

尿血：鲜马齿苋60~120克，车前草7株，用水煎服。

淋病，泌尿系感染：①马齿苋150克（鲜品加倍），水煎，早、晚分服，每日1剂，10日一疗程，可服1~3个疗程。②马齿苋汁与鲜藕汁饮服。

痔疮初起：马齿苋不论鲜干，煮熟急食之，并以汤熏洗。1月左右，其孔闭即愈。

皲裂性手足癣：鲜马齿苋250~500克，煎取药液2500~3000毫升，先熏后洗，每次0.5~1小时，每日1~2次。

【食用禁忌】

马齿苋乃寒凉之品，脾胃虚寒、肠滑腹泻者不宜用；脾虚便秘者及孕妇禁食。

忌与鳖甲、胡椒、蕨粉同食。

仙人掌

仙人掌为仙人掌科仙人掌属多浆植物，常丛生成大灌木状。高0.5~2米。茎下部近木质，圆柱形，茎节扁平，倒卵形至椭圆形，鲜绿色，老茎灰绿色；刺座间距2~6厘米，被褐色或白色棉毛，不久脱落，刺密集，黄色，1~3厘米长。叶钻状，早脱落，钩毛暗黄色。夏季开花，黄色，单生；浆果红色，梨形，5~8厘米长，无刺，果肉可食。喜阳光充足，甚耐干旱，畏积涝。对土壤要求不严，沙土或沙壤土均可生长。越冬温度5~10℃。

【野菜性味】

味苦，性寒。

【营养成分】

每100克仙人掌含维生素C 16毫克、铁2.7毫克、蛋白质1.6克，还含有大量的纤维素。灰分中含24%碳酸钾。营养价值之高出乎人们的意料，200克仙人掌就能满足正常人一天维生素A需求量的50%以上，铁需求量的70%，完全满足维生素C的需要。

【采用方法】

食用：仙人掌茎肉生食可解饥渴，亦可烹制食用，但因黏液多、味道甜，多适于制作甜菜。做菜时最好采用生长15~20天的嫩茎，将其切1~2厘米的小块，放入盐水中煮15分钟，去掉黏液再烹调食用。其红色的果实去掉硬毛也可作为水果或菜，甚至可以造醋酿酒。

药用：其肉质茎全年可采收，去皮刺，鲜用或切片晒干。根全年采收。玉芙蓉为仙人掌浆汁的凝结物，可全年采收。

【保健功效】

现代药理研究表明，仙人掌对金黄色葡萄球菌、枯草杆菌有显著抑制作用。临床应用中发现，仙人掌有补血和保护创面的作用，故适用于溃疡病出血者。仙人掌还有利尿作用，是肾炎、糖尿病患者的理想食物。

【药用功效】

仙人掌性寒，味苦、涩，具有清热解毒、消肿止痛、行气活血的功效，适用于肺热咳嗽、痔疮、痞块、乳痈、喉痛、肺痈、痢疾、疔疮、烫伤、蛇虫咬伤、胃痛、溃疡、出血、失眠等症。

【传统验方】

胃痛：仙人掌研末，每次5克，开水吞服；或用仙人掌50克，切细和牛肉100克炒食。久患胃痛，可用仙人掌根50~100克，配猪肚炖服。

急性菌痢：鲜仙人掌50~100克，用水煎服。

肠痔泻血：仙人掌与甘草浸酒服。

心悸失眠：仙人掌100克，捣取汁液，冲白糖水服。

湿疹，黄水疮：仙人掌茎适量，烘干研粉，外敷患处。

火伤：将仙人掌用刀刮去外皮，捣烂后贴于伤处，并用消毒过的布包好。

蛇虫咬伤：仙人掌全草，捣取汁液搽于患处。

支气管哮喘：仙人掌茎去皮去刺，蘸蜂蜜适量熬服，每日1次，每次服药为本人手掌之1/2大小。待症状消失即停药。

子宫脱垂：仙人掌1只装入猪肚内，炖烂服食。

喉痛：干仙人掌9克，用水煎服。

胃、十二指肠溃疡：因仙人掌有止血和保护创面的作用，可用于溃疡病出血之患者。将鲜仙人掌去刺，洗净，切片，晒干后研粉，每次1克，每日服2次。胃酸偏高的患者可于500克仙人掌粉中加入乌贼骨粉60~90克，混匀。胃酸不高的患者可加入鸡内金粉30~60克混匀。21天为一疗程。

地　肤

地肤又名扫帚草、扫帚菜、绿帚，为藜科地肤属一年生草本植物。株高100厘米左右，茎直立，多分枝。幼茎、枝有柔毛。叶互生，无柄，呈狭长披针形，先端渐尖，叶片全缘，叶腋生。花小、红色或略带褐红色、黄色或黄绿色，常1~3个簇生于叶腋，集成稀疏的穗状花序。胞果扁球形，其内有一粒种子，横生，黑褐色。

【野菜性味】

味甘，性寒。

【营养成分】

每100克地肤嫩茎叶中含蛋白质5.2克，脂肪0.8克，糖类8克，膳食纤维2.2克，胡萝卜素5.7毫克，维生素B1 0.15毫克，维生素B2 0.31毫克，烟酸1.6毫克，维生素C 39毫克。每克地肤干品含钾58.9毫克，钙16.5毫克，镁486毫克，铁222微克，锰37微克，锌36微克。此外，地肤的种子还含有皂苷。

【采用方法】

食用：地肤的苗、叶和幼茎均可食，可蒸、炒、凉拌、做汤等，种子可用于制作糕点。在烹饪上称作凤尾、青须。

药用：地肤果于秋季采收，晒干备用。

【保健功效】

补阴益气，安心养神。此外，地肤子水浸剂对革兰氏黄癣菌等常见致病性皮肤真菌有不同程度的抑制作用。

【药用功效】

地肤果利小便，清湿热。地肤子为地肤的种子，含有维生素A类物质和皂苷，对医治膀胱炎、尿道炎有一定疗效。地肤苗具有清热解毒，利尿通淋之功效。

【传统验方】

皮肤瘙痒，荨麻疹：地肤子15克，苦参9克，赤芍12克，甘草6克，茯苓12克，山药20克，用水煎服，日服2次。

肾虚浮肿，小便不利：地肤子30克，熟地30克，泽泻9克，茯苓9克，枸杞子12克，远志20克，用水煎服，日服2次。

小便频多，手足酸疼：地肤苗90克，水煎1日量，分3次服。

痈疽肿痛：地肤果、莱菔子各30克，水煎，趁热频洗患处，每日2次。

疝气痛：地肤子60克，炒黄研成末，每次6克，用酒调服。

阴虚血亏，小便不利：地肤果3克，怀熟地30克，生龟板15克，生杭芍15克，用水煎服。

胆囊炎：地肤子15克，向日葵叶30克，芦根30克，用水煎服，每日2次。

天 冬

天冬又名天冬草、天门冬，为百合科天门冬属多年生攀缘状草本植物。具块根，呈纺锤状。小枝成叶状，扁条形，5~8枚丛生。叶退化为鳞片。花常2朵腋生，雌雄异株，白色或淡红色。花期夏季，浆果红色。

【野菜性味】

味甘，性寒。

【营养成分】

天冬含天冬素、β-谷固醇、固体皂苷、黏液质、糠醛衍生物等成分，全株淀粉含量为33%、蔗糖含量为4%。

【采用方法】

食用：天冬嫩叶可做菜。秋季挖取肥大块根食用，多煎煮取汁或切碎做汤、粥，炖肉，亦可酿酒。

药用：于秋、冬季采挖除去根头及须根，入沸水中蒸后再去外皮，烘干切段生用。

【保健功效】

天冬能升高白细胞，增强巨噬细胞吞噬功能，具有养阴润燥、滋补肺肾之功效，常食可提高抗病能力，使身体强壮。天冬含有天冬酰胺、黏液质等成分。研究表明，天冬酰胺有去除色素沉着的作用。此外，天冬对炭疽杆菌、α-溶血性链球菌，β-溶血性链球菌、白喉杆菌、假白喉杆菌、肺炎双球菌、金黄色葡萄球菌、柠檬色葡萄球菌、枯草杆菌等均有拮抗作用。

【药用功效】

具有润肺滋肾、清热化痰之功效。主治肺肾阴虚有热所致的痨热咳嗽、躁咳痰黏、咯血、衄血等症。并治津伤消渴、潮热遗精、肺痿、肺痈、肠躁便秘之症。

【传统验方】

咳嗽失血： 天冬捣汁，加蜂蜜熬煮成汤，早、晚各服1次。

小肠偏坠： 天冬9克，何首乌15克，用水煎，早、晚各服1次。

肺躁津伤型失音： 百合10克，天冬10~15克，桔梗6克，粳米100克，冰糖适量。将百合、天冬、桔梗用水煎，取浓汁，加粳米煮粥。沸后加冰糖，煮化即成。每日服1~2次，连服5日，间断数日后可再服。

马 兰

马兰又名马兰菊、红马兰、田边菊、马兰青、螃蜞头草、鸡儿肠、泥鳅串、鱼鳅草、竹节草等，为菊科马兰属多年生草本植物。株高30~70厘米。茎直立。茎中部叶互生，倒披针形或倒卵状长圆形，长3~10厘米，无柄，边缘有粗锯齿或浅裂，基部叶大，上部叶小，全缘。头状花序，直径2.5厘米，花序单生或枝顶形成伞房状，总苞苞片2~3层，倒披针形，边缘膜质有睫毛。舌状花一层，淡紫色，管状花黄色。结瘦果扁平，倒卵形，边缘有翅，舌状花所结瘦果三棱形，冠毛短硬，并具2~3个较长的芒。

【野菜性味】

味辛，性凉。

【营养成分】

每100克马兰中含有蛋白质2.4克，脂肪0.4克，膳食纤维1.6克，糖类3克，钙67毫克，磷38毫克，铁2.4毫克。此外，还含有维生素A 0.34毫克，维生素B1 0.06毫克，维生素B2 0.13毫克，烟酸0.8毫克，维生素C 26毫克。马兰所含的挥发油中的主要成分为乙酸龙脑酯、甲酸龙脑酯等。

【采用方法】

食用： 3~4月采摘的嫩茎叶做蔬菜称之为马兰头，因其略带涩味，食用时用开水烫后，再用水漂洗，去除苦味，凉拌或炒食。亦可晒干菜。

药用： 夏、秋采收，鲜用或晒干。

【保健功效】

马兰具有清热解毒，利胆退黄，凉血降压，生津润燥，补气养血，补脾和胃等保健功效。

【药用功效】

马兰味甘，性平、微寒，无毒，具清热止血、抗菌消炎等作用。全草及根，味辛，性凉，无毒，具有清热解毒、散瘀止血、消积、抗菌消炎、凉血、利湿之功效。主治感冒发热、咳嗽、急性咽炎、扁桃体炎、流行性腮腺炎、传染性肝炎、胃及十二指肠溃疡、小儿疳积、肠炎、痢疾、吐血、衄血、崩漏、月经不调、乳腺炎、疟疾、黄疸、水肿、淋浊、痔疮、痈肿、丹毒、蛇咬伤、创伤出血等症。

【传统验方】

外耳道炎：马兰鲜叶捣汁滴耳。

腮腺炎：马兰根、野胡葱头各等量，捣烂外敷。

胃、十二指肠溃疡：马兰全草干品30克，加水300毫升，煎至100毫升，日服1次，20天为一疗程。

外伤出血：鲜马兰全草适量，捣烂敷患处。

小儿热痢：马兰6克，仙鹤草9克，马鞭草9克，木通6克，铁灯草6克，用水煎服。

慢性气管炎：马兰鲜草120克或干品60克，洗净后加水200毫升，煎煮过滤，浓缩至45毫升加糖及防腐剂。日服3次，每次15毫升，6天为一疗程。

高血压，眼底出血，青光眼，眼球胀痛：马兰根30克，生地15克，如便秘加生大黄6~10克，用水煎，每日3次分服。

风热咳嗽：马兰50~100克，用水煎服，每日2次，连服2周。

双足或两腿红肿：马兰（或根）不拘量捣汁，以鸡毛蘸汁搽之，干则再换。

月经超前，月经过多，鼻出血等：鲜马兰100克（干品50

克），鲜白茅根250克（干品125克），入温开水中浸片刻捞出，切碎末，入双层纱布袋中，扎紧袋口，绞汁，汁液中兑入蜂蜜20毫升拌匀。每日早、晚分饮。

【食用禁忌】

少数人食后会有上腹不适、胸闷、呕吐等不良反应。脾胃虚寒者不宜食用。

玉 竹

玉竹又名铃铛菜、玉参、女萎、竹叶等，为百合科黄精属多年生草本植物。玉竹具肉质根状茎，竹鞭状、圆柱形，肥厚，黄白色，于地下横走，直径0.5~1.3厘米，其上密生须根。茎高20~60厘米，茎节多，枝间长。叶互生，叶柄短、叶片椭圆形，互生，先端钝尖，基部楔形，全缘，正面绿色，背面白绿色。花腋生，单一或二朵花生于长柄顶端，花被筒白色，微绿，花期5~6月。浆果球形紫红色，果期7~9月。

【野菜性味】

味甘，性平。

【营养成分】

每100克玉竹鲜品含胡萝卜素5.4毫克，维生素B2 0.43毫克，维生素C 232毫克。每100克玉竹干品含钾2300毫克，钙660毫克，镁261毫克，磷393毫克，钠34毫克，铁10.8毫克，锰8.7毫克，锌3.8毫克，铜0.7毫克。

【采用方法】

　　食用：幼苗可食，每年4~5月采集茎叶包卷呈锥状的嫩苗，用开水烫后炒食或做汤。根状茎于3~5月或9~10月采收，去掉须根洗净，用水浸泡后蒸食。

　　药用：玉竹为玉竹的根茎，春、秋两季采挖，除去茎及须根，稍晾后用手搓揉，反复晒揉2~3次，至内无硬心，晒干。使用时把药材放蒸屉里蒸透，至外面呈黑色，里面呈棕黑色，取出晾至半干，切片，晒干。

【保健功效】

　　具有滋阴润燥，补中益气，强心养颜等功效。

【药用功效】

　　玉竹含有黏液质（为多糖，经水解则生成果糖、葡萄糖及阿拉伯糖）、烟酸和生物碱，浆果中含铃兰苷、铃兰苦苷，可止下痢、消食、润心肺、补五劳七伤，并治虚损、腰膝疼痛、热病伤阴、肺胃燥热、咳嗽少痰、干咳失血、心烦口渴、抽筋、阴虚、风湿自汗、心力衰竭、冠状动脉粥样硬化性心脏病之心绞痛等。

【传统验方】

阴虚型高脂血症：玉竹12克，泽泻10克，何首乌10克，用水煎服。

消化不良：玉竹15克，白芍12克，茯苓9克，内金12克，焦三仙15克，用水煎服。

阴虚咳嗽口渴、自汗：玉竹15克，知母12克，玄参12克，沙参15克，贝母12克，用水煎服，每日2次。

心绞痛：玉竹15克，党参10克，用水煎服，每日2次。

心力衰竭：玉竹15克，用水煎服，每日1剂。

胃津不足型糖尿病：玉竹12克，麦冬9克，沙参12克，用水煎服。

豆瓣菜

豆瓣菜又名水田芥、水芥菜、西洋菜，为十字花科豆瓣菜属多年生草本植物。豆瓣菜株高20~40厘米，为浅根系，茎匍匐水面，茎节易生不定根，茎上多节，叶腋间易发生分枝。叶互生，为奇数羽状复叶，卵圆形或近圆形，顶生小叶较大，矩形或近圆形，深绿色。总状花序顶生，花小，白色，花期4~5月。长角果具柄，圆柱形，种子多数，卵形，褐色。

【野菜性味】

味甘，性寒。

【营养成分】

每100克鲜豆瓣菜含蛋白质2.9克，脂肪0.5克，糖0.3克，纤维素1.2克，胡萝卜素9.55毫克，维生素B1 0.01毫克，维生素B2 0.11毫克，烟酸0.3毫克，维生素C 52毫克，维生素E 0.59毫克，钾179毫克，钙30毫克，镁9毫克，铁1.0毫克，锰0.25毫克，锌0.69毫克，铜0.06毫克，磷26毫克，硒0.70微克。豆瓣菜的种子中含有芥子油和丰富的油酸、亚油酸。

【采用方法】

食用： 每年4~11月份采摘嫩茎叶，先用开水烫过，可凉拌、炒食、做汤、做羹、做馅或做衬菜，亦可与鸡、鸭、蛋、肉一起炒食。此菜质地脆美，口感颇好。广东、上海人用鲜嫩茎叶煮汤，饮汤吃菜，清香爽口。

药用： 全草入药。

【药用功效】

具有清燥润肺、化痰止咳、利尿的功效，可治肺病和肺热燥咳。豆瓣菜全草亦有通经之功效，并能干扰卵子着床，阻止妊娠。

【传统验方】

肺结核： 豆瓣菜250克，猪骨适量，加精盐调味，煎汤，每日服用2~3次。

皮肤瘙痒： 豆瓣菜适量，煎汤常饮。

肺热痰多咳嗽： 豆瓣菜60克，冰糖或白糖适量，用水煎服。

淋浊尿少次多，尿道痛： 豆瓣菜250克，水煎，冲红糖服。

薄 荷

薄荷又名野薄荷、水薄荷、番荷菜，为唇形科薄荷属多年生草本植物。薄荷高30~60厘米。地下茎匍匐生长，地上茎四棱，横切面正方形。叶对生，呈卵形或长圆形，叶缘锯齿状。茎及叶柄倒生茸毛，叶腋中抽生侧枝。花紫色，唇形，集中于叶腋。花期8~10月。小坚果长圆形，褐色。果期9~11月。

【野菜性味】

味辛，性凉。

【营养成分】

每100克薄荷鲜品中含有蛋白质6.8克，脂肪3.9克，膳食纤维31.1克，糖类36.5克，磷22毫克，铁4.3毫克，维生素A 0.7毫克，维生素B2 0.4毫克。薄荷油中的主要成分有薄荷脑、薄荷酮、乙酸薄荷酯、薄荷醇、薄荷霜、樟脑萜、柠檬萜。

【采用方法】

食用： 在春夏季采摘嫩茎叶，用开水烫后凉拌、炒食、炸食，亦可加入面粉蒸食，或晒制成干菜等。

药用：每年收割2次，头刀于小暑至大暑间，二刀于寒露至霜降间，割取全草，晒干即可。

【保健功效】

薄荷中含有丰富的薄荷油，它辛辣而清凉，有强烈的穿透性，可兴奋中枢神经系统，使皮肤毛细血管扩张，促进汗腺分泌，增加散热，从而起到发汗解热的作用。

薄荷油还能抑制胃肠平滑肌收缩，对抗乙酰胆碱而呈现解痉作用，同时能促进呼吸道腺体分泌而对呼吸道炎症有预防治疗作用。

薄荷油外用能使黏膜血管收缩，感觉神经麻痹而产生清凉、止痛、止痒的作用。薄荷油在体外有很强的杀灭阴道滴虫的作用，又能制止肠内异常发酵，有制腐作用。

【药用功效】

疏风，散热，辟秽，解毒。治疗外感风热，头痛，目赤，咽喉肿痛，食滞气胀，口疮，牙痛，疮疖，隐疹。

【传统验方】

风热感冒之发热，头痛，目赤，咽痛等：桑叶10克，竹叶15~30克，菊花10克，白茅根10克，薄荷6克。将上药洗净放入茶壶内，用开水浸泡10分钟，代茶饮。或薄荷10克，鲜鸭跖草30~60克，芦根30~60克，用水煎服。

咽喉痛，痰多：薄荷15克，水煎，加适量白糖服。

发热头痛，全身骨节酸疼，背微怕寒，无汗：薄荷叶12克，蝉蜕10克，生石膏20克，甘草6克，水煎服。

风寒感冒：芫荽15克，薄荷7克，生姜5克，以开水泡服。

声音嘶哑：薄荷10克，青黛粉3克。薄荷煎水，送服青黛粉，每日2次。

【食用禁忌】

肝阳偏亢、体虚汗多、阴虚发热、血虚眩晕者不可服用。

桔 梗

桔梗又名包袱花、铃铛花、梗草等，为桔梗科桔梗属多年生草本植物。桔梗株高30~100厘米。有乳汁，全株光滑无毛。根肥大肉质，长圆锥形，外皮黄褐色或灰褐色。茎直立，上部稍有分枝。叶互生，近无柄；茎中、下部叶常对生或3~4片轮生，叶片卵形或卵状披针形，边缘有不整齐的锐锯齿。花单生枝顶或数朵集成疏总状花序；花萼钟状，花冠蓝紫色或白色，开扩呈钟状。蒴果倒卵形，成熟时顶部盖裂为5瓣。种子多数，褐色，光滑。花期6~8月，果期9~10月。

【野菜性味】

味苦、辛，性平。

【营养成分】

每100克桔梗嫩茎叶中蛋白质0.2克，膳食纤维3.2克，胡萝卜素8.4毫克，维生素C 216毫克。每100克桔梗根鲜品中糖类16.2克，维生素B2 0.44毫克，维生素C 10毫克。此外，还含有14种氨基酸和22种微量元素，以及皂苷、桔梗聚糖、三萜烯、桔梗酸、葡萄糖、生物碱等成分。

【采用方法】

食用：其根和幼嫩茎叶可做菜食。晚秋或早春挖掘桔梗的根，剥去外面的皮，用水泡去苦味后，切成细丝，直接炒食或加调料拌食，也可加工成咸菜。3~5月采摘幼嫩茎叶，焯水后可拌、腌、炒、烧、做汤或熬粥等。

药用：春、秋季均可采挖桔梗的根，刮去外皮，晒干，切片生用。

【保健功效】

桔梗所含的皂苷对咽喉黏膜和胃黏膜有刺激作用，能反射性地引起呼吸道黏膜分泌亢进，使痰液稀释，促使其排出，因此可用于辅助治疗咳嗽多痰。同时皂苷有抗炎、抗过敏、镇静、镇痛和解热作用，还有抑制胃液分泌、抗消化性溃疡等多种作用，因此可用于治疗上呼吸道感染、急性和慢性支气管炎、胃溃疡、十二指肠溃疡等症。另外桔梗皂苷还能降低肝内胆固醇含量，增加胆固醇及胆酸的分泌。桔梗还能使血糖下降，可用来辅助治疗糖尿病。

【药用功效】

桔梗含远志酸、桔梗酸A和桔梗酸B、桔梗皂苷、α-菠菜固醇、白桦脂醇等成分，具有宣肺祛痰、排脓散寒、止咳之功效。用以治疗外感咳嗽、咯痰不利、胸肋疼痛、咽喉肿痛、肺痈、外疡痈疮肿毒、痢疾腹痛等病症。

【传统验方】

肺痈溃脓：桔梗15克，冬瓜仁60克，薏米30克，黑木耳5克，鲜藕1节，冰糖适量。以上材料洗净，共煎取汁，入冰糖调味（稍煮令其溶化），每日数次频饮。

咽喉肿痛，疏风清热：桔梗6克，薄荷9克，牛蒡子9克，生甘草6克，用水煎服。

食管擦伤：桔梗30克，甘草10克，金银花40克，射干9克，麦冬20克，诃子（或青蒿）12克，水煎，徐徐频服。

牙疳臭烂：桔梗、茴香等份，烧研敷之。

伤寒痞气：桔梗、枳实各30克，用水1.5升，煎去一半去渣，分2次服。

咳嗽吐痰：桔梗10克，巴豆0.5克，贝母9克，用水煎服。

急、慢性气管炎：桔梗6克，黄芩9克，杏仁、知母、远志各6克，用水煎服。

肺脓肿，咳吐脓血：山豆根60克，桔梗15克，用水煎服。

【食用禁忌】

阴虚久嗽、气逆及咯血者忌服。

野　菊

野菊又名野菊花、野山菊、野黄菊、路边菊、苦薏、岩香菊等，为菊科菊属多年生草本植物。株高70厘米左右。茎直立，多分枝，并有茸毛。叶互生，卵圆状，羽状深裂，前端尖，叶边缘有锯齿状缺刻，叶绿色，有茸毛。头状花序，顶生，数个排列成伞房花序状，外围为舌状花，淡黄色，1层至2层，中央为管状花，深黄色，花期9~10月。

【野菜性味】

味苦、辛，微寒。

【营养成分】

每100克嫩茎叶中含蛋白质3.2克，脂肪0.5克，糖类6.0克，粗纤维3.4克，灰分2.7克，钙178毫克，磷41毫克。此外，还富含微量元素锌、硒。

【采用方法】

食用：野菊嫩苗和花均可食用。做菜时，先水煮，再捞出用水洗，以去除或减少野菊的苦味。煮过的茎叶凉拌、素炒、肉炒、煮汤均宜。

药用：野菊的花、根、叶俱可入药。其花最佳采摘期在秋季，晒干、烘干均可。

【保健功效】

野菊花含刺槐素–7–鼠李糖葡萄糖苷、野菊花内酯、矢车菊苷等，对金黄色葡萄球菌、白喉杆菌、大肠杆菌、痢疾杆菌、结核杆菌及流感病毒均有抑制作用。能使周围血管扩张而有降压作用，可治高血压。其煎剂湿敷对局部炎症有明显效果。可用流浸膏涂擦患处治子宫颈糜烂，并可用于治疗淋巴管炎、皮肤溃疡、火伤及无名肿毒等。

【药用功效】

野菊花、根、叶均能清热解毒，主治疔疮疖肿，亦可防治流行性脑脊髓膜炎、流行性感冒、高血压、肝炎、痢疾等。

【传统验方】

各种疔疮：鲜野菊花30克，用水煎服，并用上药捣烂敷患处。或野菊花30克，疔疮草（紫花地丁）30克，炙甘草10克，水煎服。每日2次。

颈淋巴结结核：野菊花根适量，捣烂酒煎服，并搽涂患处。

阑尾炎：野菊60~120克，用水煎服。或野菊花30克，芹菜30克，藕节20克，用水煎服。每日2次。

痔疮：野菊花30克，茜草15克，石决明30克，用水煎服，每日2次。

干咳症：野菊花30克，白茅根300克，白糖30克，用水煎2

次，早晚各服1次。儿童酌减。

附件炎，子宫颈炎：野菊花30克，当归9克，牛膝3克，用水煎服。

肠炎：野菊花15克，马齿苋30克，或配白头翁15克，用水煎服。

肾炎：野菊花、活血丹、车前草各3克，用水煎服。

鱼腥草

鱼腥草又名蕺菜、侧耳根、鱼鳞草、臭菜，为三白草科蕺菜属多年生草本植物。蕺菜地下茎细长，匍匐蔓延，有节，节上生有须根。地上茎直立，高30厘米左右。叶互生，卵形或心脏形，长5~7厘米，宽4~6厘米，全缘，叶面光滑，叶表暗绿色，叶背常紫色。叶柄基部鞘状，托叶下部与叶柄合生，粗线状短圆形。初夏，茎梢分枝，其顶着生穗状花序。花序下有总苞4片，白色如花瓣状。花小而密，淡绿色，无花被。蒴果，顶端开裂。种子卵形，有条纹。

【野菜性味】

味辛，性微寒。

【营养成分】

鱼腥草每100克可食部分含蛋白质2.2克，脂肪0.4克，糖类

6.0克，胡萝卜素2.6毫克，钙74毫克，磷53毫克，维生素C 56毫克，维生素K 36毫克。

【采用方法】

食用：鱼腥草茎叶嫩脆，在夏、秋季节采摘嫩叶可拌凉菜食用，炒食、做汤亦可。根茎于秋后至早春采挖，可生食、炒食，也可腌食。

药用：取鲜品捣敷或煎汤熏洗患处，有消炎排脓之效。

【保健功效】

具有清热、解毒、利尿之功效。内服有利尿、解毒、消炎、排脓、祛痰作用。对肝脏出血有良好的止血作用，还有防癌抗癌之功效。对肺脓肿、痈疖等化脓性炎症有效。生嚼根茎，能缓解冠心病心绞痛。主治扁桃体炎，肺脓肿，肺炎，气管炎，泌尿系统感染，肾炎水肿，肠炎，痢疾，乳腺炎，蜂窝组织炎，中耳炎。外用治痈疖肿毒，毒蛇咬伤。

【药用功效】

鱼腥草所含挥发油成分物质对卡他球菌、流感杆菌、肺炎球菌、痢疾杆菌、金黄色葡萄球菌、白色葡萄球菌、绿脓杆菌、变形杆菌等有明显抑制作用，并有抗钩端螺旋体的作用，可明显提高白细胞的吞噬能力，白细胞介素水平和机体免疫力。鱼腥草所含槲皮苷和钾盐有血管扩张和利尿作用。鱼腥草还可镇痛、止咳、抑制浆液分泌、促进组织再生等。

【传统验方】

肺癌：鱼腥草、佛耳草各适量，用水煎服。

痢疾：鱼腥草30克，黄荆子15克，煎汤，每日服3次。或鱼腥草18克，山楂炭6克，水煎加白糖服。

中暑：鲜鱼腥草60~90克，捣汁，开水冲服。

风火眼病：鲜鱼腥草根30~60克，加白糖拌食。

疖肿：鱼腥草30克，菊花叶30克，绿豆30克，用水煎服，每日2次。

痔疮：①鱼腥草、马齿苋各9克，槐花18克，五倍子4.5克，水煎，滤清放盆中，趁热熏洗，使脱出的内痔回纳。②鱼腥草60~120克，煎服；药渣再加水煎汤，趁热熏洗，每天2次，连洗数天。

牙痛：鱼腥草40克，白芷6克，生地30克，或单用鱼腥草30克，水煎去渣，将药液放至稍凉后漱口，每日2~3次。

鼻出血：鱼腥草30克，栀子18克，茜草10克，用水煎服。口臭、咽干者加大黄10克。

慢性肝炎：鱼腥草30克，柴胡10克，薏米30克，丹皮15克，用水煎服，连用1~2月。

肾盂肾炎：鱼腥草30~60克，桃仁10克，蒲公英30克，用水煎服，连服10~15日。

上感，肺脓肿，尿路感染，乳腺炎，蜂窝组织炎，肠炎：鱼腥草250克切段，入味精、花椒粉、辣椒油、白糖、精盐各适量，拌匀食。

中耳炎：鲜鱼腥草适量，捣汁滴耳。

绞股蓝

绞股蓝又名七叶胆、小苦药、福音草、甘茶蔓、天堂草、超人参等，为葫芦科绞股蓝属多年生草质藤本植物。根肉质，白色或淡黄色，须根细长。根状茎细长横走，节上生须根。茎细长，无毛或被短柔毛，蔓生，绿色。节部具疏生细毛和卷须，可生不定根。叶多互生，羽状复叶，少单生，小叶膜质，卵形或椭圆形或披针形，有小叶柄。叶先端圆钝或短尖，边缘有锯齿。圆锥花序腋生或顶生。花单生，白色或黄绿色。雌雄异株。7~8月份开花，花黄绿色。9~10月份结浆果，球形，成熟时呈黑绿色。种子长椭圆形，有皱纹。

【野菜性味】

味苦，性寒。

【营养成分】

每100克绞股蓝茎叶中含蛋白质4.7克，脂肪0.3克，膳食纤维3.2克，糖类7克，钙52毫克，磷69毫克，铁12.6毫克，维生素A 2.95毫克，维生素B1 0.09毫克，维生素B2 0.27毫克，烟酸1.1毫克，维生素C 12毫克等。

【采用方法】

食用：在每年春、夏季节采摘嫩茎叶，用水将其苦味去除，可炒食或凉拌。将绞股蓝与薏米、鱼腥草配合，用于患者的食疗，效果不错。

药用：鲜品煎成汤剂服食，干品研末吞服。

【保健功效】

绞股蓝皂苷对肺癌、肝癌、子宫颈癌、黑色素瘤等癌细胞的增殖有明显的抑制作用，抑制率达80%。绞股蓝有参与细胞复活的显著作用。消除癌症的最好办法是使癌细胞逐渐恢复为正常细胞及防止正常细胞癌变，而体内有一定量的绞股蓝皂苷就可起到显著的抗癌防癌作用。

绞股蓝还能延长细胞寿命、抑制肝脏中过氧化脂质，从而有延缓机体衰老和抗疲劳的作用，并提高机体的应变能力，使血清中的中性脂肪和总胆固醇水平降低，抑制血清谷丙转氨酶升高。同时绞股蓝还具有显著的镇静、催眠和抗紧张的作用，对偏头痛亦有较好的治疗作用。

绞股蓝具有乌发美容、健脑壮阳、抗衰老的功效，可防治肠胃溃疡，还能增强免疫力、抗肿瘤活性，防治多种癌症。

【药用功效】

绞股蓝具有清热解毒、祛痰止咳、镇静安神、益气强身之功效，可用于治疗失眠、食欲不振、偏头痛、高血压、高血脂、心脑血管疾病及各种癌症等。

【传统验方】

防治癌症：绞股蓝、人参、枸杞叶、鱼腥草、薏米各适量，用水煎服。

痈肿毒，无名肿毒：鲜绞股蓝全草适量，捣烂如泥，酌加蜂蜜或鸡蛋清调匀，敷患处。

脑血管病：绞股蓝煎水服，日服2次。

止咳祛痰：绞股蓝叶煎水服。

【食用禁忌】

脾胃虚寒者慎食。

夏枯草

夏枯草又名夏枯头、大头花，为唇形科夏枯草属多年生草本植物。株高约30厘米。茎直立，方形，近地面处生有匍匐枝。全株被白色细毛。叶对生，卵形或长椭圆状披针形，基部楔形，两面均有茸毛，下面有腺点。轮伞花序，花唇形，紫色或白色，多数，6花一轮，多轮密集成顶生穗状花序，形如棒槌。花期4~5月。小坚果三棱状长椭圆形，褐色。

【野菜性味】

味甘、辛、微苦，性寒。

【营养成分】

每100克嫩茎叶中含蛋白质2.5克，脂肪0.7克，糖类11克，胡萝卜素3.76毫克，维生素B2 0.21毫克，烟酸1.2毫克，维生素C 28毫克，钾23.80毫克。此外，还含有皂苷、芦丁、夏枯草苷、金丝桃苷及挥发油等。

【采用方法】

食用：夏枯草及其花穗均可制作菜肴食用，每年5~7月采集嫩茎叶，焯水后可拌、炝、腌、炒、炖、做汤等。用夏枯草花与猪瘦肉炖汤或与粳米煮粥，风味独特，味道鲜美，营养丰富。

药用：于夏季花穗半枯时采收，晒干生用。

【保健功效】

夏枯草嫩茎叶含有多种营养成分，其中胡萝卜素、维生素B2含量较为丰富，常食可增强人体免疫力，润肤明目。

夏季汗多，将体内大量钾盐排出，易出现全身无力的症状，用夏枯草嫩叶煮汤喝，可补充出汗所丢失的钾。

现代药理研究表明，夏枯草有降血压的作用，并能扩张血管。其所含芦丁有抗炎作用，并能降低血管通透性，减少脆性，降低肝脂。此外，夏枯草还有抑制癌细胞的作用。

【药用功效】

开花期间之生药含熊果叶酸，为利尿的有效成分。夏枯草全草含水溶性无机盐约3.5%，其中68%为氯化钾、23%为硫酸钾，还含有氯化钠及镁盐。夏枯草还含有挥发油，主要成分为右旋樟脑和小茴香酮、维生素B2。其叶含金丝桃苷、芦丁。种子含脂肪油。

具有清泄肝火、散结消肿、清热解毒、祛痰止咳、凉血止血的功效，适用于淋巴结核、甲状腺肿、乳痈、头目眩晕、筋骨疼痛、肺结核、血崩、带下、急性传染性黄疸型肝炎及细菌性痢疾等。主治瘰疬、乳痈、目赤肿痛、肝风头痛、头晕等病。

【传统验方】

目赤肿痛，羞明，筋脉痛： 夏枯草15克，香附子30克，研为末，每服3克。

淋巴结核： 夏枯草35克，芡实25克，薄荷20克，柴胡20克，陈皮10克，桔梗15克，加糖制成蜜丸，早、晚各服1丸。

腮腺炎肿痛、发热有硬块： 板蓝根30克，夏枯草20克，白糖适量。将前二味用水煎，加白糖适量，每次10~20克，每日3次。

乳痈初起： 夏枯草、蒲公英各等份。酒煎服或做丸剂服。

甲状腺肿： 夏枯草、海藻各15克，昆布30克，共研细粉，炼蜜为丸，每服9克，每日2次。

高血压病： 夏枯草、草决明、生石膏各30克，槐角、钩藤、桑叶、茺蔚子、黄芩各15克，水煎3次，过滤。取滤液加蜂蜜30毫升，浓缩成膏120克左右，分3次服，每日1剂，10天为一疗程。

肺结核： 夏枯草30克，煎液浓缩成膏，晒干，再加青蒿粉3克，鳖甲粉1.5克，拌匀为1日量，制成丸剂服用，分3次服。

创伤出血：夏枯草90克，酢浆草60克，雪见草30克，研细粉。以药粉撒伤口，用消毒敷料加压1~2分钟，包扎。

预防麻疹：夏枯草15~60克，用水煎服，每日1剂，连服3日。

【食用禁忌】

体质虚寒者少食。

款 冬

款冬又名冬花、款冬花、九九花等，为菊科款冬属多年生草本植物。款冬具根状茎，褐色。叶阔心形，淡紫褐色，互生呈鳞片状排列。先花后叶，早春抽出花薹数枚，高5~10厘米，被白色茸毛，头状花序顶生，雌雄异株，雄花黄色，雌花白色，花期早春。瘦果长椭圆形，有明显纵棱和冠毛，罕见结果。

【野菜性味】

味辛、甘，性温。

【采用方法】

食用：款冬叶柄和花薹肉质微苦，经腌渍或烫漂去苦味后凉拌、炒食均宜。

药用：以花入药，于10月下旬至12月下旬在花未出土时采挖，摘取花蕾，去净花梗，阴干。生用或蜜炙用。

【保健功效】

有润肺下气，宁心安神，滋补营养等效用。

【药用功效】

款冬花花蕾含款冬二醇、山金车二醇、蒲公英黄色素、鞣质、蜡、挥发油、金丝桃苷、三萜皂苷、芦丁等。有显著镇咳作用，具润肺下气、化痰止嗽之功效。用于治疗感冒咳嗽及轻度支气管炎、肺炎。

【传统验方】

久咳不愈：款冬花、紫宛各60克，百部30克，共研细末，每次9克，用生姜3片，乌梅1枚，煎汤送服。

痰咳哮喘，遇冷即发：款冬花、麻黄、杏仁、苏子各3~10克，用水煎服。

肺痈，咳吐臭脓：款冬花45克，炙甘草30克，桔梗60克，薏米30克，用水煎服。连服10剂。

肺热风邪咳嗽：款冬花、知母、桑叶、阿胶、麻黄、贝母、苦杏仁、甘草、半夏、生姜各3~9克，用水煎服。

暴咳：款冬花、杏仁、贝母、五味子各9克，煎服。或款冬花60克，桑白皮、贝母（去心）、五味子、炙甘草各15克，知母0.5克，杏仁1克，用水煎服。

感冒咳嗽：款冬花15克，紫苏叶10克，杏仁10克，用水煎服。

口舌生疮：款冬花、黄连各等份，共研细末，加水做成药饼，先以蛇床子煎汤漱口，后以饼敷患处，每日数次。

蒲公英

蒲公英又名婆婆丁、黄花地丁、黄花苗，为菊科蒲公英属多年生草本植物。株高10~25厘米，含白色乳汁，全身被白色疏软毛。主根垂直，圆锥形，肥厚。叶皆为基生，莲座状，平展，叶片广披针形或倒披针形，大头羽状裂或倒向羽状裂，顶裂片三角形，钝或稍钝，侧裂片三角形。顶生头状花序，总苞钟形，淡绿色，外层总苞片披针形，边缘膜质，舌状花黄色，先端5齿。瘦果倒披针形，褐色，冠毛白色。花期5~8月，果期6~9月。其独特的种子构造使蒲公英传播到世界的每一个角落。

【野菜性味】

味苦、甘，性寒。

【营养成分】

每100克蒲公英中含蛋白质4.8克，脂肪1.1克，灰分3.1克，钙216毫克，磷93毫克，铁10.2毫克，胡萝卜素7.35毫克，维生素B1 0.03毫克，维生素B2 0.39毫克，烟酸1.9毫克，维生素C47.0毫克。每克干品中，含钾41毫克，钙12.1毫克，镁4.26毫克，磷3.97毫克，钠0.29毫克，铁223微克，锰39微克，锌44微克，铜14微克。另外，还含蒲公英固醇、胆碱、菊糖、果胶等。

【采用方法】

食用：其嫩叶、未开花的花蕾、根状茎均可食用。4~5月份采挖嫩幼苗，开水焯后，冷水漂洗，炒食、凉拌、做汤均可。花序可食，5~6月份采花序，做汤。

药用：蒲公英以花和全草入药。于开花前连根采收洗净，鲜用或晒干用。内服可煎服，或鲜品捣汁服，或凉拌生食，或炒、做汤食。外用可捣敷，或煎汤洗，干品研末调敷。

【保健功效】

蒲公英注射液试管内对金黄色葡萄球菌耐药菌株、溶血性链球菌和钩端螺旋体有较强的杀灭作用，对肺炎双球菌、脑膜炎双球菌、白喉杆菌、大肠杆菌、绿脓杆菌、变形杆菌、痢疾杆菌、伤寒杆菌、幽门螺旋杆菌等亦有杀灭作用。其提取液能抑制结核菌及其他某些致病真菌。

蒲公英水煎液对四氯化碳所致肝损伤有显著降低血清丙氨酸转氨酶和减轻肝细胞脂肪变性作用，所含树脂成分有利胆作用，故可保肝、利胆、利尿。

蒲公英能明显减轻应激性胃黏膜损害，使溃疡发生率和溃疡指数明显下降，还可健胃和轻泻。

蒲公英有激发机体免疫力的作用，能显著提高外周血淋巴细胞母细胞转化率。此外，蒲公英多糖有较强的激活巨噬细胞的能力，从而有利于抗抑肿瘤。

【药用功效】

其全草含有肌醇、天冬酰胺、苦味质、皂苷、树脂、菊糖、果胶、胆碱、蒲公英甾醇等，根含有蒲公英醇、蒲公英固醇、β-谷固醇、豆固醇、胆碱、亚油酸，叶含叶黄素、叶绿醌等，花中含有毛茛黄素、山金车二醇、叶黄素等，花粉中含有β-谷固醇、叶酸等。具有清热解毒、消肿散结之功效，适用于急性扁桃体炎、咽喉炎、结膜炎、流行性腮腺炎、急性乳腺炎、胃炎、肠炎、痢疾、肝炎、胆囊炎、急性阑尾炎、泌尿系感染、盆腔炎、内痈、乳痈、肺痈、肠痈、目赤、感冒发热、蛇虫咬伤、痈疖疔疮等病症。

【传统验方】

阑尾炎：蒲公英90克，薏米60克，盲肠草60克，金银花30克，用水煎服。

上呼吸道感染，扁桃体炎：蒲公英60克，板蓝根15克，用水煎服。

慢性胃炎：蒲公英全草15克，酒10毫升，水煎2次，混合，分3次饭后服。

乳腺增生：蒲公英30~60克，鹿角霜2.4~4.5克，山慈姑15克，水煎，点水酒服。

肝炎：蒲公英干根18克，茵陈蒿12克，柴胡、生山栀、郁金、茯苓各9克，用水煎服，每日2次。

乳痈肿痛：蒲公英30克，金银花或忍冬藤叶9克，以黄酒、水合煎，温服。

目赤肿痛：蒲公英60克，龙胆草10克，水煎去渣洗患处。另用鲜蒲公英120克，用水煎服，每日3次。

颈淋巴结结核：蒲公英、夏枯草、牡蛎各30克，海带、海藻、玄参各15克，用水煎服。

疖肿已溃：将蒲公英50克（鲜品60~90克）洗净切碎，水煎取汁，与大米50~100克煮成粥食，每日1次。

口腔炎：蒲公英（焙炭存性）、枯矾、冰片各少许，共研极细末，取少许吹入患处，每日数次。

【食用禁忌】

脾虚便溏者忌服。

益母草

益母草又名益母艾、坤草，为唇形科益母草属一年生草本植物。茎直立，高约1.2米，茎有棱，中空，表面有短毛。叶对生，有毛，茎下部叶卵形，掌状3裂，裂片再分裂；中部叶片3裂，裂片短圆形；花序部位叶片条形。花多数，萼筒状针形，花冠粉红色或白色，排列呈轮伞花序，生于茎上部的叶腋内。花期6~8月。果实褐色，称"茺蔚子"。

【野菜性味】

味辛、微苦，性微寒。

【营养成分】

益母草含益母草碱、水苏碱、氯化钾、月桂酸、油酸、香树精、豆固醇及谷固醇。果实含生物碱，脂肪约占37%。油中主要成分为油酸和亚麻酸，另含维生素A样物质。

【采用方法】

食用： 益母草全草、花及果实均可食用。

药用： 益母草于夏季生长茂盛花未全开时采摘，割取地上部分晒干。果实待8~9月份种子成熟时采收晒干，生用。

【保健功效】

滋阴养血，活血通络，化痰降脂。

【药用功效】

其果实辛、甘，微寒；花微苦、甘，凉，均具调经活血、祛瘀生新、利尿消肿、清热解毒之功效。

【传统验方】

月经不调，腹痛症瘕，久不受孕： 益母草15克，当归12克，赤芍、木香各9克，用水煎服。

产后腹痛，子宫复原不良： 益母草12克，生蒲黄、川芎各6克，当归、山楂炭各9克，用水煎服。

流产后胎盘残留： 当归、益母草各15克，川芎、桃仁、红花、泡姜、艾叶各15克，熟地、丹皮各18克。重症每日2剂，轻症每日1剂。

子宫脱垂：益母草15克，枳壳12克，用水煎服。

闭经：益母草、黑豆、红糖各30克，酒30毫升，共煎服，连服1周。

疖子已破：益母草捣烂，敷患处。

尿血：益母草绞汁1000毫升服。

中心性视网膜炎：干益母草120克，加水1000毫升，大火煎30分钟取头汁，药渣再加水500~700毫升，煎30分钟，2次煎液合并，分早晚2次空腹服。15日可见效。

委陵菜

委陵菜又名翻白菜、虎爪菜、老鸹爪等，为蔷薇科委陵菜属多年生草本植物。根纺锤圆柱状，茎直立，高30~60厘米，全株密被白毛。分枝处生不定根。奇数羽状复叶，有小叶3~12对，茎生叶较少，小叶卵圆状长圆形，边缘有锯齿。花单生于叶腋，花瓣5枚，黄色，花期6~8月。瘦果长卵形，种子细小，呈褐色，果熟期8~9月。

【野菜性味】

味苦，性平。

【营养成分】

委陵菜每100克鲜品含粗蛋白9.18克，粗脂肪4.03克，粗纤维21.89克，粗灰粉7.25克，胡萝卜素4.88毫克，维生素B2 0.74毫克，维生素C 34毫克。每克干品含钾25.8毫克，钙12.1毫克，镁4.01毫克，磷5.46毫克，钠0.37毫克，铁170微克，锰42微克，锌64微克，铜11微克。

每100克块根含蛋白质12.6克，脂肪1.4克，糖类7.3克，粗纤维3.2克，灰分3.0克，钙123毫克，磷334毫克，铁24.4毫克，维生素B1 0.06毫克，烟酸3.3毫克。

【采用方法】

食用：4~6月采嫩幼苗，沸水焯1~2分钟，换水浸泡后，除去苦味，炒食。4~6月或8~10月挖取块根，生食、煮食或磨面掺入主食。

药用：春季采嫩苗，夏、秋季采全草，洗净现用。全草亦可晒干备用。

【保健功效】

增强人体免疫力，强身健体，美容养颜。

【药用功效】

委陵菜具清热解毒、利湿、止血之功效。内服可治疗阿米巴痢疾、细菌性痢疾、肠炎、风湿性关节炎、咽喉炎、百日咳、吐血、咯血、便血、尿血、子宫功能性出血等。外用可治疗外伤出血、痈疖肿毒、疥疮等。

【传统验方】

咽喉炎：委陵菜12克，桔梗9克，花粉6克，用水煎服，日服2次。

阿米巴痢疾：委陵菜根15克，水煎当茶饮。

细菌性痢疾，肠炎：委陵菜15克，黄连9克，白术9克，茯苓9克，诃子6克，用水煎服，日服2次。

咯血，百日咳，热入肺引起的咳嗽：委陵菜15克，款冬花9克，双花12克，茯苓6克，用水煎服，日服2次。

无名肿毒：鲜委陵菜、鲜马齿苋各等份，捣烂敷患处。

疔疮痈肿，疼痛灼热：委陵菜根60~120克，用水煎服。

腹泻：委陵菜30克，白木槿花15克，加水煎汤服，亦可加油、盐调味，做汤菜服食。

风湿痹痛：委陵菜100克，鸡血藤100克，木瓜100克，用白酒1000毫升浸泡7~14日，滤取清液，每次10~30毫升，日服2次。

创伤出血：委陵菜适量，焙干研末，撒敷伤口，加压包扎。

毒蛇咬伤：鲜委陵菜根皮适量，捣烂敷患处。

清明菜

清明菜因其采摘时间为清明节前后，故名清明菜，又名鼠曲草、佛耳草、田艾等，为菊科鼠曲草属1~2年生草本植物。清明菜株高10~50厘米。茎成簇直生，不分枝或少分枝，表面布满白色棉毛。叶互生，叶片倒披针形，顶端略尖，基部渐狭，叶缘全缘，无叶柄。叶片正面有白色棉毛。花细小头状，密集成伞层状。花冠黄色，外围雌花冠为丝状，中央的两性花冠呈筒状。花期4~5月。瘦果矩圆形，外形有乳突，还有黄白色冠毛，果期8~9月。

【野菜性味】

味甘，性平。

【营养成分】

每100克清明菜嫩茎叶中含蛋白质3.1克，脂肪0.6克，糖类7克，膳食纤维2.1克，钙218毫克，磷66毫克，铁7.4毫克，胡萝卜素2.19毫克，维生素B1 0.03毫克，维生素B2 0.24毫克，维生素C 28毫克，烟酸1.4毫克。此外，还含有生物碱、固醇、挥发油和苷类等。

【采用方法】

食用：嫩茎叶可食，开水烫后炒食或与米粉一起煮食。

药用：内服煎汤，外用煎汤洗或捣烂敷。

【保健功效】

强身健体，润肤健美，预防感冒。

【药用功效】

清明菜含有生物碱、固醇、挥发油和苷类，对金黄色葡萄球菌有抑制作用，具有祛风湿、利湿浊、化痰止咳之功效，还具有扩张局部血管、降低血压、治疗消化道溃疡、镇咳、镇痛等作用。

【传统验方】

风寒感冒，咳嗽：清明菜30克，青蒿15克，薄荷9克，用水煎服。

寒痰咳嗽：清明菜20克，款冬花10克，熟地6克，研细末，每服6克，日服2次。

慢性气管炎，气喘：清明菜鲜品60克，鱼腥草15克，甘草9克，用水煎服。

蚕豆病：清明菜60克，车前草、凤尾草各30克，茵陈蒿15克，加水1200毫升，煎至800毫升去渣，加白糖少许，代茶饮。

妇女带下量多色黄，小便不利：清明菜、荠菜、车前草各15克，加水煎汤服。

下肢溃疡：清明菜适量，煎汤，洗患部。

毒蛇咬伤：清明菜30克，用水洗净，煎汤服，并用鲜品捣烂外敷。

筋骨痛，脚膝肿痛，跌打损伤：明菜30~60克，用水煎服。

白带过多：清明菜、凤尾草、灯芯草各15克，土牛膝9克，用水煎服。

血压高：清明菜用水煎服，每日服2次。

野苋菜

　　野苋菜又名苋菜、绿苋，为苋科苋属一年生草本植物。野苋菜株高50厘米左右。茎直立，有分枝，淡绿色或绿色。叶互生，卵形或卵状长圆形，先端微缺，全缘成微波状，表面绿色，背面较淡。花簇生，甚小，花穗腋生，茎顶花序圆锥形，花期7~8月。胞果扁圆形，极皱缩，不开裂。果熟期8~9月。

【野菜性味】

　　味甘、淡，性寒。

【营养成分】

　　野苋菜每100克嫩茎叶含蛋白质5.5克，脂肪0.6克，糖类8克，粗纤维1.6克，灰分4.4克，钙610毫克，磷93毫克，铁3.9毫克，钾411毫克，胡萝卜素7.15毫克，维生素B1 0.05毫克，烟酸2.1毫克，维生素B2 0.36毫克，维生素C 153毫克。每克干品含钾40.9毫克，钙25.1毫克，镁13.16毫克，磷2.5毫克，钠0.7毫克，铁433微克，锰210微克，锌60微克，铜11微克。

【采用方法】

　　食用：幼苗及嫩茎叶可食。4~5月份采其嫩茎叶及高7~10厘米的幼苗，在沸水中焯一下，换水浸泡片刻后，炒食、制馅、凉拌、做汤或晒干。

药用：内服煎汤，外敷研末。

【保健功效】

常食可增强抗病能力，健身祛病，润肤美容。

【药用功效】

野苋菜具有清热利湿、凉血止血、解毒消肿之功效。内服治疗痢疾、肠炎、咽喉肿痛、白带、胆结石、胃溃疡出血、便血、瘰疬、甲状腺肿、蛇咬伤等。外用治痈疽疔毒、目赤、乳痈、痔疮、皮肤湿疹等。

【传统验方】

咽喉肿痛： 野苋菜50克，水煮代茶饮。

皮肤湿疹： 野苋菜50克，水煎洗。

胃溃疡出血，十二指肠溃疡出血： 野苋菜30克，煎水服，每日早晚各1次。

牙龈糜烂出血： 将野苋菜研成灰，搽敷患处。

胆结石： 鲜野苋菜250克（洗净），猪小肠一段，用水煎服，每日1次，连续服用。

痢疾，肠炎： ①鲜野苋菜根30~60克，用水煎服。②鲜野苋菜50克（洗净），红糖25克，加水适量煎煮，饭前服，每日2~3次。③野苋菜、旱莲草、凤尾草各30克，用水煎服。

肝热目赤： 野苋菜种子30克，用水煎服。

青 葙

青葙又名野鸡冠花、鸡冠苗、白鸡冠、狗尾花等，为苋科青葙属一年生草本植物。青葙株高30~90厘米，全体无毛。茎直立，通常分枝，绿色或红紫色，具条纹。单叶互生，叶片纸质，披针形或椭圆状披针形。夏季开花，花甚密，初为淡红色，后变为银白色，穗状花序单生于茎或分枝顶部，呈圆柱形或圆锥形。胞果卵状椭圆形，盖裂，上部呈帽状脱落，顶端有宿生花柱。种子肾状圆形，黑色有光泽。

【野菜性味】

味苦，性微寒。

【营养成分】

青葙每100克可食部分含胡萝卜素8.02毫克，维生素C 65毫克，维生素B2 0.64毫克。此外，还含有维生素K和烟酸等。

【采用方法】

食用：其嫩苗、嫩叶、花序可食。于春、夏季采摘嫩茎叶，开水烫后漂去苦水，加调料凉拌或炒食。其种子还可代芝麻做糕点用。

药用：秋季采摘花穗晒干，以花序、种子、茎、叶入药。

【保健功效】

活血调经，补气养脾，清肝明目，宁神益智。

【药用功效】

全草含有大量草酸，生长两周时可达12.5%，以后逐渐下降到9%。种子含脂肪油，并含烟酸和硝酸钾。青葙花可清肝凉血、明目去翳，主治吐血、头风、目赤、血淋、月经不调、白带、血崩；青葙茎叶及根可燥湿清热、杀虫、止血，主治风瘙身痒、疥疮、痔疮及金疮出血；青葙子可清肝火、祛风热、明目、降血压，主治结膜炎、角膜炎、高血压。

【传统验方】

急性结膜炎，目赤涩痛： 青葙子、黄芩、龙胆草各9克，菊花12克，生地15克，用水煎服。

高血压： 青葙子、决明子、菊花、夏枯草各9克，石决明12克，用水煎服。

风湿疼痛： 青葙子根30克，与猪蹄节或鸡鸭炖服。

皮肤风热疮疹瘙痒： 青葙茎叶，水煎洗患处。

夜盲，目翳： 青葙子15克，黑枣30克，开水冲炖煮，饭前服。

视网膜出血： 青葙花适量，煎水洗。

失眠： 青葙花15克，铁扫帚根30克，煮汁炖猪蹄食。

月经不调： 干青葙花30克，土牛膝干全草30克，豆腐酌量，水炖服。或青葙花（布包）、白蜡各6克，煮猪脚食。

吐泻： 青葙花、杏仁、樟树皮各适量，泡水服。

猪毛菜

　　猪毛菜又名野针菜、野鹿角菜、猪刺蓬草，为藜科猪毛菜属一年生草本植物。茎近直立，多由基部分枝。开展、光滑，绿色或有红色纵肋纹。单叶互生，无柄，叶片线状圆柱形，肉质，生有短糙毛，先端有小锐尖刺。基部下延略抱茎，深绿色或带红色。穗状花序顶生，少数单生于叶腋。花期7~9月。胞果球形，果熟期8~10月。

【野菜性味】

　　味淡，性凉。

【营养成分】

　　猪毛菜每100克鲜嫩茎叶含蛋白质2.8克，脂肪0.3克，糖类4克，粗纤维0.9克，钙480毫克，磷34毫克，铁8.3毫克，胡萝卜素4.0毫克，维生素B1 0.26毫克，维生素B2 0.28毫克，烟酸0.7毫克，维生素C 86毫克。

【采用方法】

　　食用：幼苗和嫩茎叶可食，5~6月份采幼苗及嫩茎叶，沸水焯后，换水浸泡，凉拌、炒食、和面蒸食。

　　药用：在果实成熟时采集全草，其降压效果特别显著。

【保健功效】

补钙佳品。

【药用功效】

猪毛菜有明显的镇静作用和显著的降压作用，可用来治疗高血压。

【传统验方】

高血压：猪毛菜60克，益母草、黄精各30克，丹参15克，用水煎服。

高血压头痛：猪毛菜18~30克，用水煎服。初服时用较小剂量，1~2周后如有效，可逐渐加量，连服5~6个月，对早期患者效果显著。

肾炎引起的高血压：猪毛菜（鲜品）100克，玉米须45克，蚯蚓15克，水5000毫升，煎熬至1500毫升，每次服100毫升，每日服3次。

【食用禁忌】

猪毛菜不宜煮豆腐，以免形成不易吸收的草酸钙，在体内形成尿结石。

酢浆草

酢浆草又名酸酸草、酸溜溜、醋母草、酸得溜等，为酢浆草科酢浆草属多年生草本植物。酢浆草全株被疏柔毛。茎匍匐，多分枝，柔弱，节上生不定根。掌状复叶互生，叶柄细长，小叶3枚，倒心脏形，叶片正中叶脉明显，四季常绿。伞形花序腋生，由1至数朵花组成。总花梗与叶柄等长。花黄色，较小。花瓣5枚。花期较长，从夏到秋。蒴果圆柱形，种子多褐色。以种子进行繁殖。

【野菜性味】

味酸，性寒。

【营养成分】

每100克酢浆草嫩茎叶中含蛋白质3.1克，脂肪0.5克，糖类5克，胡萝卜素5.24毫克，维生素B1 0.25毫克，维生素B2 0.31毫克，维生素C127毫克，钙27毫克，磷125毫克，铁5.6毫克。此外，还含有大量草酸盐、柠檬酸及大量酒石酸、苹果酸等有机酸。

【采用方法】

食用： 每年4~6月份采嫩茎叶食用，可生食，也可焯水后食用，可拌、炝、炒、烧、做汤、熬粥等。

药用： 内服外用俱可。

【保健功效】

现代药理研究表明，酢浆草含有柠檬酸、苹果酸、草酸盐等有机酸，具有明显的镇咳作用，还可作为清凉饮料或碱中毒解毒的辅助品，同时对金黄色葡萄球菌、福氏痢疾杆菌、伤寒杆菌、绿脓杆菌、大肠杆菌等有抑制作用。

【药用功效】

具有清热利湿、凉血散瘀、消肿解毒的功效，可治疗泄泻、黄疸、淋病、麻疹、吐血、咽喉肿痛、痈肿、脱肛、跌打损伤等病症。

【传统验方】

急性肝炎：酢浆草50克，瘦猪肉50克，炖服，每日1剂，连服1周。

慢性气管炎：鲜酢浆草适量与大米煮粥食用。

膀胱炎：酢浆草15克，威灵仙草10克，老茴香根25克，用水酒煨服。

风湿性关节炎，尿道炎：酢浆草15~25克用水煎服。

口腔炎，咽喉炎：鲜酢浆草适量，加盐共捣汁，用汁频漱口。

【食用禁忌】

脾胃虚寒、胃酸过多者忌食。

水　芹

水芹又名水芹菜、沟芹菜、野芹菜等，为伞形科水芹属多年生草本植物。全株无毛。根状茎短而匍匐，具成簇的须根，内部中空，节部有横隔。茎下部伏卧，有时带紫色，节处生匍匐枝及多数须根，匍匐枝长，有节，节上生根和叶。茎上部直立，分枝，表面具棱，内部中空。下叶有长柄，柄基加宽成鞘，抱茎；上叶叶柄渐短，部分或全部成鞘，鞘的边缘为宽膜质。叶片三角形，二回羽状复叶，小叶披针形，长圆状披针形或卵状披针形。复伞形花序，有长柄，常与叶对生，总苞片通常不存在，有时1~2枚小形早落。双悬果椭圆形，果棱肥厚，钝圆。花期7~8月，果期8~9月。

【营养成分】

水芹每100克嫩茎叶含蛋白质2.5克，脂肪0.6克，糖类4克，粗纤维3.8克，胡萝卜素4.2毫克，维生素C 47毫克，维生素B2 0.33毫克，烟酸1.1毫克，钙154毫克，磷9.8毫克，铁23.3毫克。其营养十分丰富，含铁量为普通蔬菜的10~30倍，胡萝卜素、维生素C、维生素B2含量远高于一般栽培蔬菜。

【采用方法】

食用：水芹嫩茎叶可食，具清香味。于4~6月采摘10厘米以上的嫩茎叶，洗净，沸水焯后，换水浸泡片刻，再行炒食、凉拌、制馅，亦可盐渍。根还可腌制酱菜。

药用：9~10月割取地上部分，晒干。

【保健功效】

水芹全草含有水芹素，并含有挥发油，内服有兴奋中枢神经、升高血压、促进呼吸、提高心肌兴奋性、加强血液循环的作用，并有促进胃液分泌、增进食欲及祛痰作用。另外，挥发油局部外搽，有扩张血管、促进循环、提高渗透性的作用。

【药用功效】

有清热解毒、宣肺利湿的功效，主治感冒发热、呕吐腹泻、尿路感染、崩漏、白带、高血压、水肿等。

【传统验方】

风火牙痛：鲜水芹根60克，鸭蛋1个，水煎，喝汤吃蛋。

大便出血：水芹适量，洗净捣烂取汁半碗，调红糖适量饮服。

黄疸：鲜水芹根60克，黄花菜30克，瘦猪肉100克，加盐调味，用水煎服。

痄腮：鲜水芹适量，捣烂取汁加醋服，并外搽患处。

小儿吐泻：水芹切成细丝，煮成汁，每日2次饮服。

【食用禁忌】

我国东北、华北和西北产毒芹，有剧毒，不能食用，亦不具药用价值。其区别在于，水芹的茎和叶柄都有锐棱，而毒芹的茎和叶柄是圆筒形，中空有细沟，食用前一定要认真辨别。

水 蓼

水蓼又名辣蓼、蓼芽菜、水红花、柳蓼等，为蓼科蓼属一年生草本植物。株高40~80厘米。茎直立或倾斜，有分枝无毛，节部膨大。叶为披针形，顶端渐尖，基部楔形，全缘，叶两面均有腺点，发出辛辣气味，无柄或有短叶柄，托叶鞘膜质筒状，长6~10毫米，疏生短刺毛。穗状花序，顶生或腋生。瘦果卵形、扁平、黑褐色。

【营养成分】

水蓼每100克可食部分含胡萝卜素7.89毫克，维生素C 235毫克，维生素B2 0.38毫克，钙10.0毫克，磷2.2毫克。

【采用方法】

食用：水蓼嫩茎叶是人们喜食的山野蔬菜，每年可在3~4月份采摘幼苗，将嫩苗、嫩叶入开水锅中焯一下后捞出，用凉水浸泡后拧干，加调料拌食、炒食。

药用：夏秋季采收，切段，鲜用或晒干生用。

【保健功效】

水蓼含有水蓼二醛、异水蓼二醛、小蓼素、槲皮素、槲皮苷、槲皮黄苷、β-谷固醇、氯化钾等成分，有化湿行滞、祛风、消肿的功效，可预防关节炎、风湿等。其煎剂对痢疾杆菌、白喉杆菌、变形杆菌、鼠伤寒杆菌、绿脓杆菌及大肠杆菌均有抑制作用。水蓼中所含的挥发油还有显著降低血压的作用。

【药用功效】

水蓼具有散瘀止痛、消炎止痢、祛风利湿、解毒杀虫等功效，适用于痢疾、腹泻、腹痛、食滞、疳积、风湿痛、子宫功能性出血等病症。外用可治疗湿疹、顽癣、跌打损伤、蛇犬咬伤、脚气肿痛。

【传统验方】

关节痛：水蓼30克，白术、茯苓、三七各12克，用水煎服，早晚各1次。

腹泻，腹痛，疳积：水蓼30克，白术、黄连各20克，郁金12克，元胡9克，用水煎服，早晚各1次。

蛇虫咬伤：水蓼绞汁，每日早晚各服1次，每次5毫升。

湿疹瘙痒，荨麻疹：水蓼全草30克，水煎外洗。

疔疮初起：水蓼鲜叶捣烂，敷患处。

毒蛇咬伤：鲜水蓼叶、鲜半边莲各60克，捣烂，稍加黄酒或冷开水捣汁服。药渣敷伤口周围及肿处。

脚癣：鲜水蓼100克，切碎，加水150毫升，煎30~40分钟，过滤，滤液加适量苯甲酸防腐剂，贮瓶备用。每天用药液涂患处2次。

一次食用量不宜过大。

打碗花

打碗花又名小旋花、大碗花，为旋花科打碗花属多年生草本植物。其根状茎白色，略粗肥，径4~8毫米。茎蔓生、缠绕或匍匐，纤细，茎部分枝。单叶互生，叶柄长，基部叶全缘、近椭圆形。茎上部叶片近三角形或戟形、侧裂片展开，通常2裂，中裂披针形卵状三角形，顶端钝尖，基部叶片呈心形。花单生，花梗较叶柄长，两片苞片，近卵圆形，绿色。花冠漏斗状，淡红白色，花期5~8月。蒴果卵圆形，光滑无毛，种子黑褐色，果期8~10月。

【野菜性味】

味微甘、淡，性平。

【营养成分】

每100克打碗花嫩茎叶中含有脂肪9克，糖类5克，膳食纤维3.1克，钙422毫克，磷40毫克，铁10.1毫克，胡萝卜素5.28毫克，烟酸2毫克，维生素B1 0.02毫克，维生素B2 0.59毫克，维生素C 54毫克，锰26微克，锌27微克。

【采用方法】

食用：4~5月份采摘嫩茎叶，沸水焯后可炒肉、炒鸡蛋、炖肉、做汤。根茎亦可食用，可于秋后到清明时将根状茎挖出，洗去泥土杂质，煮食或炒食，还可酿酒或制饴糖。

药用：全草入药，水煎冲服与研泥抹敷均可。

【保健功效】

调经活血，滋阴补虚，健脾益气。

【药用功效】

打碗花内服可治脾虚消化不良、白带多、月经不调、尿血、小儿疳积、小便频数、淋病、咯血、鼻出血、腰膝酸痛、咳嗽等症。

【传统验方】

月经不调，白带过多：打碗花、艾叶各30克，吴茱萸、白芍、黄芪各20克，官桂15克，研粉末制成丸，每丸3克，每日3次，每次1丸。

消化不良：打碗花10克，党参9克，白术、刺五加各12克，焦三仙15克，用水煎服，早、晚各1次。

肺虚咳嗽，咯血，鼻出血：打碗花30克，生地9克，麦冬、沙参各15克，玄参、贝母各12克，丹皮6克，用水煎服，早、晚各1次。

小便不利：打碗花全草30克，冬瓜皮20克，用水煎服。

糖尿病：打碗花15克，玉米须10克，用水冲服。

高血压：打碗花全草50克，用水煎服。

牙痛：打碗花（鲜花）0.9克，白胡椒0.9克。将鲜打碗花捣烂，白胡椒研成细粉，两药混匀，塞入龋齿蛀孔；风火牙痛放在痛牙处，上下牙咬紧，几分钟后取出漱口，一次不愈，可再使用一次。

【食用禁忌】

脾虚便溏者不宜多食。

车前草

车前草又名车前菜、当道、牛遗、牛舌草、车轮菜、蛤蚂草、猪耳草、车轱辘菜等，为车前科车前属多年生草本植物。株高10~20厘米。根状茎粗短，有须根。叶基生或莲座状，叶片椭圆形、宽椭圆形或具疏短柔毛，有5~7条弧形脉；叶柄长2~10厘米，基部扩大成鞘。花序数个，自叶丛中生出，直立或斜上，高20~30厘米，被短柔毛；穗状花序，密生小花；苞片三角形，背面突起；花冠筒状，膜质，淡绿色，先端四裂，裂片外卷。花期7~8月。蒴果椭圆形，有毛，盖裂。果期9~10月。

【野菜性味】

味甘，性寒。

【营养成分】

车前草每100克嫩叶芽含有膳食纤维3.3克，糖类1克，蛋白质4克，脂肪1克，钙309毫克，磷175毫克，铁25.3毫克，胡萝卜素5.85毫克，维生素B2 0.09毫克，维生素B5（泛酸）0.25毫克，维生素C 23毫克。此外，还含有胆碱、钾盐、柠檬酸、草酸、桃叶珊瑚苷、车前甙、胆碱等成分。

【采用方法】

食用：每年4~5月份采摘嫩茎叶或幼苗，先用开水烫软，再用水泡几小时后捞出，凉拌、炒食、做馅、做汤或与面蒸食。

药用：车前草叶、籽俱入药。车前子为其所结种子，秋季采收。

【保健功效】

现代药理研究表明，车前草及车前子不仅有显著的利尿作用，而且具有明显的祛痰、抗菌、降压效果，还有抗肿瘤作用。车前草及车前子中的车前苷能使呼吸加深，可治疗肺热咳嗽、痰多等病症。车前草、车前子中所含的腺嘌呤的磷酸盐有刺激白细胞增生的作用，可用于防治各种原因引起的白细胞减少症。其所含琉璃酸对金黄色葡萄球菌、卡他球菌及绿脓杆菌、变形杆菌、痢疾杆菌有抑制作用，同时还有抑制胃液分泌和抗溃疡作用。

【药用功效】

车前草具有利水通淋、清热明目、清肺化痰、凉血止血的功效，适用于小便不利、暑热泄泻、目红肿痛、血热出血等症。

【传统验方】

慢性肾盂肾炎：车前草30克，柴胡、黄芩、金银花、蒲公英、滑石各15克，生地、续断各12克，枳实、当归各9克，生甘草3克，用水煎服。

慢性肝炎：鲜车前叶30克，鲜芹菜100克，萝卜100克，共洗净切碎捣汁，加蜂蜜炖服，每日1剂。

慢性气管炎：车前草30克，加适量水煎成100毫升，每日服30毫升，3~4天为一疗程。

慢性支气管炎：车前草、杏仁、桑白皮各15克，用水煎服。

感冒：车前草、陈皮各20克，水煎热服。

尿血，尿道炎：车前草、地骨皮、旱莲草各15克，用水煎服。

风热目暗涩痛：车前子、黄连各30克，研为末，饭后温酒服3克，每日2次。

烫伤：车前草、红薯叶各适量，洗净焙干研为细末，入米酒和匀，涂搽于患处，每日数次，连续7~10日。

【食用禁忌】

肾气虚脱、脾胃虚寒者不宜食用。

小根蒜

　　小根蒜又名山蒜、野葱、泽蒜、苦蒜，为百合
科葱蒜属多年生草本植物。小根蒜地下鳞茎白色，直
径1~2厘米，外皮灰黑色。叶细长呈管状，微有棱，
具叶鞘，叶3~5枚，叶片长15~30厘米。夏季抽生花
茎，顶生伞形花序，半球形或球形，密生紫黑色小球
芽，又杂生少数的花，花小，淡紫色。

【营养成分】

　　小根蒜每100克可食部分含蛋白质3.4克，脂肪0.4克，糖类
25克，钙100毫克，磷53毫克，铁4.6毫克，胡萝卜素0.09毫克，
维生素B1 0.08毫克，维生素B2 0.14毫克，烟酸1.0毫克，维生素
C 36毫克。

【采用方法】

　　食用：小根蒜于春、秋、冬均可采收，除根外均可食用。
其用法同葱、蒜，可做菜肴的调味品，或直接做菜食用。

　　药用：北方多于春季，南方多在夏秋间采收，连根挖起，
除去茎叶及须根洗净，用沸水煮透，晒干或烘干。

【保健功效】

　　滋阴润燥，补充营养。

【药用功效】

小根蒜中药处方用名薤白、薤白头，即小根蒜或薤的地下鳞茎。具有理气、宽胸、通阳、散结之功效，治胸痹心痛彻背、脘痞不舒、干呕、泻痢后重、疮疖等症。

【传统验方】

蛇毒虫咬，湿疹：小根蒜50克，捣成汁外用，涂于患处，可解患毒。

妇女血瘀，温中下气：常服小根蒜，或制作菜肴时用其做调料服用。

心绞痛：薤白9克，瓜蒌18克，丹参18克，片姜黄6克，桂枝6克，五灵脂9克，桃仁12克，红花16克，远志6克，沉香末3克（分2次冲），水煎，分2次服。

赤白痢下：薤白1把，切碎，煮粥食用。

咽喉肿痛：薤根醋捣，敷肿处。

鼻渊：薤白9克，木瓜花9克，猪鼻管120克，用水煎服。

败酱草

败酱草败酱草因其用手揉有陈败豆酱气息而得名。为败酱科败酱属多年生草本植物白花败酱、黄花败酱或其近缘植物的带根全草。白花败酱又名胭脂麻。黄花败酱又名野黄花、土龙草、黄花龙牙等。

【野菜性味】

味苦，性平。

【营养成分】

两种败酱草营养成分接近。白花败酱草每100克鲜叶含蛋白质1.5克，脂肪1.0克，糖类10克，胡萝卜素6.02毫克，维生素B2 0.16毫克，维生素C 52毫克。

【采用方法】

食用： 4~6月采其幼苗或嫩茎叶，用沸水焯一下，换水浸泡去苦味后，可炒食、做馅、和面蒸食或晒成干菜。

药用： 于夏季花期采收全株，晒干用。

【保健功效】

滋阴润燥，清热利水。

【药用功效】

有清热解毒，排脓破瘀之功效。治肠痈，下痢，赤白带下，产后瘀滞，腹痛，目赤肿痛，痈肿疥癣等病症。

【传统验方】

阑尾炎： ①败酱草30克，杏仁10克，鸡血藤30克，用水煎服，每日2次。②败酱草50克，蒲公英20克，紫花地丁20克，冬瓜仁20克，用水煎服。

腮腺炎：鲜败酱草叶适量，洗净加生石膏15~30克，共捣烂如泥，用鸡蛋清调和，外敷患处。

盆腔炎：①败酱草30克，红藤30克，用水煎服。②败酱草全株50克，金银花、蒲公英、紫花地丁各20克，水煎去渣，每日分2次服用。

黄疸型肝炎：败酱草50克，佛手15克，用水煎服，1次服用，共服1周。

赤白痢疾：①鲜败酱草60克，冰糖15克，用开水炖服。②鲜败酱草30克，委陵草30克，水煎加红糖调服。

乳腺炎：鲜败酱草、鲜蒲公英各适量，洗净捣烂，外敷患处。

赤眼：败酱草1把，荆芥、草决明、木贼草各6克，白蒺藜5克，用水煎服。

痈疽肿毒：鲜败酱草12克，地瓜酒12毫升，开水适量炖服。将渣捣烂，以蜜调敷患处。

蕨　菜

蕨菜又名蕨、鳖脚、龙头菜、如意草、如意菜、荒地蕨、松耕蕨、猫爪子、高沙利、山蕨菜、粉蕨、拳头菜等，为凤尾蕨科蕨属多年生草本植物。蕨菜地下根状茎匍匐生长。叶从地下茎长出，新生叶上部卷起，如手掌握物，外有茸毛，叶片展开后为三回羽状复叶。第一回羽片呈卵状三角形，对生；第二回羽片长圆状披针形，羽状分裂，柄极短，小羽片互生，线状长圆形，革质，无毛或仅在背面中脉上有疏毛，细脉羽状分枝，叶缘向内卷曲。初夏，叶里面长着繁殖器官——子囊群，呈赭褐色。子囊内含有大量孢子，子囊成熟破裂，孢子散出。

【野菜性味】

味甘，性寒。

【营养成分】

每100克蕨菜干品中，含蛋白质6.6克、脂肪0.9克、粗纤维23.5克、糖类52.2克、灰分5.6克、钾59毫克、磷253毫克、钙851毫克、镁82毫克、铁23.7毫克、锰2.31毫克、锌18.11毫克、铜2.79毫克、硒6.34微克、维生素B2 0.16毫克、烟酸2.7毫克、维生素C3毫克。此外，还含18种氨基酸、胆碱、1-茚满酮类化合物、多种蕨素和蕨苷、蕨类酰胺、固酮类物质等。

【采用方法】

食用：蕨菜食用部位为未展开的幼嫩叶芽，于4~6月份采收，用沸水焯1~3分钟后即可炒食或凉拌，也可晒成干菜，吃时再用温水泡发后烹制各种美味菜肴。蕨菜亦可制成腌制品，或加工制成罐头等。现在市场上有蕨菜罐头及软包装袋的成品供人们四季享用。蕨菜吃时应先浸泡或水洗后再做成菜肴。蕨根含35%~40%的淀粉，可制粉皮、粉条供食用。

药用：全株可入药，秋冬采收，洗净切段晒干。内服可用鲜品15~30克，煎汤；干品6~15克研末。外用可用适量，研末敷。

【保健功效】

蕨菜所含蕨菜素对细菌有抑制作用，能清热解毒、杀菌消炎，可治发热不退、肠风热毒、湿疹、疮疡等。蕨菜的某些有效成分能扩张血管，降低血压；粗纤维能促进胃肠蠕动，下气通便。蕨菜能清肠排毒，止泻利尿，民间常用治泄泻痢疾及小便淋沥不通。蕨菜做成粉皮、粉条食用，能补脾益气，强身健体，增强机体的抗病能力。

【药用功效】

清热利湿，化痰止咳，滑肠降气，健胃安神，解毒敛疮。主治食膈，气膈，肠风热毒，黄疸，白带，泻痢腹痛，风湿痹痛，头昏失眠，发热不退，小便疼痛，高血压，痨嗽咯血，疮疡不敛，湿疹，痔疮等。

【传统验方】

水肿：蕨菜30克，做汤饮服。

脱肛：蕨菜全草3~6克，煎汤，每日分2次服。

筋骨疼痛：蕨菜25克，木瓜9克，白酒适量，用水煎服。

发烧不退：蕨菜根30克洗净，用水煎服。

风湿性关节炎，大便溏泄：蕨菜15克，用水煎服。

产后痢疾：新生蕨菜不拘量，阴干为散，每次服0.6克，空心陈米饮下。

高血压，头昏失眠：蕨菜15克，用水煎服；或用油盐炒熟当菜吃。

湿疹：用水洒患处，以蕨粉撒上，或以甘油调搽。

【食用禁忌】

蕨菜性味寒凉，脾胃虚寒者慎用。蕨菜不可食用太多，其所含硫胺酶等对人体的整个造血系统有害，能抑制红细胞的生成，抑制红细胞对铁的摄取，减少白细胞和血小板数目。

鸭儿芹

鸭儿芹又名野蜀葵、三叶芹、鸭脚板草等，为伞形科鸭儿芹属多年生草本植物。株高30~90厘米，全体无毛，有香气。根状茎很短，根细长密生。茎直立，呈叉式分枝。叶互生，三出复叶，小叶无柄，菱状倒卵形，边缘有锯齿。复伞形花序，呈圆锥状、疏松、早落。花白色，有时淡紫色，花梗细、直立。花期4~5月。双悬果长椭圆形。

【野菜性味】

味苦，性辛。

【营养成分】

鸭儿芹每100克嫩茎叶含蛋白质2.7克，脂肪0.5克，糖类9.0克，纤维素2.2克，钙338毫克，磷46毫克，铁20.1毫克，胡萝卜素7.85毫克，维生素B1 0.06毫克，维生素B2 0.26毫克，烟酸0.7毫克，维生素C 33毫克。

【采用方法】

食用：春季采摘嫩茎叶食用。可凉拌、素炒，可与猪肉、牛肉同炒，亦可做粥、汤、羹。其质地柔嫩，味道鲜美，营养丰富。

药用：全株入药，内服煎汤，外敷研末。

【保健功效】

活血杀菌，补充营养。

【药用功效】

鸭儿芹全草含有鸭儿烯、开加烯、开加醇等挥发油，具清热解毒、活血化瘀、止痛止痒之功效。主治感冒咳嗽、风火牙痛、肺炎、跌打损伤等症。

【传统验方】

小儿肺炎：鸭儿芹15克，马兰12克，用水煎服。

疮毒：鸭儿芹、马兰、东风菜、莴苣各适量，用水煎服。

流行性脑脊髓膜炎：①鸭儿芹50克，忍冬藤60克，用水煎服。②鸭儿芹15克，瓜子金9克，金银花藤60克，用水煎服。

带状疱疹：鸭儿芹、桉叶、匍匐堇各30克，酢浆草60克，研为细末，醋调敷。

皮肤瘙痒：①鸭儿芹适量煎水洗。②鸭儿芹15克，防风12克，用水煎服。

黄水疮：鸭儿芹、香黄藤叶、金银花叶、丹参、闹羊花各等份，共研细末，用连钱草、三白草鲜品捣烂绞汁，调涂于患处。

豆 槐

豆槐又名槐树、白槐、细叶槐、金药树等，为豆科槐属落叶乔木。高达25米，树皮深灰色，粗糙纵裂。枝棕色，幼时绿色。单数羽状复叶，互生，卵状长圆形或卵状披针形。圆锥花序顶生，花乳白色，花冠蝶形，花期4~5月。荚果有节，呈连珠状。种子1~6粒，肾形。果期6~7月。

【野菜性味】

味苦，性微寒。

【营养成分】

每100克鲜槐花含蛋白质3.1克，脂肪0.7克，糖类15克，纤维素2.2克，钙83毫克，磷69毫克，铁3.6毫克，胡萝卜素0.04毫克，维生素B1 0.04毫克，烟酸6.6毫克，维生素C 66毫克。

【采用方法】

食用：花未开时，采其花蕾，含芦丁，其味芳香，可泡开水当茶饮，亦可用槐米煮粥，清香爽口。槐花可制糕饼和烹菜肴食用，是营养保健佳品。其嫩叶可食，古人食槐常采槐的嫩叶，焯熟后用冷水浸泡、淘洗，除去涩味，再拌以姜、葱等调味品，当菜食用。

药用：槐以花、叶、果实（槐角）、树脂（槐胶）、根皮及树皮（槐白皮）、根、枝入药。

【保健功效】

豆槐花蕾含芦丁14%，并含桦木素及槐二醇。花含芦丁比花蕾少。芦丁能增强毛细血管抵抗力，改善血管壁脆性，防止脑出血。糖尿病及肾炎患者服用之后可预防视网膜出血或毛细血管脆弱而导致的顽固性出血。

【药用功效】

槐角为槐树的果实，冬至前后成熟时采收，晒干生用或炒炭用。性味苦、寒。槐角能加快血液凝固的速度，减低血管壁的渗透性，有止血作用，对肠出血、痔疮出血、膀胱出血等有治疗作用。

槐枝能治崩漏带下、心痛、目赤、痔疮、疥疮等症。槐根用于治疗痔疮、喉痹、蛔虫病等。槐叶则可治疗肠风、溲血、痔疮、湿疹等。槐胶治肝藏风、筋脉抽掣及急风口噤或四肢不收、顽痹，或破伤风、腰脊强硬等。

【传统验方】

痔疮出血：槐花、侧柏叶、地榆各9克，用水煎服。

牙齿疼痛：槐皮、荆芥穗各15克，精盐少许，煎汤，趁热含漱，稍凉则吐，重复数遍。

月经过多：陈槐花10克，地榆、当归各10克，加水500毫升，煎至150毫升，分2次服。

鼻出血：槐花、乌贼鱼骨各10克，半生炒，研为细末，取少许吹入鼻中。

小便尿血：槐花60克，郁金60克，研为末，每服6克，淡豉汤送服。

感冒鼻塞：鲜槐叶30克，葱头10克，淡豆豉9克，加水450毫升，煎至150毫升，分2次服。

颈淋巴结结核：槐米60克，糯米30克，炒黄研末，每天空腹食10克。

烫伤：槐角烧存性，研为细末，用麻油调敷患处。

慢性湿疹：鲜槐叶适量捣烂如泥，洗净患部，将槐叶泥敷于患处，每日换药1次。

眼热目暗：槐子60克，黄连60克，捣烂烘干，炼成蜜丸如桐子大，饭后食20粒，每日3次。

健康饮食养生宝典

黄帝内经养生宝典

杨晓华 / 主编

江西科学技术出版社

图书在版编目（CIP）数据

健康饮食养生宝典 . 5，黄帝内经养生宝典 / 杨晓华
主编 . — 南昌：江西科学技术出版社，2020.12
　ISBN 978-7-5390-7518-1

　Ⅰ . ①健… Ⅱ . ①杨… Ⅲ . ①《内经》—养生（中医）
Ⅳ . ① R247.1 ② R221

中国版本图书馆 CIP 数据核字（2020）第 175788 号

国际互联网（Internet）地址：http://www.jxkjcbs.com
选题序号：ZK2020275
图书代码：B20291-101

责任编辑　宋　涛
责任印制　夏至襄
封面设计　书心瞬意

健康饮食养生宝典 . 5，黄帝内经养生宝典　　　　　　　杨晓华　主编
JIANKANG YINSHI YANGSHENG BAODIAN.5，HUANGDI NEIJING YANGSHENG BAODIAN

出版 发行	江西科学技术出版社
社址	江西省南昌市蓼洲街 2 号附 1 号
	邮编：330009　电话：（0791）86623491　86639342（传真）
印刷	北京一鑫印务有限责任公司
经销	全国各地新华书店
开本	880mm×1230mm　1/32
字数	96 千字
印张	5
版次	2020 年 12 月第 1 版　2020 年 12 月第 1 次印刷
书号	ISBN 978-7-5390-7518-1
定价	168.00 元（全 5 册）

赣版权登字 –03–2020–311

前/言

　　《黄帝内经》是中国传统医学四大经典著作之一（《黄帝内经》《难经》《伤寒杂病论》《神农本草经》），是我国医学宝库中现存成书最早的一部医学典籍。其医学理论是建立在我国古代道家理论的基础之上的，反映了我国古代天人合一的思想。《黄帝内经》成编于战国时期，是中国现存最早的中医理论专著。在国学经典中地位独特，是唯一一本以圣王之名命名的书。总结了春秋至战国时期的医疗经验和学术理论，并吸收了秦汉以前有关天文学、历算学、生物学、地理学、人类学、心理学的知识，运用阴阳、五行、天人合一的理论，对人体的解剖、生理、病理以及疾病的诊断、治疗与预防，做了比较全面的阐述，确立了中医学独特的理论体系，成为中国医药学发展的理论基础和源泉。

　　《黄帝内经》最早著录于刘歆《七略》及班固《汉书·艺文志》，原为18卷。医圣张仲景"撰用素问、九卷、八十一难……为伤寒杂病论",晋皇甫谧撰《针灸甲乙经》时,称"今有针经九卷、素问九卷,二九十八卷,即内经也",《九卷》在唐代王冰称之为《灵枢》。至宋,史崧献家藏《灵枢经》并予刊行。由此可知,《九卷》《针经》《灵枢》实则一书而多名。宋之后,《素问》《灵枢》始成为《黄帝内经》组成的两大部分。

《黄帝内经》是什么意思呢?内经,不少人认为是讲内在人体规律的,有的人认为是讲内科的,但相关专家认为《黄帝内经》是一部讲"内求"的书,要使生命健康长寿,不要外求,要往里求、往内求,所以叫"内经"。也就是说要使生命健康,比如有了病怎么治病,不一定非要去吃什么药。

实际上,《黄帝内经》整本书里面只有13个药方,药方很少。它关键是要往里求、往内求,首先是内观、内视,就是往内观看我们的五脏六腑,观看我们的气血怎么流动,然后内炼,通过调整气血、调整经络、调整脏腑来达到健康长寿的目的。所以内求实际上是为我们指出了正确认识生命的一种方法、一条道路。

《黄帝内经》是第一部关于生命的百科全书。《黄帝内经》以生命为中心,里面讲了医学、天文学、地理学、心理学、社会学,还有哲学、历史学等,是一部围绕生命问题而展开的百科全书。

目 / 录

素问译注卷一

上古天真论篇第一

【原文】 昔在黄帝，生而神灵，弱而能言，幼而徇齐，长而敦敏，成而登天。

乃问于天师曰：余闻上古之人，春秋皆度百岁，而动作不衰；今时之人，年半百而动作皆衰者，时世异耶？人将失之耶？

岐伯对曰：上古之人，其知道者，法于阴阳，和于术数，食饮有节，起居有常，不妄作劳，故能形与神俱，而尽终其天年，度百岁乃去。今时之人不然也，以酒为浆，以妄为常，醉以入房，以欲竭其精，以耗散其真，不知持满，不时御神，务快其心，逆于生乐，起居无节，故半百而衰也。

【译文】 远古时期的黄帝生来就非常聪明，小时便善于言谈，幼时领会周围事物就很快，长大后，既敦厚淳朴又勤勉努力，到了成年就登上了天子之位。

黄帝问岐伯道：我听说上古时代的人，年龄都能超过百岁，动作却不显衰老之态；现在的人，年龄刚到半百，而动作就显出衰老了，这是因为时代环境不同呢，还是因为今天的人们不会养生的缘故呢？

岐伯回答说：上古时代的人，一般都懂得养生的道理，能够取法于天地阴阳自然变化之理而加以适应，调和养生的方法，使之达到正确的标准。饮食有一定节制，作息有一定规律，不妄事操劳，所以能够形神俱旺，协调统一，活到寿命应该终了的时候，度过百岁才离开人世；现在的人就不是这样了，把酒当作水饮，使反常的生活成为习惯，酒醉了，还肆行房事，恣情色欲而使阴气竭绝，使真元耗散，不知道保持精力的充沛、蓄养精神的重要，而专求心志的一时之快，违背了人生的真正乐趣，起居作息，毫无规律，所以到半百就衰老了。

【原文】　夫上古圣人之教下也，皆谓之，虚邪贼风，避之有时；恬淡虚无，真气从之；精神内守，病安从来。是以志闲而少欲，心安而不惧，形劳而不倦，气从以顺，各从其欲，皆得所愿。故美其食，任其服，乐其俗，高下不相慕，其民故曰朴；是以嗜欲不能劳其目，淫邪不能惑其心，愚智贤不肖，不惧于物，故合于道。所以能年皆度百岁而动作不衰者，以其德全不危也。

帝曰：人年老而无子者，材力尽邪？将天数然也？

岐伯曰：女子七岁，肾气盛，齿更发长；二七而天癸至，任脉通，太冲脉盛，月事以时下，故有子；三七，肾气平均，故真牙生而长极；四七，筋骨坚，发长极，身体盛壮；五七，阳明脉衰，面始焦，发始堕；六七，三阳脉衰于上，面皆焦，发始白；七七，任脉虚，太冲脉衰少，天癸竭，地道不通，故形坏而无子也。

丈夫八岁，肾气实，发长齿更；二八，肾气盛，天癸至，精气溢泻，阴阳和，故能有子；三八，肾气平均，筋骨劲强，故真牙生而长极；四八，筋骨隆盛，肌肉满壮；五八，肾气衰，发堕齿槁；六八，阳气衰竭于上，面焦，发鬓斑白；七八，肝气衰，筋不能动；八八，天癸竭，精少，肾脏衰，形体皆极，则齿发去。肾者主水，受五脏六腑之精而藏之，故五脏盛乃能泻。今五脏皆衰，筋骨解堕，天癸尽矣。故发鬓白，身体重，行步不正，而无子耳。

帝曰：有其年已老而有子者何也？

岐伯曰：此其天寿过度，气脉常通，而肾气有余也。此虽有子，男不过尽八八，女不过尽七七，而天地之精气皆竭矣。

帝曰：夫道者，年皆百数，能有子乎？

岐伯曰：夫道者，能却老而全形，身年虽寿，能生子也。

【译文】　上古时代深懂养生之道的人在教导普通人的时候，总要讲到对虚邪贼风等致病因素应及时避开，心情要清静安闲，排除杂念妄想，以使真气居藏于内，精神内守而不耗散，这样，病从哪里来呢？所以，人们心志安闲，欲望不多，心境安定而没有恐惧，虽劳形体而不致疲倦，真气平和而调顺，每个人都能顺心所欲并感到满意。人们无论吃什么都觉得香甜，穿什么都感到舒服，大家喜爱自己的风俗习尚，愉快地生活，相互之间从不羡慕地位的高低，所以这些人称得上朴实无华。任何不正当的嗜欲都不会干扰他们的视听，任何淫乱邪说也都不能惑乱他们的心志。不论愚笨的、聪明的、能力大的还是能力小的，都不因外界事物的变化而动心焦虑，所以符合养生之道。他们之所以能够年龄超过百岁而动作不显得衰老，这都是由于他们领会和掌握了修身养性的方法而身体不被内外邪气干扰危害所致啊。

黄帝问：人老了以后，不能再生育子女，是由于精力衰竭了呢，还是受自然规律的限定呢？

岐伯回答说：女子到了七岁，肾气旺盛起来，乳齿更换，头发开始茂盛；到了十四岁时，天癸产生，任脉通，冲脉旺，月经按时来潮，具备了生育子女的能力；到了二十一岁时，肾气充满，智齿生出，牙齿就长全了；到了二十八岁，筋骨强健，头发生长最茂，此时身体最为强壮；到了三十五岁，阳明经脉气血逐渐衰弱，面部憔悴，头发也开始脱落；到了四十二岁，三阳经脉气血都衰退了，面部枯槁，头发开始变白；到了四十九岁，任脉气血虚弱，冲脉的气血衰少，天癸枯竭，月经断绝，所以形体衰老，再不能生育了。

男子八岁时，肾气盛，头发长长，乳齿也更换了；到了十六岁，肾气旺盛，天癸产生，精气满溢而能外泄，两性交合，就能生育子女；到了二十四岁，肾气充满，筋骨强健有力，智齿生长，牙齿长全；到了三十二岁，筋骨丰隆盛实，肌肉亦丰满健壮；到了四十岁，肾气衰退，头发开始脱落，牙齿开始枯槁；到了四十八岁，上部阳气逐渐衰竭，面部憔悴无华，头发和两鬓花白；到了五十六岁时，肝气衰弱，筋骨活动不能灵活自如；到了六十四岁，天癸枯竭，精气少，肾脏衰，齿发脱落，形体衰疲。肾主水，接受其他各脏腑的精气而加以贮藏，只有五脏功能旺盛，肾脏才能外泄精气。现在年岁大了，五脏功能都已衰退，筋骨懈惰无力，天癸竭尽。所以发鬓变白，身体沉重，步履不稳，也不能生育子女了。

黄帝问：有人已老，仍能生育，这是什么道理呢？

岐伯说：这是他天赋的精力超常，气血经脉畅通，肾气有余的缘故。虽有这种人，但一般情况是男子不超过六十四岁，女子不超过四十九岁，精气都枯竭了。

黄帝问：掌握养生之道的人，年纪活到百岁，还能生育吗？

岐伯说：掌握养生之道的人，能防止衰老而保全形体，虽然年高，仍然能生育子女。

【原文】 黄帝曰：余闻上古有真人者，提挈天地，把握阴阳，呼吸精气，独立守神，肌肉若一，故能寿敝天地，无有终时，此其道生。

中古之时，有至人者，淳德全道，和于阴阳，调于四时，去世离俗，积精全神，游行天地之间，视听八达之外，此盖益其寿命而强者也，亦归于真人。

其次有圣人者，处天地之和，从八风之理，适嗜欲于世俗之间，无恚嗔之心，行不欲离于世，被服章，举不欲观于俗，外不劳形于事，内无思想之患，以恬愉为务，以自得为功，形体不敝，精神不散，亦可以百数。

其次有贤人者，法则天地，象似日月，辨列星辰，逆从阴阳，分别四时，将从上古合同于道，亦可使益寿而有极时。

【译文】 黄帝说：我听说上古时代有"真人"，掌握了天地阴阳变化的规律，能够调节呼吸，吸收精纯的精气，超然独处，令精神守持于内，锻炼身体，使筋骨肌肉与整个身体达到高度的协调，所以他的寿命与天地相当而没有终了的时候，这是他修道养生的结果。

中古时代有"至人"，道德淳厚，能全面地掌握养生之道，调和于阴阳四时的变化，避开世俗社会生活的纷扰，积蓄精气，集中精神，使其远驰于广阔的天地自然之中，其所见所闻，能够广达八方荒远之外，这是他延长寿命和强健身体的方法，这种人也属于真人一类。

其次有被称为"圣人"的，能够安处于天地自然的正常环境之中，顺从八风的活动规律，嗜欲同世俗社会相应，没有恼怒怨恨之情，行为不离开世俗的一般准则，穿着装饰普通纹彩的衣服，举动也没有炫耀于世俗的地方，在外，不使形体被事物所劳，在内，不使思想有过重负担，以恬静、愉快为本务，以悠然自得为满足，所以他的形体毫不衰老，精神也不耗散，寿命就可达到百岁左右。

其次有被称为"贤人"的，能够依据天地的变化，日月的升降，星辰的位置，以顺从阴阳的消长和适应四时的变迁，追随上古真人而合于养生之道，这样的人也可增寿，但有终尽的时候。

四气调神大论篇第二

【原文】 春三月，此谓发陈。天地俱生，万物以荣，夜卧早起，广步于庭，被发缓形，以使志生；生而勿杀，予而勿夺，赏而勿罚，此春气之应，养生之道也。逆之则伤肝，夏为寒变，奉长者少。

夏三月，此谓蕃秀。天地气交，万物华实，夜卧早起，无厌于日，使志无怒，使华英成秀，使气得泄，若所爱在外，此夏气之应，养长之道也。逆之则伤心，秋为痎疟，奉收者少，冬至重病。

秋三月，此谓容平。天气以急，地气以明。早卧早起，与鸡俱兴，使志安宁，以缓秋刑；收敛神气，使秋气平，无外其志，使肺气清，此秋气之应，养收之道也。逆之则伤肺，冬为飧泄，奉藏者少。

冬三月，此谓闭藏。水冰地坼，无扰乎阳。早卧晚起，必待日光，使志若伏若匿，若有私意，若已有得，去寒就温，无泄皮肤，使气亟夺，此冬气之应，养藏之道也。逆之则伤肾，春为痿厥，奉生者少。

【译文】 春天的三个月，是所谓推陈出新、生命萌发的季节。天地间俱显出勃勃生机，都富有生气，万物欣欣向荣。此时，人们应当入夜即睡眠，早早起身，披散开头发，解开衣带，舒张形体，漫步于庭院，使精神愉快，胸怀开畅，保持万物的生机。提倡生长不要滥杀伐，提倡施与不要敛夺，提倡奖励不要惩罚，这是适应春天的时令，保养生发之气的方法。如果违逆了春生之气，便会伤肝，到了夏天就会发生寒性病变，提供给夏天盛长的物质基础也就差了。

夏天的三个月，是所谓草蕃木秀、繁衍秀美的季节。此时，天气下降，地气上腾，天地之气相交，植物开花结实，长势旺盛，人们应当在夜晚睡眠，早早起身，不要厌恶白天太长，让心中无存郁怒，使精神之英华适应夏气以成其秀美，气机宣畅，通泄自如，精神外向，对外界事物有浓厚的兴趣。这是适应夏天的气候，保护长养之气的方法。如果违逆了夏长之气，心会受伤，到了秋天就会发生疟疾，提供给秋天收敛的能力也就差了，冬天会再次发生疾病。

秋天的三个月，是所谓收容平藏、万物成熟的季节。此时，天高风急，地气清明，应当早睡早起，和鸡的活动时间相仿，以保持神志的安宁，减缓秋季肃杀之气对人体的影响；收敛神气，以适应秋季容平的特征，不使神思外驰，以保持肺气的清肃功能，这是适应秋令的特点而保养人体收敛之气的方法。如果违逆了秋收之气，肺就会受伤，冬天就要发生食谷不化的飧泄病，提供给冬天潜藏之气的能力也就差了。

冬天的三个月，是所谓紧闭坚藏、生机潜伏的季节。当此，水寒成冰，大地龟裂，人们应当早睡晚起，待到日光照耀时起床才好，不要轻易地扰动阳气，妄事操劳，要使神志深藏于内，安静自若，好像有个人的隐秘，严守而不外泄，又像得到了渴望得到的东西，把它密藏起来一样；要躲避寒冷，求取温暖，不要使皮肤开泄而令阳气不断地损失，这是适应冬季的气候而保养人体闭藏机能的方法。如果违逆了冬藏之气，就要伤肾，到了春天就会发生痿厥病，提供给春天生养的能力也就差了。

【原文】 天气，清净光明者也，藏德不止，故不下也。天明则日月不明，邪害空窍。阳气者闭塞，地气者冒明，云雾不精，则上应白露不下，交通不表，万物命故不施，不施则名木多死，恶气不发，风雨不节，白露不下，则菀槁不荣。贼风数至，暴雨数起，天地四时不相保，与道相失，则未央绝灭。唯圣人从之，故身无奇病，万物不失，生气不竭。

【译文】 天气是清净光明的，蕴藏其德，运行不止，由于天不暴露自己的光明德泽，所以永远保持它内蕴的力量而不会下泄。如果天自显明德，则日月就显不出光明了，那样危害了天的广深涵纳作用，于是阳气闭塞不通，大地昏蒙不明，云雾弥漫，日色无光，相应的雨露不能下降。天地之气不交，万物的生命就不能绵延。生命不能绵延，自然界高大的树木也会死亡。恶劣的气候发作，风雨无时，雨露当降而不降，草木不得滋润，生机郁塞，茂盛的禾苗也会枯槁不荣。贼风频频而至，暴雨不时而作，天地四时的变化不能保持其平衡，与常规相违背，万物便会中途夭折了。只有圣人能适应自然变化，注重养生之道，所以身无大病，因不背离自然万物的发展规律，生机就不会衰竭。

【原文】 逆春气，则少阳不生，肝气内变。逆夏气，则太阳不长，心气内洞。逆秋气，则太阴不收，肺气焦满。逆冬气，则少阴不藏，肾气独沉。

夫四时阴阳者，万物之根本也。所以圣人春夏养阳，秋冬养阴，以从其根，故与万物沉浮于生长之门。逆其根，则伐其本，坏其真矣。故阴阳四时者，万物之终始也，死生之本也。逆之则灾害生，从之则苛疾不起，是谓得道。道者，圣人行之，愚者佩之。

从阴阳则生，逆之则死，从之则治，逆之则乱。反顺为逆，是谓内格。

是故圣人不治已病治未病，不治已乱治未乱，此之谓也。夫病已成而后药之，乱已成而后治之，譬犹渴而穿井，斗而铸锥，不亦晚乎！

【译文】 与春生之气相违，少阳之气就不生发，以致肝气内郁而发生病变。与夏长之气相违，太阳就不能生长，以致心气内虚。与秋收之气相违，太阴就不能收敛，以致肺热叶焦而胀满。与冬藏之气相违，少阴就不能潜藏，以致肾气不蓄，出现消沉等症状。

四时阴阳的变化，是万物生命的根本。所以圣人在春夏季节保养阳气以适应生长的需要，在秋冬季节保养阴气以适应收藏的需要，顺从了生命发展的根本规律，就能与万物一样，在生、长、收、藏的生命过程中运动发展。如果违逆了这个规律，就会戕伐生命力，破坏真元之气。因此，阴阳四时是万物的终结，是盛衰存亡的根本。违反了它，就要产生灾害；顺从了它，就不会得重病。这样便可谓懂得了养生之道。这种养生之道，只有圣人能够加以实行，愚人却不照着去做。

顺从阴阳的消长就能生存，违反了就会死亡；顺从了它，就会正常，违反了它，就会混乱。如背道而行，就会使机体与自然环境相格拒。

所以圣人不是等疾病发生再去治疗，而是重视在疾病发生之前的预防，如同不是等到乱事发生再去治理，而是重视乱事在它发生之前的防范。如果疾病已发生，然后再去治疗，乱子已形成，然后再去治理，那就如同临渴掘井，临战造兵器，不是太晚了吗？

生气通天论篇第三

【原文】 黄帝曰：夫自古通天者，生之本，本于阴阳。天地之间，六合之内，其气九州、九窍、五脏、十二节，皆通乎天气。其生五，其气三，数犯此者，则邪气伤人，此寿命之本也。

苍天之气，清净则志意治，顺之则阳气固，虽有贼邪，弗能害也，此因时之序。故圣人传精神，服天气而通神明。失之则内闭九窍，外壅肌肉，卫气散解，此谓自伤，气之削也。

【译文】 黄帝说：自古以来，人与自然界相通相合是生命的根本，而这个根本不外天之阴阳。大凡天地之间，南北东西上下之内，大如九州的地域，小如人的九窍、五脏、十二节，都与自然气息相通。天气衍生五行，阴阳之气又依盛衰消长而各分为三。如果经常违背阴阳五行的变化规律，那么邪气就会伤害人体。这就是寿命的根本。

苍天的气清净，人的精神就相应地调畅平和，顺应天气的变化，就会阳气固密，虽有贼风邪气，也不能加害于人，这是适应时序阴阳变化的结果。所以圣人能够专心致志，顺应天气，而通达阴阳变化之理。如果违逆了适应天气的原则，就会内使九窍不通，外使肌肉壅塞，卫气涣散不固，这是由于人们不能适应自然变化所致，称为自伤，阳气会因此而受到削弱。

【原文】 阳气者，若天与日，失其所，则折寿而不彰。故天运当以日光明。是故阳因而上，卫外者也。

因于寒，欲如运枢。起居如惊，神气乃浮。因于暑，汗，烦则喘喝，静则多言，体若燔炭，汗出而散。因于湿，首如裹，湿热不攘，大筋软短，小筋弛长，软短为拘，弛长为痿。因于气，为肿，四维相代，阳气乃竭。

【译文】 人体有阳气，就像天上有太阳。假若阳气失却了正常的位次而不能发挥其重要作用，人就会减损寿命或夭折，生命机能亦暗弱不足。所以天体的正常运行，是因太阳的光明普照而显现出来，而人的阳气也应在上在外，并起到保护身体，抵御外邪的作用。

因于寒，阳气应如门轴在门臼中运转一样活动于体内。若起居猝急，扰动阳气，则易使神气外越。因于暑，则汗多烦躁而喘，安静时多言多语。若身体发高热，则像炭火烧灼一样，一经出汗，热邪就能散去。因于湿，头部像有物蒙裹一样沉重。若湿热相兼而不得排除，则伤害大小诸筋，而出现短缩或弛纵，短缩的造成拘挛，弛纵的造成痿弱。由于风，可致水肿。以上四种邪气维系缠绵不离，相互更替伤人，就会使阳气倾竭。

【原文】 阳气者，烦劳则张，精绝，辟积于夏，使人煎厥。目盲不可以视，耳闭不可以听，溃溃乎若坏都，汩汩乎不可止。阳气者，大怒则形气绝，而血菀于上，使人薄厥。有伤于筋，纵，其若不容。汗出偏沮，使人偏枯。汗出见湿，乃生痤痱。膏粱之变，足生大丁，受如持虚。劳汗当风，寒薄为皶，郁乃痤。

阳气者，精则养神，柔则养筋。开阖不得，寒气从之，乃生大偻。陷脉为瘘，流连肉腠，俞气化薄，传为善畏，及为惊骇，营气不从，逆于肉理，乃生痈肿。魄汗未尽，形弱而气烁，穴俞以闭，发为风疟。故风者，百病之始也，清静则肉腠闭拒，虽有大风苛毒，弗之能害，此因时之序也。故病久则传化，上下不并，良医弗为。故阳蓄病死，而阳气当隔，隔者当泻，不亟正治，粗乃败之。

故阳气者，一日而主外，平旦人气生，日中而阳气隆，日西而阳气已虚，气门乃闭。是故暮而收拒，无扰筋骨，无见雾露，反此三时，形乃困薄。

【译文】　人在烦劳的情况下，阳气就会亢奋外越，导致阴精逐渐耗竭。如病久积到夏天，就会发生"煎厥"病，发作的时候眼睛昏蒙看不见，耳朵闭塞听不清，昏乱之势就像都城崩毁，急流奔泻一样不可收拾。人体的阳气，在大怒时就会上逆，血随气升而瘀积于上，与身体其他部位阻隔不通，使人发生薄厥。若伤及诸筋，使筋弛纵不收，而不能随意运动。经常半身出汗，可以演变为半身不遂。出汗的时候，遇到湿邪阻遏就容易发生小的疮疖和痱子。经常吃肥美厚味的食物，足以导致发生疔疮，很容易患病，而主要发生于脉虚之所。在劳动汗出时遇到风寒之邪，迫聚于皮腠形成粉刺，郁积化热便成为疮疖。

　　阳气在人体里，它化成的精微可以养神，柔和之气可以养筋。汗孔的开闭调节失常，寒气就会随之侵入，损伤阳气，以致筋失所养，造成身体俯曲不伸。寒气深陷脉中，流连肉腠之间，气血不通而郁积，久而成为疮瘘。从腧穴侵入的寒气内传而迫及五脏，损伤神志，就会出现恐惧和惊骇的征象。由于寒气的羁留，营气不能顺利地运行，阻逆于肌肉之间，就会发生痈肿。汗出未止的时候，形体与阳气都受到一定的削弱，若风寒内侵，腧穴闭阻，就会发生风疟之病。风是百病的开端，只要人体保持精神的安定和劳逸适度等养生的原则，肌肉腠理就会密闭而有抗拒外邪的能力，虽有大风苛毒的侵染，也难造成伤害，关键在于顺应四时的秩序。病久了，邪留体内，则会内传并进一步演变，到了上下不通、阴阳阻隔的时候，虽有良医，也无能为力了。所以阳气蓄积，郁阻不通时，也会致死。对于这种阳气蓄积，阻隔不通者，应采用通泻的方法治疗，如不迅速正确施治，而被粗疏的医生所误，就会导致死亡。

人身的阳气，白天主司体表，清晨的时候，阳气开始活跃，并趋向于外，中午时，阳气达到最旺盛的阶段，太阳偏西时，体表的阳气逐渐虚少，汗孔也开始闭合。所以到了晚上，阳气收敛，拒守于内，这时不要扰动筋骨，也不要接近雾露。如果违反了一天之内这三个时间的阳气活动规律，就会生病而使身体憔悴。

【原文】 岐伯曰：阴者，藏精而起亟也；阳者，卫外而为固也。阴不胜其阳，则脉流薄疾，并乃狂。阳不胜其阴，则五脏气争，九窍不通。是以圣人陈阴阳，筋脉和同，骨髓坚固，气血皆从。如是则内外调和，邪不能害，耳目聪明，气立如故。

风客淫气，精乃亡，邪伤肝也。因而饱食，筋脉横解，肠澼为痔。因而大饮，则气逆。因而强力，肾气乃伤，高骨乃坏。

凡阴阳之要，阳密乃固。两者不和，若春无秋，若冬无夏。因而和之，是谓圣度。故阳强不能密，阴气乃绝；阴平阳秘，精神乃治；阴阳离决，精气乃绝。

因于露风，乃生寒热。是以春伤于风，邪气流连，乃为洞泄。夏伤于暑，秋为痎疟。秋伤于湿，上逆而咳，发为痿厥。冬伤于寒，春必温病。四时之气，更伤五脏。

阴之所生，本在五味；阴之五宫。伤在五味。是故味过于酸，肝气以津，脾气乃绝。味过于咸，大骨气劳，短肌，心气抑。味过于甘，心气喘满，色黑，肾气不衡。味过于苦，脾气不濡,胃气乃厚。味过于辛,筋脉沮弛,精神乃央。是故谨和五味,骨正筋柔,气血以流,腠理以密,如是则骨气以精。谨道如法,长有天命。

【译文】 岐伯说:阴是藏精于内不断地扶持阳气的;阳是卫护于外使体表固密的。如果阴不胜阳,阳气亢盛,就使血脉流动急促,若再受热邪,阳气更盛就会发为狂症。如果阳不胜阴,阴气亢盛,就会使五脏之气不调,以致九窍不通。所以圣人使阴阳平衡,无所偏胜,从而达到筋脉调和,骨髓坚固,血气畅顺。这样,就能内外调和,邪气不能侵害,耳聪目明,气的运行也就能始终如常了。

风邪侵入人体,伤及阳气,并逐步侵入内脏,阴精也就日渐消亡,这是由于邪气伤肝所致。若饮食过饱,阻碍升降之机,会发生筋脉弛纵、肠澼及痔疮等病症。若饮酒过量,会造成气机上逆。若过度用力,会损伤肾气,使腰部脊骨受到损伤。

阴阳平衡的关键,在于阴气宁静,阳气固密。阴阳二者不协调,就像一年之中,只有春天而没有秋天,只有冬天而没有夏天一样。因此,阴阳的协调配合,相互为用,是维持正常生理状态的最高标准。所以阳气亢盛但不能固密,阴气就会竭绝。阴气平和,阳气固密,人的精神才会正常。如果阴阳分离,人的精气也就随之而竭尽了。

由于雾露风寒之邪的侵袭,就会发生寒热。春天伤于风邪,滞留不去,到了夏天就会发生急骤的泄泻。夏天伤于暑邪,到了秋天就会发生疟疾病。秋天伤于湿邪,到了冬天就会邪气上逆而咳痰，并且可能发展为痿厥病。冬天伤于寒气，到来年的春天，就要发生温病。因此，风寒暑湿四时的邪气，是会交替伤害人的五脏的。

阴精的产生来源于饮食五味。储藏阴精的五脏，也会因五味而受伤，过食酸味，会使肝气淫溢而亢盛，从而导致脾气的衰竭；过食咸味，会使骨骼损伤，肌肉短缩，心气抑郁；过食甜味，会使心气满闷，气逆作喘，颜面发黑，肾气失于平衡；过食苦味，会使脾气过燥而不濡润，从而使胃气壅滞；过食辛味，会使筋脉败坏，发生弛纵，精神受损。因此五味的适当调和，使得骨骼强健，筋脉柔和，气血通畅，腠理致密，这样，骨气就精强有力。所以只要严格按照养生的方法去做，就可以长期保有天赋的生命力。

金匮真言论篇第四

【原文】 黄帝问曰：天有八风，经有五风，何谓？

岐伯对曰：八风发邪，以为经风，触五脏，邪气发病。所谓得四时之胜者，春胜长夏，长夏胜冬，冬胜夏，夏胜秋，秋胜春，所谓四时之胜也。

东风生于春，病在肝，俞在颈项。南风生于夏，病在心，俞在胸胁。西风生于秋，病在肺，俞在肩背。北风生于冬，病在肾，俞在腰股。中央为土，病在脾，俞在脊。

故春气者病在头。夏气者病在脏。秋气者病在肩背。冬气者病在四肢。

故春善病鼽衄，仲夏善病胸胁，长夏善病洞泄寒中，秋善病风疟，冬善病痹厥。

故冬不按跷，春不鼽衄，春不病颈项，仲夏不病胸胁，长夏不病洞泄寒中，秋不病风疟，冬不病痹厥，飧泄而汗出也。

夫精者，身之本也，故藏于精者，春不病温。夏暑汗不出者，秋成风疟。此平人脉法也。

故曰：阴中有阴，阳中有阳。平旦至日中，天之阳，阳中之阳也。日中至黄昏，天之阳，阳中之阴也；合夜至鸡鸣，天之阴，阴中之阴也。鸡鸣至平旦，天之阴，阴中之阳也。故人亦应之。

夫言人之阴阳，则外为阳，内为阴。言人身之阴阳，则背为阳，腹为阴。言人身之脏腑中阴阳，则脏者为阴，腑者为阳。肝、心、脾、肺、肾五脏皆为阴，胆、胃、大肠、小肠、膀胱、三焦六腑皆为阳。所以欲知阴中之阴、阳中之阳者何也？为冬病在阴，夏病在阳，春病在阴，秋病在阳，皆视其所在，为施针石也。故背为阳，阳中之阳，心也。背为阳，阳中之阴，肺也。腹为阴，阴中之阴，肾也。腹为阴，阴中之阳，肝也；腹为阴，阴中之至阴，脾也。此皆阴阳表里内外雌雄相输应也，故以应天之阴阳也。

【译文】 黄帝问道：天有八方之风，人的经脉又有五脏之风的说法，这是怎么回事呢？

岐伯回答说：八方之风是外部的致病邪气，它侵犯经脉，侵害五脏，因而发病。一年四季，有相克的关系，如春胜长夏，长夏胜冬，冬胜夏，夏胜秋，冬胜春，某个季节出现了克制它的季节气候，这就是所谓四时相胜。

东风生于春季，病多发生在肝，肝的经气输注于颈项。南风生于夏季，病多发生于心，心的经气输注于胸胁。西风生于秋季，病多发生在肺，肺的经气输注于肩背。北风生于冬季，病多发生在肾，肾的经气输注于腰股。长夏季节和中央的方位属于土，病多发生在脾，脾的经气输注于脊背。

所以春季邪气伤人，多病在头部；夏季邪气伤人，多病在心；秋季邪气伤人，多病在肩背；冬季邪气伤人，多病在四肢。

春天多发生鼽衄，夏天多发生胸胁疾患，长夏季多发生里寒洞泄，秋天多发生风疟，冬天多发生痹厥。

若冬天懂得善保阳气，不扰动筋骨，来年春天就不会发生鼽衄之疾和颈项疾病，夏天就不会发生胸胁部疾患，长夏季节就不会发生里寒洞泄病，秋天就不会发生风疟病，冬天也不会发生痹厥、飧泄、汗出过多等病症。

所谓精，是人体的根本。所以阴精内藏而不妄泄，春天就不会得温热病。夏暑阳盛，如果不能排汗散热，到秋天就会酿成风疟病。这是诊察普通人四时发病的一般规律。

所以说：阴阳之中，还各有阴阳。白昼属阳，清晨到中午，为阳中之阳。中午到黄昏，则属阳中之阴。黑夜属阴，黑夜到鸡鸣，为阴中之阴。鸡鸣到清晨，则属阴中之阳。人的情况也与此相应。就人体阴阳而论，外部属阳，内部属阴。就身体的部位来分阴阳，则背为阳，腹为阴。从脏腑的阴阳划分来说，则脏属阴，腑属阳，肝、心、脾、肺、肾五脏都属阴，胆、胃、大肠、小肠、膀胱、三焦六腑都属阳。了解阴阳之中复有阴阳的道理是什么呢？这是要分析四时疾病的在阴在阳，以作为治疗的依据，如冬病在阴，夏病在阳，春病在阴，秋病在阳，都要根据疾病的部位来施用针刺和砭石的疗法。此外，背为阳，阳中之阳为心，阳中之阴为肺。腹为阴，阴中之阴为肾，阴中之阳为肝，阴中的至阴为脾。以上这些都是人体阴阳表里、内外雌雄相互联系又相互对应的例证，所以人与自然界的阴阳是相应的。

【原文】 帝曰：五脏应四时，各有收受乎？

岐伯曰：有。东方青色，入通于肝，开窍于目，藏精于肝，其病发惊骇，其味酸，其类草木，其畜鸡，其谷麦，其应四时，上为岁星，是以春气在头也，其音角，其数八，是以知病之在筋也，其臭臊。

南方赤色，入通于心，开窍于耳，藏精于心，故病在五脏，其味苦，其类火，其畜羊，其谷黍，其应四时，上为荧惑星，是以知病之在脉也，其音徵，其数七，其臭焦。

中央黄色，入通于脾，开窍于口，藏精于脾，故病在舌本，其味甘，其类土，其畜牛，其谷稷，其应四时，上为镇星，是以知病之在肉也，其音宫，其数五，其臭香。

西方白色，入通于肺，开窍于鼻，藏精于肺，故病在背，其味辛，其类金，其畜马，其谷稻，其应四时，上为太白星，是以知病之在皮毛也，其音商，其数九，其臭腥。

北方黑色，入通于肾，开窍于二阴，藏精于肾，故病在溪，其味咸，其类水，其畜彘，其谷豆，其应四时，上为辰星，是以知病之在骨也，其音羽，其数六，其臭腐。

故善为脉者，谨察五脏六腑，一逆一从，阴阳表里，雌雄之纪，藏之心意，合心于精，非其人勿教，非其真勿授，是谓得道。

【译文】 黄帝说：五脏除与四时相应外，它们各自还有相类的事物可以归纳起来吗？

岐伯说：有。比如东方青色，与肝相通，肝开窍于目，精气内藏于肝，发病常表现为惊骇，在五味为酸，与草木同类，在五畜为鸡，在五谷为麦，与四时中的夏季相应，在天体为岁星，春天阳气上升，所以其气在头，在五音为角，其成数为八，因肝主筋，所以它的疾病多发生在筋。此外，在嗅味为臊。

南方赤色，与心相通，心开窍于耳，精气内藏于心，在五味为苦，与火同类，在五畜为羊，在五谷为黍，与四时中的夏季相应，在天体为荧惑星，它的疾病多发生在脉和五脏，在五音为徵，其成数为七。此外，在嗅味为焦。

中央黄色，与脾相通，脾开窍于口，精气内藏于脾，在五味为甘，与土同类，在五畜为牛，在五谷为稷，与四时中的长夏相应，在天体为镇星，它的疾病多发生在舌根和肌肉，在五音为宫，其生数为五。此外，在嗅味为香。

西方白色，与肺相通，肺开窍于鼻，精气内藏于肺，在五味为辛，与金同类，在五畜为马，在五谷为稻，与四时中的秋季相应，在天体为太白星，它的疾病多发生在背部和皮毛，在五音为商，其成数为九。此外，在嗅味为腥。

北方黑色，与肾相同，肾开窍于前后二阴，精气内藏于肾，在五味为咸，与水同类，在五畜为猪，在五谷为豆，与四时中的冬季相应，在天体为辰星，它的疾病多发生在溪穴，在五音为羽，其成数为六。此外，其嗅味为腐。

所以精通脉理的医生，能够谨慎细心地审察五脏六腑的变化，了解其顺逆的情况，把阴阳、表里、雌雄的对应和联系，纲目分明地加以归纳，并把这些精深的道理，深深地记在心中。这些理论是非常宝贵的，对于那些不是真心实意地学习而又不具备一定条件的人，切勿轻易传授，这才是爱护和珍视这门学问的正确态度。

素问译注卷二

阴阳应象大论篇第五

【原文】 黄帝曰：阴阳者，天地之道也，万物之纲纪，变化之父母，生杀之本始，神明之府也。治病必求于本。故积阳为天，积阴为地。阴静阳躁，阳生阴长，阳杀阴藏。阳化气，阴成形。寒极生热，热极生寒。寒气生浊，热气生清。清气在下，则生飧泄；浊气在上，则生䐜胀。此阴阳反作，病之逆从也。

故清阳为天，浊阴为地。地气上为云，天气下为雨；雨出地气，云出天气。故清阳出上窍，浊阴出下窍；清阳发腠理，浊阴走五脏；清阳实四肢，浊阴归六腑。

水为阴，火为阳。阳为气，阴为味。味归形，形归气，气归精，精归化。精食气，形食味，化生精，气生形。味伤形，气伤精，精化为气，气伤于味。

阴味出下窍，阳气出上窍。味厚者为阴，薄为阴之阳；气厚者为阳，薄为阳之阴。味厚则泄，薄则通；气薄则发泄，厚则发热。壮火之气衰，少火之气壮；壮火食气，气食少火；壮火散气，少火生气。气味辛甘发散为阳，酸苦涌泄为阴。

阴胜则阳病，阳胜则阴病。阳胜则热，阴胜则寒。重寒则热，重热则寒。寒伤形，热伤气；气伤痛，形伤肿。故先痛而后肿者，气伤形也；先肿而后痛者，形伤气也。风胜则动，热胜则肿，燥胜则干，寒胜则浮，湿胜则濡泄。

天有四时五行，以生长收藏，以生寒暑燥湿风。人有五脏化五气，以生喜怒悲忧恐。故喜怒伤气，寒暑伤形；暴怒伤阴，暴喜伤阳。厥气上行，满脉去形。喜怒不节，寒暑过度，生乃不固。故重阴必阳，重阳必阴。故曰：冬伤于寒，春必温病；春伤于风，夏生飧泄；夏伤于暑，秋必痎疟；秋伤于湿，冬生咳嗽。

【译文】 黄帝说：阴阳是自然界发展运动的规律，是一切事物的纲领，是万物变化的基础，是生长、衰亡的根本，有很大的道理存在于其中。凡医治疾病，必须求得病情变化的根本，而道理也不外乎阴阳二字。拿自然界变化来比喻，清阳之气积聚于上成为天，浊阴之气聚积于下成为地。阴的性质是比较安静的，阳的性质是比较躁动的；阳气主生发，阴气主成长；阳气主肃杀，阴气主收藏。阳能化生功能，阴能构成形体。寒到极点会生热，热到极点会生寒；寒气能产生浊阴，热气能产生清阳；清阳之气居下而不升，就会发生飧泄之病，浊阴之气居上而不降，就会发生胀满之病。这就是阴阳的正常和反常变化，因此疾病也就有逆证和顺证的分别。

清阳之气上升变为天，浊阴之气下降变作地。地气蒸发上升成为云，天气凝聚下降变成雨；雨为地气上升之云转变而成，云为天气蒸发水汽而成。人体的变化也是这样，清阳之气上出于窍，浊阴之气下走于前后二阴；清阳的汗气从腠理发泄，浊阴的营血内注于五脏；清阳的精气充实于四肢，浊阴的水谷入归于六腑。

水属于阴，火属于阳。阳是无形的气，阴则是有形的味。饮食五味滋养了形体，而形体的生成又依赖气化活动，脏腑功能由精产生，就是精可以化生功能。精是依赖真气而产生的，形体的滋养全靠饮食五味，化生的一切来源于精；生精之气得之于形。味能损伤形体；气又能摧残精，精转化为气，气又伤于味。

味属于阴，所以从下窍排出；气属于阳，所以从上窍发泄。味厚的属纯阴，味薄的属于阴中之阳；气厚的属纯阳，气薄的属于阳中之阴。味厚的有泻下作用，味薄的有疏通作用；气薄的能向外发泄，气厚的能助阳生热。阳气太过，能使元气衰弱，阳气正常，能使元气旺盛，因为过度亢奋的阳气，会损害元气，而元气却依赖正常的阳气，所以过度亢盛的阳气，能耗散元气，正常的阳气，能增强元气。凡气味辛甘而有发散功用的，属于阳，气味酸苦而有泻泄功用的，属于阴。

阴阳在人体内是相对平衡的。如果阴气偏胜，则阳气受损而为病；阳气偏胜，则阴气耗损而为病。阳偏胜则表现为发热，阴偏胜则表现为寒冷。寒到极点，会出现热象；热到极点，也会出现寒象。寒能伤形体，热能伤气分；气分受伤，可以产生疼痛，形体受伤，可以发生肿胀。所以先痛而后肿的，是气分先伤而后及于体的；先肿而后痛的，是形体先病而后及于气分的。

风邪太过，形体就会发生痉挛抖动；热邪太过，肌肉就会发生红肿；燥气太过，津液就会干枯；寒气太过，就会发生水肿；湿气太过，就会发生泄泻。

天有春、夏、秋、冬四时的交替，有木、火、土、金、水五行的变化，因此，产生了寒、暑、燥、湿、风的气候，它影响了万物，形成了生、长、化、收、藏的规律。人有肝、心、脾、肺、肾五脏，五脏之气化生五志，产生了喜、怒、悲、忧、恐五种不同的情志活动。喜怒等情志变化，可以伤气，寒暑外侵，可以伤形。突然大怒，会损伤阴气，突然大喜，会损伤阳气。气逆上行，充满经脉，则神气浮越，离开形体了。所以喜怒不加以节制，寒暑不善于调适，生命就不能牢固。阴极可以转化为阳，阳极可以转化为阴。所以冬季受了寒气的伤害，春天就容易发生温病；春天受了风气的伤害，夏季就容易发生飧泄；夏季受了暑气的伤害，秋天就容易发生疟疾；秋季受了湿气的伤害，冬天就容易发生咳嗽。

【原文】　帝曰：余闻上古圣人，论理人形，列别脏腑，端络经脉，会通六合，各从其经；气穴所发，各有处名；谿谷属骨，皆有所起；分部逆从，各有条理；四时阴阳，尽有经纪。外内之应，皆有表里，其信然乎？

岐伯对曰：东方生风，风生木，木生酸，酸生肝，肝生筋，筋生心，肝主目。其在天为玄，在人为道，在地为化。化生五味，道生智，玄生神。神在天为风，在地为木，在体为筋，在脏为肝，在色为苍，在音为角，在声为呼，在变动为握，在窍为目，在味为酸，在志为怒。怒伤肝，悲胜怒；风伤筋，燥胜风；酸伤筋，辛胜酸。

南方生热，热生火，火生苦，苦生心，心生血，血生脾，心主舌。其在天为热，在地为火，在体为脉，在脏为心，在色为赤，在音为徵，在声为笑，在变动为忧，在窍为舌，在味为苦，在志为喜。喜伤心，恐胜喜，热伤气，寒胜热，苦伤气，咸胜苦。

中央生湿，湿生土，土生甘，甘生脾，脾生肉，肉生肺，脾主口。其在天为湿，在地为土，在体为肉，在脏为脾，在色为黄，在音为宫，在声为歌，在变动为哕，在窍为口，在味为甘，在志为思。思伤脾，怒胜思；湿伤肉，风伤湿；甘伤肉，酸胜甘。

西方生燥，燥生金，金生辛，辛生肺，肺生皮毛，皮毛生肾，肺主鼻。其在天为燥，在地为金，在体为皮毛，在脏为肺，在色为白，在音为商，在声为哭，在变动为咳，在窍为鼻，在味为辛，在志为忧。忧伤肺，喜胜忧；热伤皮毛，寒胜热；辛伤皮毛，苦胜辛。

北方生寒，寒生水，水生咸，咸生肾，肾生骨髓，髓生肝，肾主耳。其在天为寒，在地为水，在体为骨，在脏为肾，在色为黑，在音为羽，在声为呻，在变动为栗，在窍为耳，在味为咸，在志为恐。恐伤肾，思胜恐；寒伤血，燥胜寒；咸胜血，甘胜咸。

故曰：天地者，万物之上下也；阴阳者，血气之男女也；左右者，阴阳之道路也；水火者，阴阳之征兆也；阴阳者，万物之能始也。故曰：阴在内，阳之守也；阳在外，阴之使也。

【译文】　黄帝问：我听说上古时代的圣人，讲论人体的形态，分辨脏腑的阴阳，了解经脉的分布，交会、贯通有六合，各依其经之循行路线；气穴之处，各有名称；肌肉空隙以及关节，各有其起点；分属部位的或逆或顺，各有条理；与天之四时阴阳，都有经纬纪纲；外面的环境与人体内部的互相关联，都有表有里。是否真的这样呢？

岐伯回答说：东方应春，阳升而日暖风和，草木生发，木气能生酸味，酸味能滋养肝气，肝气又能滋养于筋，筋膜柔和则又能生养于心，肝气关联于目。它在自然界是深远微妙而无穷的，在人能够顺应自然界变化，在地为生化万物。大地有生化，所以能产生一切生物；人能知道自然界变化的道理，就能产生一切智慧；宇宙间的深远微妙，是变化莫测的。变化在天空中为风气，在地面上为木气，在人体为筋，在五脏为肝，在五色为苍，在五音为角，在五声为呼，在病变的表现为握，在七窍为目，在五味为酸，在情志的变动为怒。怒气能伤肝，悲能够抑制怒；风气能伤筋，燥能够抑制风；过食酸味能伤筋，辛味能抑制酸味。

南方应夏，阳气盛而生热，热甚则生火，火气能产生苦味，苦味能滋长心气，心气能化生血气，血气充足，则又能生脾，心气关联于舌。它的变化在天为热气，在地为火气，在人体为血脉，在五脏为心，在五色为赤，在五音为徵，在五声为笑，在病变的表现为忧，在窍为舌，在五味为苦，在情志的变动为喜。喜能伤心，以恐惧抑制喜；热能伤气，以寒气抑制热；苦能伤气，咸味能抑制苦味。

中央应长夏，长夏生湿，湿与土气相应，土气能产生甘味，甘味能滋养脾气，脾气能滋养肌肉，肌肉丰满，则又能养肺，脾气关联于口。它的变化在天为湿气，在地为土气，在人体为肌肉，在五脏为脾，在五色为黄，在五音为宫，在五声为歌，在病变的表现为哕，在窍为口，在五味为甘，在情志的变动为思。思虑伤脾，以怒气抑制思虑；湿气能伤肌肉，以风气抑制湿气；甘味能伤肌肉，酸味能抑制甘味。

西方应秋，秋天气急而生燥，燥与金气相应，金能产生辛味，辛味能滋养肺气，肺气能滋养皮毛，皮毛润泽则又能养肾，肺气关联于鼻。它的变化在天为燥气，在地为金气，在人体为皮毛，在五脏为肺，在五色为白，在五音为商，在五声为哭，在病变的表现为咳，在窍为鼻，在五味为辛，在情志的变动为忧。忧能伤肺，以喜抑制忧；热能伤皮毛，寒能抑制热；辛味能伤皮毛，苦味能抑制辛味。

北方应冬，冬天生寒，寒气与水气相应，水气能产生咸味，咸味能滋养肾气，肾气能滋长骨髓，骨髓充实，则又能养肝，肾气关联于耳。它的变化在天为寒气，在地为水气，在人体为骨髓，在五脏为肾，在五色为黑，在五音为羽，在五声为呻，在病变的表现为战栗，在窍为耳，在五味为咸，在情志的变动为恐。恐能伤肾，思能够抑制恐；寒能伤血，燥（湿）能够抑制寒；咸能伤血，甘味能抑制咸味。

所以说：天地是万物的覆载；阴阳如血气与男女之相对应；左右为阴阳运行不息的道路；水性寒，火性热，是阴阳的象征；阴阳的变化，是万物生成的原始能力。所以说：阴阳是互相为用的，阴在内，为阳之镇守；阳在外，为阴之役使。

【原文】 帝曰：法阴阳奈何？

岐伯曰：阳胜则身热，腠理闭，喘粗为之俯仰，汗不出而热，齿干以烦冤，腹满死，能冬不能夏。阴胜则身寒汗出，身常清，数慄而寒，寒则厥，厥则腹满死，能夏不能冬。此阴阳更胜之变，病之形能也。

帝曰：调此二者奈何？

岐伯曰：能知七损八益，则二者可调。不知用此，则早衰之节也。年四十，而阴气自半也，起居衰矣。年五十，体重，耳目不聪明矣。年六十，阴痿，气大衰，九窍不利，下虚上实，涕泣俱出矣。故曰：知之则强，不知则老，故同出而名异耳。智者察同，愚者察异，愚者不足，智者有余，有余则耳目聪明，身体轻强，老者复壮，壮者益治，是以圣人为无为之事，乐恬憺之能，从欲快志于虚无之守，故寿命无穷，与天地终，此圣人之治身也。

天不足西北，故西北方阴也，而人右耳目不如左明也。地不满东南，故东南方阳也，而人左手足不如右强也。

帝曰：何以然？

岐伯曰：东方阳也，阳者其精并于上，并于上则上明而下虚，故使耳目聪明而手足不便也。西方阴也，阴者其精并于下，并于下则下盛而上虚，故其耳目不聪明而手足便也。故俱感于邪，其在上则右甚，在下则左甚，此天地阴阳所不能全也，故邪居之。

故天有精，地有形；天有八纪，地有五理，故能为万物之父母。清阳上天，浊阴归地，是故天地之动静，神明为之纲纪，故能以生长收藏，终而复始。惟贤人上配天以养头，下象地以养足，中傍人事以养五脏。天气通于肺，地气通于嗌，风气通于肝，雷气通于心，谷气通于脾，雨气通于肾。六经为川，肠胃为海，九窍为水注之气。以天地为之阴阳，阳之汗，以天地之雨名之；阳之气，以天地之疾风名之。暴气象雷，逆气象阳。故治不法天之纪，不用地之理，则灾害至矣。

故邪风之至，疾如风雨，故善治者治皮毛，其次治肌肤，其次治筋脉，其次治六腑，其次治五脏。治五脏者，半死半生也。故天之邪气，感则害人五脏；水谷之寒热，感则害于六腑；地之湿气，感则害皮肉筋脉。

故善用针者，从阴引阳，从阳引阴，以右治左，以左治右，以我知彼，以表知里，以观过与不及之理，见微得过，用之不殆。

善诊者，察色按脉，先别阴阳；审清浊而知部分，视喘息，听音声而知所苦，观权衡规矩，而知病所主；按尺寸，观浮沉滑涩，而知病所生。以治无过，以诊则不失矣。

【译文】 黄帝说：阴阳的法则怎样运用于医学上呢？

岐伯回答说：如阳气太过，则身体发热，腠理紧闭，气粗喘促，呼吸困难，身体亦为之俯仰摆动，无汗发热，牙齿干燥，烦闷，如见腹部胀满，是死症，这是属于阳性之病，所以冬天尚能支持，夏天就不耐受了。

阴气胜则身发寒而汗多，或身体常觉冷而不时战栗发寒，甚至手足厥逆，如见手足厥逆而腹部胀满的，是死症，这是属于阴胜的病，所以夏天尚能支持，冬天就不能耐受了。这就是阴阳互相胜负变化所表现的病态。

黄帝问：怎样能够使阴阳得以调和呢？

岐伯说：如果懂得了七损八益的养生之道，就可以做到阴阳的调和，如果不懂得这些道理，就会发生早衰现象。就一般人说，年到四十，阴气已经衰减了一半，其起居动作，亦渐渐衰退；到了五十岁，身体觉得沉重，耳不聪、目也不明了；到了六十岁，阴气萎弱，肾气大衰，九窍不能通利，出现下虚上实的现象，会常常流着眼泪鼻涕。所以说：知道调和的人身体就强健，不知道调和的人身体就容易衰老；本来是同样的身体，结果却出现了强弱不同的两种情况。懂得养生之道的人，能够注意共有的健康；不懂得养生之道的人，只知道强弱的异形。不善于调和的人，常感不足，而重视调和的人，就常能有余；有余则耳聪目明，身轻体强，即使已经年老，亦可以身体强壮，当然本来强壮的就更好了。所以圣人不做勉强的事情，不胡思乱想，有乐观愉快的旨趣，常心旷神怡，保持着宁静的生活，所以能够寿命无穷，尽享天年。这就是圣人保养身体的方法。

天气在西北方是不足的，所以西北方属阴，而人右边的耳目也不及左边的聪明；地气在东南方是不满的，所以东南方属阳，而人左边的手足也不及右边的灵活。

黄帝问道，这是什么道理？

岐伯说：东方属阳，阳性向上，所以人体的精气集合于上部，集合于上部则上部聪明而下部虚弱，所以使耳目聪明，而手足不便利；西方属阴，阴性向下，所以人体的精气集合于下部，集合于下部则下部强盛而上部虚弱，所以耳目不聪明而手足便利。如虽左右同样感受了外邪，但在上部则身体的右侧较重，在下部则身体的左侧较重，这是天地阴阳之所不能全，而人身亦有阴阳左右之不同，身体哪里虚了，邪气就会乘虚滞留在哪里。

天有精气，地有形体；天有八节之纲纪，地有五方之道理，因此天地能成为万物生长的根本。无形的清阳上升于天，有形的浊阴下降于地，所以天地的运动与静止，是由阴阳的神妙变化来把握的，因而能使万物春生、夏长、秋收、冬藏，循环往复永不休止。懂得这些道理的人，对上，顺应天气来养护头颅；对下，顺应地气来养护双脚；居中，则依傍人事，来养护五脏。天的轻清之气通于肺，地的水谷之气通于咽，风木之气通于肝，雷火之气通于心，五谷之气通于脾，雨水之气通于肾。六经犹如大河，肠胃好像大海，上下九窍以水津之气贯注。如以天地来类比人体的阴阳，则阳气发泄的汗，像天空的雨水；人身的阳气，像天地的疾风。人的暴怒之气，像天有雷霆；逆上之气，像阳热的火。所以调养身体而不取法于自然的道理，那就要发生疾病了。

因此外感致病因素伤害人体，急如暴风骤雨。善于治病的医生，在病邪刚侵皮毛时，就给予治疗；医术较差的，病邪侵肌肤才治疗；更差的，病邪侵入到筋脉才治疗；再差的，病邪侵入到六腑才治疗；最差的，病邪侵入到五脏才治疗。假如病邪已经侵入到五脏，就非常严重，这时治疗的效果，只有半死半生了。

所以天的邪气，侵袭了人体就能伤害五脏；饮食之或寒或热，就会损害人的六腑；地之湿气，感受了就能损害皮肉筋脉。

所以善于运用针法的人，观察经脉虚实，病在阳，从阴以诱导之，病在阴，从阳以诱导之；取右边以治疗左边的病，取左边以治疗右边的病；以自己的正常状态来比较患者的异常状态；以在表的症状，了解在里的病变；并且判断太过或不及，就能在疾病初起的时候，便知道病邪之所在，此时进行治疗，不致使病情发展到了危险的地步。

善于诊治的医生，通过诊察患者的气色和脉搏，首先要辨别病症属阴还是属阳；审察五色的浮泽或重浊，而知道病的部位；观察呼吸，听患者发出的声音，可以得知所患的病苦；诊察四时色脉的正常是否，来分析为何脏何腑的病，诊察寸口的脉，从它的浮、沉、滑、涩，来了解疾病所产生之原因。这样在诊断上就不会有差错，治疗也就没有过失了。

【原文】　故曰：病之始起也，可刺而已；其盛，可待衰而已。故因其轻而扬之，因其重而减之，因其衰而彰之。形不足者，温之以气；精不足者，补之以味。其高者，因而越之；

其下者，引而竭之；中满者，泻之于内。其有邪者，渍形以为汗；其在皮者，汗而发之；其剽悍者，按而收之；其实者，散而泻之。审其阴阳，以别柔刚，阳病治阴，阴病治阳，定其血气，各守其乡。血实宜决之，气虚宜掣引之。

【译文】 所以说：病在初起的时候，用刺法就可治愈；若在病势正盛时，必须待邪气稍退，再去治疗。病轻的，使用发散轻扬之法治之；病重的，使用削减之法治之；其气血衰弱的，应用补益之法治之；形体虚弱的，当以温补其气；精气不足的，当补之以厚味。如病在膈上的，可用吐法；病在下焦的，可用疏导之法；病在胸腹胀满的，可用泻下之法；如邪在外表的，可用辛凉发汗法；邪在皮肤的，可用辛温发汗法；病势急暴的，可用抑收法；病实证，可用散法或泻法。观察病的阴阳，来决定用剂的刚柔，阳病可治其阴，阴病也可治其阳；判定病邪的气、血，防其血病再伤及气，气病再伤及血。血实的宜用泻血法，气虚的宜用升补法。

阴阳离合论篇第六

【原文】 黄帝问曰：余闻天为阳，地为阴，日为阳，月为阴，大小月三百六十日成一岁，人亦应之。今三阴三阳，不应阴阳，其故何也？

岐伯对曰：阴阳者，数之可十，推之可百，数之可千，推之可万，万之大不可胜数，然其要一也。

天覆地载，万物方生，未出地者，命曰阴处，名曰阴中之阴；则出地者，命曰阴中之阳。阳予之正，阴为之主。故生因春，长因夏，收因秋，藏因冬，失常则天地四塞。阴阳之变，其在人者，亦数之可数。

【译文】 黄帝问道：我听说天属阳，地属阴，日属阳，月属阴，大月和小月合起来三百六十天而成为一年。人体与此相对应。如今听说人体三阴三阳之数，和天地不尽相合，这是什么原因呢？

岐伯回答说：阴阳是有名无形的，它的变化无穷无尽，可由十到百，由百到千，由千到万，再演绎下去，甚至是数不尽的。但是其总的原则仍不外乎对立统一的阴阳道理。天地间，万物初生，未长出地面时，叫作阴处，也称阴中之阴；若已长出地面时，就叫作阴中之阳。有阳气，万物才能生长，有阴气，万物才能成形。所以万物的发生，因于春气的温暖，万物的盛长，因于夏气的炎热，万物的收成，因于秋气的清凉，万物的闭藏，因于冬气的寒冷。如果四时阴阳失序，气候无常，天地间的生长收藏的变化就要失去正常。这种阴阳变化的道理，对于人体也是一样的，也可依次推演，直到无穷无尽。

【原文】 帝曰：愿闻三阴三阳之离合也。

岐伯曰：圣人南面而立，前曰广明，后曰太冲，太冲之地，名曰少阴，少阴之上，名曰太阳。太阳根起于至阴，结于命门，名曰阴中之阳；中身而上，名曰广明，广明之下，名曰太阴，太阴之前，名曰阳明；阳明根起于厉兑，名曰阴中之阳；厥阴之表，名曰少阳；少阳根起于窍阴，名曰阴中之少阳。是故三阳之离合也，太阳为开，阳明为阖，少阳为枢。三经者，不得相失也，搏而勿浮，命曰一阳。

【译文】　黄帝说：我愿听你讲讲三阴三阳的离合情况。

岐伯说：圣人面向南方站立，前方名叫广明，后方名叫太冲，行于太冲部位的经脉，叫作少阴。在少阴经上面的经脉，名叫太阳，太阳经的下端起于足小指外侧的至阴穴，其上端结于睛明穴，因太阳为少阴之表，故称为阴中之阳。再以人身上下而言，上半身属阳，称为广明，广明之下称为太阴，太阴前面的经脉，名叫阳明，阳明经的下端起于足拇指侧足食指端的厉兑穴，因阳明是太阴之表，故称为阴中之阳。厥阴为里，少阳为表，故厥阴经之表为少阳经，少阳经下端起于窍阴穴，因少阳居厥阴之表，故称为阴中之少阳。因此，三阳经的离合，分开来说，太阳主表为开，阳明主里为阖，少阳介于表里之间为枢。但三者之间，不是各自为政，而是相互紧密联系着的，所以合起来称为一阳。

【原文】　帝曰：愿闻三阴。

岐伯曰：外者为阳，内者为阴，然则中为阴，其冲在下，名曰太阴，太阴根起于隐白，名曰阴中之阴。太阴之后，名曰少阴，少阴根起于涌泉，名曰阴中之少阴。少阴之前，名曰厥阴，厥阴根起于大敦，阴之绝阳，名曰阴之绝阴。是故三阴之离合也，太阴为开，厥阴为阖，少阴为枢。三经者，不得相失也，搏而勿沉，名曰一阴。

阴阳䨒䨒，积传为一周，气里形表而为相成也。

【译文】 黄帝说：愿意再听你讲讲三阴的离合情况。

岐伯说：在外的为阳，在内的为阴，所以在里的经脉称为阴经，行于少阴经前面的称为太阴，太阴经的根起于足拇指端的隐白穴，称为阴中之阴。太阴的后面，称为少阴，少阴经的根起于足心的涌泉穴，称为阴中之少阴。少阴的前面，称为厥阴，厥阴经的根起于足拇指端的大敦穴，由于两阴相合而无阳，厥阴又位于最里，所以称之为阴之绝阴。因此，三阴经之离合，分开来说，太阴为三阴之表为开，厥阴为三阴之里为阖，少阴位于表里之间为枢。但三者之间，不能各自为政，而是相互协调紧密联系着的，所以合起来称为一阴。

阴阳之气，一昼夜循行人身一周，周而复始，正是五脏六腑的气里形表之间相互为用的结果。

阴阳别论篇第七

【原文】 黄帝问曰：人有四经十二从，何谓？

岐伯对曰：四经应四时，十二从应十二月，十二月应十二脉。

脉有阴阳，知阳者知阴，知阴者知阳。凡阳有五，五五二十五阳。所谓阴者，真脏也，见则必败，败者必死也。所谓阳者，胃脘之阳也。别于阳者，知病处也；别于阴者，知死生之期。三阳在头，三阴在手，所谓一也。别于阳者，知病忌时；别于阴者，知死生之期。谨熟阴阳，无与众谋。

所谓阴阳者，去者为阴，至者为阳；静者为阴，动者为阳；迟者为阴，数者为阳。凡持真脉之脏脉者，肝至悬绝急，十八日死。心至悬绝，九日死。肺至悬绝，十二日死。肾至悬绝，七日死。脾至悬绝，四日死。

曰：二阳之病发心脾，有不得隐曲，女子不月，其传为风消，其传为息贲者，死不治。

曰：三阳为病发寒热，下为痈肿，及为痿厥腨；其传为索泽，其传为颓疝。

曰：一阳发病，少气善咳善泄，其传为心掣，其传为隔。

二阳一阴发病，主惊骇背痛，善噫善欠，名曰风厥。

二阴一阳发病，善胀心满善气。

三阳三阴发病，为偏枯痿易，四肢不举。

鼓一阳曰钩，鼓一阴曰毛，鼓阳胜急曰弦，鼓阳至而绝曰石，阴阳相过曰溜。

阴争于内，阳扰于外，魄汗未藏，四逆而起，起则熏肺，使人喘鸣。阴之所生，和本曰和。是故刚与刚，阳气破散，阴气乃消亡，淖则刚柔不和，经气乃绝。

【译文】　黄帝问道：人有四经十二从，这是什么意思？

岐伯回答说：四经，就是四藏，它们和春夏秋冬四时相应，十二从就是十二辰，它们和十二月相应，而十二月又和十二经脉相应。

脉有阴阳之别，能了解什么是阳脉，就能知道什么是阴脉，能了解什么是阴脉，也就能知道什么是阳脉。阳脉有五种，就是春微弦，夏微钩，长夏微缓，秋微毛，冬微石。五时各有五脏的阳脉，所以五时配合五脏，则为二十五种阳脉。所谓阴脉，就是脉没有胃气，称为真脏脉象。真脏脉是胃气已经败坏的象征，败象已见，就可以断其必死。所谓阳脉，就是指有胃气之脉。辨别阳脉的情况，就可以知道病变的所在；辨别真脏脉的情况，就可以知道死亡的时期。三阳经脉的诊察部位，在结喉两旁的人迎穴，三阴经脉的诊察部位，在手鱼际之后的寸口。一般在健康状态之下，人迎与寸口的脉象是一致的。辨别属阳的胃脉，能知道时令气候和疾病的宜忌；辨别属阴的真脏脉，能知道患者的死生时期。只要谨慎而熟练地辨别阴脉与阳脉，临症时就不致疑而不决了。

凡诊得无胃气的真脏脉，例如：肝脉来的形象，如一线孤悬，似断似绝，或者来得弦急而硬，十八日当死；心脉来时，孤悬断绝，九日当死；肺脉来时，孤悬断绝，十二日当死；肾脉来时，孤悬断绝，七日当死；脾脉来时，孤悬断绝，四日当死。

一般地说：胃肠有病，则可影响心脾，患者往往有难以告人的隐情，如果是女子就会月经不调，甚至经闭。若病久传变，或者形体逐渐消瘦，成为"风消"，或者呼吸短促，气息上逆，成为"息贲"，就不可治疗了。

一般地说：太阳经发病，多有寒热的症状，或者下部发生痛肿，或者两足痿弱无力而逆冷，腿肚酸痛。若病久传化，或为皮肤干燥而不润泽，或变为颓疝。

一般地说：少阳经发病，生发之气即减少，或易患咳嗽，或易患泄泻。若病久传变，或为心虚掣痛，或为饮食不下，隔塞不通。

阳明与厥阴发病，主病惊骇，背痛，常常嗳气、呵欠，名曰风厥。少阴和少阳发病，腹部作胀，心下满闷，时欲叹气。太阳和太阴发病，则为半身不遂的偏枯症，或者变易常用而痿弱无力，或者四肢不能举动。

脉搏鼓动于指下，来时有力，去时力衰，叫作钩脉；稍无力，来时轻虚而浮，叫作毛脉；有力而紧张，如按琴瑟的弦，叫作弦脉；有力而必须重按，轻按不足，叫作石脉；既非无力，又不过于有力，一来一去，脉象和缓，流通平顺，叫作滑脉。

阴阳失去平衡，以致阴气争盛于内，阳气扰乱于外，汗出不止，四肢厥冷，下厥上逆，浮阳熏肺，发生喘鸣。

阴之所以能生化，由于阴阳的平衡，是谓正常。如果以刚与刚，则阳气破散，阴气亦必随之消亡；倘若阴气独盛，则寒湿偏胜，亦为刚柔不和，经脉气血亦致败绝。

【原文】 死阴之属，不过三日而死，生阳之属，不过四日而已。所谓生阳、死阴者，肝之心谓之生阳，心之肺谓之死阴，肺之肾谓之重阴，肾之脾谓之辟阴，死不治。

结阳者，肿四肢；结阴者，使血一升，再结二升，三结三升。阴阳结斜，多阴少阳曰石水，少腹肿；二阳结谓之消；三阳结谓之隔，三阴结谓之水，一阴一阳结谓之喉痹。阴搏阳别谓之有子。阴阳虚，肠澼死。阳加于阴谓之汗。阴虚阳搏谓之崩。

三阴俱搏，二十日夜半死。二阴俱搏，十三日夕时死。一阴俱搏，十日死。三阳俱搏且鼓，三日死。三阴三阳俱搏，心腹满，发尽不得隐曲，五日死。二阳俱搏，其病温，死不治，不过十日死。

【译文】　属于死阴的病，不过三日就要死；属于生阳的病，不过四天就会死亡。所谓生阳、死阴：例如肝病传心，为木生火，得其生气，叫作生阳；心病传肺，为火克金，金被火消亡，叫作死阴；肺病传肾，以阴传阴，无阳之候，叫作重阴；肾病传脾，水反侮土，叫作辟阴，是不治的死症。

邪气郁结于阳经，则四肢水肿，以四肢为诸阳之本；邪气郁结于阴经，则大便下血，以阴络伤则血下溢，初结一升，再结二升，三结三升；阴经阳经都有邪气郁结，而偏重于阴经方面的，就会发生"石水"之病，少腹肿胀；邪气郁结于二阳（足阳明胃经、乎阳明大肠经），则肠胃俱热，多为消渴之症；邪气郁结于三阳（足太阳膀胱经、手太阳小肠经），则多为上下不通的隔症；邪气郁结于三阴（足太阴脾经、手太阴肺经），多为水肿膨胀的病；邪气郁结于一阴一阳（指厥阴经和少阳经），多为喉痹之病。

阴脉搏动有力，与阳脉有明显的区别，这是怀孕的现象；阴阳脉（尺脉、寸脉）俱虚而患痫疾的，是为死征；阳脉加倍于阴脉，当有汗出，阴脉虚而阳脉搏击，火迫血行，在妇人为血崩。

三阴（指手太阴肺、足太阴脾）之脉，俱搏击于指下，大约到二十天半夜时死亡；二阴（指手少阴心、足少阴肾）之脉俱搏击于指下，大约到十三天傍晚时死亡；一阴（指手厥阴心包络、足厥阴肝经）之脉俱搏击于指下，大约十天就要死亡；三阳（指足太阳膀胱经、手太阳小肠经）之脉俱搏击下指下，而鼓动过甚的，三天就要死亡；三阴三阳之脉俱搏，心腹胀满，阴阳之气发泄已尽，大小便不通，则五日死；二阳（指足阳明胃经、手阳明大肠经）之脉俱搏击于指下，患有温病的，这已无法可治，不过十日就会死亡。

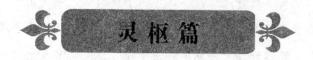

灵枢篇

灵枢译注卷一

九针十二原篇第一

【原文】　黄帝问于岐伯曰：余子万民，养百姓而收其租税；余哀其不给而属有疾病。余欲勿使被毒药，无用砭石，欲以微针通其经脉，调其血气，荣其逆顺出入之会。令可传于后世，必明为之法，令终而不灭，久而不绝，易用难忘，为之经纪，异其章，别其表里，为之终始。令各有形，先立针经。愿闻其情。

岐伯答曰：臣请推而次之，令有纲纪，始于一，终于九焉。请言其道！小针之要，易陈而难入。粗守形，上守神。神乎神，客在门。未睹其疾，恶知其原？刺之微在速迟。粗守关，上守机，机之动，不离其空。空中之机，清静而微。其来不可逢，其往不可追。知机之道者，不可挂以发。不知机道，叩之不发。知其往来，要与之期。粗之暗乎，妙哉，工独有之。往者为逆，来者为顺，明知逆顺，正行无问。逆而夺之，恶得无虚？追而济之，恶得无实？迎之随之，以意和之，针道毕矣。

凡用针者，虚则实之，满则泄之，宛陈则除之，邪胜则虚之。《大要》曰：徐而疾则实，疾而徐则虚。言实与虚，若有若无。察后与先。若存若亡。为虚与实，若得若失。

虚实之要，九针最妙，补泻之时，以针为之。泻曰，必持内之，放而出之，排阳得针，邪气得泄。按而引针，是谓内温，血不得散，气不得出也。补曰，随之随之，意若妄之。若行若按，如蚊虻止，如留如还，去如弦绝，令左属右，其气故止，外门已闭，中气乃实，必无留血，急取诛之。

持针之道，坚者为宝。正指直刺，无针左右。神在秋毫，属意病者。审视血脉者，刺之无殆。方刺之时，必在悬阳，及与两卫。神属勿去，知病存亡。血脉者在俞横居，视之独澄，切之独坚。

【译文】　黄帝问岐伯说：我爱护万民，抚养百姓，并征收他们的租税。我怜悯他们生活尚难自给，接连发生疾病。治疗他们的病，我想不采用药物和砭石的治法，而用微针疏通经脉，调理气血，使气血在经脉中逆顺往返出入会合以恢复正常。要想使这种疗法流行到后世，必须阐明针刺大法，使它永不失传。要做到易于运用而又不被忘掉，就必须条理分明，区别章节，辨别表里，以明确气血终而复始地循环于人身的规律。要把各种针具的形状及相应的用途加以说明，我认为应首先创立《针经》。我想听您讲讲对这个问题的看法。

岐伯答道：让我按次序来谈，这样才能有纲有纪。从小针开始，直到九针，说说其中的道理。小针治病，说起来容易，但要达到精妙的地步却较困难。低劣的医生拘守形迹，高明的医生则能根据患者神气的盛衰，采用补泻手法。神奇啊！气血循行于经脉，出入有一定的门户，病邪也可从这些门户侵入体内。医生如不详察病情，怎么能了解发病的原因呢？针刺的奥妙，关键在于针刺的部位和疾徐的手法。低劣的医生仅仅死守四肢关节附近的固定穴位，而针治高手却能观察经气的动静，洞达虚实的变化。经气的循行，不离腧穴。腧穴所表现的虚实变化是极微妙的。邪气充盛时，切不可迎用补法，当邪气衰减时，切不可追而泻之。懂得气机虚实变化，就会正确运用补泻手法，不会有毫发的差失；不懂得气机虚实变化，就如箭在弦上，不能及时准确地射出一样。所以必须掌握经气的往来顺逆之机，才能把握住针刺的正确时间。劣医对此昏昧无知，只有大医才能体察它的奥妙。正气去时经脉空疏为逆，正气来时经脉充实为顺。明白逆顺之理，就可以大胆直刺而不必犹豫不决了。正气已虚，反用泻法，怎么会不更虚呢？邪气正盛，反用补法，怎么会不更实呢？迎其邪而泻，随其去而补，用心体察其中的奥妙，针刺之道也就尽在其中了。

大凡针刺治病，正气虚弱则应用补法，邪气盛实则用泻法，气血瘀结的给予破除，邪气胜的则用攻下法。《大要》说：慢进针而快出针，针出后急按针孔的为补法，快进针而慢出针，针出后不按针孔的为泻法。这里所说的补和泻，应为似有感觉又好像没有感觉；考察气的先至与后至，以决定留针或去针。无论是用补法还是用泻法，都要使患者感到补之若有所得，泻之若有所失。

虚实补泻的要点，以九针最为理想。补或泻都可通过针刺手法来解决。所谓泻法，指的是要很快持针刺入，得气后，摇大针孔，转而出针，排出表阳，以泄去邪气。如果出针时按闭针孔，就会使邪气闭于内，血气不得疏散，邪气也出不来！所谓补法，即是指顺着经脉循行的方向施针，仿佛若无其事，行针导气，按穴下针时的感觉，就像蚊虫叮在皮肤上。针入皮肤，候气之时，仿佛停留徘徊；得气之后，急速出针，如箭离弦，右手出针，左手急按针孔，经气会因此而留止，针孔已闭，中气仍然会充实，也不会有瘀血停留，若有瘀血，应及时除去。

持针的方法，紧握而有力最为重要。对准俞穴，端正直刺，针体不可偏左偏右。持针者精神要集中到针端，并留意观察患者。同时仔细观察血脉的走向，并且进针时避开它，就不会发生不良的后果了。将要针刺时，要注意患者的双目和面部神色的变化，以体察其神气的盛衰，不可稍有疏忽。如血脉横布在俞穴周围，就比较容易看清楚，用手触摸也会有坚实的感觉。

【原文】 九针之名，各不同形。一曰镵针，长一寸六分；二曰员针，长一寸六分；三曰鍉针，长三寸半；四曰锋针，长一寸六分；五曰铍针，长四寸，广二分半；六曰员利针，长一寸六分；七曰毫针，长三寸六分；八曰长针，长七寸；九曰大针，长四寸。镵针者，头大末锐，去泻阳气；员针者，针如卵形，揩摩分间，不得伤肌肉者，以泻分气；鍉针者，锋如黍粟之锐，主按脉勿陷，以致其气；锋针者，刃三隅以发痼疾，铍针者，末如剑锋，以取大脓；员利针者，大如氂，且员且锐，中身微大，以取暴气；毫针者，尖如蚊虻喙，静以徐往，微以久留之而养，以取痛痹；长针者，锋利身薄，可以取远痹；大针者，尖如梃，其锋微员，以泻机关之水也。九针毕矣。

夫气之在脉也，邪气在上，浊气在中，清气在下。故针陷脉则邪气出，针中脉则浊气出，针太深则邪气反沉，病益。故曰：皮肉筋脉，各有所处。病各有所宜。各不同形，各以任其所宜，无实无虚。损不足而益有余，是谓甚病。病益甚，取五脉者死，取三脉者恇；夺阴者死，夺阳者狂，针害毕矣。

刺之而气不至，无问其数。刺之而气至，乃去之，勿复针。针各有所宜，各不同形，各任其所为，刺之要。气至而有效，效之信，若风之吹云，明乎若见苍天，刺之道毕矣。

黄帝曰：愿闻五脏六腑所出之处。

岐伯曰：五脏五俞，五五二十五俞，六腑六俞，六六三十六俞，经脉十二，络脉十五，凡二十七气，以上下。所出为井，所溜为荥，所注为俞，所行为经，所入为合，二十七气所行，皆在五俞也。

节之交，三百六十五会，知其要者，一言而终，不知其要，流散无穷。所言节者，神气之所游行出入也。非皮肉筋骨也。

睹其色，察其目，知其散复。一其形，听其动静，知其邪正，右主推之，左持而御之，气至而去之。

凡将用针，必先诊脉，视气之剧易，乃可以治也。五脏之气，已绝于内，而用针者反实其外，是谓重竭。重竭必死，其死也静。治之者辄反其气，取腋与膺。五脏之气，已绝于外，而用针者反实其内，是谓逆厥。逆厥则必死，其死也躁。治之者反取四末。

刺之害中而不去，则精泄；害中而去，则致气。精泄则病益甚而恇，致气则生为痈疡。

五脏有六腑，六腑有十二原，十二原出于四关，四关主治五脏。五脏有疾，当取之十二原。十二原者，五脏之所以禀三百六十五节气味也。五脏有疾也，应出十二原。十二原各有所出。明知其原，睹其应，而知五脏之害矣。阳中之少阴，肺也，其原出于太渊，太渊二。阳中之太阳，心也，其原出于大陵，大陵二。阴中之少阳，肝也，其原出于太冲，太冲二。阴中之至阴，脾也，其原出于太白，太白二。阴中之太阴，肾也，其原出于太溪，太溪二。膏之原，出于鸠尾，鸠尾一。肓之原，出于脖胦，脖胦一。凡此十二原者，主治五脏六腑之有疾者也。

胀取三阳，飧泄取三阴。

今夫五脏之有疾也，譬犹刺也，犹污也，犹结也，犹闭也。刺虽久犹可拔也，污虽久犹可雪也，结虽久犹可解也，闭虽久犹可决也。或言久疾之不可取者，非其说也。夫善用针者，取其疾也，犹拔刺也，犹雪污也，犹解结也，犹决闭也。疾虽久，犹可毕也。言不可治者，未得其术也。

刺诸热者，如以手探汤；刺寒清者，如人不欲行。阴有阳疾者，取之下陵、三里，正往无殆，气下乃止，不下复始也。

疾高而内者，取之阴之陵泉；疾高而外者，取之阳之陵泉也。

【译文】　九针的名称不同，而它们各有不同的形状：第一种叫作镵针，长一寸六分；第二种叫员针，长一寸六分；第三种叫鍉针，长三寸半；第四种叫锋针，长一寸六分；第五种叫铍针，长四寸，宽二分半；第六种叫员利针，长一寸六分；第七种叫毫针，长三寸六分；第八种叫长针，长七寸；第九种叫大针，长四寸。镵针，头大而针尖锐利，浅刺可以泻肌表阳热；员针，针形如卵，用以在肌肉之间按摩，不会损伤肌肉，却能疏泄肌肉之间的邪气；鍉针，其锋如黍粟粒一样微圆，用于按压经脉，不会陷入皮肤内，所以可以引正气祛邪气；锋针，三面有刃，可以用来治疗顽固的旧疾；铍针，针尖像剑锋一样锐利，可以用来刺痈排脓；员利针，针尖像长毛，圆而锐利，针的中部稍粗，可以用来治疗急性病；毫针，针形像蚊虻的嘴，可以轻缓地刺入皮肉，轻微提插而留针，正气可以得到充养，邪气尽散，出针养神，可以治疗痛痹；长针，针尖锐利，针身细长，可以用来治疗日月已久的痹证；大针，针尖像折断后的竹茬，其锋稍圆，可以用来泻去关节积水。关于九针的形状和主治作用大致就是这些了。

大凡邪气侵入经脉而发病，阳邪的气常停留在上部，浊恶的气常停留在中部，清冷的气常停留在下部。所以针刺筋骨陷中的孔穴，阳邪就能得以外出，针刺阳明经合穴，就会使浊气得以外出。但如果病在表浅而针刺太深，反而会引邪进入内里，这会使病情加重。所以说：皮肉筋脉，各有不同的部位，病症也各有其适宜的孔穴。九针的形状不同，各有其施治相适的孔穴，要根据病情适当选用。不可实证用补法、虚证用泻法，这就是损不足而益用余，反而会使病情加重。如精气虚弱的患者，误泻五脏腧穴，必致阴虚而死；阳气不足的患者，误泻三阳经腧穴，必致正气衰弱而神志错乱。总的说来，误泻阴经，耗尽了脏气，会死亡；误泻阳经，损伤了阳气，就会使人发狂。这就是用针不当的害处。

如果刺后未能得其气，不问息数多少，都必须等待经气到来；如已得气就可去针，不必再刺。九针各有不同的功用，针形也不一样，必须根据病情的不同加以选用，这是针刺的要点。总之，是针下得气，即为有效，疗效显著的，就如风吹云散，明朗如见到青天那样。这就是针刺治病的道理罢了。

黄帝说：我想了解五脏六腑的经气所出的情况。

岐伯回答说：五脏的经脉，分别有井、荥、输、经、合五个腧穴，五五共有二十五个腧穴。六腑的经脉，分别有井、荥、输、原、经、合六个腧穴，六六共三十六个腧穴。人体脏腑有十二条经脉，十五别络。经络之气共二十七，在全身循环周转。经气所出的孔穴，叫作"井"，如同初出的山间泉水；经气所流过的孔穴，叫作"荥"，即像刚出泉源的微小水流，说明经气尚很微弱；经气所灌注的孔穴，叫作"输"，即像水流汇聚，而能转输运行，其气也在逐渐盛大；经气所行走的孔穴，叫作"经"，像水流已经成渠，脉气正当旺盛；经气所进入的地方，叫作"合"，像百川汇流入海，经气已就入合于内了。这二十七气的流注循行，都在这五腧之中。

人体关节的相交，共有三百六十五个会合处。知道了这些要点就可以一言以蔽之了，否则就不能把握住头绪。所谓人体关节部位，是指脉气所流行出入的地方，并不是指皮肉筋骨的局部。

　　观察患者的面部气色和眼神的变化，可知正气的消散、存在和还复。从患者形态动静、声音变化作鉴别，即可诊知邪正虚实的情况。然后右手进针，并用左手扶针，刺入后，待其气至而得气即可出针。

　　凡用针之前，必须首先诊察脉象，以知道脏气的虚实，才可决定治法。如五脏之气已绝于内，是阴虚症，而用针反去补其在外的阳经，使阳愈盛阴愈虚，这就叫"重竭"。重竭必死，但死时安静。这是因为医者违反了阴阳经气补泻的原则，误取腋部和胸部的腧穴，使脏气尽汇于外而造成的。如果五脏之气在外面已经虚绝，却反而用针补在内的阴，阴愈盛阳愈虚，这叫"逆厥"。逆厥也必然致人死亡，但在临死时病者会表现得很烦躁，这是误取四肢末端的穴位，促使阳气衰竭而造成的。针刺已刺中病邪要害而不出针，反而会使精气耗损；没有刺中要害，即行出针，就会使邪气留滞不散。精气外泄，病情就会加重而使人虚弱，邪气不去停于肌肤而发生痈疡。

　　五脏有六腑，六腑有十二个原穴，十二原穴的经气出于肘膝四关，四关原穴可以主治五脏疾病。所以五脏有病，应取十二原穴。十二原穴是五脏禀受全身三百六十五节气味的部位，所以五脏有病，就会反应到十二原穴，而十二原穴也各有所属的内脏，明白了原穴的性质，观察它们的反应，就可以知道五脏的病变情况。心肺居于膈上，属阳位，但肺是阳部的阴脏，为阳中之少阴。其原穴出于太渊，左右共二穴。心为阳部的阳脏，所以是阳中之太阳，其原穴出于大陵，左右共二穴。肝、脾、肾居于膈下，属于阴位。肝是阴部的阳脏，为阴中少阳，其原穴出于太冲，左右共二穴。脾是阴部的阴脏，为阴中之至阴，其原穴出于太白，左右共两穴。肾是阴部的阴脏，为阴中之太阴，其原穴出于太溪，左右共二穴。膏的原穴为鸠尾，只有一穴。肓的原穴是气海，也只有一穴。以上十二原穴，是脏腑之气输注的地方，所以能治五脏六腑的病。

凡是腹胀的病都应当取足三阳经，飧泄的病应当取足三阴经。

五脏有病，就像身上扎了刺、物体被污染、绳索打了结、江河发生了淤塞现象。扎刺的时日虽久但还是可以拔除的；污染的时间虽久，却仍是可以涤尽的；绳子打结虽然很久，但仍可以解开；江河淤塞得很久了，却仍是可以疏通的。有人认为病久了就不能治愈，这种说法是不正确的，善于用针的人治疗疾病，就像拔刺、洗涤污点、解开绳结、疏通淤塞一样。病的日子虽久，仍然可以治愈，说久病不可治，是因为没有掌握针刺的技术。

针刺热病，应浅刺快刺，就像用手试探沸汤一样。针刺阴寒之病，应深刺留针，就像行人在路上逗留而不愿离开一样。阴分出现阳邪热象，可取足三里穴，准确刺入而不要懈怠，气至邪退便应针，如邪气不退，还可再刺。若病位在上而病本属于内脏，可取阳陵泉；病位在上而病本属于外腑，可取阴陵泉。

本输篇第二

【原文】 黄帝问于岐伯曰：凡刺之道，必通十二经络之所终始，络脉之所别处，五俞之所留，六腑之所与合，四时之所出入，五脏之所溜处，阔数之度，浅深之状，高下所至。愿闻其解。

岐伯曰：请言其次也。肺出于少商，少商者，手大指端内侧也，为井木；溜于鱼际，鱼际者，手鱼也，为荥；注于太渊，太渊鱼后一寸陷者中也，为俞；行于经渠，经渠寸口中也，动而不居为经；入于尺泽，尺泽肘中之动脉也，为合。手太阴经也。

心出于中冲，中冲，手中指之端也，为井木；溜于劳宫，劳宫掌中中指本节之内间也，为荥；注于大陵，大陵掌后两骨之间方下者也，为俞；行于间使，间使之道，两筋之间，三寸之中也，有过则至，无过则止，为经；入于曲泽，曲泽，肘内廉下陷者之中也，屈而得之，为合。手少阴也。

肝出于大敦，大敦者，足大趾之端，及三毛之中也，为井木；溜于行间，行间足大趾间也，为荥；注于太冲，太冲行间上二寸陷者之中也，为俞；行于中封，中封内踝之前一寸半，陷者之中，使逆则宛，使和则通，摇足而得之，为经；入于曲泉，曲泉辅骨之下，大筋之上也，屈膝而得之，为合。足厥阴也。

【译文】 黄帝问岐伯说：凡是运用针刺的道理，必须通晓十二经络的循行起止点。络脉别出的地方，井、荥、输、经、合五腧穴留止的部位，六腑与五脏的表里关系，四时对经气出入的影响，五脏之气的流行灌注，经脉、络脉、孙络的宽窄程度、浅深情况，上至头面、下至足胫的联系。对于这些问题，我想听你讲一讲。

岐伯说：请让我按次序来说明。肺所属经脉的血气，出于少商穴，少商在手大指端外侧，为井穴，属木；流行于鱼际穴，鱼际在手鱼的边缘，为荥穴；灌注于太渊穴，太渊在鱼后一寸的凹陷中，为腧穴；经行于经渠穴，经渠在腕后寸口中有脉动而不停之处，为经穴；汇入于尺泽穴，尺泽在肘中有动脉处，为合穴。这是手太阴经的五腧穴。

心脏所属经脉的血气，出于中冲穴，中冲在中指之端，为井穴，属木；流行于劳宫穴，劳宫在中指本节后手掌中间，为荥穴；灌注于大陵穴，大陵在掌后腕与臂两骨之间的凹陷中，为腧穴；经行于间使穴，间使在掌后三寸两筋之间，当本经有病时，在这一部位上会出现反应，无病时就无反应，为经穴；汇入于曲泽穴，曲泽在肘内侧，屈肘时才能取得，为合穴。这是手少阴经的五腧穴。

肝脏所属经脉的血气，出于大敦穴，大敦在足大趾尖端及三毛之中，为井穴，属木；流行于行间穴，行间在足大趾次趾之间，为荥穴；灌注于太冲穴，太冲在行间穴上二寸凹陷之中，为腧穴；经行于中封穴，中封在内踝前一寸半凹陷之中，令患者足尖逆而上举，可见有宛宛陷窝，再令患者将足恢复自如，则进针可通，或令患者将足微摇而取得，为经穴；汇入于曲泉穴，曲泉在膝内辅骨之下，大筋之上，屈膝取之即得，为合穴。这是足厥阴经的五腧穴。

【原文】 脾出于隐白，隐白者，足大趾之端内侧也，为井木；溜于大都，大都本节之后下陷者之中也，为荥；注于太白，太白腕骨之下也，为俞；行于商丘，商丘内踝之下陷者之中也，为经；入于阴之陵泉，阴之陵泉，辅骨之下陷者之中也，伸而得之，为合。足太阴也。

肾出于涌泉，涌泉者，足心也，为井木；溜于然谷，然谷，然骨之下者也，为荥；注于太溪，太溪内踝之后跟骨之上陷中者也，为俞；行于复溜，复溜，上内踝二寸，动而不休，为经；入于阴谷，阴谷，辅骨之后，大筋之下，小筋之上也，按之应手，屈膝而得之，为合。足少阴经也。

膀胱出于至阴，至阴者，足小趾之端也，为井金；溜于通谷，通谷，本节之前外侧也，为荥；注于束骨，束骨，本节之后陷者中也，为俞；过于京骨，京骨，足外侧大骨之下，为原；行于昆仑，昆仑，在外踝之后，跟骨之上，为经；入于委中，委中，腘中央，为合，委而取之。足太阳也。

胆出于窍阴，窍阴者，足小趾次趾之端也，为井金；溜于侠溪，侠溪，足小趾次趾之间也，为荥；注于临泣，临泣，上行一寸半，陷者中也，为俞；过于丘墟，丘墟，外踝之前下陷者中也，为原。行于阳辅，阳辅外踝之上辅骨之前及绝骨之端也，为经；入于阳之陵泉，阳之陵泉，在膝外陷者中也，为合，伸而得之。足少阳也。

胃出于厉兑，厉兑者，足大趾内次趾之端也，为井金；溜于内庭，内庭，次趾外间也，为荥；注于陷谷，陷谷者，上中指内间上行二寸陷者中也，为俞；过于冲阳，冲阳，足跗上五寸陷者中也，为原，摇足而得之；行于解溪，解溪，上冲阳一寸半陷者中也，为经；入于下陵，下陵，膝下三寸胻骨外三里也，为合；复下三里三寸，为巨虚上廉，复下上廉三寸，为巨虚下廉也；大肠属上，小肠属下，足阳明胃脉也。大肠小肠，皆属于胃，是足阳明也。

三焦者，上合手少阳，出于关冲，关冲者，手小指次指之端也，为井金；溜于液门，液门，小指次指之间也，为荥；注于中渚，中渚，本节之后陷者中也，为俞；过于阳池，阳池，在腕上陷者之中也，为原；行于支沟，支沟，上腕三寸两骨之间陷者中也，为经；入于天井，天井，在肘外大骨之上陷者中也，为合，屈肘而得之；三焦下俞在于足大趾之前，少阳之后，出于腘中外廉，名曰委阳，是太阳络也，手少阳经也。三焦者，足少阳太阴之所将，太阳之别也，上踝五寸，别入贯腨肠，出于委阳，并太阳之正，入络膀胱，约下焦，实则闭癃，虚则遗溺，遗溺则补之，闭癃则泻之。

手太阳小肠者，上合手太阳，出于少泽，少泽，小指之端也，为井金；溜于前谷，前谷，在手外廉本节前陷者中也，为荥；注于后溪，后溪者，在手外侧本节之后也，为俞；过于腕骨，腕骨，在手外侧腕骨之前，为原；行于阳谷，阳谷，在锐骨之下陷者中也，为经；入于小海，小海，在肘内大骨之外，去端半寸，陷者中也，伸臂而得之，为合。手太阳经也。

大肠上合手阳明，出于商阳，商阳，大指次指之端也，为井金；溜于本节之前二间，为荥；注于本节之后三间，为俞；过于合谷，合谷，在大指岐骨之间，为原；行于阳溪，阳溪，在两筋间陷者中也，为经；入于曲池，在肘外辅骨陷者中，屈臂而得之，为合。手阳明也。

是谓五脏六腑之俞，五五二十五俞，六六三十六俞也。六腑皆出足之三阳，上合于手者也。

【译文】　脾脏所属经脉的血气，出于隐白穴，隐白在足大趾端内侧，为井穴，属木；流行于大都穴，大都在本节之后的凹陷中，为荥穴；灌注于太白穴，太白在本节后核骨之下，为腧穴；经行于商丘穴，商丘在内踝之下凹陷中，为经穴；汇入于阴陵泉穴，阴陵泉在膝内侧辅骨之下的凹陷中，伸足取之即得，为合穴。这是足太阴经的五腧穴。

肾脏所属经脉的血气，出于涌泉穴，涌泉在足底心，为井穴，属木；流行于然谷穴，然谷在足内踝前大骨下陷中，为荥穴；灌注于太溪穴，太溪在内踝骨后，跟骨之上凹陷中，为腧穴；经行于复溜穴，复溜在内踝上二寸，跳动不止，为经穴；汇入于阴谷穴，阴谷在内辅骨之后，大筋之下，小筋之上，按之应手，屈膝取之即得，为合穴。这是足少阴经的五腧穴。

膀胱所属经脉的血气，出于至阴穴，至阴在足小趾端外侧，为井穴，属金；流行于通谷穴，通谷在小趾本节之前外侧，为荥穴；灌注于束骨穴，束骨在本节之后的凹陷中，为腧穴；过于京骨穴，京骨在足外侧大骨之下，为原穴；经行于昆仑穴，昆仑在足外踝之后，跟骨之上，为经穴；汇入于委中穴，委中在膝弯中央，为合穴，可以屈而取之。这是足太阳膀胱经所属的五腧穴和原穴。

胆所属经脉的血气，出于窍阴穴，窍阴在足小趾侧的次趾尖端，为井穴，属金；流行于侠溪穴，侠溪在足小趾与四趾之间，为荥穴；流注于临泣穴，临泣由侠溪再向上行一寸半处凹陷中，为腧穴；过于丘墟穴，丘墟在外踝骨前之下凹陷中，为原穴；经行于阳辅穴，阳辅在外踝之上四寸余，辅骨的前方，绝骨的上端，为经穴；汇入于阳陵泉穴，阳陵泉在膝外侧凹陷中，为合穴，伸足取之而得。这是足少阳胆经所属的五腧穴和原穴。

胃所属的经脉血气，出于厉兑穴，厉兑在足大趾侧的次趾之端，为井穴，属金；流行于内庭穴，内庭在次趾外侧与中趾之间，为荥穴；灌注于陷谷穴，陷谷在中趾的内侧上行二寸的凹陷中，为腧穴；过于冲阳穴，冲阳在足背上自趾缝向上约五寸的凹陷中，为原穴，摇足而取得之；经行于解溪穴，解溪在冲阳之上一寸半凹陷中，为经穴；汇入于下陵穴，下陵就是在膝下三寸，腑骨外缘的三里穴，为合穴；再从三里下三寸，是上巨虚穴，大肠属之，自上巨虚再下三寸，为下巨虚穴，小肠属之。由于大肠小肠，在体内连属于胃腑之下，因而在经脉上也有连属足阳明胃脉之处。这是足阳明胃经所属的五腧穴和原穴等的概况。

三焦，上合手少阳经脉，其血气出于关冲穴，关冲在无名指之端，为井穴，属金；流行于液门穴，液门在小指与次指之间，为荥穴；灌注于中渚穴，中渚在无名指本节后之凹陷中，为腧穴；过于阳池穴，阳池在腕上凹陷中，为原穴；经行于支沟穴，支沟在腕后三寸的两骨间凹陷中，为经穴；汇入于天井穴，天井在肘外大骨上的凹陷中，为合穴，屈肘取之即得；三焦之气输于下部者，在足太阳经之前，足少阳经之后，出于膝腘窝外缘，名叫委阳，是足太阳经的大络，又是手少阳的经脉。三焦虽属手少阳经，在下则有足少阳、太阳二经为之输给。所以又自足太阳经别出在外踝上五寸处，别入通过腿肚，出于委阳，与足太阳经的正脉相并，入腹内联络膀胱，约束着下焦。其气实则为排尿不通，气虚则为遗尿；遗尿当用补法，排尿不通当用泻法。

小肠，上合手太阳经脉，其血气出于少泽穴，少泽在手小指外侧端，为井穴，属金；流行于前谷穴，前谷在手外侧本节前的凹陷中，为荥穴；灌注于后溪穴，后溪在手上外侧小指本节的后方，为腧穴；过于腕骨穴，腕骨在手外侧腕骨之前，为原穴；经行于阳谷穴，阳谷在腕后锐骨前下方的凹陷中，为经穴；汇入于小海穴，小海在肘内侧大骨之外，距离骨尖半寸处的凹陷中，伸臂取之即得，为合穴。这是手太阳小肠经所属的五腧穴和原穴。

大肠，上合手阳明经脉，其血气出于商阳穴，商阳在食指内侧端，为井穴，属金；流行于二间穴，二间在食指本节之前，陷中，称为荥穴；灌注于三间穴，三间在本节之后，为腧穴；过于合谷穴，合谷在大指次指岐骨之间，为原穴；经行于阳溪穴，阳溪在大指本节后，腕上两筋之间的凹陷中，为经穴；汇入于曲池穴，曲池在肘外侧辅骨的凹陷处，屈臂取之即得，为合穴。这是手阳明大肠经所属的五腧穴和原穴。

以上所述，就是五脏六腑的腧穴，五脏阴经五五二十五个腧穴，六腑阳经六六三十六个要穴。而六腑的血气，都出行于足三阳经脉，又上合于手。

【原文】　缺盆之中，任脉也，名曰天突。一次，任脉侧之动脉足阳明也，名曰人迎；二次脉，手阳明也，名曰扶突；三次脉，手太阳也，名曰天窗；四次脉，足少阳也，名曰天容；五次脉，手少阳也，名曰天牖；六次脉，足太阳也，名曰天柱；七次脉，颈中央之脉，督脉也，名曰风府。腋内动脉手太阴也，名曰天府。腋下三寸手心主也，名曰天池。

刺上关者，呿不能欠。刺下关者，欠不能呿。刺犊鼻者，屈不能伸。刺两关者，伸不能屈。

足阳明，挟喉之动脉也，其俞在膺中。手阳明，次在其俞外，不至曲颊一寸。手太阳当曲颊。足少阳在耳下曲颊之后。手少阳出耳后上加完骨之上。足太阳挟项大筋之中，发际。

阴尺动脉，在五里，五俞之禁也。

肺合大肠，大肠者，传道之腑。心合小肠，小肠者，受盛之府。肝合胆，胆者中精之腑。脾合胃，胃者五谷之府。肾合膀胱，膀胱者津液之府也。少阳属肾，肾上连肺，故将两脏。三焦者，中渎之府也，水道出焉，属膀胱，是孤之府也，是六腑之所与合者。

春取络脉诸荥，大经分肉之间，甚者深取之，间者浅取之。夏取诸俞孙络肌肉皮肤之上。秋取诸合，余如春法。冬取诸井诸俞之分，欲深而留之。此四时之序，气之所处，病之所舍，脏之所宜。转筋者，立而取之，可令遂已。痿厥者，张而刺之，可令立快也。

【译文】 左右两缺盆的中央，是任脉所行之处，有穴名天突；次于任脉后第一行的动脉，是足阳明经脉所行之处，有穴名人迎；第二行是手阳明经脉所行之处，有穴名扶突；第三行是手太阳经脉所行之处，有穴名天窗；第四行是足少阳经脉所行之处，有穴名天冲；第五行是乎少阳经脉所行之处，有穴名天牖；第六行是足太阳经脉所行之处，有穴名天柱；第七行在颈（项）中央，是督脉所行之处，有穴名风府。在腋下上臂内侧的动脉，是手太阴经脉所行之处，有穴名天府；在侧胸部当腋下三寸，是手厥阴心包经脉所行之处，有穴名天池。

刺上关穴，要张口而不能闭口；刺下关穴，要闭口而不能张口。刺犊鼻穴，要屈膝而不能伸足；刺内关与外关穴，要伸手而不能弯曲。

足阳明胃经的动脉，挟喉而行，有腧穴分布在胸之两旁膺部。手阳明经的腧穴，在它的外侧，距离曲颊一寸。手太阳经的腧穴，在曲颊处。足少阳经的腧穴，在耳下曲颊之后。手少阳经的腧穴，在耳后完骨之上，足太阳经的腧穴，在项后，挟大筋两旁发际下的凹陷中。

五里穴，在尺泽穴上三寸有动脉处，不当屡刺，以防五腧之血气尽泄。

肺合大肠，大肠是输送小肠已化之物的器官。心和小肠相表里，小肠是受盛由胃而来之物的器官。肝和胆相表里，胆是居中受精汁的器官。脾和胃相表里，胃是消化五谷的器官。肾和膀胱相表里，膀胱是贮存尿液的器官。手少阳也属肾，肾又上连于肺，所以能统率三焦和膀胱两脏器。三焦，是像沟渎一样行水的器官，水道由此而出，属于膀胱，没有脏来配合，是一个孤独的器官。这就是六腑与五脏相配合的情况。

春天有病，应取络穴，荥穴与经脉分肉之间，病重的取深些，病轻的取浅些；夏天有病，应取俞穴、孙络，孙络在肌肉皮肤之上；秋天有病，除取络穴之外，其余参照春季的刺法；冬天有病，应取井穴或腧穴，要深刺和留针。这是根据四时气候的顺序，血气运行的深浅，病邪逗留的部位以及时令、经络皮肉等与五脏相应的关系，从而决定的四时刺法。治转筋病，让他站立来取穴针刺，可迅即消除痉挛现象。治痿厥病，让他舒展四肢来取穴针刺，可立刻感到轻快。

小针解篇第三

【原文】　所谓易陈者，易言也。难人者，难着于人也。粗守形者，守刺法也。上守神者，守人之血气有余不足，可补泻也。神客者，正邪共会也。神者，正气也，客者，邪气也。在门者，邪循正气之所出入也。未睹其疾者，先知邪正何经之疾也。恶知其原者，先知何经之病所取之处也。

刺之微在数迟者，徐疾之意也。粗守关者，守四肢而不知血气正邪之往来也。上守机者，知守气也。机之动不离其空中者，知气之虚实，用针之徐疾也。空中之机，清静以微者，针以得气，密意守气勿失也。其来不可逢者，气盛不可补也。其往不可追者，气虚不可泻也。不可挂以发者，言气易失也。扣之不发者，言不知补泻之意也。血气已尽而气不下也。

知其往来者，知气之逆顺盛虚也。要与之期者，知气之可取之时也。粗之暗者，冥冥不知气之微密也。妙哉！工独有之者，尽知针意也。往者为逆者，言气之虚而小，小者逆也。来者为顺者，言形气之平，平者顺也。明知逆顺正行无问者，言知所取之处也。迎而夺之者，泻也；追而济之者，补也。

【译文】　所谓"易陈"，是指运用小针，说起来是容易的。"难入"，是实际运用时，落于人体就较难了。"粗守形"，是说技术低劣的医生只知道拘守刺法。"上守神"，是说技术高的医生能辨别患者的血气虚实来作为补或泻的根据。"神客"，是指正邪互扰。"神"，是指人体正气，"客"，是指致病邪气。"在门"，是说邪气的入侵是循着正气的门户出入的。"未睹其疾"，是说预先没弄清病在何经。"恶知其原"，是说哪能轻易知道何经有病和应取穴的部位。

"刺之微在数迟"，是说针刺的手法应掌握进针快慢的技巧。"粗守关"，是指技术低劣的医生仅仅拘守四肢关节部的穴位，而不知道血气盛衰和正邪往来胜负的情况。"上守机"，是说技术高的医生针治时能掌握气机的变化规律。"机之动不离其空中"，是说气机的变化都反应在腧穴之中，了解气机的虚实变化，就可运用徐疾补泻的手法。"空中之机，清净以微"，是说针下已经得气，还必须仔细体察气之往来，而不能失掉补泻的时机。"其来不可逢"，是说邪气正盛时，不能运用补法。"其往不可追"，是说正气已虚时，不可妄用泻法。"不可挂以发"，是说针下得气的感应，是很容易消失的。"扣之不发"，是说不知道补泻的意义，而误用补泻手法，则会使血气耗损而邪气不能被祛除。

"知其往来"，是说应了解气机变化的时机以便及时用针。"粗之暗"，是说技术低劣的医生昏昧无知，不能体察气机的变化。"妙哉！工独有之"，是说技术高明的医生，能完全体察气机的变化和运用针刺加以补泻的意义。"往者为逆"，是说邪去正衰，脉象虚小，属逆证。"来者为顺"，是说正气尚足，形气也阴阳平衡，属顺证。"明知逆顺，正行无问"，是说知道疾病的顺逆，就可以毫无疑问地选穴针刺了。"迎而夺之"，是说迎着经气循行的方向下针，是泻法。"追而济之"，是说随着经气循行的方向下针，属补法。

【原文】 所谓虚则实之者，气口虚而当补之也。满则泄之者，气口盛而当泻之也。宛陈则除之者，去血脉也。邪胜则虚之者，言诸经有盛者，皆泻其邪也。徐而疾则实者，言徐内而疾出也。疾而徐则虚者，言疾内而徐出也。言实与虚，若有若无者，言实者有气，虚者无气也。察后与先，若亡若存者，言气之虚实，补泻之先后也，察其气之已下与常存也。为虚为实，若得若失者，言补者必然若有得也，泻则恍然若有失也。

夫气之在脉也，邪气在上者，言邪气之中人也高，故邪气在上也。浊气在中者，言水谷皆入于胃，其精气上注于肺，浊溜于肠胃，言寒温不适，饮食不节，而病生于肠胃，故命曰浊气在中也。清气在下者，言清湿地气之中人也，必从足始，故曰清气在下也。针陷脉，则邪气出者取之上，针中脉则浊气出者，取之阳明合也。针太深则邪气反沉者，言浅浮之病，不欲深刺也。深则邪气从之入，故曰反沉也。皮肉筋脉各有所处者，言经络各有所主也。

取五脉者死，言病在中，气不足，但用针尽大泻其诸阴之脉也。取三脉者恇，唯言尽泻三阳之气，令患者恇然不复也。夺阴者死，言取尺之五里五往者也。夺阳者狂，正言也。

睹其色，察其目，知其散复，一其形，听其动静者，言上工知相五色于目。有知调尺寸小大缓急滑涩以言所病也。知其邪正者，知论虚邪与正邪之风也。右主推之，左持而御之者，言持针而出入也。气至而去之者，言补泻气调而去之也。调气在于终始一者，持心也。节之交三百六十五会者，络脉之渗灌诸节者也。

所谓五脏之气，已绝于内者，脉口气内绝不至，反取其外之病处，与阳经之合，有留针以致阳气，阳气至则内重竭，重竭则死矣。其死也，无气以动，故静。所谓五脏之气，已绝于外者，脉口气外绝不至，反取其四末之俞，有留针以致其阴气，阴气至则阳气反入，入则逆，逆则死矣。其死也，阴气有余，故躁。

所以察其目者，五脏使五色循明。循明则声章。声章者，则言声与平生异也。

【译文】　所谓"虚则实之"，是说气口脉气虚的应当用补法。"满则泄之"，是说气口脉气盛的应当用泄法。"宛陈则除之"，是说应排除络脉中的久积的瘀血。"邪胜则虚之"，是说经脉中邪气盛时，应当用泻法，使邪气随针外泄。"徐而疾则实"，是说慢进针而快出针的补法。"疾而徐则虚"，是说快进针而慢出针的泻法。"言实与虚，若有若无"，是说用补法可以使正气恢复，用泻法可以使邪气消失。"察后与先，若亡若存"，是说根据气的虚实，来决定补泻手法的先后，再观察邪气是否已退，或是邪气是否仍滞留。"为虚为实，若得若失"，是说用补法要使患者感觉充实而似有所得，用泻法则要使患者感到轻松而若有所失。

　　"气之在脉，邪气在上"，是说邪气侵入经脉后，风热之邪多伤在人的头部，所以说"邪气在上"。"浊气在中"，是说水谷入胃后，它的精微之气上注于肺，浊气滞留于肠胃，如果寒温不适，饮食不节，肠胃就会发生疾病，浊气也就不能下行了，所以说"浊气在中"。"清气在下"是说清冷潮湿之气伤人，多从足部开始，所以说"清气在下"。"针陷脉，则邪气出"，是指风热等邪气伤了人的上部，应取头部的腧穴治疗。"针中脉则浊气出"，是指肠胃的浊气引发的疾病，应取足阳明胃经的合穴足三里治疗。"针太深则邪气反沉"，是说邪气轻浅的病，不宜深刺，如果刺得太深了，反而会使邪气随针深入，所以说为"反沉"。"皮肉筋脉，各有所处"，是说皮肉筋脉各有一定的部位，经络也因而各有主治。

　　"取五脉者死"，是说病在内脏而元气不足的，反而用针尽力大泻五脏的腧穴，是会致人死亡的。"取三脉者恒"，是说尽泻手足三阳六腑的腧穴，会使患者精神怯弱，而且不易复原。"夺阴者死"，是说针刺尺部的五里穴，泻到五次，则脏阴之气必泻尽而死。"夺阳者狂"，是说大泻三阳之气，会至狂证。

"睹其色，察其目，知其散复，一其形，听其动静"，是说医生中的高手，懂得从眼睛观察五色变化，并能细察脉象的大小、缓急、滑涩，从而了解到发病的原因。"知其邪正"，是说知道患者所感受的是虚邪之风还是正邪之风。"右主推之，左持而御之"，是说针刺时用右手推以进针，左手护持针身出针的运用手法。"气至而去之者"，是说运用补泻手法，等气机调和时，就应该去针。"调气在于终始一者"，是说在运针调气的时候，要始终专心一意，使心神不外驰。"节之交三百六十五会"，是说周身三百六十五穴，都是络脉气血渗灌各部的通会之处。

所谓"五脏之气，已绝于内"，是说五脏的精气内虚了，气口脉便虚浮无根，按切也感觉不到。对这种阴虚症，治疗时，反取患者体表的病处和阳经的合穴，又留针以补充阳气，阳气得到了补充，则阴气就会更加内竭，五脏精气竭而再竭，那么人将必死无疑。由于阴不生阳，无气以动，所以死时又表现得十分安静。所谓"五脏之气，已绝于外"，是说气口脉象沉微，轻取的感觉好像没有了，这就是五脏阳气衰竭的现象。对这种病，在针治时，反而取用四肢末梢的腧穴，并留针以补阴气，使阴气盛而阳气内陷，阳气内陷就会发生厥逆的病，厥逆则会导致死亡。死亡时，由于阴气有余，所以有烦躁的现象。

察目是因为五脏的精气能使眼睛和面部五色洁明，精气内盛，所以发出的声音就会高而清晰。声音高而清晰，是与平常有所不同了。

邪气脏腑病形篇第四

【原文】　黄帝问于岐伯曰：邪气之中人也奈何？

岐伯答曰：邪气之中人高也。

黄帝曰：高下有度乎？

岐伯曰：身半已上者，邪中之也。身半已下者，湿中之也。故曰：邪之中人也。无有常，中于阴则溜于腑，中于阳则溜于经。

黄帝曰：阴之与阳也，异名同类，上下相会，经络之相贯，如环无端。邪之中人，或中于阴，或中于阳，上下左右，无有恒常，其故何也？

岐伯曰：诸阳之会，皆在于面。中人也，方乘虚时，及新用力，若饮食汗出，腠理开而中于邪。中于面，则下阳明。中于项，则下太阳。中于颊，则下少阳。其中于膺背两胁，亦中其经。

黄帝曰：其中于阴，奈何？

岐伯答曰：中于阴者，常从臂胻始。夫臂与胻，其阴皮薄，其肉淖泽，故俱受于风，独伤其阴。

黄帝曰：此故伤其脏乎？岐伯答曰：身之中于风也，不必动脏。故邪入于阴经，则其脏气实，邪气入而不能客，故还之于腑。故中阳则溜于经，中阴则溜于腑。

黄帝曰：邪之中人脏，奈何？

岐伯曰：愁忧恐惧则伤心。形寒寒饮则伤肺，以其两寒相感，中外皆伤，故气逆而上行。有所堕坠，恶血留内；若有所大怒，气上而不下，积于胁下，则伤肝。有所击仆，若醉入房，汗出当风，则伤脾。有所用力举重，若入房过度，汗出浴水，则伤肾。

黄帝曰：五脏之中风，奈何？

岐伯曰：阴阳俱感，邪乃得往。

黄帝曰：善哉。

黄帝问于岐伯曰：首面与身形也，属骨连筋，同血合于气耳。天寒则裂地凌冰，其卒寒，或手足懈惰，然而其面不衣，何也？

岐伯答曰：十二经脉，三百六十五络，其血气皆上于面而走空窍。其精阳气上走于目而为睛。其别气走于耳而为听。其宗气上出于鼻而为臭。其浊气出于胃，走唇舌而为味。其气之津液，皆上熏于面，而皮又厚，其肉坚，故天气甚寒，不能胜之也。

黄帝曰：邪之中人，其病形何如？

岐伯曰：虚邪之中身也，洒淅动形。正邪之中人也微，先见于色，不知于身，若有若无，若亡若存，有形无形，莫知其情。

黄帝曰：善哉。

【译文】　黄帝问岐伯说：邪气侵犯人体的情况是怎样的？

岐伯答道：风雨寒暑等邪气大多侵犯人体的上部。

黄帝又问：部位的上下有一定的尺度吗？

岐伯说：上半身发病，是受了风寒等外邪的侵袭；下半身发病，是受了湿邪所致的。所以说：邪气侵犯人体，发病没有固定的部位。例如邪气伤了阴经，也会流传到属阳的六腑；邪气侵犯了阳经，也可能流传于本经而发病。

黄帝说：经络虽有阴阳之分，但都属于同类，上下会通，经脉与络脉相互贯通，就好像圆一样没有结尾。外邪伤人，有的是阴经受病，有的是阳经受病，部位或上下，或左右，没有固定的地方，这是什么原因呢？

岐伯说：手足三阳经，都会聚于头面部。邪气伤人，一般都是乘人体虚弱之时，或在劳累之后，或者饮食汗出后，腠理开通，而易被邪气侵袭。邪气侵袭了面部，就会沿着阳明经脉下传；邪气侵袭了项部，则沿太阳经脉下传；邪气侵袭了颊部，则沿少阳经脉下传，邪气侵犯了胸膺、脊背和两胁，也都分别在阳明经、太阳经、少阳经所过之处发病。

黄帝问：邪气侵入了阴经后会怎样呢？

岐伯回答说：邪气侵入阴经，通常是从手臂和足胫部开始的。臂与足胫部内侧的皮肤较薄，肌肉比较柔软，所以身体各部虽然同样受风，而仅仅损害这些部位的内侧。

黄帝又问：这种邪气久留能伤及五脏吗？

岐伯说：身体感受了风邪，不一定会伤及五脏。因为邪气侵入阴经时，若五脏之气充实，邪气就不能入里停留，而还归于六腑。所以外邪侵袭于阳经，能在本经上发病；外邪侵袭于阴经，能流注到六腑而发病。

黄帝问：邪气侵犯人体而伤及五脏是怎样的呢？

岐伯说：愁忧恐惧就会伤心。形体受寒与吃寒冷的饮食就能伤肺，因为两种寒邪同时感受，皮毛与肺都受损，所以发生咳喘等肺气上逆的病变。如跌仆堕坠，瘀血留于内，又因大怒，肝气上逆，瘀血阻滞于胁下，就会伤肝。如因击仆损伤，或醉后入房，汗出当风，就会伤脾。如用力举重，再加房劳过度，或出汗后浴于水中，就会伤肾。

黄帝说：五脏为风邪所伤的情况是怎样的呢？

岐伯说：五脏气先伤于内，再感受外邪，只有内外俱伤的情况下，风邪才能侵入内脏。

黄帝说：说得很好！

黄帝问岐伯说：人的头面和全身都是由筋骨相连的，气血的循行也一样。但当天寒地冻，滴水成冰的时候，突然受到寒冷，可以手足麻木而不灵活，可是面部却不怕冷，不用衣物覆盖，这是什么缘故呢？

岐伯回答说：人体十二经脉，三百六十五络脉的血气，都上注于面而走七窍。它的精阳之气，上注于目而能视物；它的旁行之气从两侧上行于耳而能听；它的宗气上通于鼻而能嗅；它的谷气从胃上通唇舌而能辨别五味。而各种气所化的津液都上行熏蒸于面部，而面部皮肤较厚，肌肉也坚实，所以虽在极寒冷的气候中，也能够适应。

黄帝说：病邪侵犯人体，发生的病态是怎样的？

岐伯说：虚邪伤人，患者恶寒战栗；正邪伤人，发病较轻微，开始只在面色上有点变异，身上没有什么感觉，像有病又像无病，像邪已去又像留在体内，或在表面有些轻微表现，可又不明显，所以不容易知道它的病情。

黄帝说：很好！

【原文】 黄帝问于岐伯曰：余闻之，见其色，知其病，命曰明。按其脉，知其病，命曰神。问其病，知其处，命曰工。余愿闻见而知之，按而得之，问而极之，为之奈何？

岐伯答曰：夫色、脉与尺之相应也，如桴鼓影响之相应也，不得相失也，此亦本末根叶之出候也，故根死则叶枯矣。色脉形肉，不得相失也。故知一则为工，知二则为神，知三则神且明矣。

黄帝曰：愿卒闻之。

岐伯答曰：色青者，其脉弦也，赤者，其脉钩也，黄者，其脉代也，白者，其脉毛，黑者，其脉石。见其色而不得其脉，反得其相胜之脉，则死矣；得其相生之脉，则病已矣。

黄帝问于岐伯曰：五脏之所生，变化之病形何如？

岐伯答曰：先定其五色五脉之应，其病乃可别也。

黄帝曰：色脉已定，别之奈何？

岐伯说：调其脉之缓、急、小、大、滑、涩，而病变定矣。

黄帝曰：调之奈何？

岐伯答曰：脉急者，尺之皮肤亦急；脉缓者，尺之皮肤亦缓；脉小者，尺之皮肤亦减而少气；脉大者，尺之皮肤亦贲而起；脉滑者，尺之皮肤亦滑；脉涩者，尺之皮肤亦涩。凡此变者，有微有甚。故善调尺者，不待于寸，善调脉者，不待于色。能参合而行之者，可以为上工，上工十全九。行二者，为中工，中工十全七。行一者，为下工，下工十全六。

黄帝曰：请问脉之缓、急，小、大，滑、涩之病形何如？

岐伯曰：臣请言五脏之病变也。心脉急甚者为瘛瘲；微急，为心痛引背，食不下。缓甚，为狂笑；微缓，为伏梁，在心下，上下行，时唾血。大甚，为喉吤；微大，为心痹引背，善泪出。小甚为善哕；微小为消瘅。滑甚为善渴；微滑为心疝，引脐，小腹鸣。涩甚为瘖；微涩为血溢，维厥耳鸣，颠疾。

肺脉急甚，为癫疾；微急，为肺寒热，怠惰，咳唾血，引腰背胸，若鼻息肉不通。缓甚，为多汗；微缓，为痿，瘘，偏风，头以下汗出不可止。大甚，为胫肿；微大，为肺痹，引胸背，起恶见日光。小甚，为泄；微小，为消瘅。滑甚，为息贲上气；微滑，为上下出血。涩甚，为呕血；微涩，为鼠瘘，在颈支腋之间，下不胜其上，其应善酸矣。

肝脉急甚者为恶言；微急为肥气，在胁下，若覆杯。缓甚为善呕，微缓为水瘕痹也。大甚为内痈，善呕衄；微大为肝痹，阴缩，咳引小腹。小甚为多饮；微小为消瘅。滑甚为癀疝；微滑为遗溺。涩甚为溢饮；微涩为瘛挛筋痹。

脾脉急甚为瘛瘲；微急为膈中，食饮入而还出，后沃沫。缓甚为痿厥；微缓为风痿，四肢不用，心慧然若无病。大甚为击仆；微大为疝气，腹里大，脓血在肠胃之外。小甚为寒热；微小为消瘅。滑甚为癀癃；微滑为虫毒蛕蝎腹热。涩甚为肠癀；微涩为内癀，多下脓血。

肾脉急甚为骨癫疾；微急为沉厥奔豚，足不收，不得前后。缓甚为折脊；微缓为洞，洞者，食不化，下嗌还出。大甚

074

为阴痿；微大为石水，起脐已下至小腹腄腄然，上至胃脘，死不治。小甚为洞泄；微小为消瘅。滑甚为癃痓；微滑为骨痿，坐不能起，起则目无所见。涩甚为大痈；微涩为不月，沉痔。

【译文】　黄帝问岐伯说：我听说观察患者气色的变化而知道病情的，叫作明；切按脉象而知道病情的，叫作神；询问患者而知道病的部位的，叫作工。我希望了解为什么望色能知道疾病，切脉能知道病情的变化，问诊可了解疾病的所在，其道理究竟何在？

岐伯说：患者的气色、脉象、尺肤都与疾病有一定的相应关系，犹如桴鼓相应一样，是不会不一致的。这也和树木的根本与枝叶一样，所以根本衰败，枝叶就枯槁。诊病时要从色、脉、形肉全面观察，不能有所偏废，所以知其一仅仅是一般医生，称为工；知其二是比较高明的医生，称为神；知其三才是最高明的医生，称为神明。

黄帝说：我希望全面地听你讲讲这个道理。

岐伯回答说：一般疾病，色脉是相应的，出现青色，是弦脉；红色，是钩脉；黄色，是代脉；白色，是毛脉；黑色，是石脉。若见其色而不见其脉，或反见相克之脉，主预后不良；若见到相生之脉，虽然有病，也会痊愈的。

黄帝问岐伯说：五脏发生疾病，它的内在变化和所表现的症状，是怎样的呢？

岐伯回答说：要首先确定五色、五脉与疾病相应的情况，则五脏所生的疾病就可以辨别了。

黄帝说：气色和脉象已经确定了，那怎样来辨别五脏疾病呢？

岐伯说：只要诊查出脉象的缓、急、大、小、滑、涩，则病变就可确定了。

黄帝说：诊查的方法是怎样的呢？

岐伯说：脉象急的，尺部的皮肤也紧急；脉象缓的，尺肤也弛缓；脉象小的，尺肤也瘦小；脉象大的，尺肤也大而隆起；脉象滑的，尺肤也滑润；脉象涩的，尺肤也枯涩。以上脉象与尺肤的变化，是有轻重不同的。所以善于诊察尺肤的，不必等待诊察寸口的脉象；善于诊察脉象的，不必等待观五色，就可知道病情。假如能将色、脉、尺肤综合运用，就可使诊断更正确，称为上工，上工可治愈十分之九；如能运用两种诊察方法，称为中工，中工可治愈十分之七；若只能用一种诊察方法的，称为下工，下工仅能治愈十分之六。

黄帝说：请问缓、急、小、大、滑涩的脉象，所主的病状是怎样的呢？

岐伯说：让我来谈一谈五脏的具体病变。心脉急甚是手足抽搐；微急是心痛牵引到脊背，饮食不下。心脉缓甚为心神失常的狂笑；微缓为久积之伏梁，在心下，上下走动，常有唾血。心脉大甚为喉中如有物梗阻；微大为心痹作痛引背，时时泪出。心脉小甚为呃逆；微小为消谷善饥的消瘅病。心脉滑甚为消渴；微滑为心疝痛引脐部，小腹鸣响。心脉涩甚为不能言；微涩为出血，四肢厥逆，耳鸣，头顶疾病。

肺脉急甚为癫疾；微急为肺有寒热，倦怠乏力，咳嗽咯血，牵引胸部和腰背部作痛，或鼻中息肉阻塞。肺脉缓甚为多汗；微缓为痿瘘，半身不遂，头部以下汗出不止。肺脉大甚为足胫肿；微大为肺痹，牵引胸背胀痛，怕见日光。肺脉小甚为泄泻；微小为消瘅。肺脉滑甚为咳喘气逆；微滑在上为衄血，在下为泄血。肺脉涩甚为呕血；微涩为鼠瘘，发于颈项与腋下，下肢软弱难以支撑躯体，四肢瘘甚。

肝脉急甚为口出愤怒的语言；微急为肥气病，位于胁下，形状好像覆着的杯子一样。肝脉缓甚为呕吐；微缓为水积胸胁而排尿不通。肝脉大甚为内有痈肿，经常呕吐和衄血；微大为肝痹病，阴器收缩，咳嗽牵引小腹作痛。肝脉小甚为多饮，微小为消谷善饥的消瘅病。肝脉滑甚为阴囊肿大的疝病；微滑为遗尿病。肝脉涩甚为水肿；微涩为筋脉挛不舒的筋痹病。

脾脉急甚为四肢抽搐；微急为食入而吐的膈中病，大便多泡沫。脾脉缓甚为四肢痿软无力，四肢厥冷；微缓为风痿病，四肢痿废不用，但神志清楚，和无病的人一样。脾脉大甚为猝然扑倒的病；微大为痞气病，腹中多脓血而在肠胃之外。脾脉小甚为寒热病；微小为内热消瘅。脾脉滑甚为阴囊肿大的疝和排尿不通的癃闭病；微滑为肠中有蛔虫等寄生虫病，腹中发热。脾脉涩甚为广肠脱出的肠颓病；微涩是肠内溃脓，故大便下脓血。

肾脉急甚为邪深至骨的骨癫疾；微急为下肢沉重逆冷，发为奔豚，两足伸而不能屈，大小便不通。肾脉缓甚为腰脊痛如折；微缓为洞泄病，洞泄的症状是饮食不化，食入之后即从大便排出。肾脉大甚为阴痿不起；微大为石水病，从脐以下至小腹部胀满下坠，上至胃脘不适，预后不良。肾脉小甚为洞泄病；微小为消瘅病。肾脉滑甚为排尿不通，或为疝；微滑为骨痿病，可坐而不能起立，起立则目眩视物不清。肾脉涩甚为大的痈肿；微涩为月经不行，或痔疾日久不愈。

【原文】　黄帝曰：病之六变者，刺之奈何？

岐伯曰：诸急者多寒；缓者多热；大者多气少血；小者血气皆少；滑者阳气盛，微有热；涩者多血、少气，微有寒。是故刺急者，深内而久留之；刺缓者，浅内而疾发针，以去其热；刺大者，微泻其气，无出其血；刺滑者，疾发针而浅内之，以泻其阳气而去其热；刺涩者，必中其脉，随其逆顺而久留之，必先按而循之，已发针，疾按其痏，无令其血出，以和其脉；诸小者，阴阳形气俱不足，勿取以针而调以甘药也。

黄帝曰：余闻五脏六腑之气，荥、俞所入为合，令何道从入，入安连过，愿闻其故。

岐伯答曰：此阳脉之别入于内，属于腑者也。

黄帝曰：荥俞与合，各有名乎？

岐伯曰：荥俞治外经，合治内府。

黄帝曰：治内腑奈何？

岐伯曰：取之于合。

黄帝曰：合各有名乎？

岐伯答曰：胃合于三里，大肠合入于巨虚上廉，小肠合入于巨虚下廉，三焦合入于委阳，膀胱合入于委中央，胆合入于阳陵泉。

黄帝曰：取之奈何？

岐伯答曰：取之三里者，低跗取之；巨虚者，举足取之；委阳者，屈伸而索之；委中者，屈而取之；阳陵泉者，正竖膝予之齐，下至委阳之阳取之；取诸外经者，揄申而从之。

黄帝曰：愿闻六腑之病。

岐伯答曰：面热者足阳明病，鱼络血者手阳明病，两跗之上脉竖陷者，足阳明病，此胃脉也。

大肠病者，肠中切痛，而鸣濯濯。冬日重感于寒即泄，当脐而痛，不能久立，与胃同候，取巨虚上廉。

胃病者，腹䐜胀，胃脘当心而痛，上肢两胁，膈咽不通，食饮不下，取之三里也。

小肠病者，小腹痛，腰脊控睾而痛，时窘之后，当耳前热，若寒甚，若独肩上热甚，及手小指次指之间热，若脉陷者，此其候也。手太阳病也，取之巨虚下廉。

三焦病者，腹气满，小腹尤坚，不得小便，窘急，溢则水，留即为胀。候在足太阳之外大络，大络在太阳少阳之间，亦见于脉，取委阳。

膀胱病者，小腹偏肿而痛，以手按之，即欲小便而不得，肩上热，若脉陷，及足小趾外廉及胫踝后皆热，若脉陷，取委中央。

胆病者，善太息，口苦，呕宿汁，心下澹澹，恐人将捕之，嗌中吤吤然数唾。在足少阳之本末，亦视其脉之陷下者，灸之，其寒热者取阳陵泉。

黄帝曰：刺之有道乎？

岐伯答曰：刺此者，必中气穴，无中肉节。中气穴，则针游于巷；中肉节，即皮肤痛；补泻反则病益笃。中筋则筋缓，邪气不出，与其真相搏乱而不去，反还内着。用针不审，以顺为逆也。

【译文】 黄帝说：五脏病变出现的六种脉象，针刺的方法是怎样呢？

岐伯说：凡是脉象紧急的多是有寒邪；脉象缓的多属热；脉象大的多属气有余而血不足；脉小的多属气血两不足；脉滑的是阳盛微有热；脉涩的是血瘀气虚，微有寒象。因此，在针刺时，对出现急脉的病变应深刺，留针的时间要长；对出现缓脉的病变要浅刺，出针要快，以散其热；对出现大脉的病变，要用轻泻的刺法，微泻其气，不要出血；对出现滑脉的病变，要用浅刺而快出针的方法，以泻亢盛的阳气，而泄其热；对出现涩脉的病变，针刺时必须刺中其脉，根据经气的逆顺方向行针，留针时间要长，并按摩以导引脉气，出针后要很快按住针孔，不要出血，使经脉中气血调和；凡出现小脉的，是阴阳气血俱虚，不宜用针刺治疗，可用甘味药来调治。

黄帝说：我听说五脏六腑之气，都出于井穴，经荥穴、腧穴而入归于合穴。其气血是从何道注入的，进入后又和哪些脏腑经脉有连属的关系？希望听你讲讲其中的道理。

岐伯说：这是手足阳经从别络进入内部而连属于六腑的。

黄帝说：荥穴、腧穴与合穴，在治疗上各有一定的作用吗？

岐伯说：荥穴、腧穴的脉气浮浅，可以治外经的病，合穴的脉气深入，可以治疗内腑的病。

黄帝说：人体内部的腑病，该怎样治疗呢？

岐伯说：要取阳经的合穴。

黄帝说：合穴各有名称吗？

岐伯说：足阳明胃经的合穴在三里；手阳明大肠经的脉气，循足阳明胃脉合于巨虚上廉；手太阳小肠经的脉气，循足阳明胃脉合于巨虚下廉；手少阳三焦经合于足太阳经之委阳穴；足太阳膀胱经合于委中；足少阳胆经合于阳陵泉。

黄帝说：合穴怎样取法呢？

岐伯说：三里穴要使足背低平而取；巨虚穴要举足而取；委阳穴要先屈后伸下肢而取；委中穴要屈膝而取；阳陵泉穴要正身蹲坐使两膝齐平，向下在委阳的外侧取之。凡取治外在经脉的病，要牵引伸展四肢，来寻找穴位。

黄帝说：希望听你讲讲六腑的病变。

岐伯说：足阳明经脉行于面，面部发热就是足阳明经的病变；手阳明经脉行于鱼际之后，故手鱼血脉郁滞或有瘀斑是手阳明经的病；两足背的冲阳脉，出现坚实挺竖或虚软下陷现象的，是足阳明经的病，这是胃的经脉。

大肠病的症状，肠中如刀割样疼痛，水气在肠中通过发出濯濯之声，冬天再受了寒邪，就会引起泄泻，当脐部疼痛，不能久立。大肠与胃密切相关，故可以取胃经的上巨虚穴治疗。

胃病的症状，腹部胀满，胃脘当中疼痛，向上至两胁支撑作胀，胸膈和咽部阻塞不通，饮食不下。治疗当取足三里穴。

小肠病的症状，小腹作痛，腰脊牵引至睾丸疼痛，大小便窘急，耳前发热，或寒甚，或肩上热甚，手小指与无名指间热甚，或络脉虚陷不起，这都属于小肠病的症候。手太阳小肠经的病，可以取胃经的下巨虚穴治疗。

三焦病的症状，腹中胀满，小腹部胀得更甚，排尿不通而有窘迫感，水溢于皮下为水肿，或停留在腹部为水胀病。三焦病也可以观察足太阳经外侧大络的变化，大络在太阳经与少阳经之间，为三焦的下俞委阳穴，三焦有病，亦可见到脉的异常，治疗时取委阳穴。

膀胱病的症状，小腹部肿胀疼痛，用手按小腹，即有尿意，但又解不出，肩上发热，或络脉虚陷不起，以及足小趾外侧和踝部、小腿上发热。若络脉虚陷不起，治疗时可以取膀胱经的合穴委中。

胆病的症状，常常叹长气，口苦，呕吐苦水，心跳不安，恐惧，如有人将捕捉他一样，咽中如物梗阻，常想吐出来。在足少阳经起点至终点的循行通路上，也可以出现络脉陷下的情况，可以用灸的方法治疗；如胆病而有寒热现象的，可取足少阳经的合穴阳陵泉刺治。

黄帝说：针刺以上各穴，有规定的方法吗？

岐伯说：针刺这些穴位，一定要刺中气穴，而不能只刺中肉节。因为刺中穴位，就能够针着脉道而经络疏通，若误刺在肉节上，只能损伤皮肉而使皮肤疼痛。还有补泻的手法如果用反了，疾病会因此而加重。如果误刺在筋上，就会使筋受伤而弛缓，邪气不能驱除，反与真气纠缠而疾病不去，以至入里内陷而使疾病加重。这都是用针不审慎，刺法错乱所造成的严重后果。

灵枢译注卷二

根结篇第五

【原文】　岐伯曰：天地相感，寒暖相移，阴阳之道，孰少孰多，阴道偶，阳道奇。发于春夏，阴气少，阳气多，阴阳不调，何补何泻？发于秋冬，阳气少，阴气多，阴气盛而阳气衰，故茎叶枯槁，湿雨下归，阴阳相移，何泻何补？奇邪离经，不可胜数，不知根结，五脏六腑，折关败枢，开合而走，阴阳大失，不可复取。九针之玄，要在终始；故能知终始，一言而毕，不知终始，针道咸绝。

太阳根于至阴，结于命门。命门者，目也。阳明根于厉兑，结于颡大。颡大者，钳耳也。少阳根于窍阴，结于窗笼。窗笼者，耳中也。太阳为开，阳明为合，少阳为枢，故开折，则肉节渎而暴病起矣。故暴病者，取之太阳，视有余不足。渎者，皮肉宛膲而弱也。合折，则气无所止息而痿疾起矣。故痿疾者，取之阳明，视有余不足。无所止息者，真气稽留，邪气居之也。枢折，即骨繇而不安于地。故骨繇者，取之少阳，视有余不足。骨繇者，节缓而不收也。所谓骨繇者，摇故也。当穷其本也。

太阴根于隐白，结于太仓。少阴根于涌泉，结于廉泉。厥阴根于大敦，结于玉英，络于膻中。太阳为开，厥阴为合，少阴为枢。故开折，则仓廪无所俞，膈洞。膈洞者，取之太阴，视有余不足，故开折者，气不足而生病也。合折，即气绝而喜悲。悲者取之厥阴，视有余不足。枢折，则脉有所结而不通。不通者，取之少阴，视有余不足，有结者，皆取之不足。

足太阳根于至阴，溜于京骨，注于昆仑，入于天柱、飞扬也。足少阳根于窍阴，溜于丘墟，注于阳辅，入于天容、光明也。足阳明根于厉兑，溜于冲阳，注于下陵，入于人迎，丰隆也。手太阳根于少泽，溜于阳谷，注于小海，入于天窗，支正也。手少阳根于关冲，溜于阳池，注于支沟，入于天牖、外关也。手阳明根于商阳，溜于合谷，注于阳溪，入于扶突、偏历也。此所谓十二经者，盛络皆当取之。

【译文】 岐伯说：天气下降，地气上升，相互交感，气候寒冷和温暖也不断变换，其中阴阳的变化规律究竟谁多谁少？阴是双数，阳是单数。病发在春夏，阴气少而阳气多，阴阳之气不能调和，应该怎样用补法和泻法？病发在秋冬，阳气少而阴气多，阳气衰阴气盛，所以草木的茎叶枯萎，雨水湿气会下渗到根部，这种阴阳之气相移的病变，又应该怎样用补法和泻法呢？还有不正常的邪气侵入经络，所发生的病变是难以胜数的，如果不知根结的意义，奇邪侵扰脏腑致使功能失常，枢机败坏，气走泄而阴阳大伤，这样病也就难治了。九针的妙用，关键在于经脉起止。所以知道了经脉起止，针刺的道理一说就清楚了。如果不知道经脉起止，针刺的道理就无从说起。

足太阳膀胱经起于足小拇趾外侧的至阴穴，结于面部的命门。所谓"命门"，就是内眼角的睛明穴。足阳明胃经起于足大拇趾和食趾端的厉兑穴，归结于额角的颡大。所谓"颡大"，就是钳束于耳的上方、额角部位的头维穴。足少阳胆经起于足小趾端的窍阴穴，结于耳部的窗笼。所谓"窗笼"，就是听会穴。太阳为开，阳明为合，少阳介于表里之间，可转输内外，如门户的枢纽，故称为枢。所以太阳之关失掉了机能，则肉节渎而发生暴疾。因此针治暴疾，可取用足太阳膀胱经，根据病的情况，判断应该泻有余，还是应该补不足。（渎，是皮肉瘦小憔悴的意思——译注）阴之合失掉了功能，气就会无所止息，痿疾也就发生了。因此，针治痿疾，可取用足阳明胃经，根据病的情况，判断应该泻其有余，还是应该补其不足。（无所止息，就是说如果正气运行不畅，邪气就会留在里面了——译注）阳之枢失掉了功能，就会发生骨繇病而站立不稳。因此，诊治骨繇病，可取用足少阳胆经，根据病的情况，判断应该泻其有余，还是应该补其不足。"骨繇"，是指骨节弛缓不收的意思。以上所说的病应该探明它的根源。

足太阴脾经起于足大趾内侧的隐白穴，归结于上腹部的太仓穴。足太阴肾经起于足心的涌泉穴，归结于喉部的廉泉穴。足厥阴肝经起于足大趾外侧的大敦穴，归结于胸部的玉英穴而络于膻中穴。太阴为开；厥阴为合；少阴为枢。所以太阴之关失掉了功能，就会使脾运化功能降低而不能转输谷气，表现为上则膈气痞塞，下则洞泄不止。治膈塞洞泄的病，可取用足太阴脾经穴，根据病的情况而泻其有余补其不足。太阴之开失掉了功能，主要是因为脾气不足而引起的。厥阴之合失掉了功能，肝气就会弛缓，表现为时常悲哀。治疗好悲的病，可取用足厥阴肝经穴，根据病的情况而泻其有余补其不足。少阴之枢失掉了功能，肾经脉气就会结滞不通。治疗结滞不通的病，可取用足少阴肾经穴，根据病的情况而泻其有余，补其不足。凡是经脉结滞不通的，都应该用上面的方法刺治。

足太阳膀胱经起于本经井穴至阴，流注于原穴京骨，又注于经穴昆仑，上入于颈部的天柱穴，下入于足部的络穴飞扬。足少阳胆经起于本经井穴窍阴，流经原穴丘墟，然后注于经穴阳辅，在上入于颈部的天容穴，在下入于络穴光明。足阳明胃经起于本经井穴厉兑，流经原穴冲阳，然后注入经穴足三里，在上进入颈部的人迎穴，在下进入足部的络穴丰隆。手太阳小肠经起于本经井穴少泽，流经经穴阳谷，然后注入合穴小海，在上进入头部的天窗穴，在下进入臂部的络穴支正。手少阳三焦经脉起于本经井穴关冲，流经原穴阳池，注入经穴支沟，在上进入头部的天牖穴，在下进入络穴外关。手阳明大肠经起于本经井穴商阳，然后流经原穴合谷，注入经穴阳溪，在上进入颈部的扶突穴，在下进入络穴偏历。这就是手三阳、足三阳左右共十二条经脉的根源流向与注入的部位，有络脉盛满现象的，都应当用泻法刺这些穴位。

【原文】 一日一夜五十营，以营五脏之精，不应数者，名曰狂生。所谓五十营者，五脏皆受气，持其脉口，数其至也。五十动而不一代者，五脏皆受气。四十动一代者，一脏无气。三十动一代者，二脏无气。二十动一代者，三脏无气。十动一代者，四脏无气。不满十动一代者，五脏无气。予之短期，要在终始。所谓五十动而不一代者，以为常也。以知五脏之期，予之短期者，乍数乍疏也。

黄帝曰：逆顺五体者，言人骨节之大小，肉之坚脆，皮之厚薄，血之清浊，气之滑涩，脉之长短，血之多少，经络之数，余已知之矣，此皆布衣匹夫之士也。夫王公大人，血食之君，身体柔脆，肌肉软弱，血气慓悍滑利，其刺之徐疾浅深多少，可得同之乎？

岐伯答曰：膏粱菽藿之味，何可同也？气滑即出疾，其气涩则出迟，气悍则针小而入浅，气涩则针大而入深，深则欲留，浅则欲疾。以此观之，刺布衣者，深以留之，刺大人者，微以徐之，此皆因气慓悍滑利也。

黄帝曰：形气之逆顺奈何？

岐伯曰：形气不足，病气有余，是邪胜也，急泻之；形气有余，病气不足，急补之；形气不足，病气不足，此阴阳气俱不足也，不可刺之，刺之则重不足。重不足则阴阳俱竭，血气皆尽，五脏空虚，筋骨髓枯，老者绝灭，壮者不复矣。形气有余，病气有余，此谓阴阳俱有余也。急泻其邪，调其虚实。故曰有余者泻之，不足者补之，此之谓也。

故曰：刺不知逆顺，真邪相搏。满而补之，则阴阳四溢，肠胃充郭，肝肺内䐜，阴阳相错。虚而泻之，则经脉空虚，血气竭枯，肠胃㑋辟，皮肤薄着，毛腠夭膲，予之死期。

故曰：用针之要，在于知调阴与阳。调阴与阳，精气乃光，合形与气，使神内藏。故曰：上工平气，中工乱脉，下工绝气危生。故曰：下工不可不慎也，必审五脏变化之病，五脉之应，经络之实虚，皮之柔麤，而后取之也。

【译文】 经脉的气在人体内运行，一昼夜为五十周，以营运五脏的精气。如果太过或不及，而不能与周行五十次的次数相应，人就会生病，这种情况又叫"狂生"。所谓"五十营"，是说使五脏都能得到精气的营养，并可从诊切寸口脉象，计算脉搏跳动的次数，以测脏气的盛衰。如果脉跳动五十次而无歇止，说明五脏都能接受精气的营养而健全，若脉跳四十次而有一次歇止的，便说明其中一脏衰败了；脉跳三十次而有一次歇止的，走二脏衰败了；脉跳二十次而有一次歇止的，是三脏衰败了；脉跳十次而有一次歇止的，是四脏衰败了；脉跳动不满十次就歇止的，是因为五脏精气俱衰，说明病者死期将近。脉跳动五十次而不歇止的，是五脏正常的脉象，可以借以测知五脏的精气情况。至于预料一个人短期内是否会死亡，则是从他脉象的忽快忽慢来断定的。

黄帝说：人形体的差异有五种情况，即是指其骨节大小的不同，肌肉坚脆的差别，皮肤的厚薄，血液的清浊的差异，气的运行也有滑有涩，经脉也有长有短，津血也有多有少，以及经络的数目等，这些我已经知道了，但这指的都是布衣之士，对于那些王公大人和终日食肉的人，他们往往身体脆弱，肌肉软弱，血气运行急速而滑利，在治疗时，手法的快慢，进针的深浅，取穴的多少，也可相同对待吗？

岐伯回答说：吃肥甘美味的人与吃糠菜粗食的人，在针治时怎么会一样呢？对于他们，气滑的应出针快，气涩的应出针慢；气滑的应当用小针浅刺，气涩的应当用大针深刺，深刺的还应留针，浅刺的则出针要快。由此看来，针刺布衣之士应深刺并且要留针，针刺王公大人应浅刺并且要慢进针，因为他们的气行有慓悍与急滑的不同。

黄帝说：形气出现了有余或不足的差别，又该怎样治疗呢？

岐伯说：形气不足，病气有余的，是邪气满实了，应当急用泻法以祛其邪；若形气有余，病气不足的，阴阳之气都已经不足了，不能用针刺这种患者，否则会更加不足，更加不足就会导致阴阳俱竭，气血耗尽，五脏空虚，筋骨枯槁，其结果是，老年人将要死亡，壮年人也难复原。假若形气有余，病气也有余，这就是阴阳都有余了，应该急用泻法祛其实邪，以调其虚实。所以说，凡是有余的应该用泻法，不足的应该用补法，就是这个道理。

所以说，凡是针刺，如果不懂得补泻逆顺的道理，就会导致正气与邪气的相互搏结。若邪气实却用了补法，就会导致阴阳气血满溢，邪气也会充塞大肠和胃，肝肺会发生胀满，阴阳之气也就错乱了。若正气虚却用了泻法，就会使经脉空虚，气血耗损枯竭，肠胃松弛无力，人也就会瘦得皮包骨，毫毛脱折枯焦，凭此便可以预见离死期不远了。

所以说，运用针法的要领，在于懂得调和阴阳。调和好了阴阳，精气就可以充足，形体与神气也可能相合，神气便能内藏而不会泄漏了，所以说，高明的医生能够调理阴阳之气，使阴阳之气平衡。一般的医生常常扰乱经脉，低劣的医生则有可能耗绝精气而危害生命。所以说，针刺时，运用补泻手法不可不审慎，一定要审察五脏的病情变化，以及五脏的脉象与病的感应情况，经络的虚实情况，皮肤的柔粗情况，才能适当地选取经穴进行治疗。

寿夭刚柔篇第六

【原文】 黄帝问于少师曰：余闻人之生也，有刚有柔，有弱有强，有短有长，有阴有阳，愿闻其方。

少师答曰：阴中有阴，阳中有阳，审知阴阳，刺之有方。得病所始，刺之有理。谨度病端，与时相应。内合于五脏六腑，外合于筋骨皮肤。是故内有阴阳，外亦有阴阳。在内者，五脏为阴，六腑为阳，在外者，筋骨为阴，皮肤为阳。故曰，病在阴之阴者，刺阴之荥俞，病在阳之阳者，刺阳之合，病在阳之阴者，刺阴之经，病在阴之阳者，刺络脉。故曰，病在阳者名曰风，病在阴者名曰痹，阴阳俱病名曰风痹。病有形而不痛者，阳之类也；无形而痛者，阴之类也。无形而痛者，其阳完而阴伤之也。急治其阴，无攻其阳。有形而不痛者，其阴完而阳伤之也。急治其阳，无攻其阴。阴阳俱动，乍有形，乍无形，加以烦心，命曰阴胜其阳。此谓不表不里，其形不久。

黄帝问于伯高曰：余闻形气病之先后，外内之应奈何？

伯高答曰：风寒伤形，忧恐忿怒伤气；气伤脏，乃病脏，寒伤形，乃应形；风伤筋脉，筋脉乃应。此形气外内之相应也。

黄帝曰：刺之奈何？

伯高答曰：病九日者，三刺而已；病一月者，十刺而已；多少远近，以此衰之。久痹不去身者，视其血络，尽出其血。

黄帝曰：外内之病，难易之治奈何？

伯高答曰：形先病而未入脏者，刺之半其日。脏先病而形乃应者，刺之倍其日。此外内难易之应也。

黄帝问于伯高曰：余闻形有缓急，气有盛衰，骨有大小，肉有坚脆，皮有厚薄，其以立寿夭奈何？

伯高答曰：形与气相任则寿，不相任则夭。皮与肉相果则寿，不相果则夭，血气经络胜形则寿，不胜形则夭。

【译文】　黄帝向少师发问说：我听说人出生后，性情便有刚柔之分，强弱的不同，身体有高矮的差异，而且还有男女的分别，希望你谈谈这其中的道理。

少师回答说：就人体的阴阳而论，阴中还有阴，阳中还有阳。首先要掌握阴阳的规律，才能很好地运用针刺的方法。同时还要了解发病的经过情况，用针才能合理。必须细心推测开始发病的因素，以及人体与四时气候的相应关系，在内与五脏六腑相合，在外与筋骨皮肤相合。所以体内有阴阳，体表亦有阴阳。在体内五脏为阴，六腑为阳；在体表筋骨为阴，皮肤为阳。因而在临床治疗上，病在阴中之阴的五脏，可刺阴经的荥穴和腧穴；病在阳中之阳的皮肤，可刺阳经的合穴；病在阳中之阴的筋骨，可刺阴经的经穴；病在阴中之阳的六腑，可刺络穴。因此，疾病的性质由于发病部位不同而异，病在体表，由于外感邪气引起的属阳，称为"风"；病在体内，由于病邪在内，使气血阻滞不畅的属阴，称为"痹"；如果表里阴阳俱病的，称为"风痹"。再从疾病的症状来分析，如果有外在形体的症状而没有内脏疼痛症状的，多属于阳证；没有外在形体的症状而见有内脏疼痛症状的，多属于阴证。由于体表无病而内脏受伤，当速治其里，不要误治其表；由于内脏无病而体表受伤的，当速治其表，不要误治其里。如果表里同时发病，症状忽见于体表，忽见于内脏，再加上病者心情烦躁不安，是内脏病甚于体表病，这就是病邪不单纯在表，也不单纯在里，属于表里同病，故预后不良。

黄帝问伯高说：我听说形体和脏气发病时有先后，那么内外相应的情况是怎样的呢？

伯高回答说：风寒之邪，多伤于人的外在形体；忧恐愤怒等情志变化，多伤及内在脏气。凡七情之气伤脏，则病变部位应在内脏；外感寒邪伤形，则发生疾病应在形体；风邪直接伤及筋脉，则筋脉也就相应地发生病变。由此可见，病邪与所伤部位的形气，是内外相应的。

黄帝说：如何进行针刺治疗呢？

伯高回答说：大抵病为九天，针治三次就会好；病已一月，针治十次可以好。病程的远近或时间的多少，都可根据这三天针一次的方法来计算之。至于邪气内阻，久而不愈之病，可仔细观察患者的血络，针刺血络出尽其恶血。

黄帝说：内外之病治疗上难易的情况是怎样的？

伯高回答说：外形先受病而尚未伤及内脏的，针治次数可以根据已病的日数减半计算。如果内脏先受病而后相应及于外形的，针刺次数则应当加倍计算。这是说疾病部位有内外之分，而治疗上也有难易的区别。

黄帝问伯高说：我听说人的外形有缓急，正气有盛衰，骨骼有大小，肌肉有坚脆，皮肤有厚薄，从这些方面怎样来确定人的寿夭呢？

伯高回答说：外形与正气相称的多长寿；不相称的多夭折。皮肤与肌肉相称的多长寿；不相称的多夭折。内在血气经络的强盛超过外形的多长寿；不能超过外形的多夭折。

【原文】 黄帝曰：何谓形之缓急？

伯高答曰：形充而皮肤缓者则寿，形充而皮肤急者则夭，形充而脉坚大者顺也，形充而脉小以弱者气衰，衰则危矣。若形充而颧不起者骨小，骨小则夭矣。形充而大肉䐃坚而有分者肉坚，肉坚则寿矣；形充而大肉无分理不坚者肉脆，肉脆则夭矣。此天之生命，所以立形定气而视寿夭者，必明乎此立形定气，而后以临患者，决生死。

黄帝曰：余闻寿夭，无以度之。

伯高答曰：墙基卑，高不及其地者，不满三十而死。其有因加疾者，不及二十而死也。

黄帝曰：形气之相胜，以立寿夭奈何？

伯高答曰：平人而气胜形者寿；病而形肉脱，气胜形者死，形胜气者危矣。

黄帝曰：余闻刺有三变，何谓三变？

伯高答曰：有刺营者，有刺卫者，有刺寒痹之留经者。

黄帝曰：刺三变者奈何？

伯高答曰：刺营者出血，刺卫者出气，刺寒痹者内热。

黄帝曰：营卫寒痹之为病奈何？

伯高答曰：营之生病也，寒热少气，血上下行。卫之生病也，气痛时来时去，怫忾贲响，风寒客于肠胃之中。寒痹之为病也，留而不去，时痛而皮不仁。

黄帝曰：刺寒痹内热奈何？

伯高答曰：刺布衣者，以火焠之；刺大人者，以药熨之。

黄帝曰：药熨奈何？

伯高答曰：用醇酒二十斤，蜀椒一斤，干姜一斤，桂心一斤，凡四种，皆㕮咀，渍酒中，用棉絮一斤，细白布四丈，并内酒中，置酒马矢熅中，封涂封，勿使泄。五日五夜，出棉絮曝干之，干复渍，以尽其汁。每渍必晬其日，乃出干。干，并用滓与棉絮，复布为复巾，长六七尺，为六七巾，则用之生桑炭炙巾，以熨寒痹所刺之处，令热入至于病所，寒复炙巾以熨之，三十遍而止。汗出以巾拭身，亦三十遍而止。起步内中，无见风。每刺必熨，如此病已矣。此所谓内热也。

【译文】　黄帝说：什么叫作形体的缓急？

伯高回答说：外形壮实而皮肤舒缓的多长寿；外形虽盛而皮肤紧急的多夭折。外形壮实而脉象坚大有力的为顺；外形虽盛而脉象弱小无力的为气衰，气衰是危险的。假使外形虽盛而颧骨不突起者骨骼小，骨骼小的多夭折。如外形壮实，而大肉突起有分理者是肉坚实，肉坚实的人多长寿；外形虽盛而大肉无分理不坚实者是肉脆，肉脆的人多夭折。以上所说，虽是人的先天禀赋，但是可以根据这些形气的不同情况来衡量体质之强弱，从而推断其长寿或夭折。医工必须明白这些道理，而后临床时根据形气的情况，以决定预后的良与不良。

黄帝说：我已听过关于寿夭的区别，但究竟怎样来衡量呢？

伯高回答说：凡是面部肌肉陷下，而四周骨骼显露的，不满三十岁就会死亡。如果再加上疾病的影响，不到二十岁就会有死亡的可能。

黄帝说：从形与气的相胜情况，如何来决定寿夭呢？

伯高回答说：健康人正气胜过外形的就会长寿；患者肌肉已经极度消瘦，虽然正气胜过外形，也终将要死亡；如果外形胜过正气，则是很危险的。

黄帝说：我听说刺法有三变，什么叫三变呢？

伯高回答说：有刺营分，刺卫分，刺寒痹稽留于经络三种。

黄帝说：这三种刺法是怎样的呢？

伯高回答说：刺营分时要疏通其血，刺卫分时要调和其气，刺寒痹时要使热气纳于内。

黄帝说：营分、卫分、寒痹的病状如何？

伯高回答说：营分病多出现寒热往来，呼吸少气，血上下妄行。卫有病则痛无定处，也不定时，胸腹会感到满闷或者窜动作响，这是风寒侵袭于肠胃所致的。寒痹的病状，多由病邪久留而不解，因此时常感到筋骨作痛，甚或皮肤麻木不仁。

黄帝说：刺寒痹怎样才能使躯体内部产生热感呢？

伯高回答说：对一般体质比较好的劳动者患者，可用烧红的火针刺治，而对养尊处优体质较差的患者，则应多用药熨。

黄帝说：药熨的方法是怎样的呢？

伯高回答说：是用醇酒二十升，蜀椒一升，干姜、桂心各一斤（升），这四种药捣碎后浸泡在酒中，再用丝绵一斤，细白布四丈，一起纳入酒中。把酒器加上盖，并用泥封固，不使泄气，放在燃着的干马粪内煨，经过五天五夜，将细布与丝绵取出晒干，干后再浸入酒内，如此反复地将药酒浸干为度。每次浸的时间要一整天，然后拿出来再晒干。等酒浸干后，将布做成夹袋，每个长六到七尺，共做成六七个，将药渣与丝绵装入袋内。用时取生桑炭火，将夹袋放在上面烘热，熨敷于寒痹所刺的地方，使得热气能深透于病处。夹袋冷了再将其烘热。如此熨敷三十次，每次都使患者出汗。出汗后用手巾揩身，也需要三十遍。并令患者在室内行走，但不能见风。按照这样的方法，每次针治时，再加用熨法，这样病就会治好，这就是内热方法。

官针篇第七

【原文】　凡刺之要，官针最妙。九针之宜，各有所为，长、短、大、小，各有所施也。不得其用，病弗能移。疾浅针深，内伤良肉，皮肤为痈；病深针浅，病气不泻，反为大脓。病小针大，气泻太甚，疾必为害；病大针小，气不泄泻，亦复为败。失针之宜。大者泻，小者不移。已言其过，请言其所施。

病在皮肤无常处者，取以镵针于病所，肤白勿取。病在分肉间，取以员针于病所。病在经络痼痹者，取以锋针。病在脉，气少，当补之者，取以鍉针于井荥分俞。病为大脓者，取以铍针。病痹气暴发者，取以员利针。病痹气痛而不去者，取以毫针。病在中者，取以长针。病水肿不能通关节者，取以大针。病在五脏固居者，取以锋针，泻于井荥分俞，取以四时。

凡刺有九，以应九变。一曰俞刺，俞刺者，刺诸经荥俞脏俞也；二曰远道刺，远道刺者，病在上，取之下，刺腑俞也；三曰经刺，经刺者，刺大经之结络经分也；四曰络刺，络刺者，刺小络之血脉也；五曰分刺，分刺者，刺分肉之间也；六曰大泻刺，大泻刺者，刺大脓以铍针也；七曰毛刺，毛刺者，刺浮痹皮肤也；八曰巨刺，巨刺者，左取右，右取左；九曰焠刺，焠刺者，刺燔针则取痹也。

【译文】 凡针治的要点，在于选用符合规格的针具为最妙。九种针各具有不同的作用，它各自的长短大小，也各有不同的使用方法。如果不能适当选用，病就不能去除。病在浅表的却针刺过深，就会损伤里面的好肉，发生痈肿。病在深部的却针刺过浅，病邪又不能排除，反而会形成大的脓肿。病轻浅却用大针，会使元气外泄而加重病情；疾病深重却用小针，邪气得不到排泄，治疗也就得不到效果了。不正确的用针往往是宜用小针却因误用了大针而泄去了正气，应用大针却误用了小针而使病邪得不到排除。这里已经说了错用针具的害处，那就让我再谈一下九针的正确用法。

病在皮肤而无固定的地方，可以用针针刺病变部位，但皮肤苍白的就不能针刺了。病在肌肉间的，可以用员针揩病变部位。病在经络，日久成痹的，应用锋针治疗。病在经脉，而气又不足的，当用补法，以鍉针按压井、荥、输等穴位。对患严重脓肿的，应当用铍针排脓治疗。痹证急性发作的，应当用员利针治疗。患痹证而疼痛又日久不止的，可以用毫针治疗。病已入里的，应当用长针刺治。患水肿并且关节不通利的，应当用大针刺治。病在五脏而固留不去的，可用锋针，在井荥输等穴用泻法刺治，并依据四时与腧穴的关系进行选穴。

针刺有九种方法，以对九种不同的病进行刺治。第一种叫作输刺，输刺是针刺十二经四肢的井、荥、输、经、合等各穴，以及背部两侧的脏腑腧穴。第二种叫作远道刺，远道刺的意思是说病在上部的，从下部取穴，针刺足，三阳经的腑俞穴。第三种叫作经刺，经刺就是针刺在深部经脉触到的硬结或压痛。第四种叫络刺，络刺就是刺皮下浅部的小络脉。第五种叫分刺，分刺就是针刺肌肉的间隙。第六种叫作大泻刺，大泻刺就是用铍针刺肠痈。第七种叫毛刺，毛刺就是针刺皮肤浅表的痹证。第八种叫作巨刺，巨刺就是左侧的病刺右侧的穴，右侧的病刺左侧的穴。第九种叫作焠刺，焠刺就是用火针治痹证。

【原文】　凡刺有十二节，以应十二经。一曰偶刺，偶刺者，以手直心若背，直痛所，一刺前，一刺后，以治心痹。刺此者，傍针之也。二曰报刺，报刺者，刺痛无常处也。上下行者，直内无拔针，以左手随病所按之，乃出针，复刺之也。三曰恢刺，恢刺者，直刺傍之，举之前后，恢筋急，以治筋痹也。四曰齐刺，齐刺者，直入一，傍入二，以治寒气小深者；或曰三刺，三刺者，治痹气小深者也。五曰扬刺，扬刺者，正内一，傍内四，而浮之，以治寒气之博大者也。六曰直针刺，直针刺者，引皮乃刺之，以治寒气之浅者也。七曰输针，输刺者，直入直出，稀发针而深之，以治气盛而热者也。八曰短刺，短刺者，刺骨痹，稍摇而深之，致针骨所，以上下摩骨也。九曰浮刺，浮刺者，傍入而浮之，以治肌急而寒者也。十曰阴刺，阴刺者，左右率刺之，以治寒厥；中寒厥，足踝后少阴也。十一曰傍针刺，傍针刺者，直刺傍刺各一，以治留痹久居者也。十二曰赞刺，赞刺者，直入直出，数发针而浅之出，血是谓治痈肿也。

脉之所居，深不见者，刺之微内针而久留之，以致其空脉气也。脉浅者，勿刺，按绝其脉乃刺之，无令精出，独出其邪气耳。

所谓三刺，则谷气出者。先浅刺绝皮，以出阳邪，再刺则阴邪出者，少益深绝，皮致肌肉，未入分肉间也；已入分肉之间，则谷气出。故《刺法》曰：始刺浅之，以逐邪气，而来血气，后刺深之，以致阴气之邪，最后刺极深之，以下谷气。此之谓也。

故用针者，不知年之所加，气之盛衰，虚实之所起，不可以为工也。

凡刺有五，以应五脏，一曰半刺，半刺者，浅内而疾发针，无针伤肉，如拔毛状，以取皮气，此肺之应也。

二曰豹文刺，豹文刺者，左右前后针之，中脉为故，以取经络之血者，此心之应也。

三曰关刺，关刺者，直刺左右尽筋上，以取筋痹，慎无出血，此肝之应也；或曰渊刺；一曰岂刺。

四曰合谷刺，合谷刺者，左右鸡足，针于分肉之间，以取肌痹，此脾之应也。

五曰输刺，输刺者，直入直出，深内之至骨，以取骨痹，此肾之应也。

【译文】 针刺有十二种方法，以适应十二经的病变。第一种叫偶刺，偶刺是用手对着胸部或背部，当痛处，一针刺前胸，一针刺后背，以治疗心痹的病。但刺时，针尖要向两旁倾斜。第二种叫报刺，报刺就是用针刺治痛无定处的病。方法是垂直行针，用左手按其痛处然后将针拔出，再进针。第三种叫恢刺，恢刺就是直刺筋脉的旁边，提插运捻向前向后，以治筋痹。第四种叫作齐刺，齐刺就是在病点正中直刺一针，左右两旁再各刺一针，以治寒邪小而深者。此法又叫三刺，三刺可以治疗痹气小而深的病。第五种叫扬刺，扬刺就是在病点正中刺一针，在病变周围刺四针，用浅《刺法》，以治寒气广泛的病。第六种叫作直针刺，直针刺就是用手捏起皮肤，将针沿皮直刺而入，以治寒气较浅的病。第七种叫作输刺，输刺就是将针直入直出，取穴少却又刺得深，以治气盛而有热的病。第八种叫作短刺，短刺可以治疗骨痹病，方法是慢慢进针，同时稍稍摇动针体，使针渐渐深入骨部，然后再上下提插摩擦骨部。第九种叫浮刺，浮刺是在病点旁浮浅的斜刺，以治疗肌肉挛急而寒的病。第十种叫阴刺，阴刺为左右都刺，以治寒厥病，凡中寒厥的，应刺足内踝后面的太溪穴。第十一种叫傍针刺，傍针刺就是在病点直刺一针，旁边也刺一针，以治久而不愈的痹证。第十二种叫赞刺，赞刺就是直入直出，快速进出针并浅刺出血，以治疗痈肿。

经脉所在的部位，深而难见的，针刺时要轻轻地进入而长时间留针，以疏导孔中的脉气。脉浅的不要刺，要先按绝经脉气，才可以进针，不使精气外泄，只使其邪气排出。

所谓经过三刺就使谷气流通的针法，是先浅刺皮肤，以宣泄阳邪；如果再刺就会使阴邪排出，稍微深刺，透过皮肤而接近肌肉，但没有刺到肌肉之间；当刺达肌肉之间时，谷气就会流通，针感也就出现了。所以刺法讲：开始应当浅刺，以驱逐浅表的邪气，而让血气流通；然后再深刺，以使阴邪外泄，最后深刺到深处，以疏导谷气。这就叫三刺。

所以用针的人，如果不知道每年运气的变化、气的盛衰所引起的疾病的虚实状况，就不能称其为医者。

还有五种刺法，可以与五脏有关的病变相应。第一种叫半刺，半刺就是下针浅而很快出针，不刺伤肌肉，就像拔除毫毛一般，用以祛除皮毛间的邪气，这是相应于肺脏的刺法。

第二种叫豹文刺，豹文刺就是在病变部位的左右前后下针，用以刺中络脉使其出血为度，用以消散经络间的瘀血，这是相应于心脏的刺法。

第三种叫关刺，关刺就是直刺四肢关节的附近，用以治疗筋痹，但应当注意刺时不能出血，这是相应于肝脏的刺法，也叫渊刺，又叫岂刺。

第四种叫合谷刺，合谷刺就是将针深刺到分肉之间，左右各斜刺一针，就像鸡足的样子，用以治疗肌痹，这是相应于脾脏的刺法。

第五种叫输刺，输刺就是进针时直入直出，深刺到骨的附近，用以治疗骨痹，这是相应于肾脏的刺法。

本神篇第八

【原文】　黄帝问于岐伯曰：凡刺之法，先必本于神。血、脉、营、气、精、神，此五脏之所藏也。至其淫泆离脏则精失、魂魄飞扬、志意恍乱、智虑去身者，何因而然乎？天之罪与？人之过乎？何谓德气生精、神、魂、魄、心、意、志、思、智、虑？请问其故。

岐伯答曰：天之在我者德也，地之在我者气也。德流气薄而生者也。故生之来谓之精；两精相搏谓之神；随神往来者谓之魂；并精而出入者谓之魄；所以任物者谓之心；心有所忆谓之意；意之所存谓之志；因志而存变谓之思；因思而远慕谓之虑；因虑而处物谓之智。

故智者之养生也，必顺四时而适寒暑，和喜怒而安居处，节阴阳而调刚柔。如是，则僻邪不至，长生久视。

　　是故怵惕思虑者则伤神，神伤则恐惧流淫而不止。因悲哀动中者，竭绝而失生。喜乐者，神惮散而不藏。愁忧者，气闭塞而不行。盛怒者，迷惑而不治。恐惧者，神荡惮而不收。

　　【译文】　黄帝问岐伯说：凡是针刺的一般原则，必须以人的生命活动作为根本。因为血、脉、营、气、精、神，都属五脏所藏的维持生命活动的物质和动力。如果七情过度，五脏精气就会与内脏分离，以至魂魄飞扬，意志恍乱，思虑也会丧失，这是什么原因造成的呢？究竟是天生的灾难，还是人为的过失呢？什么叫德气生精、神、魂、魄、心、意、志、思、智、虑？请教其中的道理。

　　岐伯回答说：天所赋予人的是"德"（如自然界的气候、日光雨露等），地所赋予人的是"气"（如地面上的物产）。因此，由于天之德下流与地之气上交，阴阳相结合，使万物化生，人才能生存。人之生命的原始物质，叫作精；男女交媾，两精结合而成的生机，叫作神；随从神气往来的精神活动，叫作魂；从乎精的先天本能，叫作魄；脱离母体之后，主宰生命活动的，叫作心；心里忆念而未定的，叫作意；主意已考虑决定，叫作志；根据志而反复思考，叫作思；思考范围由近及远，叫作虑；通过考虑而后毅然处理，叫作智。所以聪明的人保养身体，必定是顺从四时节令变化的，来适应气候的寒暑，不让喜怒过度，注意正常的饮食起居，节制阴阳的偏颇，调剂刚柔的活动。这样，四时不正的邪气也难以侵袭，从而能够长寿而不易衰老。

恐惧和思虑太过能损伤心神，神伤而恐惧的情绪时时流露于外。因悲哀太甚，内伤肝脏，能使正气耗竭以致绝灭而死亡。喜乐过度，使神气涣散而不守。忧愁太甚，使气机闭塞不通。大怒以后，能使神志昏迷。恐惧太甚，也使神气散失而不收。

【原文】　心，怵惕思虑则伤神，神伤则恐惧自失。破䐃脱肉，毛悴色夭死于冬。

脾，愁忧而不解则伤意，意伤则悗乱，四肢不举，毛悴色夭死于春。

肝，悲哀动中则伤魂，魂伤则狂妄不精，不精则不正，当人阴缩而挛筋，两胁骨不举，毛悴色夭死于秋。

肺，喜乐无极则伤魄，魄伤则狂，狂者意不存人，皮革焦，毛悴色夭死于夏。

肾，盛怒而不止则伤志，志伤则喜忘其前言，腰脊不可以俯仰屈伸，毛悴色夭死于季夏。

恐惧而不解则伤精，精伤则骨酸痿厥，精时自下。是故五脏主藏精者也，不可伤，伤则失守而阴虚；阴虚则无气，无气则死矣。

是故用针者，察观患者之态，以知精、神、魂、魄之存亡，得失之意，五者以伤，针不可以治之也。

肝藏血，血舍魂，肝气虚则恐，实则怒。

脾藏营，营舍意，脾气虚则四肢不用，五脏不安，实则腹胀经溲不利。

心藏脉，脉舍神，心气虚则悲，实则笑不休。

肺藏气，气舍魄，肺气虚，则鼻塞不利少气，实则喘喝胸盈仰息。

肾藏精，精舍志，肾气虚则厥，实则胀。五脏不安。必审五脏之病形，以知其气之虚实，谨而调之也。

【译文】 心因恐惧和思虑太过而伤及所藏之神，神伤便会时时恐惧，不能自主，久而大肉瘦削，皮毛憔悴，气色枯夭，死亡在冬季。

脾因忧愁不解而伤及所藏之意，意伤便会胸膈烦闷，手足无力举动，皮毛憔悴，气色枯夭，死亡在春季。

肝因悲哀太过而伤及所藏的魂，魂伤便会狂妄而不能清楚识周围，举动失常，同时使人前阴萎缩，筋脉拘挛，两胁不能舒张，皮毛憔悴，气色枯夭，死亡在秋季。

肺因喜乐太过而伤及所藏的魄。魄伤便会形成癫狂，语无伦次，皮毛肌肤憔悴，气色枯夭，死亡在夏季。

肾因大怒不止而伤及所藏的志，志伤便会记忆力衰退，腰脊不能俯仰转动，皮毛憔悴，气色枯夭，死亡在夏季。

又因恐惧不解而伤精，精伤则骨节酸软痿弱，四肢发冷，精液时时外流。所以说，五脏都主藏精，不能损伤，伤则所藏之精失守而为阴不足，阴不足则正气的化源断绝，人无正气则死。

因此，用针治病，应当仔细察看患者的神情与病态，从而了解其精、神、魂、魄、意、志有无得失的情况，如果五脏之精已经耗伤，就不可以妄用针刺治疗。

肝脏主藏血，血中舍魂，肝气虚则易产生恐惧，肝气实则容易发怒。脾脏主藏营，营中舍意，脾气虚则四肢不能运动，五脏缺乏营气而不能发挥正常的功能，脾气实则发生腹中胀满，大小便不利。心脏主藏脉，脉中舍神，心气虚易产生悲感，心气实则喜笑不止。肺脏主藏气，气中舍魄，肺气虚则发生鼻塞呼吸不利，短气，肺气实则喘促胸满，仰面呼吸。肾脏主藏精，精中舍志，肾气虚则四肢厥冷，肾气实则少腹作胀。所以治病必须审察五脏的病状，进一步分析脏气的虚实，然后再谨慎地加以调治。

终始篇第九

【原文】 凡刺之道，毕于终始，明知终始，五脏为纪，阴阳定矣。阴者主脏，阳者主腑，阳受气于四末，阴受气于五脏，故泻者迎之，补者随之，知迎知随，气可令和，和气之方，必通阴阳。五脏为阴，六腑为阳，传之后世，以血为盟。敬之者昌，慢之者亡。无道行私，必得夭殃。

谨奉天道，请言终始。终始者，经脉为纪。持其脉口人迎，以知阴阳有余不足，平与不平，天道毕矣。所谓平人者不病，不病者，脉口人迎应四时也，上下相应而俱往来也，六经之脉不结动也，本末之寒温之相守司也。形肉血气必相称也，是谓平人。少气者，脉口人迎俱少，而不称尺寸也。如是者，则阴阳俱不足，补阳则阴竭，泻阴则阳脱。如是者，可将以甘药，不可饮以至剂，如此者弗灸。不已者因而泻之，则五脏气坏矣。

人迎一盛，病在足少阳，一盛而躁，病在手少阳。人迎二盛，病在足太阳，二盛而躁，病在手太阳，人迎三盛，病在足阳明，三盛而躁，病在手阳明。人迎四盛，且大且数，名曰溢阳，溢阳为外格。

脉口一盛，病在足厥阴；厥阴一盛而躁，在手心主。脉口二盛，病在足少阴；二盛而躁，在手少阴。脉口三盛，病在足太阴；三盛而躁，在手太阴。脉口四盛，且大且数者，名曰溢阴。溢阴为内关，内关不通，死不治。人迎与太阴脉口俱盛四倍以上，名曰关格。关格者，与之短期。

【译文】　针刺的道理，一定要准确了解"终始"的含义，这就必须以五脏为纲纪，然后再确定阴经阳经的部位。阴经主于五脏，阳经主于六腑。阳经承接四肢中运行的脉气，阴经承接五脏中运行的脉气。所以，在采用泻法刺治时要迎而守之，采用补法刺治时要随而济之。掌握了迎随补泻的要领，就可以使脉气调和。而调和脉气的要点，在于了解阴阳规律，五脏为阴，六腑为阳。如果要将这些道理传授给后世，传授时应歃血为誓，也只有如此，才能发扬光大。如果不加重视，这些道理就会逐渐消亡，如果不按这些方法去做，就会造成天祸。

谨慎地顺应天地间阴阳盛衰的道理，以掌握针刺终始的含义。所谓终始，就是以十二经脉为纲纪，诊察寸口和人迎两处，以了解人体阴阳的虚实盛衰，以及阴阳的平衡情况。这样也就大致掌握了阴阳盛衰的规律。所谓平人，就是平常无病的人。平人的脉口和人迎两处的脉象是和四时的阴阳变化相和的，脉气也上下相应，往来不息，六经的脉搏既无结涩和不足，也没有动疾有余的现象产生，内脏之本和肢体之末，在四时寒温变化时，就能相互协调，形肉和血气也能互为协调。这就是平常无病的人。

气短的人，脉口和人迎都会表现出虚弱无力的脉象，与两手的寸、尺两脉也不相称。这种情况，属于阴阳都不足的征象。治疗时，如果补阳，就会导致阴气衰竭，泻阴又会导致阳气脱泄。因此，只能用甘缓的药剂加以调补，如果还不能痊愈则可服用能快速起效的药物。像这样的病，切勿用艾灸治疗，如果因不能快速产生疗效，而用泻法，那么五脏的精气就会受到损害。

人迎脉比寸口大一倍的，病在足少阳胆经，大一倍而又同时出现躁动症状的，病在少阳三焦经。人迎脉比寸口大两倍的，病在足太阳膀胱经，大两倍而又同时有躁动症状的，病在手太阳小肠经。人迎脉寸口脉大三倍的，病在足阳明胃经，大三倍而又同时有躁动症状的，病在手阳明大肠经。人迎脉比寸口大四倍的，并且脉象又大又快的，叫溢阳，溢阳是因为六阳盛极，而不能与阴气相交，所以称为外格。

寸口脉比人迎大一倍的，病在足厥阴肝经，大一倍而又同时有躁动症状的，病在手厥阴心包络经。寸口脉比人迎大两倍的，病在足少阴肾经，大两倍而又同时有躁动症状的，病在手少阴心经。寸口脉比人迎大三倍的，病在足太阴脾经，大三倍而又同时有躁动症状的，病在手太阴肺经。寸中脉比人迎大四倍，并且脉象又大又快的，叫作溢阴。溢阴是因为六阴盛极，而不能与阳气相交，所以称为内关。内关是阴阳隔绝的死症。人迎与寸口脉都比平常的大四倍以上的，叫作关格。出现了关格的脉象，人也就接近死期了。

【原文】 人迎一盛，泻足少阳而补足厥阴，二泻一补，日一取之，必切而验之，疏取之上，气和乃止。人迎二盛，泻足太阳补足少阴，二泻一补，二日一取之，必切而验之，疏取之上，气和乃止。人迎三盛，泻足阳明而补足太阴，二泻一补，日二取之，必切而验之，疏取之上，气和乃止。

脉口一盛，泻足厥阴而补足少阳，二补一泻，日一取之，必切而验之，疏而取上，气和乃止。脉口二盛，泻足少阴而补足太阳，二补一泻，二日一取之，必切而验之，疏取之上，气和乃止。脉口三盛，泻足太阴而补足阳明，二补一泻，日二取之，必切而验之，疏而取之上，气和乃止。所以日二取之者，太阳主胃，大富于谷气，故可日二取之也。

人迎与脉口俱盛三倍以上，命曰阴阳俱溢，如是者不开，则血脉闭塞，气无所行，流淫于中，五脏内伤。如此者，因而灸之，则变易而为他病矣。

凡刺之道，气调而止，补阴泻阳，音气益彰，耳目聪明。反此者，血气不行。

所谓气至而有效者，泻则益虚，虚者，脉大如其故而不坚也；坚如其故者，适虽言故，病未去也。补则益实，实者，脉大如其故而益坚也；夫如其故而不坚者，适虽言快，病未去也。故补则实、泻则虚，痛虽不随针，病必衰去。必先通十二经脉之所生病，而后可得传于终始矣。故阴阳不相移，虚实不相倾，取之其经。

凡刺之属，三刺至谷气，邪僻妄合，阴阳易居，逆顺相反，沉浮异处，四时不得，稽留淫泆须针而去。故一刺则阳邪出，再刺则阴邪出，三刺则谷气至，谷气至而止。所谓谷气至者，已补而实，已泻而虚，故以知谷气至也。邪气独去者，阴与阳未能调而病知愈也。故曰：补则实，泻则虚，痛虽不随针，病必衰去矣。

阴盛而阳虚，先补其阳，后泻其阴而和之。阴虚而阳盛，先补其阴，后泻其阳而和之。

三脉动于足大趾之间，必审其实虚，虚而泻之，是谓重虚。重虚病益甚。凡刺此者，以指按之，脉动而实且疾者疾泻之，虚而徐者则补之。反此者，病益甚。其动也，阳明在上，厥阴在中，少阴在下。

膺俞中膺，背俞中背，肩膊虚者，取之上。

重舌，刺舌柱以铍针也。

手屈而不伸者，其病在筋，伸而不屈者，其病在骨，在骨守骨，在筋守筋。

补须一方实，深取之，稀按其痏，以极出其邪气。一方虚，浅刺之，以养其脉，疾按其痏，无使邪气得入。邪气来也紧而疾，谷气来也徐而和。脉实者深刺之，以泄其气；脉虚者，浅刺之，使精气无泻出，以养其脉，独出其邪气。

刺诸痛者，其脉皆实。

故曰：从腰以上者，手太阴阳明皆主之；从腰以下者，足太阴阳明皆主之。病在上者下取之；病在下者高取之；病在头者取之足；病在腰者取之腘。病生于头者，头重；生于手者，臂重；生于足者，足重。治病者，先刺其病所从生者也。

【译文】 人迎脉比寸口脉大一倍的，就应泻足少阳胆经，而补足厥阴肝经。用二泻一补法，每日针刺一次，施针时，还必须切人迎与寸口脉，以测病势的进退，如果表现为躁动不安的，应取上部的穴位，直到脉气调和了才能停止针刺。人迎脉比寸口脉大二倍，就应该泻足太阴膀胱经，补足少阴肾经。用二泻一补法，每两日针刺一次，施针时，还应切人迎与寸口脉，以测病势的进退，如果同时有躁动不安的情况的，应取用上部的穴位，直到脉气调和了才能停止针刺。人迎脉比寸口脉大三倍的，就应该泻足阳明胃经，补足太阴脾经，用二泻一补法，每日针刺二次，施针时，还应切人迎与寸口脉，以测病势的进退，如果表现为躁动不安的，就取上部的穴位，直到脉气调和了，才能停止针刺。

寸口脉比人迎脉大一倍的，应该泻足厥阴肝经，以补足少阳胆经，用二泻一补法，每日针刺一次，施针时，还应切寸口与人迎脉，以测病势的进退，如果有躁动不安的情况的，就应取上部的穴位，直到脉气调和了，才能停止针刺。寸口脉比人迎脉大二倍的，应该泻足少阴肾经，以补足太阳膀胱经。用二泻一补法，每两日针刺一次，施针时，还应切寸口与人迎脉，以测病势的进退，如果有躁动不安的情况的，应取上部的穴位，直到脉气调和了，才能停止针刺。寸口脉比人迎脉大三倍的，应该泻足太阳脾经，以补足阳明胃经，用二泻一补法，每日针刺两次，施针时，还应切寸口与人迎脉，以测病势的进退，如果有躁动不安的情况的，应取上部的穴位，直到脉气调和了，才能停止针刺。每日针刺两次的原因是什么呢？因为太阴主胃，当谷气充盛时，人就气多血多，所以可以每日刺两次。

人迎和寸口脉的脉象都比平常大三倍以上的，叫作阴阳俱溢。这样的病，如果不加以疏通，血脉就会闭塞，气血也不能流通，流溢于肉里，就会损伤五脏。在这种情况下，如果妄用了灸法，就会导致变易，而引发其他的疾病。

大凡针刺，都以达到阴阳调和为目的。补阴泻阳，就是补五脏不足的正气，泻六淫邪气，这样人才能音声清朗，元气充盛，耳聪目明。如果泻阴补阳，就会导致气血不畅。

所谓针下得气而有了疗效，是说实证因为用了泻法，证候便由实转虚，这种虚证的脉象虽然与原来的大小相同，但已变得虚软不坚了；如果脉象仍然坚实，患者虽已感到轻快，但疾病也并未去除。如果虚症用了补法，症候就会由虚转实，这种实症的脉象虽然与原来同样大小，却比先前坚实有力；如果经过针刺，脉象还像以前那样大，却虚软而不坚实，患者虽然觉得舒服，但疾病也未除去。所以应正确运用补泻的手法，以使补能充实正气，泻能祛除邪气，病痛虽不能随着出针而立即除去，但病势却必然会减轻。必须先了解十二经脉的机理，才能领悟终始篇的深刻含义。阴经阳经各有固定的循行部位，与脏腑也有确定的配属关系，补虚泻实的原则也不能互为颠倒。针治也应按经取穴。

凡适于用针治的病，都应当用三刺法，使针下获得谷气流通的感觉。由于邪气侵入经脉后会与血气相温和，会扰乱阴阳之气原有的位置，使气血运行的逆顺方向倒置，脉象的沉浮异常，与四时不相应，邪气就会滞留体内而淫溢流散。这些病变，都可用针刺治疗。初刺是刺皮肤，以使浅表的阳邪排出；二刺是刺肌肉，以使阴分的邪气排出；三刺是刺分肉，以使谷气流通而能得气，但得气后就可以出针了。所谓谷气至，是说在用了补法之后，会感觉到正气充实了，在用了泻法之后，会感觉到病邪被排出了。也因此知道谷气已到了。经过针刺，邪气被排出后，虽然阴阳血气还没有得以完全调和，但已察觉病痊愈。所以准确地使用补法，正气就可得到充实；准确使用泻法，邪气就会衰退，病痛虽然不会随着出针而立即痊愈，但病势必定会减轻的。

阴经的邪气旺盛，阳经的正气虚弱，就应该先补充阳经的正气，再泻去阴的邪气，以调和其有余和不足。阴经的正气虚弱了，阳经的邪气盛了，应该先补阴经的正气，再泻去阳经的邪气，从而调和它的有余和不足。

足阳明经、足厥阴经、足少阴经三脉，都搏动于足大拇趾与食指之间，针刺时应当视察三经的实虚。如果虚症误用了泻法，叫重虚，虚而更虚，病情就免不了会加重。凡是刺治这类病症，可以先切其脉搏，脉的搏动坚实而急速的，就立即用泻法；脉的搏动虚弱而缓慢的，就用补法，如果用了相反的针法，那么病情就会加重。至于三经动脉，足阳明经在足跗之上，足厥阴经在足跗之内，足少阴经在足附之下。

阴经有病的，应刺胸部的腧穴；阳经有病的，应刺背部的腧穴；肩膀部出现虚症的，应当取上肢经脉的腧穴。

对于重舌（舌下所生的一种物，形状像小舌——译注。）的患者，应当用铍针，刺舌下根柱部，以排出恶血。

手指弯曲而不能伸直的，即筋病；手伸直而不能弯曲的，属骨病。而病在骨的就应当治骨，病在筋的就应当治筋。

用针刺的方法补泻时，必须注意：脉象坚实有力的，就用深刺的方法，出针后也不要很快按住针孔，以利其尽量泄去邪气；脉象虚弱乏力的，就用浅刺的方法，以养护所取的经脉，出针时，则应迅速按住针孔，以防止邪气的侵入。邪气来时，针下会感觉到坚紧而疾速。谷气来时，针下会感觉徐缓而柔和。脉气盛实的，应当用深刺的方法，向外泻去邪气；脉气虚弱的，就应当用浅刺的方法，使精气不至于外泄，而养其经脉，仅将邪气泄出。

针刺各种疼痛的病症，大多用深刺的方法，因为痛证的脉象都坚实有力。

腰以上的病，可取手太阴、手阳明二经的穴位针治；腰以下的病，可取足太阴、足阳明二经的穴位刺治；病在上部的，可以取下部的穴；病在下部的，可以取上部的穴位；病在头部的，可以取足部的穴位；病在足部的，可以取腘窝部的穴位；病在头部的，会觉得足很沉重。取穴刺治时，应先找出最先发病的部位，然后再行针刺。

【原文】　春气在毛，夏气在皮肤，秋气在分肉，冬气在筋骨。刺此病者，各以其时为齐。故刺肥人者，以秋冬之齐，刺瘦人者，以春夏之齐。

病痛者，阴也，痛而以手按之不得者，阴也，深刺之。病在上者，阳也。病在下者，阴也。痒者，阳也，浅刺之。

病先起阴者，先治其阴，而后治其阳；病先起阳者，先治其阳，而后治其阴。

刺热厥者，留针反为寒；刺寒厥者，留针反为热。刺热厥者，二阴一阳；刺寒厥者，二阳一阴。所谓二阴者，二刺阴也；一阳者，一刺阳也。

久病者，邪气入深。刺此病者，深内而久留之，间日而复刺之，必先调其左右，去其血脉，刺道毕矣。

凡刺之法，必察其形气。形肉未脱，少气而脉又躁，躁厥者，必为缪刺之，散气可收，聚气可布。

深居静处，占神往来，闭户塞牖，魂魄不散，专意一神，精气之分，毋闻人声，以收其精，必一其神，令志在针。

浅而留之，微而浮之，以移其神，气至乃休。

男内女外，坚拒勿出，谨守勿内，是谓得气。

凡刺之禁：新内勿刺，新刺勿内；已醉勿刺，已刺勿醉；新怒勿刺，已刺勿怒；新劳勿刺，已刺勿劳；已饱勿刺，已刺勿饱；已饥勿刺，已刺勿饥；已渴勿刺，已刺勿渴；大惊大恐，必定其气乃刺之。乘车来者，卧而休之，如食顷乃刺之。出行来者，坐而休之，如行十里顷乃刺之。凡此十二禁者，其脉乱气散，逆其营卫，经气不次，因而刺之，则阳病入于阴，阴病出为阳，则邪气复生。粗工勿察，是谓伐身，形体淫泆，乃消脑髓，津液不化，脱其五味，是谓失气也。

太阳之脉，其终也。戴眼，反折，瘛疭，其色白，绝皮乃绝汗，绝汗则终矣。

少阳终者，耳聋，百节尽纵，目系绝，目系绝一日半则死矣。其死也，色青白，乃死。

阳明终者，口目动作，喜惊、妄言、色黄；其上下之经盛而不行，则终矣。

少阴终者，面黑，齿长而垢，腹胀闭塞，上下不通而终矣。

厥阴终者，中热嗌干，喜溺，心烦，甚则舌卷，卵上缩而终矣。

太阴终者，腹胀闭，不得息，气噫，善呕，呕则逆，逆则面赤，不逆则上下不通，上下不通则面黑，皮毛燋而终矣。

【译文】 春天的邪气伤人的毫毛，夏天的邪气伤人的皮肤，秋天的邪气伤人的肌肉，冬天的邪气伤人的筋骨。治疗与时令相关的病，针刺的深浅，应该因季节的变化而有所不同。针刺肥胖的人，应采取秋冬所用的深刺法，针刺瘦弱的人，应采取春夏所用的浅刺法。

有疼痛症状的患者，多属阴证，疼痛而用按压的方法却不确定痛处的，也属于阴证，都应当用深刺的方法。病在上部的属阳证，病在下部的属阴证。身体发痒的人，说明病邪在皮肤，属阳证，应采用浅刺的方法。

病起于阴经的，应当先治疗阴经，然后再治阳经；病起于阳经的，应当先治疗阳经，然后再治疗阴经。

刺治热厥的病，进针后应当留针，以使热象转寒；刺治寒厥的病，进针后应当留针，以使寒象转热。刺治热厥的病，应当刺阴经二次，刺阳经一次；刺治寒厥的病，应当刺阳经二次，刺阴经一次。二阴的意思，是指在阴经针刺二次；一阳的意思，是指在阳经针刺一次。

久病的人，病邪的侵入必定已经很深，针刺这类疾病必须深刺而且留针时间要长，每隔一日应当再针刺一次。还必须先确定邪气在左右的偏盛情况，刺之以使其调和，并去掉血络中的瘀血。针刺的道理大体就如此了。

针刺前，必须诊察患者形体的强弱和元气盛衰的情况。如果形体肌肉并不显得消瘦，只是元气衰少而脉象躁动的，这种脉象躁动而厥的病，必须用缪刺法，使耗散的真气可以收敛，积聚的邪气可以散去。

针刺时，刺者应如深居幽静一样，静察患者的精神活动，又如同紧闭的门窗一样，心神贯注，听不到外界的声响，以使精神内守，专一地进行针刺。

或用浅刺而留针的方法，或用轻微浮刺的方法，以转移患者的注意力，直到针下得气为止。

针刺之后，应使阳气内敛，阴气外散，持守正气而不让其泄出，谨守邪气而不让其侵入，这就是得气的含义。

针刺的禁忌：行房事不久的不可针刺，针刺后不久的不可行房事；正当醉酒的人不可针刺，已经针刺的人不能紧接着就醉酒；正发怒的人不可以针刺，针刺后的人不能发怒；刚刚劳累的人不能针刺，已经针刺的人不要过度劳累；饱食之后不可以针刺，已经针刺的人不能食得过饱；饥饿的人不可以针刺，已经针刺的人不要受饥饿；正渴的时候不可以针刺，已经针刺的人不要受渴。异常惊恐的人，应待其情绪安定之后，才可以针刺。乘车前来的人应该让他躺在床上休息大约一顿饭的时间再给他针刺。步行前来的患者，应叫他坐下休息大约走十里路所需的时间，才可以针刺。以上这十二种情况，大多会脉象紊乱，正气耗散，营卫失调，经脉之气不能依次运行，如果此时草率地针刺，就会使阳经的病侵入内脏，阴经的病传致阳经，使邪气重新得以滋生。粗医不体察这些禁忌而用针刺，可以说是在摧残患者的身体，使其全身酸痛无力，脑髓消耗，津液不能布输，丧失了化生五味的精微，而造成真气消亡，这就是所说的失气。

手足太阳二经脉气将绝时，患者的眼睛上视而不能转动，角弓反张，手足抽搐，面色苍白，皮色败绝，汗水暴下，绝汗一出，人也就快死亡了。

手足少阳二经脉气将绝时，患者会出现耳聋，周身关节松弛无力，目系脉气竭绝而眼珠不能转动，目系已经竭绝，过一日半的时间就会死亡了，临死时会面色青白。

手足阳明二经脉气将绝时，患者会出现口眼抽动、歪斜，易惊恐，胡言乱语，面色黄，三脉躁动，脉气不行，这时人也就要死亡了。

手足少阴二经脉气将绝时，患者会出现面色发黑，牙齿变长且多污垢，腹部胀满，气机阻塞，上下不通等症，这时就接近死亡了。

手足厥阴二经脉气将绝之时，患者会出现胸中发热，咽喉干燥，排尿频数，心烦，甚至舌卷，阴囊上缩等症，并很快会死亡。

手足太阴二经脉气将绝时，患者会出现腹部胀闷，呼吸不利，嗳气，喜呕吐，呕吐时气机上逆，气机上逆面色就会发赤，如果气不上逆就会上下不通，上下不通就会出现面色发黑、皮毛焦枯等症状，人也因此而死亡。

灵枢译注卷三

经脉篇第十

【原文】 雷公问于黄帝曰：《禁脉》之言，凡刺之理，经脉为始，营其所行，制其度量，内次五脏，外别六腑，愿尽闻其道。

黄帝曰：人始生，先成精，精成而脑髓生，骨为干，脉为营，筋为刚，肉为墙，皮肤坚而毛发长，谷入于胃，脉道以通，血气乃行。

雷公曰：愿卒闻经脉之始生。

黄帝曰：经脉者，所以能决死生、处百病、调虚实，不可不通。

肺手太阴之脉，起于中焦，下络大肠，还循胃口，上膈属肺，从肺系横出腋下，下循臑内，行少阴心主之前，下肘中，循臂内上骨下廉，入寸口，上鱼，循鱼际，出大指之端；其支者，从腕后直出次指内廉出其端。

是动则病肺胀满，膨膨而喘咳，缺盆中痛，甚则交两手而瞀，此为臂厥。是主肺所生病者，咳，上气喘渴，烦心，胸满，臑臂内前廉痛厥，掌中热。气盛有余，则肩背痛，风寒汗出中风，小便数而欠。气虚则肩背痛，寒，少气不足以息，溺色变。为此诸病，盛则泻之，虚则补之，热则疾之，寒则留之，陷下则灸之，不盛不虚，以经取之。盛者，寸口大三倍于人迎，虚者，则寸口反小于人迎也。

大肠手阳明之脉，起于大指次指之端，循指上廉，出合谷两骨之间，上入两筋之中，循臂上廉，入肘外廉，上臑外前廉，上肩，出髃骨之前廉，上出于柱骨之会上，下入缺盆，络肺，下膈，属大肠。其支者，从缺盆上颈，贯颊，入下齿中，还出挟口，交人中，左之右，右之左，上挟鼻孔。

【译文】 雷公向黄帝发问说：《禁服》篇上说，要掌握针刺治病的方法，首先应当了解经脉，因为它是全身气血运行的通道，它循行的路线和长短都有一定的标准，在内依次与五脏相连，在外分别与六腑相通。我想请你详尽地讲解一下这其中的道理。

黄帝说：人初孕育之时，是先由男女之精会合而成的，然后精再发育而生脑髓，此后才逐渐形成人体。期间以骨骼为支柱，以经脉营养全身，坚劲的筋如绳索一样约束着骨骼，肌肉像墙一样卫护着机体，到皮肤变得坚韧，毛发生长后，人体就形成了。出生以后，水谷入胃，化生精微，脉道内外贯通，血气也就在脉中运行不息了。

雷公说：希望你能讲讲经脉运行发生的情况。

黄帝说：经脉用来决断疾病的预后，处治许多疾病，调节虚实，医者不通晓是不行的。

手太阴肺经，起始于中脘部，向下联络大肠，回绕沿着胃下口到胃上口，上贯膈膜，连属肺脏，再从气管、喉咙横走腋下，沿上臂内侧下行，走在手少阴经和手厥阴经的前面，直下至肘内，然后顺着前臂内侧，经掌后高骨下缘，入寸口动脉处，行至鱼，沿手鱼边缘，出拇指尖端；它的支脉，从手腕后直走食指内侧尖端，与手阳明大肠经相接。

由于外邪侵犯本经而发生的病症，为肺部膨膨胀满，咳嗽气喘，缺盆部疼痛，严重的可见两手交叉按于胸部，视物模糊不清，这是臂厥病。本经所主的肺脏发生病变，可见咳嗽，呼吸迫促，喘声粗急，心中烦乱，胸部满闷，臂部内侧前缘疼痛厥冷，或掌心发热。本经气盛有余，可发生肩背疼痛，畏风寒，汗出等中风症，排尿次数多而量少。本经气虚，可发生肩背疼痛，气短，排尿颜色变得不正常。以上这些病症，属实的就用泻法，属虚的就用补法，属热的就用速刺法，属寒的就用留针法，脉虚陷的就用灸法，不实不虚的从本经取治。本经气盛，寸口脉比人迎脉大三倍；气虚，寸口脉反小于人迎脉。

手阳明大肠经，起始于食指尖端，沿食指的上缘，通过拇指、食指岐骨间的合谷穴，上入腕上两筋凹陷处，沿前臂上方至肘外侧，再沿上臂外侧前缘，上肩，出肩峰前缘，上出于大椎穴上，再向前入缺盆，联络肺，下膈，连属大肠；它的支脉，从缺盆上走颈部，通过颊部，入下齿龈，回转绕至上唇，左右两脉交会于人中，左脉向右，右脉向左，上行挟于鼻孔两侧，与足阳明胃经相接。

【原文】 是动则病齿痛，颈肿。是主津液所生病者，目黄，口干，鼽衄，喉痹，肩前臑痛，大指次指痛不用，气有余则当脉所过者热肿；虚则寒栗不复。为此诸病，盛则泻之，虚则补之，热则疾之，寒则留之，陷下则灸之，不盛不虚，以经取之。盛者，人迎大三倍于寸口；虚者，人迎反小于寸口也。

胃足阳明之脉，起于鼻之交頞中，旁纳太阳之脉，下循鼻外，入上齿中，还出挟口环唇，下交承浆，却循颐后下廉，出大迎，循颊车，上耳前，过客主人，循发际，至额颅；其支者，从大迎前下人迎，循喉咙，入缺盆，下膈，属胃，络脾；其直者，从缺盆下乳内廉，下挟脐，入气冲中；其支者，起于胃口，下循腹里，下至气冲中而合，以下髀关，抵伏兔，下膝膑中，下循胫外廉，下足跗，入中指内间；其支者，下廉三寸而别；下入中趾外间；其支者，别跗上，入大趾间，出其端。

是动则病洒洒振寒，善呻，数欠，颜黑，病至则恶人与火，闻木声则惕然而惊，心欲动，独闭户塞牖而处。甚则欲上高而歌，弃衣而走，贲向腹胀，是为骭厥。是主血所生病者，狂疟，温淫，汗出，鼽衄，口喎，唇胗，颈肿，喉痹，大腹水肿，膝膑肿痛，循膺、乳、气冲、股、伏兔、骭外廉、足跗上皆痛，中趾不用，气盛则身以前皆热，其有余于胃，则消谷善饥，溺色黄；气不足则身以前皆寒栗，胃中寒则胀满。为此诸病，盛则泻之，虚则补之，热则疾之，寒则留之，陷下则灸之，不盛不虚，以经取之。盛者，人迎大三倍于寸口，虚者，人迎反小于寸口也。

脾足太阴之脉，起于大趾之端，循趾内侧白肉际，过核骨后，上内踝前廉，上踹内，循胫骨后，交出厥阴之前，上膝股内前廉，入腹，属脾，络胃，上膈，挟咽，连舌本，散舌下；其支者，复从胃，别上膈、注心中。

是动则病舌本强，食则呕，胃脘痛，腹胀，善噫，得后与气，则快然如衰，身体皆重。是主脾所生病者，舌本痛，体不能动摇，食不下，烦心，心下急痛，溏瘕泄，水闭，黄疸，不能卧，强立，股膝内肿厥，足大趾不用。为此诸病，盛则泻之，虚则补之，热则疾之，寒则留之，陷下则灸之，不盛不虚，以经取之。盛者，寸口大三倍于人迎，虚者，寸口反小于人迎。

心手少阴之脉，起于心中，出属心系，下膈，络小肠；其支者，从心系，上挟咽，系目系；其直者，复从心系却上肺，下出腋下，下循臑内后廉，行太阴心主之后，下肘内，循臂内后廉，抵掌后锐骨之端，入掌内后廉，循小指之内，出其端。

是动则病嗌干，心痛，渴而欲饮，是为臂厥。是主心所生病者，目黄，胁痛，臑臂内后廉痛厥，掌中热痛。为此诸病，盛则泻之，虚则补之，热则疾之，寒则留之，陷下则灸之，不盛不虚，以经取之。盛者，寸口大再倍于人迎，虚者，寸口反小于人迎也。

【译文】　由于外邪侵犯本经而发生的病症，为牙齿疼痛，颈部肿大。本腑所主的津液发生病变，可出现眼睛发黄，口中发干，鼻流清涕或出血，喉中肿痛，肩前及上臂作痛，食指疼痛不能运动。气有余的症，为在本经脉循行所过的部位上发热而肿；气不足的虚症，为恶寒战栗，且难以回复温暖。这些病症，属实的就用泻法，属虚的就用补法，属热的就用速刺法，属寒的就用留针法，脉虚陷的就用灸法，不实不虚的从本经取治。本经气盛，人迎脉比寸口脉大三倍；气虚，人迎脉反小于寸口脉。

足阳明胃经，起于鼻旁，由此上行，左右相交于鼻梁凹陷入，缠束旁侧的足太阳经脉，至目下睛明穴，由此下行，沿鼻外侧，入上齿龈，复出环绕口唇，相交于任脉的承浆穴，退转沿腮下后方出大迎穴，沿耳下颊车上行至耳前，过足少阳经的客主人穴，沿发际至额颅部；它的支脉，从大迎前下走人迎穴，沿喉咙入缺盆，下膈膜，连属胃腑，联络与本经相表里的脾脏；其直行的经脉，从缺盆下走乳内侧，再向下挟脐，入毛际两旁的气冲部；另一支脉，从胃下口走腹内，下至气冲部与前直行的经脉会合，再由此下行，经大腿前方至髀关，直抵伏兔穴，下入膝盖中，沿胫骨前外侧至足背，入中趾内侧；又一支脉，从膝下三寸处分出，下行到足中趾的外侧；又一支脉，从足背斜出足厥阴的外侧，走入足大趾，直出大趾尖端，与足太阴脾经相接。

由于外邪侵犯本经而发生的病症，有发寒战抖，好呻吟，频频打呵欠，额部暗黑，病发时厌恶见人和火光，听到木的声响就会惊怕，心跳不安，喜欢关闭门窗独居室内等症状，甚至会登高唱歌，脱掉衣服乱跑，且有肠鸣腹胀，这叫"厥"。由本腑所主的血发生病变，会出现因高热以致发狂抽搐，温病，汗自出，鼻流清涕或衄血，口唇生疮疹，颈肿，喉肿闭塞，因水停而腹肿大，膝盖部肿痛，沿胸侧、乳部、伏兔、足胫外缘、足背上均痛，足中趾不能屈伸。本经气盛，胸腹部都发热，胃热盛则消谷而易于饥饿，排尿色黄；本经气不足则胸腹部感觉发冷，如胃中有寒，可发生胀满。这些病症，属实的就用泻法，属虚的就用补法，属热的就用速刺法，属寒的就用留针法，脉虚陷的就用灸法，不实不虚的从本经取治。本经气盛，人迎脉比寸口脉大三倍；气虚，人迎脉反小于寸口脉。

足太阴脾经，起于足大趾尖端，沿大趾内侧赤白肉分界处，经过大趾本节后的圆骨，上行至足内踝的前方，再上行入小腿肚内，沿胫骨后方，交出足厥阴之前，再向上行，经过膝、大腿内侧的前缘，入腹内，属脾络胃，再上穿过横膈膜，挟行咽喉，连舌根，散于舌下；它的支脉，从胃腑分出，上膈膜，注于心中，与手少阴经相接。

由于外邪侵犯本经而发生的病症，为舌根运动不柔和，食后就呕吐，胃脘部疼痛，腹胀，多嗳气，如果解了大便或转矢气后，就觉得轻松如病减去一样，全身感觉沉重。本经所主的脾脏发生病变，会出现舌根疼痛，身体不能动摇，饮食不下，心烦，心下掣引作痛，大便稀薄或下痢，或排尿不通，黄疸，不能安卧，勉强站立时，则大腿、膝内侧肿痛厥冷，足大趾不能活动。这些病症，属实的就用泻法，属虚的就用补法，属热的就用速刺法，属寒的就用留针法，脉虚陷的就用灸法，不实不虚的从本经取治。本经气盛，寸口脉比人迎脉大三倍；气虚，寸口脉反小于人迎脉。

手少阴心经，起于心中，再从主中出而联属于心系，下过膈膜，联络小肠；它的支脉，从心与其他脏腑相联系的脉络上挟咽喉，而与眼球内连于脑的脉络相联系；直行的脉，又从心与其他脏腑相联系的脉络上行至肺向下，横出腋下，沿上臂内侧的后缘，行手太阴经和手厥阴经的后面，下行肘内，沿臂内侧后缘达掌后小指侧高骨端，入手掌内后缘，沿小指内侧至尖端，与手太阳经相接。

由于外邪侵犯本经所发生的病症，为咽喉干燥，心痛，渴欲饮水，这是臂间经气厥逆的现象。本经所主的心脏发生病变，会出现眼睛发黄，胁肋胀满疼痛，上臂臑和小臂内侧后缘疼痛、厥冷，或掌心热痛。这些病症，属实的就用泻法，属虚的就用补法，属热的就用速刺法，属寒的就用留针法，脉虚陷的就用灸法，不实不虚的从本经取治。本经气盛，寸口脉比人迎脉大两倍；气虚，寸口脉反小于人迎脉。

【原文】　小肠手太阳之脉，起于小指之端，循手外侧，上腕，出踝中，直上循臂骨下廉，出肘内侧两筋之间，上循臑外后廉，出肩解，绕肩胛，交肩上，入缺盆，络心，循咽，下膈，抵胃，属小肠；其支者，从缺盆循颈上颊，至目锐眦，却入耳中；其支者，别颊上䪼，抵鼻，至目内眦，斜络于颧。

是动则病嗌痛，颔肿，不可以顾，肩似拔，臑似折。是主液所生病者，耳聋、目黄，颊肿，颈、颔、肩、臑、肘、臂外后廉痛。为此诸病，盛则泻之，虚则补之，热则疾之，寒则留之，陷下则灸之，不盛不虚，以经取之。盛者，人迎大再倍于寸口，虚者，人迎反小于寸口也。

膀胱足太阳之脉，起于目内眦，上额，交巅；其支者，从巅至耳上角；其直者，从巅入络脑，还出别下项，**循肩髆内**，挟脊，抵腰中，入循膂，络肾，属膀胱；其支者，从腰中下挟脊，贯臀，入腘中；其支者，从髆内左右，别下，贯胛，挟脊内，过髀枢，循髀外，从后廉，下合腘中，以下贯腨内，出外踝之后，循京骨，至小趾外侧。

是动则病冲头痛，目似脱，项如拔，脊痛，腰似折，髀不可以曲，腘如结，踹（腨）如裂，是为踝厥。是主筋所生病者，痔、疟、狂、癫疾、头囟项痛，目黄、泪出，鼽衄，项、背、腰、尻、腘、腨、脚皆痛，小趾不用。为此诸病，盛则泻之，虚则补之，热则疾之，寒则留之，陷下则灸之，不盛不虚，以经取之。盛者，人迎大再倍于寸口，虚者，人迎反小于寸口也。

肾足少阴之脉，起于小趾之下，邪走足心，出于然谷之下，循内踝之后，别入跟中，以上腨内，出腘内廉，上股内后廉，贯脊，属肾，络膀胱；其直者，从肾上贯肝膈，入肺中，循喉咙，挟舌本；其支者，从肺出络心，注胸中。

是动则病饥不欲食，面如漆柴，咳唾则有血，喝喝而喘，坐而欲起，目䀮䀮如无所见，心如悬若饥状。气不足则善恐，心惕惕如人将捕之，是为骨厥。是主肾所生病者，口热，舌干，咽肿，上气，嗌干及痛，烦心，心痛，黄疸，肠澼，脊股内后廉痛，痿厥，嗜卧，足下热而痛。为此诸病，盛则泻之，

128

虚则补之，热则疾之，寒则留之，陷下则灸之，不盛不虚，以经取之。灸则强食生肉，缓带披发，大杖重履而步。盛者，寸口大再倍于人迎，虚者，寸口反小于人迎也。

心主手厥阴心包络之脉，起于胸中，出属心包络，下膈，历络三焦；其支者，循胸出胁，下腋三寸，上抵腋下，循臑内，行太阴、少阴之间，入肘中，下臂行两筋之间，入掌中，循中指，出其端；其支者，别掌中，循小指次指，出其端。

是动则病手心热，臂肘挛急，腋肿，甚则胸胁支满，心中憺憺大动，面赤，目黄，喜笑不休。是主脉所生病者，烦心，心痛，掌中热。为此诸病，盛则泻之，虚则补之，热则疾之，寒则留之，陷下则灸之，不盛不虚，以经取之。盛者，寸口大一倍于人迎，虚者，寸口反小于人迎也。

三焦手少阳之脉，起于小指次指之端，上出两指之间，循手表腕，出臂外两骨之间，上贯肘，循臑外，上肩，而交出足少阳之后，入缺盆，布膻中，散落心包，下膈，循属三焦；其支者，从膻中上出缺盆，上项系耳后，直上出耳上角，以屈下颊至䪼，其支者，从耳后入耳中，出走耳前，过客主人前，交颊，至目锐眦。

是动则病耳聋浑浑焞焞，嗌肿，喉痹。是主气所生病者，汗出，目锐眦痛，颊痛，耳后、肩、臑、肘、臂外皆痛，小指次指不用。为此诸病，盛则泻之，虚则补之，热则疾之，寒则留之，陷下则灸之，不盛不虚，以经取之。盛者，人迎大一倍于寸口，虚者，人迎反小于寸口也。

胆足少阳之脉，起于目锐眦，上抵头角下耳后，循颈行手少阳之前，至肩上，却交出手少阳之后，入缺盆；其支者，从耳后入耳中，出走耳前，至目锐眦后；其支者，别锐眦，下大迎，合于手少阳，抵于𫑡，下加颊车，下颈，合缺盆，以下胸中，贯膈，络肝，属胆，循胁里，出气冲，绕毛际，横入髀厌中；其直者，从缺盆下腋，循胸，过季胁下合髀厌中，以下循髀阳，出膝外廉，下外辅骨之前，直下抵绝骨之端，下出外踝之前，循足跗上，入小趾次趾之间；其支者，别跗上，入大趾之间，循大趾歧骨内，出其端，还贯爪甲，出三毛。

是动则病口苦，善太息，心胁痛，不能转侧，甚则面微有尘，体无膏泽，足外反热，是为阳厥。是主骨所生病者，头痛，颔痛，目锐眦痛，缺盆中肿痛，腋下肿，马刀侠瘿，汗出振寒，疟，胸、胁、肋、髀、膝外至胫、绝骨、外踝前及诸节皆痛，小趾次趾不用。为此诸病，盛则泻之，虚则补之，热则疾之，寒则留之，陷下则灸之，不盛不虚，以经取之。盛者，人迎大一倍于寸口，虚者，人迎反小于寸口也。

肝足厥阴之脉，起于大趾丛毛之际，上循足跗上廉，去内踝一寸，上踝八寸，交出太阴之后，上腘内廉，循股阴，入毛中，过阴器，抵小腹，挟胃，属肝，络胆，上贯膈，布胁肋，循喉咙之后，上入颃颡，连目系，上出额，与督脉会于巅；其支者，从目系下颊里，环唇内；其支者，复从肝，别贯膈，上注肺。

是动则病腰痛不可以俛仰，丈夫㿉疝，妇人少腹肿，甚则嗌干，面尘，脱色。是主肝所生病者，胸满，呕逆，飧泄，狐疝，遗溺，闭癃。为此诸病，盛则泻之，虚则补之，热则疾之，寒则留之，陷下则灸之，不盛不虚，以经取之。盛者，寸口大一倍于人迎，虚者，寸口反小于人迎也。

【译文】　手太阳小肠经，起于小指外侧的尖端，沿手外侧上至腕，过腕后小指侧高骨，直向上沿前臂骨的下缘，出肘后内侧两筋中间，再向上沿上臂外侧后缘，出肩后骨缝，绕行肩胛，相交于两肩之上，入缺盆，联络心，沿咽、食管下穿膈膜至胃，再向下连属于小肠；它的支脉，从缺盆沿颈上颊，至眼外角，转入耳内；又一支脉，从颊部别出走入眼眶下而达鼻部，再至眼内角，斜行络于颧骨部，与足太阳经相接。

由于外邪侵犯本经而发生的病症，为咽喉疼痛，颌部肿，头项难以转侧回顾，肩痛如拔，臂痛如折。本经所主的液发生的病变，常表现为耳聋，眼睛发黄，颊肿，颈、颌、肩臑、肘、臂后缘疼痛。这些病症，属实的就用泻法，属虚的就用补法，属热的就用速刺法，属寒的就用留针法，脉虚陷的就用灸法，不实不虚的从本经取治。本经气盛，人迎脉比寸口脉大两倍；气虚，人迎脉反小于寸口脉。

足太阳膀胱经，起于眼内角，上行额部，交会于头顶；它的支脉，从头顶到耳上角；直行的脉则从头顶入内络脑，复出下行项部，沿着肩胛骨内侧挟行于脊柱两旁，到达腰部，沿着脊旁肌肉深层行走，联络与本经相表里的肾脏，连属膀胱；又一支脉，从腰部挟脊下行，通过臀部，直入窝中；还有一支脉，从左右肩胛骨内分而下行，贯穿肩胛，挟行于脊内，过髀枢，沿着大腿外后侧向下行，与前一支脉会合于窝中，由此再向下，经过小腿肚，外出踝骨的后方，沿小趾本节后的圆骨至小趾外侧尖端，与足少阴经相接。

由于外邪侵犯本经发生的病症，为气上冲而头痛，眼球疼痛像脱出似的，项部疼痛似拔，脊背疼痛，腰痛似折，大腿不能屈伸，窝部似扎缚，小腿肚疼痛如裂，这叫作踝厥病。本经所主的筋发生病变，常表现为痔疮，疟疾，狂病，癫病，囟门部及项部疼痛，眼睛发黄，流泪，鼻流清涕或出血，项、背、腰、尻、腘、腨及脚部都疼痛，足小趾不能活动。这些病症，属实的就用泻法，属虚的就用补法，属热的就用速刺法，属寒的就用留针法，脉虚陷的就用灸法，不实不虚的从本经取治。本经气盛，人迎脉比寸口脉大两倍；气虚，人迎反小于寸口脉。

足少阴肾经，起于足小趾下，斜走足心，出内踝前大骨的然谷穴下，沿内踝骨的后面转入足跟，由此上行经小腿肚内侧，出窝内侧，再沿大腿内侧后缘，贯穿脊柱，联属肾脏，联络与本脏相表里的膀胱；直行的经脉，从肾上行至肝，通过膈膜入肺，沿着喉咙而挟于舌根；它的支脉，从肺出联络心，注于胸中，与手厥阴经相接。

由于外邪侵犯本经而发生的症证，是虽觉饥饿而不想进食，面色黑而无华，咯吐带血，喘息有声，刚坐下就想起来，两目视物模糊不清，心慌如悬像饥饿的样子；气虚就容易发生恐惧，心中惊悸好像有人捕捉他一样，这叫作骨厥。本经脉所主的肾脏发生病变，会出现口热，舌干，咽部肿，气上逆，喉咙发干而痛，心内烦扰且痛，黄疸，痢疾，脊背、大腿内侧后缘疼痛，足部痿软而厥冷，好睡，或足心发热而痛的病症。这些病症，属实的就用泻法，属虚的就用补法，属热的就用速刺法，属寒的就用留针法，脉虚陷的就用灸法，不实不虚的从本经取治。使用灸法以后，应加强饮食营养，促使身体恢复，还要宽松腰带，散披头发，手拄结实的拐杖，足穿重履散步，使气血通畅。本经气冲，寸口脉比人迎脉大两倍；气虚，寸口脉反小于人迎脉。

手厥阴心包经，起于胸中，出属心包络，下膈膜，依次联络胸腹的上中下三部；它的支脉，从胸出胁，当腋缝下三寸处上行至腋窝，向下再循上臂内侧手太阴经和手少阴经中间入肘中，向下沿着前臂两筋之间入掌中，经中指直达尖端；又一支脉，从掌内沿无名指直达尖端，与手少阳经相接。

由于外邪侵犯本经而发生的病症，为手心发热，臂肘部拘挛，腋部肿，甚至胸胁胀满，心动过速，面赤，眼黄，喜笑不止。本经所主的脉发生病变，常表现为心烦、心痛、掌心发热。这些病症，属实的就用泻法，属虚的就用补法，属热的就用速刺法，属寒的就用留针法，脉虚陷的就用灸法，不实不虚的从本经取治。本经气盛，寸口脉比人迎脉大一倍；气虚，寸口脉反小于人迎脉。

手少阳三焦经，起于无名指尖端，上行出小指与无名指中间，沿手与腕的背面，出前臂外侧两骨中间，向上穿过肘，沿上臂外侧上肩，交出足少阳经的后面，入缺盆，布于两乳之间的膻中，与心包联络，下膈膜，依次联属于上、中、下三焦；它的支脉，从胸部的膻中上行，出缺盆，上走项，挟耳后，直上出耳上角，由此环曲下行，绕颊部至眼眶下；又一支脉，从耳后进入耳中，复出耳前，过足少阳经客主人穴的前方，与前一条支脉交会于颊部，向上行至眼外角，与足少阳经相接。

由于外邪侵犯本经而发生的病症，为耳聋轰轰作响，喉咙肿，喉痹。本经所主的气发生病变，常表现为自汗出，外眼角痛，颊痛，耳后、肩、臑、肘、臂外侧都疼痛，无名指不能运动。这些病症，属实的就用泻法，属虚的就用补法，属热的就用速刺法，属寒的就用留针法，脉虚陷的就用灸法，不实不虚的从本经取治。本经气盛，人迎脉比寸口脉大一倍；气虚，人迎脉反小于寸口脉。

足少阳胆经，起于眼外角，上行至额角，折向下转至耳后，沿颈走手少阳经前面至肩上，又交叉到手少阳经的后面，入于缺盆；它的支脉，从耳后入耳内，复出走耳前至眼外角后方；又一支脉，从眼外角，下走大迎，会合手少阳经，达眼眶下方，再下走颊车至颈，与本经前入缺盆之脉相合，然后下行至胸中，通过膈膜，与本经互为表里的肝脏相联络，连属于胆腑，再沿胁内下行，经气街，绕阴毛处，横入环跳部；直行的脉，从缺盆下腋，沿胸部过季胁，与前一支脉会合于环跳部，由此沿着大腿的外侧下行出膝外缘，向下入外辅骨之前，再直下至外踝上方三寸处的骨凹陷处，出外踝前，沿足背出足小趾与第四趾尖端；又一支脉，由足背走向足大趾，沿足大趾与次趾的骨缝，至大趾尖端，又返回穿入爪甲后的毫毛处，与足厥阴经相接。

由于外邪侵犯本经所发生的病症，为口苦，时常叹气，胸胁部作痛，不能转动翻身，病重的面色灰暗无光泽，全身皮肤枯槁，足外侧发热，这叫作阳厥。本经所主的骨发生病变，常发现为头痛，下颌及外眼角痛，缺盆部肿痛，腋下肿，腋下或颈旁生瘰疬，自汗出而发冷，疟疾，胸、胁、肋、大腿、膝外侧直至胫骨、绝骨、外踝前以及诸关节皆痛，足第四趾不能运动。这些病症，属实的就用泻法，属虚的就用补法，属热的就用速刺法，属寒的就用留针法，脉虚陷的就用灸法，不实不虚的从本经取治。本经气盛，人迎脉比寸口脉大一倍；气虚，人迎脉反小于寸口脉。

足厥阴肝经，起于足大趾爪甲后毫毛处的边缘，沿足背上行至内踝前一寸，至踝上八寸，交出于足太阴经的后面，上走腘内缘，沿大腿内侧入阴毛中，左右交叉，环绕生殖器，向上达少腹，挟行于胃的两旁，连属肝脏，络于与本经相表里的胆腑，向上穿过膈膜，散布胁肋，再沿喉咙后面，绕到面部至上颌骨的上窍，连目系，出额部，与督脉相会于巅顶的百会；它的支脉，从目系下走颊内，环绕唇内；又一支脉，从肝别出穿过膈膜，注于肺中，与手太阴经相接。

由于外邪侵犯本经而发生的病症，为腰痛不能俯仰，男子患疝，妇女患少腹部肿胀，病重的可见咽喉发干，面色灰暗无光泽。本经所主的肝脏发生病变，常表现为胸中满闷，呕吐气逆，腹泻完谷不化，狐疝，遗尿或排尿不通。这些病症，属实的就用泻法，属虚的就用补法，属热的就用速刺法，属寒的就用留针法，脉虚陷的就用灸法，不实不虚的从本经取治。本经气盛，寸口脉比人迎脉大一倍；气虚，寸口脉反小于人迎脉。

【原文】 手太阴气绝，则皮毛焦。太阴者，行气温于皮毛者也。故气不荣，则皮毛焦；皮毛焦，则津液去皮节；津液去皮节者，则爪枯毛折；毛折者，则毛先死。丙笃丁死，火胜金也。

手少阴气绝，则脉不通。少阴者，心脉也；心者，脉之合也。脉不通，则血不流；血不流，则发色不泽，故其面黑如漆柴者，血先死。壬笃癸死，水胜火也。

足太阴气绝者，则脉不荣肌肉。唇舌者，肌肉之本也。脉不荣，则肌肉软；肌肉软，则舌萎人中满；人中满，则唇反；唇反者，肉先死。甲笃乙死，木胜土也。

足少阴气绝，则骨枯。少阴者，冬脉也，伏行而濡骨髓者也，故骨不濡，则肉不能着也；骨肉不相亲，则肉软却；肉软却，故齿长而垢，发无泽；发无泽者，骨先死。戊笃己死，土胜水也。

足厥阴气绝，则筋绝。厥阴者，肝脉也，肝者，筋之合也，筋者，聚于阴气，而脉络于舌本也。故脉弗荣，则筋急；筋急则引舌与卵，故唇青舌卷卵缩，则筋先死。庚笃辛死，金胜木也。

五阴气俱绝，则目系转，转则目运；目运者，为志先死；志先死，则远一日半死矣。六阳气绝，则阴与阳相离，离则腠理发泄，绝汗乃出，故旦占夕死，夕占旦死。

经脉十二者，伏行分肉之间，深而不见；其常见者，足太阴过于外踝之上，无所隐故也。诸脉之浮而常见者，皆络脉也。六经络，手阳明少阳之大络，起于五指间，上合肘中。饮酒者，卫气先行皮肤，先充络脉，络脉先盛。故卫气已平，营气乃满，而经脉大盛。脉之卒然动者，皆邪气居之，留于本末，不动则热，不坚则陷且空，不与众同，是以知其何脉之动也。

雷公曰：何以知经脉之与络脉异也？

黄帝曰：经脉者，常不可见也，其虚实也，以气口知之。脉之见者，皆络脉也。

雷公曰：细子无以明其然也。

黄帝曰：诸络脉皆不能经大节之间，必行绝道而出，入复合于皮中，其会皆见于外。故诸刺络脉者，必刺其结上甚血者。虽无结，急取之，以泻其邪而出其血。留之发为痹也。凡诊络脉，脉色青，则寒，且痛；赤则有热。胃中寒，手鱼之络多青矣；胃中有热，鱼际络赤。其暴黑者，留久痹也。其有赤、有黑、有青者，寒热气也。其青短者，少气也。凡刺寒热者，皆多血络，必间日而一取之，血尽而止，乃调其虚实。其小而短者，少气，甚者泻之则闷，闷甚则仆，不得言，闷则急坐之也。

手太阴之别，名曰列缺。起于腕上分间，并太阴之经，直入掌中，散入于鱼际。其病实则手锐掌热；虚则欠㰖，小便遗数。取之去腕一寸半。别走阳明也。

手少阴之别，名曰通里。去腕一寸，别而上行，循经入于心中，系舌本，属目系。其实则支膈，虚则不能言。取之掌后一寸，别走太阳也。

手心主之别，名曰内关。去腕二寸，出于两筋之间，循经以上，系于心包络。心系实则心痛，虚则为头强。取之两筋间也。

手太阳之别，名曰支正。上腕五寸，内注少阴；其别者，上走肘，络肩髃。实则节弛肘废；虚则生肬，小者如指痂疥。取之所别也。

手阳明之别，名曰偏历。去腕三寸，别入太阴；其别者，上循臂，乘肩髃，上曲颊偏齿；其别者，入耳，合于宗脉。实则龋聋；虚则齿寒痹隔。取之所别也。

手少阳之别，名曰外关。去腕二寸，外绕臂，注胸中，合心主。病实则肘挛，虚则不收。取之所别也。

足太阳之别，名曰飞扬。去踝七寸，别走少阴。实则鼽窒，头背痛；虚则鼽衄。取之所别也。

足少阳之别，名曰光明，去踝五寸，别走厥阴，下络足跗。实则厥，虚则痿躄，坐不能起。取之所别也。

足阳明之别，名曰丰隆。去踝八寸。别走太阴；其别者，循胫骨外廉，上络头项，合诸经之气，下络喉嗌。其病气逆则喉痹瘁瘖。实则狂巅，虚则足不收，胫枯。取之所别也。

足太阴之别，名曰公孙。去本节之后一寸，别走阳明；其别者，入络肠胃，厥气上逆则霍乱，实则肠中切痛；虚则鼓胀。取之所别也。

足少阴之别，名曰大钟。当踝后绕跟，别走太阳；其别者，并经上走于心包下，外贯腰脊。其病气逆则烦闷，实则闭癃，虚则腰痛。取之所别者也。

足厥阴之别，名曰蠡沟。去内踝五寸，别走少阳；其别者，循胫上睾，结于茎。其病气逆则睾肿卒疝。实则挺长，虚则暴痒。取之所别也。

任脉之别，名曰尾翳。下鸠尾，散于腹。实则腹皮痛，虚则痒搔。取之所别也。

督脉之别，名曰长强。挟膂上项，散头上，下当肩胛左右，别走太阳，入贯膂。实则脊强，虚则头重，高摇之，挟脊之有过者。取之所别也。

脾之大络，名曰大包。出渊腋下三寸，布胸胁。实则身尽痛，虚则百节尽皆纵。此脉若罢络之血者，皆取之脾之大络脉也。

凡此十五络者，实则必见，虚则必下。视之不见，求之上下。人经不同，络脉亦所别也。

【译文】　手太阴肺经的脉气竭绝，皮毛就会憔悴枯槁。手太阴肺能运行精气以温润皮毛。所以肺虚而不能运行精气以发挥营养作用，皮毛就憔悴枯槁；皮毛憔悴枯槁，是由于皮肤关节失去了津液的滋润；皮肤关节失去了津液的滋润，于是爪甲枯槁，毫毛折断脱落；毫毛折断脱落，是肺的精气先衰竭的征象。此种征象，丙日危重，丁日死亡，这是由于火克金的缘故。

手少阴心经的脉气竭绝，则脉道不通。手少阴经是心脏的经脉；心与血脉相配合。若脉道不通，血流就不畅；血流不畅，面色就失去润泽。故面色暗黑无光泽，是血脉先枯竭的征象。此种征象，壬日危重，癸日死亡，这是由于水克火的缘故。

足太阴脾经的脉气竭绝，经脉就不能输布水谷精微以营养肌肉。唇舌，是肌肉之本。经脉不能输布营养，就会使肌肉松软；肌肉松软则舌体萎缩，人中部肿满；人中部肿满，口唇就外翻；唇外翻，是肌肉先衰萎的征象。此种征象，甲日危重，乙日死亡，这是由于木克土的缘故。

足少阴肾经的脉气竭绝，就会使骨枯槁。肾应于冬其脉伏行在深部而濡养骨髓。若骨髓得不到肾气濡养，肌肉就不能附着于骨；骨肉不能亲合而分离，肌肉就软弱萎缩；肌肉软缩，就显得齿长而多垢，头发也失去光泽；头发不光泽，是骨气先衰败的征象。此种征象，戊日危重，乙日死亡，这是由于土克水的缘故。

足厥阴肝经脉气竭绝，筋的功能就衰竭。足厥阴属肝脏的经脉；肝脉外合于筋；经筋会聚在阴器，而脉联络于舌根。如果肝脉不能营运精微以养筋，则筋就拘急；筋急牵引阴囊和舌根。所以出现口唇发青、舌体卷曲、阴囊上缩，是筋先败绝的征象。此种征象，庚日危重，己日死亡，这是由于金克木的缘故。

五脏阴经的精气都竭绝，就会出现目系转动；目系转动则目眩，视物不清；目眩为神志先丧失；神志既丧，最远不超过一天半就要死亡。六腑阳经的精气败绝，阴气与阳气就两相分离；阴阳分离则腠理开发，精气外泄，可见汗出不止。所以早晨出现危象，预计晚上就可能死亡，夜间出现危象，预计明晨就可能死亡。

十二经脉均隐伏行于分肉之间，位置较深，从体表不易察见；通常能察见到的，只有手太阴经过手外踝之上气口部分，这是由于该处骨露皮薄无所隐蔽的缘故。其他各脉浮于表浅而能见到的，都是络脉。手六经的络脉以阳明、少阳二经为最大，此络分别起于五指间，向上汇合于肘关节之中。饮酒后，酒随卫气外达皮肤，先充于络脉，使络脉先盛满。所以卫气已经满盛，营气才能满盛以致经脉大盛。任何经脉突然发生异常搏动，都由于邪气留在脏腑（本）经脉（末）所致；如果邪气在经脉聚而不动，就可郁而化热，脉形坚硬，若脉不坚硬，是由邪气深使经气空虚，与一般人的脉象不同，这样就可以知道那一经脉有了变动的病态。

雷公说：怎么知道经脉与络脉不同的呢？

黄帝说：经脉一般是不易看到的，它有了虚实的变化，可从寸口部位诊察得知。脉之显露可见到的，都是络脉。

雷公说：我不明了为什么会有这种区别。

黄帝说：所有络脉都不能经过大的骨节之间，只在经脉所不到的间道出入联络，再结合到皮肤的浮络，会合后都显现在外面。因此，凡针刺各络脉时，必须刺在络脉有血液瘀结之处；若血聚甚多，虽无瘀结之络，也应急刺络脉，放出恶血，以泻其邪，否则留结体内，会发为痹痛之证。

一般可通过诊察络脉颜色来判断疾病：络脉色青的，是寒邪凝滞而产生的疼痛；络脉色红的，有热象。胃中有寒，手鱼部的络脉多见青色；胃中有热，手鱼部边缘的络脉多呈赤色。络脉显露黑色，是邪留日久的痹证；络脉颜色兼有赤、黑、青的，是寒热错杂的病症；络脉青色而部位短小的，是气虚证。针刺治疗时，对于寒热病，应该多刺浅表的血络，必须隔日一刺，把恶血泻尽为止，然后根据病情虚实进行调治；若络脉小而短的，是气虚的表现，对这种患者如用泻法，会引起昏闷烦乱，甚至突然跌倒，不能言语，在昏闷烦乱发生时，应立即扶患者坐起，施行急救。

手太阴经的别络，起点处的腧穴名叫列缺。它起于手腕上的分肉之间，与本经经脉并行，直入手掌中，散于鱼际处。本络脉发病，邪实的见腕后高骨及手掌发热；正虚的见张口呵欠，排尿失禁或频数。治疗时，取腕后一寸半的列缺穴。本络由此别出，联络手阳明经脉。

手少阴经的别络，起点处的腧穴名叫通里。它起于腕上一寸处，别出上行，循本经入于心中，再上行联系舌根，联属目系。本络脉发病，邪实的见胸膈间有支撑不舒之感；正虚的见不能言语。治疗时，取掌后一寸处的通里穴。本络由此别出，联络手太阳经脉。

手厥阴心包经的别络，起点处的腧穴名叫内关。它起于腕上二寸处的两筋之间，本络由此别走于手少阳经。并循本经上行，系于心包，联络心系。本络脉发病，邪气实的见心痛；正气虚的见头颈部僵硬强直。治疗时，取腕上二寸处两筋间的内关穴。

手太阳经的别络，起点处的腧穴名叫支正。它起于腕上五寸，向内注于手少阴心经；其别出的向上过肘，络于肩髃穴处。本络脉发病，邪实的见骨节弛缓，肘关节萎废不能运动；正虚的就会发生赘肉，小的赘肉数多如指间痂疥一样。治疗时，取本经别出的络穴支正。

手阳明经的别络，起点处的腧穴名叫偏历。它起于腕上三寸处，别行走入手太阴经；其别而上行的沿臂上肩髃，再上行过颈到曲颊，偏络于齿根；另一别出的络脉，上入耳中，合于该部的主脉。本络脉发病，邪实的见龋齿，耳聋；正虚的见齿冷，膈间闭塞不通。治疗时，取本经别出的络穴偏历。

手少阳经的别络，起点处的腧穴名叫外关。它起始于腕上二寸处，向外绕行于臂部，再上行注于胸中与手厥阴心包经相会合。本络脉发病，邪实的见肘关节拘挛；正虚的见肘部弛缓不收。治疗时，取本经别出的络穴外关。

足太阳经的别络，起点处的腧穴名叫飞阳。它起于外踝上七寸处，别行走入足少阴经。本络脉发病，邪实的出现鼻塞不通，头与背部疼痛；正虚的出现鼻流清涕或出血。治疗时，取本经别出的络穴飞阳。

足少阳经的别络，起点处的腧穴名叫光明。它起于外踝上五寸处，别行走入足厥阴经，向下络于足背。本络脉发病，邪实的见肢冷；正虚的见下肢痿软无力，不能行走，坐而不能起立。治疗时，取本经别出的络穴光明。

足阳明经的别络，起点处的腧穴名叫丰隆。它起于外踝上八寸处，别行走入足太阴经；其别出而上行的，沿着胫骨的外缘，络于头项，与该处其他各经经气会合，向下绕络于喉咽。本络脉发病，其病气上逆，出现喉痹和突然失音；邪实则神志失常而发生癫狂；正虚则两足弛缓不收，小腿肌肉枯萎。治疗时，取本经别出的络穴丰隆。

足太阴经的别络，起点处的腧穴名叫公孙。它起于足大趾本节后一寸处，别行走入足阳明经；其别出而上行的入腹络于肠胃。本络脉发病，其厥气上逆则发为霍乱；邪气实则肠中疼痛如刀切；正气虚则腹胀如鼓。治疗时，取本经别出的络穴公孙。

足少阴经的别络，起点处的腧穴名叫大钟。它起于足内踝的后面，环绕足跟别行走入足太阳经；其别出而行的络脉与本经向上的经脉相并，走入心包络下，然后向外贯穿腰脊。本络脉发病，其病气上逆发生心烦闷乱；邪气实则二便不通；正气虚则腰痛。治疗时，取本经别出的络穴大钟。

足厥阴经的别络，起点处的腧穴名叫蠡沟。它起于内踝上五寸处，别行走入足少阳经；其别出而上行的络脉，沿小腿向上达于睾丸部，聚于阴茎。其病气上逆突然发为疝病睾丸肿大；邪气实则阴茎易于勃起；正气虚则阴部奇痒。治疗时，取本经别出的络穴蠡沟。

任经的别络，起点处的腧穴名叫尾翳。由此别出下行，散布于腹部。本络脉发病，邪气实则腹部皮肤痛；正气虚则腹部皮肤作痒。治疗时，取本经别出的络穴尾翳。

督脉经的别络，起点处的俞穴名叫长强。由此别出挟脊膂上行到项部，散布于头上，再向下行于肩胛两旁，别行走入足太阳膀胱经，深入贯穿脊膂内。本络脉发病，邪气实则脊柱强直；正气虚则头部沉重。检查时，摇动患者的头项部，可以发现挟脊之脉有病变。取本经别出的络穴长强治疗。

足太阴脾经别出的最大络脉，起点处的腧穴名叫大包。从渊腋下三寸处，散布于胸胁部。如本络脉发病，邪气实则全身疼痛；正气虚则周身骨节弛纵无力。因这一络脉包罗诸络之血，若有瘀血，治疗时取本络脉的大包穴。

以上十五络脉，邪气实则血满脉中而明显可见，正气虚则脉络陷下而藏伏。如果脉络看不见，就应在络脉的上下诸穴寻求。由于每个人的经脉不同，所以络脉也有一定的差异。

经别篇第十一

【原文】 黄帝问于岐伯曰：余闻人之合于天地道也，内有五脏，以应五音、五色、五时、五味、五位也；外有六腑，以应六律。六律建阴阳诸经，而合之十二月、十二辰、十二节、十二经水、十二时、十二经脉者，此五脏六腑之所以应天道。夫十二经脉者，人之所以生，病之所以成，人之所以治，病之所以起，学之所始，工之所止也。粗之所易，上之所难也。请问其离合，出入奈何？

岐伯稽首再拜曰：明乎哉问也！此粗之所过，上之所息也，请卒言之。

足太阳之正，别入于腘中，其一道下尻五寸，别入于肛，属于膀胱，散之肾，循膂，当心入散；直者，从膂上出于项，复属于太阳，此为一经也。足少阴之正，至腘中，别走太阳而合，上至肾，当十四椎出属带脉；直者，系舌本，复出于项，合于太阳，此为一合。成以诸阴之别，皆为正也。

足少阳之正，绕髀入毛际，合于厥阴，别者入季胁之间，循胸里属胆，散之上肝贯心，以上挟咽，出颐颔中，散于面，系目系，合少阳于外眦也。足厥阴之正，别跗上，上至毛际，合于少阳，与别俱行，此为二合也。

【译文】 黄帝问岐伯道：我听说人与自然界的现象是相应的，人体属阴的五脏，以应五音、五色、五时、五味、五

145

方；属阳的六腑，以应六律，六律分六阴六阳，合于人体十二经，以应十二月、十二辰、十二节、十二经水、十二时和十二经脉，这就是五脏六腑与自然界现象相应的情况。十二经脉在人体内是气血运行的通路，与人的生存，疾病的形成，以及人的健康，疾病的痊愈，都有着密切的关系。所以初学医者必须从十二经脉学起，就是知识渊博的医生，也要进一步研究它。粗劣的医生觉得经脉容易掌握，而高明的医生却认为经脉难以精通。请问，经脉在人体内的离合出入是怎样的呢？

岐伯很恭敬地行礼后回答说：你问得很高明啊！关于经脉的学问，技术低劣的医生容易忽略，而技术高明的医生才会尽心地去钻研。让我详细地讲一下吧。

足太阳膀胱经的正经，另出而行，并进入膝窝，其中一条至尻下五寸处后，另行入肛门，入属于膀胱本腑，再散行于肾脏，沿脊柱内侧上行，至心脏而分散；其本经之外别行的一条直行经，由脊上出于颈部，再入属于足太阳本经经脉。足少阴肾经的正经，由膝腘窝中，另出一脉，与足太阳之经相会合，又上行至肾脏，当十四椎处，再外出而联属于带脉；其直行的，系于舌根，又出于颈部与足太阳膀胱经相合。这是阴阳表里相配的第一合。诸阳经的正经，均流入诸阴经的别出经，称为别出的正经。

足少阳胆经的正经，绕大腿后进入阴毛中，与足厥阴肝经相合。其另行的，注入季肋之间，再沿着胸里，入属于胆腑，又散行上至肝脏，通过心部，挟于咽喉，出于腮部与颔中，散布在面部，系于目系，与足少阳本经会合于眼外角处。足厥阴肝经的正经，由足背另行，上至阴毛中，与足少阳胆经相合，与其另行的经脉并行，这就是阴阳表里相配的第二合。

【原文】 足阳明之正，上至髀，入于腹里属胃，散之脾，上通于心，上循咽出于口，上頞頔，还系目系，合于阳明也。足太阴之正，上至髀，合于阳明，与别俱行，上结于咽，贯舌中，此为三合也。

手太阳之正，指地，别于肩解，入腋走心，系小肠也。手少阴之正，别入于渊腋两筋之间，属于心，上走喉咙，出于面，合目内眦，此为四合也。

手少阳之正，指天，别于巅，入缺盆，下走三焦，散于胸中也。手心主之正，别下渊腋三寸，入胸中，别属三焦，出循喉咙，出耳后，合少阳完骨之下，此为五合也。

手阳明之正，从手循膺乳，别于肩髃，入柱骨，下走大肠，属于肺，上循喉咙，出缺盆，合于阳明也。手太阴之正，别入渊腋少阴之前，入走肺，散之大阳（肠），上出缺盆，循喉咙，复合阳明，此六合也。

【译文】 足阳明胃经的正经，上行至髀部，进入腹里，入属于胃腑，散行至脾脏，通过心，沿咽喉而出于口部，再上行至鼻柱的上部和眼眶的下部，环绕目系，与足阳明本经相会合。足太阴脾经的正经，上行至髀部，与足阳明经另行的正经合并后上行，上至咽喉部，贯入舌中，这就是阴阳表里相配的第三合。

手太阳小肠经的正经，自下而上循行，并从肩后关节另行，进入腋下，经过心脏，下行入属于小肠本腑。手少阴心经的正经，另行而入腋下渊腋穴的两筋之间，入属心脏，再上行于喉咙，出于面部，与手太阳经的一条支脉会合于眼内角，这就是阴阳表里相配的第四合。

手少阳三焦经的正经，自上而下循行，起于巅部别行进入缺盆，向下行入三焦本腑，再散行于胸中。手厥阴心包经的正经，另起于渊腋下三寸处，进入胸中，再行入属于三焦，上沿喉咙，出于耳后，与手少阳三焦经会合于完骨之下，这就是阴阳表里相配的第五合。

手阳明大肠经的正经，起于乎并上行而沿侧胸部之间，另行出于肩髃穴处，进入大椎，再向下行至于大肠本腑。上属于肺脏，然后向上沿喉咙，出于缺盆，与手阳明本经相会合。手太阴肺经的正经，另行而入渊腋穴，行于手少阴经的前方，进入肺脏，散行至大肠，再上行出于缺盆，沿喉咙，再与手阳明大肠经相合，这就是阴阳表里相配的第六合。

经水篇第十二

【原文】　黄帝问于岐伯曰：经脉十二者，外合于十二经水，而内属于五脏六腑。夫十二经水者，其有大小、深浅、广狭、远近各不同；五脏六腑之高下、大小、受谷之多少亦不等，相应奈何？夫经水者，受水而行之；五脏者，合神气魂魄而藏之；六腑者，受谷而行之，受气而扬之；经脉者，受血而营之。合而以治，奈何？刺之深浅，灸之壮数，可得闻乎？

岐伯答曰：善哉问也！天至高不可度，地至广不可量，此之谓也。且夫人生于天地之间，六合之内，此天之高，地之广也，非人力之所能度量而至也。若夫八尺之士，皮肉在此，外可度量切循而得之，其死可解剖而视之。其脏之坚脆，腑之大小，谷之多少，脉之长短，血之清浊，气之多少，十二经之多血少气，与其少血多气，与其皆多血气，与其皆少血气，皆有大数。其治以针艾，各调其经气，固其常有合乎。

黄帝曰：余闻之，快于耳，不解于心，愿卒闻之。

岐伯答曰：此人之所以参天地而应阴阳也，不可不察。足太阳外合清水，内属于膀胱，而通水道焉。足少阳外合于渭水，内属于胆。足阳明外合于海水，内属于胃。足太阴外合于湖水，内属于脾。足少阴外合于汝水，内属于肾。足厥阴外合于渑水，内属于肝。手太阳外合于淮水，内属于小肠，而水道出焉。手少阳外合于漯水，内属于三焦。手阳明外合于江水，内属于大肠。手太阴外合于河水，内属于肺。手少阴外合济水，内属于心。手心主外合于漳水，内属于心包。凡此五脏六腑十二经水者，外有源泉，而内有所禀，此皆内外相贯，如环无端，人经亦然。故天为阳，地为阴，腰以上为天，腰以下为地。故海以北者为阴，湖以北者为阴中之阴；漳以南者为阳，河以北至漳者为阳中之阴；漯以南至江者，为阳中之太阳，此一隅之阴阳也，所以人与天地相参也。

【译文】　黄帝问岐伯道：人体的十二经脉，外与大地上

149

的十二条河流相合，内则与人的五脏六腑相连。十二条河流，有大小、深浅、广狭和远近的不同；五脏六腑也有上下、大小和容纳饮食多少的差异，那么它们之间是怎样相应合的呢？经水受纳地面的水而流行于各地；五脏主管神、气、魂、魄等功能活动；六腑受纳水谷，经消化吸收水谷精气，输送布散于全身；经脉受纳血液，营运于周身。把以上这些内容相应地配合地来，运用在治疗上是怎样的呢？另外，针刺的深浅，施灸壮数的多少，能说给我听听吗？

岐伯回答说：你问得很好！天很高，则难以计算，地很广，也难以测量，就是讲的这个道理。人生活在天地之间，六合之内，这就说明天高地广，不是用人力所能计量准确的。但是人的身体，皮肉俱在，可从外部计算测量，用手指切按而获得各部的情况，死了以后可以通过解剖来观察内在的情况。人体五脏的坚脆，六腑的大小，纳谷的多少，脉道的长短，血液的清浊，气的多少，以及十二经是多血少气，少血多气，气血皆多，还是气血皆少等情况，都有一般的标准。运用针刺艾灸治病，调节各经的经气，也都有一定规律的。

黄帝说：你说的这些道理，乍听起来很清楚，但心里仍是不明了，希望你能详尽地讲一下。

岐伯回答说：这就是人与自然界相配合而与阴阳规律相适应的道理，不可不详细识别。足太阳经外合于清水，内联属于膀胱腑，主要功能是通利水道；足少阳经外合于渭水，内联属于胆腑；足阳明经外合于海水，内联属于胃腑；足太阴经外合于湖水，内联属于脾脏；足少阴经外合于汝水，内联属于肾脏；足厥阴经外合于渑水，内联属于肝脏；手太阳经外合于淮水，内联属于小肠，水道由此而出；手少阳经外合于漯水，内联属三焦；手阳明经外合于江水，内联属于大肠；手太阴经外合于河水，内联属于肺脏；手少阴经外合于济水，内联属于心脏；手厥阴经外合于漳水，内联属于心包络。以上所说的五脏六腑和十二经水，显现于外各有源泉，在内各有秉承，这都是内外相互贯通的，如圆环一样周而复始无有尽头，人的经脉循行也是如此。天气轻清属阳，地气重浊属阴；人体腰以上相应于天，属阳，腰以下相应于地，属阴。以十二经水分阴阳，海水以北属阴，湖水以北属阴中之阴；漳水以南属阳，河水以北至漳水之间属阳中之阴；漯水以南至江水之间属阳中之太阳。这是举大地一部分区域河流的阴阳属性，用来说明人与自然界密切相应的情况。

【原文】 黄帝曰：夫经水之应经脉也，其远近浅深，水血之多少，各不同，合而以刺之奈何？

岐伯答曰：足阳明，五脏六腑之海也，其脉大，血多气盛，热壮，刺此者不深勿散，不留不泻也。足阳明刺深六分，留十呼。足太阳深五分，留七呼。足少阳深四分，留五呼。足太阴深三分，留四呼。足少阴深二分，留三呼。足厥阴深一分，留二呼。手之阴阳，其受气之道近，其气之来疾，其刺深者，皆无过二分，其留，皆无过一呼。其少长、大小、肥瘦，以心擦之，命曰法天之常，灸之亦然。灸而过此者，得恶火则骨枯脉涩，刺而过此者，则脱气。

黄帝曰：夫经脉之大小，血之多少，肤之厚薄，肉之坚脆及䐃之大小，可为量度乎？

岐伯答曰：其可为度量者，取其中度也。不甚脱肉，而血气不衰也。若夫度之人，消瘦而形肉脱者，恶可以度量刺乎。审、切、循、扪、按，视其寒温盛衰而调之，是谓因适而为之真也。

【译文】 黄帝说：十二经水应于十二经脉，它们的远近、深浅以及水血的多少各不相同，如果把两者结合起来，用于针刺治疗是怎样的呢？

岐伯回答说：足阳明胃，是五脏六腑气血来源的"海"，其经脉最大而多气多血，发病时热势必甚，所以针刺这一经时，不深刺则邪不能散，不留针则邪气不能泻。足阳明经，针刺六分深，留针呼吸十次的时间；足太阳经，针刺五分深，留针呼吸七次的时间；足少阳经，针刺四分深，留针呼吸五次的时间；足太阴经，针刺三分深，留针呼吸四次的时间；足少阴经，针刺二分深，留针呼吸三次的时间；足厥阴经，针刺一分深，留针呼吸二次的时间。手三阴三阳经脉，均循行于人体上半身，接受心肺气血的距离较近，气行迅速，针刺深度一般不超过二分，留针时间一般不超过一次呼吸。但年岁有老少，身材有大小，体格有胖瘦的不同，医者必须心中有数，因人而施，这叫作顺从自然之理。灸法也是如此。如果施灸过度，变成"恶火"，就会骨髓枯槁，血脉凝涩；针刺过度，会发生正气虚脱的不良后果。

黄帝说：经脉的大小，血的多少，皮肤的厚薄，肌肉的坚脆，以及䐃肉的大小，都可以计量吗？岐伯回答说：可以进行计量的，要选择中等身材，以肌肉不甚消瘦，血气不甚衰弱的人为标准。如果被计量的人形体消瘦，以致肌肉脱削，怎么可以计量以作针刺的标准呢？所以必须通过切、循、扪、按等方法检查，根据证候的寒热虚实情况，给予适当调治，这才是各适其宜、对症施疗的真正法则。